医院感染预防与控制规范化管理全书

韩克军　张秀月　主审
张　波　吴安华　兰德增　主编

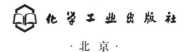
·北京·

图书在版编目（CIP）数据

医院感染预防与控制规范化管理全书 / 张波, 吴安华, 兰德增主编. -- 北京: 化学工业出版社, 2025. 5. ISBN 978-7-122-47766-8

Ⅰ. R197.323-65

中国国家版本馆 CIP 数据核字第 2025XN9867 号

责任编辑：王新辉　赵玉欣　　　装帧设计：关　飞
责任校对：李露洁

出版发行：化学工业出版社
　　　　　（北京市东城区青年湖南街 13 号　邮政编码 100011）
印　　装：中煤（北京）印务有限公司
787mm×1092mm　1/16　印张 30　字数 742 千字
2025 年 6 月北京第 1 版第 1 次印刷

购书咨询：010-64518888　　　　　售后服务：010-64518899
网　　址：http://www.cip.com.cn
凡购买本书，如有缺损质量问题，本社销售中心负责调换。

定　　价：149.00 元　　　　　　　　　　　版权所有　违者必究

内容简介

本书是一本全面且极具实用性的医院感染管理综合性资料,共分 5 章,涵盖了医院感染管理职责、管理制度、应急预案、医院感染管理质量考核评分标准以及医院感染操作规程视频,旨在为医院感染管理工作提供全方位的专业指导。

"医院感染管理职责":详细梳理了医院各个部门、各岗位在医院感染管理方面的具体责任,涵盖临床科室、感染管理部门、后勤保障等,明确了不同角色在防控工作中的任务分工,确保各司其职,形成严密防控网络。

"医院感染管理制度":依据权威标准与实践经验,收纳了消毒灭菌、隔离防护、抗菌药物管理、医疗废物处理等多方面的详尽制度,为医院感染管理各项工作提供清晰、规范的操作依据,保障工作有序开展。

"应急预案":针对如传染病突发、群体性感染等各类紧急情况,制定了科学有效的应对策略,指导医院迅速且有序地采取行动,最大程度降低感染扩散风险,守护医患安全。

"医院感染管理质量考核评分标准":通过设定可量化的具体指标,用于衡量医院感染管理各环节工作成效,帮助管理者精准发现问题、督促改进,促进整体防控水平持续提升。

"医院感染操作规程(配视频)":它将关键操作步骤以直观、生动的形式呈现,辅助工作人员更好地理解并掌握复杂的实操内容,与文字部分相辅相成,共同助力医院感染管理工作高质量落实,是医疗工作者不可或缺的实用参考资料。

编写人员名单

主　编　张　波　吴安华　兰德增

副主编　邵海燕　曾　鹏　滕　聪

编　者　（以姓氏笔画为序）

王　莉	武汉大学人民医院
王　琳	大连市友谊医院
王　超	江西省中西医结合医院
王　鹏	新疆医科大学第一附属医院
王　鑫	朝阳市中心医院
王广芬	宁波市医疗中心李惠利医院
王世浩	山东中医药大学第二附属医院
王丽华	大连理工大学附属中心医院（大连市中心医院）
王晓云	丹东市第一医院
王爱民	庄河市妇幼保健计划生育服务中心
卢　珊	开封市人民医院
叶丽达娜·杰恩斯	大连市友谊医院
史庆丰	复旦大学附属中山医院
兰德增	辽宁省疾病预防控制中心
朱　婉	中国医科大学附属第一医院
乔玉萍	大连大学附属新华医院
刘　云	大连市第四人民医院
刘　博	联勤保障部队第九六七医院
刘　滨	广西柳州市工人医院
刘文芝	大连医科大学附属第二医院
孙庆芬	赤峰学院附属医院
李　丹	沈阳市第六人民医院
李　琳	中国医科大学附属盛京医院
李丽娅	大连市口腔医院
李青栋	大连医科大学附属第一医院
杨　乐	常州市第二人民医院
吴　菲	沈阳医学院附属第二医院
吴安华	中南大学湘雅医院
吴怀英	聊城市第三人民医院
吴晓梅	桐乡市第一人民医院
宋　扬	辽宁省卫生健康服务中心
张　波	大连市友谊医院
张　萌	大连市友谊医院
张瑞格	鞍钢集团公司总医院
张新蕾	北京市红十字会急诊抢救中心
陈　明	大连大学附属中山医院

陈禹含	辽宁省人民医院	钱　铖	大连市友谊医院
邵海燕	大连市第五人民医院	徐浩鑫	大连市第三人民医院
武　星	江南大学附属医院	殷　俊	安徽医科大学第一附属医院
范舒雅	吉林省人民医院	黄　磊	大连市友谊医院
茅一萍	徐州医科大学附属医院	黄奉毅	重庆市长寿区人民医院
周谋清	东莞松山湖东华医院	崔　璘	大连市友谊医院
郑远明	大连市友谊医院	阎　颖	郑州人民医院
赵　洋	中国医科大学附属第四医院	韩玲样	铜川市妇幼保健院
赵　莉	大连大学附属中山医院	韩常新	大连市公共卫生临床中心
胡小琦	大连市友谊医院	焦　斌	葫芦岛市中心医院
胡婷嫣	锦州医科大学附属第一医院	曾　鹏	辽健集团阜新矿总医院
姜　巍	大连市友谊医院	雷小航	西安市第一医院
姜大栋	大连市中山区疾病预防控制中心（监督所）	臧金成	洛阳市中心医院
		谭　莉	华中科技大学同济医学院附属同济医院
秦海燕	昆明市第一人民医院		
贾平鹜	沈阳市疾病预防控制中心（沈阳市卫生监督所）	滕　聪	辽宁省疾病预防控制中心

推荐序一

医院本是人们祛病除患、重获健康的希望之地，而医院感染却犹如潜藏的暗礁，稍不留意就可能让患者的就医之旅布满阴霾。它不仅可能加重患者的痛苦，延长康复周期，更会对医疗资源造成极大浪费，甚至威胁患者生命安全。因此，加强医院感染管理迫在眉睫，而这也凸显了本书的重要价值。

职责清晰是做好医院感染管理的基石；完善的制度为工作开展立下了规矩方圆；应急预案如同应急的盾牌，面对突发的传染病疫情、群体性感染事件等紧急状况，它能让医院迅速响应，避免感染范围扩大，守护医患安全；质量考核评分标准宛如精准的度量尺，以量化的方式衡量工作成效，促进医院感染管理水平不断提高；配套的操作规程视频更是一大亮点，它将抽象的文字转化为直观可视的操作演示，让复杂的操作步骤一目了然，便于工作人员更好地理解和实践。本书涵盖医院感染管理职责、制度、应急预案、质量考核评分标准及操作规程视频，以期为广大医疗工作者提供全面且实用的指引。

我们由衷希望本书能成为医疗同仁们手中的得力"武器"，助力大家在医院感染管理工作中披荆斩棘，为营造安全、优质的医疗环境不懈努力，让患者能安心就医，让医疗事业健康发展。

韩克军

中华预防医学会医院感染控制专家委员会委员

全国医院感染管理专业委员会常务委员

辽宁省预防医学会感染控制专业委员会副主任委员兼秘书长

2025 年 1 月

推荐序二

我国有组织的医院感染管理活动开始于1986年，我们国家的医院感染防控体系在严重威胁人民健康的新发重大传染病疫情紧急应对、在医院感染暴发事件调查处置中砥砺前行，加速发展完善。2019年5月，《国家卫生健康委办公厅关于进一步加强医疗机构感染预防与控制工作的通知》（国卫办医函〔2019〕480号），明确提出做好感控工作是保障医疗质量和医疗安全的底线要求，是医疗机构开展诊疗活动中必须履行的基本职责。同时发布的《医疗机构感染预防与控制基本制度（试行）》明确了我国各级各类医疗机构必须遵守和严格执行的"底线性""强制性"感染防控基本要求。加强培训，提升感染与重大传染病防控能力，倡导并自觉践行"人人都是感控实践者"的感控文化，实现生命至上、守护人民健康的健康中国目标。

今天，呈现在大家面前的这本集医院感染管理职责、制度、应急预案、质量考核评分标准及操作规程视频于一体的书籍，凝聚着专业与心血，将成为感控工作者案头的得力帮手，助力大家在医院感染管理这个重要的领域里，游刃有余地应对各种情况，为打造安全、放心的就医环境贡献力量，守护好医疗健康的一方净土。

张秀月
国家卫生标准委员会医院感染控制标准专业委员会委员
中国医院协会医院感染管理专业委员会委员
2025年1月

前言

医院感染管理的重要性不言而喻。它贯穿于患者就医的各个环节，从入院时的接诊，到诊疗过程中的各类操作，再到出院后的追踪，任何一处稍有疏忽，都可能让致病菌有机可乘，引发医院感染，进而给患者带来身心痛苦，延长住院时长，增加医疗成本，甚至危及生命。医院感染事件的发生频率一直是衡量医院整体医疗水平的关键指标之一，因此，强化医院感染管理工作刻不容缓。

中国的医院感染防控（以下简称"感控"）历经多年的发展与创新，已经成为行业内具有重要影响力和广泛社会认可度的组织。在稳步前行的过程中，我们始终坚守救治责任，致力于有效防控医院内感染的发生。随着新发突发传染病的不断出现，给医院感染防控提出了严峻的挑战，那么，让各项防控措施规范化、标准化显得尤为重要。随着医疗质量的飞速发展，规章制度也在不断适应新的环境和挑战。新的规范不断出现，各医院的实际情况也参差不齐，建立一套科学、合理、实用、完善的规章制度体系一直是我们的核心工作之一。但很多医院从事医院感染管理的专职人员还在不断探索如何制定本医院的相关规章制度，本书正是在这样的背景下应运而生。

本书编者阵容强大，众多国内三甲医院感染管理者群策群力，运用他们扎实精湛的专业知识、高瞻远瞩的国际视野、理论联系实际的独特见解将本书精益求精地呈现给广大读者。

本书不仅是我们对医院感染管理规章制度体系的总结，更是对医院感染管理工作的指引。它涵盖了从基础理论到实践操作的全方位知识，旨在为医院从事医院感染管理的专、兼职人员提供最实用、最有效的感染控制策略。无论是新手感控人，还是资深感控专家，都能在这本书中找到防控感染的灵感与方法。希望它能够成为广大医疗从业者手中的得力工具，助力大家在医院感染防控的道路上不断前行，为保障患者的健康、推动医疗事业的高质量发展贡献力量。

由于编写时间紧张，不足之处在所难免，恳请各位读者批评指正。

张　波　吴安华　兰德增
2025 年 5 月

目录

第一章　医院感染管理职责 / 001

第一节　医院感染管理组织机构及任务 / 001
第二节　医院感染管理委员会组织及职责 / 002
一、组织机构 / 002
二、工作职责 / 002
三、工作制度 / 004

第三节　医院感染管理各级人员职责 / 004
一、医院感染控制管理办公室职责 / 004
二、医院感染控制管理办公室负责人职责 / 005
三、医院感控专职人员职责 / 006
四、科室医院感染管理小组职责 / 007
五、科室医院感染管理小组组长（科主任）职责 / 007
六、科室医院感染管理小组副组长（护士长）职责 / 008
七、科室感控督导员职责 / 008
八、科室感控医师职责 / 009
九、科室感控护士职责 / 010
十、医院感控兼职微生物检验医师职责 / 010
十一、医务人员医院感染防控职责 / 011
十二、医务部在医院感染防控管理中的职责 / 011
十三、护理部在医院感染防控管理中的职责 / 012
十四、药剂部在医院感染防控管理中的职责 / 012
十五、检验科在医院感染防控管理中的职责 / 013
十六、装备部在医院感染防控管理中的职责 / 013
十七、采购办、物资办在医院感染防控管理中的职责 / 014
十八、后勤部在医院感染防控管理中的职责 / 014
十九、教务部在医院感染防控管理中的职责 / 015
二十、信息部在医院感染防控管理中的职责 / 016

二十一、安保部在医院感染防控管理中的职责 / 016
二十二、其他部门在医院感染防控管理中的职责 / 016
二十三、各科室在医疗废物管理中的职责 / 017
二十四、医疗废物暂存处工作人员职责 / 017

第四节　医院医疗废物感染管理工作领导小组　/ 018

第二章　医院感染管理制度　/ 020

第一节　核心制度　/ 020
一、医院感染控制分级管理制度 / 020
二、医院感染控制监测与报告管理制度 / 024
三、医院感染防控标准预防措施执行管理制度 / 030
四、医院感控风险评估制度 / 036
五、医院多重耐药菌感染预防与控制制度 / 037
六、医院侵入性器械/操作相关感染防控制度 / 041
七、医院感控培训演练教育制度 / 045
八、医院感染暴发报告及处置制度 / 047
九、医务人员感染性病原体职业暴露预防、处置及报告制度 / 051
十、医院传染病相关感染预防与控制制度 / 054

第二节　基本制度　/ 057
十一、医院感染管理委员会工作制度 / 057
十二、医院感染管理制度 / 058
十三、医院感染控制管理办公室工作制度 / 059
十四、科室医院感染管理小组工作制度 / 060
十五、医院感染管理质量安全管理小组工作制度 / 061
十六、医院感染控制质量绩效考评制度 / 063
十七、医院感染预防与控制评价制度 / 065
十八、医院感染管理质量考核制度 / 072
十九、医院感染管理反馈制度 / 073
二十、医院感染管理会议制度 / 074
二十一、多重耐药菌管理联席会议制度 / 075
二十二、医院感染病例诊断、登记、报告制度 / 076
二十三、医院关于碳青霉烯类耐药肠杆菌预防与控制管理制度 / 078
二十四、经空气传播疾病医院感染预防与控制管理制度 / 085
二十五、医院安全注射管理制度 / 088
二十六、医院工作人员防护用品穿脱及使用管理制度 / 090
二十七、医院工作人员医院感染防控管理制度 / 092
二十八、医务人员手卫生管理制度 / 093

二十九、关于医院重点岗位新上岗及轮转工作人员医院感染防控管理制度 / 098
三十、新业务、新技术感染风险评估制度 / 099
三十一、一次性使用医疗器械、器具医院感染管理制度 / 100
三十二、消毒产品医院感染管理制度 / 101
三十三、一次性医疗器械、器具、消毒产品医院感染管理审核制度 / 103
三十四、医院医用织物处理与管理制度 / 104
三十五、群发性原因不明疾病监测报告制度 / 107
三十六、医院医疗废物处置与管理制度 / 108
三十七、无菌技术操作医院感染管理制度 / 113
三十八、死胎、死婴医院感染管理制度 / 115
三十九、医院环境表面清洁与消毒管理制度 / 115
四十、医院隔离管理制度 / 121
四十一、医院消毒管理制度 / 137
四十二、传染病及特殊感染性疾病终末消毒制度 / 147
四十三、空气消毒机使用管理制度 / 149
四十四、紫外线消毒管理制度 / 150
四十五、医用冰箱清洁消毒管理制度 / 151
四十六、流感流行期间医院感染预防与控制管理制度 / 152
四十七、医院诺如病毒感染性腹泻防控管理制度 / 156
四十八、医院猴痘防控管理制度 / 159
四十九、医院气性坏疽感染防控管理制度 / 164
五十、水痘医院感染防控管理制度 / 168
五十一、布鲁菌病医院感染防控管理制度 / 171
五十二、医院防止疟疾输入再传播管理制度 / 174
五十三、疑似或确诊朊病毒感染医院感染防控制度 / 175
五十四、疥疮感染医院感染防控管理制度 / 177
五十五、医院重大突发新发传染病防控管理制度 / 179
五十六、抗菌药物治疗前病原学送检管理制度 / 183
五十七、抗菌药物治疗前病原学送检情况监测及评价制度 / 185
五十八、第三方物业服务公司医院感染管理制度 / 186
五十九、医院感染不良事件管理制度 / 187
六十、医务人员呼吸道职业暴露报告及处置制度 / 188
六十一、呼吸机相关性肺炎预防与控制制度 / 190
六十二、外科手术部位感染预防与控制制度 / 191
六十三、导管相关血流感染预防与控制制度 / 193
六十四、导尿管相关尿路感染预防与控制制度 / 195
六十五、非结核分枝杆菌医院感染预防与控制管理制度 / 197

第三节 重点部门医院感染管理制度 / 199

六十六、手术（部）室医院感染管理制度 / 199

六十七、感染手术医院感染管理制度 / 209
六十八、重症医学科医院感染管理制度 / 210
六十九、血液透析室医院感染管理制度 / 215
七十、血液透析室呼吸道传播疾病透析患者医院感染防控管理制度 / 224
七十一、新生儿科医院感染管理制度 / 226
七十二、产房医院感染管理制度 / 228
七十三、人流室医院感染管理制度 / 233
七十四、消毒供应中心医院感染管理制度 / 234
七十五、植入物及外来手术器械医院感染管理制度 / 238
七十六、麻醉科医院感染管理制度 / 240
七十七、介入导管室医院感染管理制度 / 242
七十八、输血科医院感染管理制度 / 244
七十九、检验科医院感染管理制度 / 246
八十、PCR实验室医院感染管理制度 / 248
八十一、生物安全医院感染管理制度 / 251
八十二、生物实验室意外事故紧急处理管理制度 / 253
八十三、实验室医疗废物管理制度 / 254
八十四、腔镜中心（室）医院感染管理制度 / 255
八十五、口腔科医院感染管理制度 / 262
八十六、发热门诊医院感染管理制度 / 268
八十七、感染性疾病科医院感染管理制度 / 274
八十八、肠道门诊医院感染管理制度 / 277

第四节　其他科室医院感染管理制度　　　　　　　　　　　／280

八十九、门、急诊医院感染管理制度 / 280
九十、治疗准备室、治疗室、处置室医院感染管理制度 / 286
九十一、病区医院感染管理制度 / 288
九十二、感控督导员管理制度 / 294
九十三、感控督导员巡查整改制度 / 295
九十四、病区聚集性发热及呼吸道感染病例防控管理制度 / 297
九十五、眼科医院感染管理制度 / 299
九十六、病理科医院感染管理制度 / 301
九十七、影像科医院感染管理制度 / 303
九十八、中医科医院感染管理制度 / 305
九十九、超声科医院感染管理制度 / 307
一百、急救转运医院感染管理制度 / 310
一百零一、医院候诊区医院感染管理制度 / 311
一百零二、膳食部医院感染管理制度 / 312
一百零三、医院空气净化系统感染管理制度 / 314
一百零四、医院中央空调通风系统感染管理制度 / 320

一百零五、洗衣房医院感染管理制度　　/ 322
　　一百零六、科室无菌物品医院感染管理制度　　/ 323

第三章　应急预案　　/ 326

　　一、医院感染暴发应急处置预案　　/ 326
　　二、血源性职业暴露应急处置预案　　/ 330
　　三、医务人员呼吸道职业暴露应急预案　　/ 334
　　四、医院感染突发事件应急处置预案　　/ 337
　　五、传染病突发事件应急处置预案　　/ 339
　　六、医疗废物流失、泄漏、扩散和意外事故的应急预案　　/ 342
　　七、医院生物安全事件应急处置预案　　/ 344
　　八、医院大灾后卫生防疫应急预案　　/ 348
　　九、霍乱疫情防控应急处置预案　　/ 355
　　十、人感染 H7N9 禽流感防控应急处置预案　　/ 358
　　十一、鼠疫疫情防控应急处置预案　　/ 360

第四章　医院感染管理质量考核评分标准　　/ 364

　　一、普通病区医院感染管理与控制质量考核评分标准（100 分）　　/ 364
　　二、重症医学科医院感染管理与控制质量考核评分标准（100 分）　　/ 368
　　三、急诊科医院感染管理与控制质量考核评分标准（100 分）　　/ 373
　　四、病理科医院感染管理与控制质量考核评分标准（100 分）　　/ 376
　　五、发热门诊医院感染管理与控制质量考核评分标准（100 分）　　/ 378
　　六、辅助检查科室医院感染管理与控制质量考核评分标准（100 分）　　/ 382
　　七、感染性疾病科医院感染管理与控制质量考核评分标准（100 分）　　/ 384
　　八、检验科医院感染管理与控制质量考核评分标准（100 分）　　/ 388
　　九、健康管理中心医院感染管理与控制质量考核评分标准（100 分）　　/ 391
　　十、介入导管室医院感染管理与控制质量考核评分标准（100 分）　　/ 393
　　十一、口腔科医院感染管理与控制质量考核评分标准（100 分）　　/ 396
　　十二、门诊医院感染管理与控制质量考核评分标准（100 分）　　/ 399
　　十三、手术室（含急诊手术室）医院感染管理与控制质量考核评分标准（100 分）　　/ 402
　　十四、腔镜室医院感染管理与控制质量考核评分标准（100 分）　　/ 406
　　十五、输血科医院感染管理与控制质量考核评分标准（100 分）　　/ 409
　　十六、消毒供应中心医院感染管理与控制质量考核评分标准（100 分）　　/ 410
　　十七、血液净化室医院感染管理与控制质量考核评分标准（100 分）　　/ 420
　　十八、中医科（含中医康复科）医院感染管理与控制质量考核评分标准（100 分）　　/ 423
　　十九、医疗废物暂存处医院感染管理与控制质量考核评分标准（100 分）　　/ 427

二十、影像科医院感染管理与控制质量考核评分标准（100分） / 428

二十一、新生儿科医院感染管理与控制质量考核评分标准（100分） / 431

二十二、产房医院感染管理与控制质量考核标准（100分） / 435

二十三、导管相关血流感染医院感染管理与控制质量考核标准（100分） / 439

二十四、导尿管相关尿路感染医院感染管理与控制质量考核标准（100分） / 440

二十五、呼吸机相关性肺炎医院感染管理与控制质量考核标准（100分） / 441

二十六、手术部位感染医院感染管理与控制质量考核标准（100分） / 442

二十七、手卫生质量考核评分标准（100分） / 444

二十八、外科手消毒免刷手消毒方法操作规程及评分标准（100分） / 444

二十九、医院防护用品穿脱（防护服）考核评分标准（100分） / 445

三十、医院防护用品穿脱（隔离衣）考核评分标准（100分） / 447

第五章 医院感染操作规程（配视频） / 449

一、空气的消毒效果监测操作规程（沉降法）（扫码看视频） / 449

二、手的消毒效果监测操作规程（涂抹法）（扫码看视频） / 453

三、物体表面的消毒效果监测操作规程（涂抹法）（扫码看视频） / 454

四、软式内镜的消毒效果监测操作规程（滤膜法）（扫码看视频） / 455

五、外科免冲洗手消毒操作规程（扫码看视频） / 456

六、感染性医疗废物收集操作规程（扫码看视频） / 457

七、医疗机构环境物表清洁消毒操作规程（扫码看视频） / 458

规范性引用文件 / 460

第一章 医院感染管理职责

第一节 医院感染管理组织机构及任务

按照《医院感染管理办法》的规定，医院感染管理实行三级管理组织，即医院感染管理委员会、医院感染控制管理办公室（下称"感控办"）、科室医院感染管理小组（图1-1）。

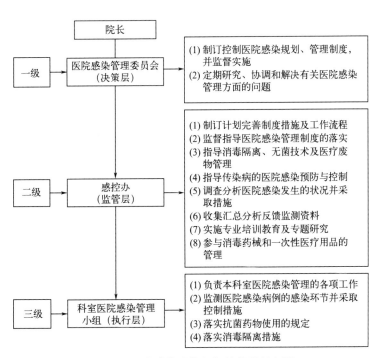

图1-1 医院感染监控组织结构及任务图

（1）医院感染管理委员会：主任委员由院长担任，副主任委员由主管医疗、护理、感控、疾控、物资、设备、后勤总务副院长担任，委员由医务部、护理部、后勤部、门诊部、采购办、物资办、项目办、药剂部、信息部、装备部、检验科、急诊科、重症医学科、消毒供应中心、手术室、感染性疾病科、发热门诊、血透室、大外科、大内科及各临床科室等主要负责人及感控办专干组成。

（2）感控办：属于独立的职能管理部门，由科室负责人及医院感染管理专职人员组成。

（3）科室医院感染管理小组：由科主任担任组长、护士长任副组长、成员由相对固定的感控督导员、感控医生和感控护士组成。科主任为本科室医院感染管理第一责任人。

第二节　医院感染管理委员会组织及职责

为了提高医院感染管理水平，确保医疗质量安全，根据《医院感染管理办法》（2006年卫生部令第48号）文件精神，结合医院实际及人员变动情况，经党委会研究决定，调整医院感染管理委员会。

一、组织机构

主任：院长。

副主任：主管医疗、护理、感控及后勤的副院长。

委员：医务部、护理部、信息部、药剂部、装备部、后勤部、安保部、门诊部、采购办、物资办、感染性疾病科、发热门诊、大外科、大内科、检验科、血透室、重症医学科、消毒供应中心、项目办、急诊科、手术室及各临床科室等主要负责人及感控办专干。

下设办公室在医院感染控制管理办公室，感控办负责人兼任办公室主任。

二、工作职责

（一）委员会职责

（1）认真贯彻医院感染管理方面的法律法规及技术规范、标准，负责制定本医院预防和控制医院感染的规章制度、医院感染诊断标准并监督实施。

（2）根据预防医院感染和卫生学要求，对本医院的建筑设计、重点科室建设的基本标准、基本设施和工作流程进行审查并提出意见。

（3）研究并确定本医院感染管理工作计划，并对计划的实施进行考核和评价。

（4）研究并确定本医院感染重点部门、重点环节、重点流程、危险因素以及采取的干预措施，明确各有关部门、人员在预防和控制医院感染工作中的责任。

（5）研究并制定本医院感染暴发及出现不明原因传染性疾病或者特殊病原体感染病例等事件时的控制预案；对医院发生的医院感染流行、暴发进行调查分析，提出控制措施，并监督实施。

（6）建立会议制度，每年至少召开2次会议，讨论研究、协调和解决有关医院感染管理方面的问题。

（7）根据本医院病原体特点和耐药现状，配合药事管理委员会提出合理使用抗菌药物的指导意见。

（8）参与其他有关医院感染管理的重要事宜。

（二）办公室职责

（1）在医院感染管理委员会领导下负责医院感染控制管理工作，负责执行委员会的决议，落实委员会交办的任务，处理委员会的日常事务。

（2）根据国家和省、市卫生行政部门有关医院感染管理的法律、法规及部门规章，负责拟订医院感染管理质量控制和持续改进方案、工作计划，制定医院及各科室医院感染管理规章制度，经医院感染管理委员会批准后，组织实施、监督检查指导和效果评价。

（3）负责对医院感染及其相关危险因素进行监测、分析和反馈，针对问题提出控制措施并指导实施。

（4）负责对医院感染发生状况进行调查、统计分析，并向医院感染管理委员会或医疗机构负责人报告；在确定医院发生医院感染流行、暴发时，应于24h内报告当地卫生行政部门，并及时进行调查分析，针对感染源、感染途径和易感人群采取控制措施并监督措施实施。

（5）负责开展全院性综合监测及目标性监测，定期对医院环境卫生学、清洁、消毒、灭菌效果进行监督、监测，及时汇总、分析监测结果，发现问题，制定控制措施，并督导实施，监测结果定期公布。

（6）负责对医院的清洁、消毒灭菌与隔离、无菌操作技术、手卫生、医疗废物管理等工作提供指导。

（7）负责协助疾控部，对传染病的医院感染控制工作提供指导，保证医患双方的安全。

（8）负责对医务人员有关预防医院感染的职业卫生安全防护工作提供指导。

（9）负责全院各级各类人员预防、控制医院感染知识与技能的培训、考核，定期组织开展医院感染暴发、传染病暴发、职业暴露等应急演练。

（10）负责参与抗菌药物临床应用的管理工作，对全院抗生素使用前送检情况进行汇总分析，并定期公布统计结果。

（11）负责对消毒药械和一次性使用医疗器械、器具的相关证明进行审核，对其储存、使用及用后处理进行监督。

（12）负责结合医院感染管理工作的实际情况，开展医院感染监控的专题研究，组织开展医院感染预防与控制方面的科研工作。

（13）负责及时向主管领导和医院感染管理委员会报告医院感染控制的动态，并定期向全院通报。

（14）负责根据预防医院感染和卫生学要求，对本医院的建筑设计、重点科室建设的基本标准、基本设施和工作流程进行审核并提出意见。

（15）负责完成医院感染管理有关资料的收集、整理、汇总、统计、反馈工作。

（16）负责定期组织召开医院感染管理委员会及感控督导员会议。

（17）完成医院感染管理委员会或者医院交办的其他工作。

三、工作制度

（1）对有关预防和控制医院感染管理规章制度的落实情况进行检查和指导。

（2）对医院感染及其相关危险因素进行监测、分析和反馈，针对问题提出控制措施并指导实施。

（3）对医院感染发生状况进行调查、统计分析，并向医疗机构负责人报告。

（4）对医院的清洁、消毒灭菌与隔离、无菌操作技术、医疗废物管理等工作提供指导。

（5）每年至少召开2次医院感染工作会议，分析医院感染风险及制定整改措施。

（6）对传染病的医院感染防控工作提供指导。

（7）对医务人员有关预防医院感染的职业卫生安全防护工作提供指导。

（8）对医院感染暴发事件进行报告和调查分析，提出控制措施并协调、组织有关部门进行处理。

（9）对医务人员进行预防和控制医院感染的培训考核及组织应急演练工作。

（10）参与抗菌药物临床应用的管理工作。

（11）对消毒药械和一次性使用医疗器械、器具的相关证明进行审核。

（12）组织开展医院感染预防与控制方面的科研工作。

（13）完成医院领导交办的其他工作。

第三节　医院感染管理各级人员职责

一、医院感染控制管理办公室职责

（1）在医院感染管理委员会领导下负责医院感染控制管理工作。

（2）根据国家和省、市卫生行政部门有关医院感染管理的法律、法规及部门规章，负责拟订医院感染管理质量控制和持续改进方案、工作计划，制定医院及各科室医院感染管理规章制度，经医院感染管理委员会批准后，组织实施、监督检查指导和效果评价。

（3）负责对医院感染及其相关危险因素进行监测、分析和反馈，针对问题提出控制措施并指导实施。

（4）负责对医院感染发生状况进行调查、统计分析，并向医院感染管理委员会或医疗机构负责人报告；在确定医院发生医院感染流行、暴发时，应于24h内报告当地卫生行政部门，并及时进行调查分析，针对感染源、感染途径和易感人群采取控制措施并监督措施实施。

（5）负责开展全院性综合监测及目标性监测，定期对医院环境卫生学、清洁、消毒、灭菌效果进行监督、监测，及时汇总、分析监测结果，发现问题，制定控制措施，并督导实施，监测结果定期公布。

（6）负责对医院的清洁、消毒灭菌与隔离、无菌操作技术、手卫生、医疗废物管理等工作提供指导。

（7）负责协助疾控部，对传染病的医院感染控制工作提供指导，保证医患双方的安全。

（8）负责对医务人员有关预防医院感染的职业卫生安全防护工作提供指导。

（9）负责全院各级各类人员预防、控制医院感染知识与技能的培训、考核，定期组织开展医院感染暴发、传染病暴发、职业暴露等应急演练。

（10）负责参与抗菌药物临床应用的管理工作，对全院抗生素使用前送检情况进行汇总分析，并定期公布统计结果。

（11）负责对消毒药械和一次性使用医疗器械、器具的相关证明进行审核，对其储存、使用及用后处理进行监督。

（12）负责结合医院感染管理工作的实际情况，开展医院感染监控的专题研究，组织开展医院感染预防与控制方面的科研工作。

（13）负责及时向主管领导和医院感染管理委员会报告医院感染控制的动态，并定期向全院通报。

（14）负责根据预防医院感染和卫生学要求，对本医院的建筑设计、重点科室建设的基本标准、基本设施和工作流程进行审核并提出意见。

（15）负责完成医院感染管理有关资料的收集、整理、汇总、统计、反馈工作。

（16）负责定期组织召开医院感染管理委员会及感控督导员会议。

（17）完成医院感染管理委员会或者医院交办的其他工作。

二、医院感染控制管理办公室负责人职责

（1）在院长和分管院长的领导下，主持医院感染控制管理工作。

（2）根据国家和本地区卫生行政部门有关医院感染管理的法规、标准，负责拟定预防医院感染的全院性规划、工作计划，组织制定医院及各科室医院感染管理规章制度，并具体组织实施、监督和评价。

① 负责组织对有关预防和控制医院感染管理规章制度的落实情况进行检查和指导。

② 负责组织对医院感染及其相关危险因素进行监测、分析和反馈，针对问题提出控制措施并指导实施。

③ 负责对医院的清洁、消毒、灭菌与隔离、无菌操作技术、医疗废物管理等工作提供指导。

④ 负责配合疾控部，对传染病的医院感染控制工作提供指导。

⑤ 负责组织对医院感染暴发事件进行报告和调查分析，提出控制措施并协调、组织有关部门进行处理。

（3）负责组织和协调全院各级各类人员预防、控制医院感染知识与技能的培训、考核。

（4）负责参与全院质量管理工作。负责组织进行医院感染发病情况的监测、医院环境卫生学和消毒灭菌效果监测以及汇总分析监测结果，发现问题，制定控制措施，并督导实施。

（5）负责组织学习、使用国内外先进医学技术，开展科学研究，督促科内人员做好资料积累与统计工作，定期对医院感染疑难病例进行查房会诊。

（6）负责组织参与药事管理委员会关于抗感染药物应用的管理，协助拟定合理用药的规章制度，并参与监督实施；

（7）负责组织本科人员对消毒药械和一次性使用医疗器械、器具的相关证明进行审核，对其储存、使用及用后处理进行监督。

（8）负责检查科内任务完成和制度执行情况，及时向主管领导和医院感染管理委员会汇

报医院感染控制的动态，并组织安排各项监测汇总向全院通报。

（9）完成医院感染管理委员会或者医院交办的其他工作。

三、医院感控专职人员职责

（1）在科室负责人领导下开展工作。服从科室工作安排，职责范围内的工作需每月、每季度、每半年、每年完成汇总分析，存在的问题及时向科室负责人汇报。

（2）根据科室工作分工，落实相关工作。

（3）负责落实医院感染管理相关法律法规，在科室负责人带领下，结合实际工作，参与制定本院管理制度、流程、预案与各项防控措施，定期督查。

（4）负责参与医院医疗用房的建筑与改扩建、重点部门的分区布局、工作流程等设计改造，并提供院感防控指导。

（5）负责全院医院感染病例监测、审核、资料收集工作，对发生的医院感染事件进行调查、分析、报告，协调、组织相关部门进行处理，制定防控措施，指导临床医护人员落实，并每月对监测情况进行总结分析、反馈及整改效果追踪。

（6）负责参与全院抗菌药物管理工作，负责抗菌药物使用前送检率的监测、资料收集、分析、反馈工作；督促经治医师抗感染治疗时及时进行有关项目和病原学检查，按照药敏结果合理使用抗菌药物；每月对监测情况进行总结分析、反馈及整改效果追踪。

（7）负责全院多重耐药菌监测管理，并进行分析、总结、反馈及整改效果追踪。

（8）负责全院手术部位感染监测管理，并进行分析、总结、反馈及整改效果追踪。

（9）负责重症科室的三管监测工作（呼吸机相关性肺炎、导管相关血流感染、导尿管相关尿路感染），每月对监测情况进行总结分析、反馈及整改效果追踪。

（10）负责为全院科室/部门关于医院的消毒、灭菌、隔离、标准预防、无菌操作技术、医疗废物管理等工作提供指导，并对落实情况进行监督，每月对监督情况进行总结分析、反馈及整改效果追踪。

（11）负责定期深入临床科室督查个人防护、消毒、隔离等院感防控措施的落实情况，普通科室每月至少督查一次，发热门诊、预检分诊、PCR实验室、手术室、重症医学科、血透室、消毒供应中心、腔镜室、口腔科、人流室、医废暂存处等重点科室每月至少督查2次，督查记录完整。

（12）负责全院手卫生管理工作，每月进行总结、分析、反馈及整改效果追踪。

（13）负责对消毒药械和一次性使用医疗器械（物品）、消毒剂的购入、储存、使用等进行监管，资料保存完整。

（14）负责发现有医院感染暴发流行趋势时，及时报告科室负责人，深入科室进行流行病学调查，采取有效控制措施，迅速控制感染流行。

（15）负责开展医院感染的研究工作；负责对全院工作人员（包括医护人员、医技人员、机关人员、保洁员、保安等第三方工作人员等）进行预防、控制医院感染及传染病传播等相关知识的培训教育。

（16）负责参与全院医疗质量检查与医院感染性疾病诊疗会诊。

（17）负责完成各项工作相关资料的分类管理，装订成册，存档备查。

（18）负责遇有上级卫生行政部门检查工作时要及时向科室负责人报告，并做好迎检工作。

（19）完成科室负责人交办的其他工作。

四、科室医院感染管理小组职责

（1）在医院感染控制管理办公室领导下开展科室医院感染管理相关工作。

（2）根据医院感染管理相关规章制度、流程、操作规程及应急预案内容，结合科室医院感染特点，落实科室医院感染管控工作。

（3）负责本科室医院感染管理及监测的各项工作。负责根据本科室医院感染的特点，制定管理制度，并组织实施。对有关预防和控制医院感染管理规章制度的落实情况进行检查和指导。

（4）负责配合医院感控专职人员做好科室感染防控监测工作。

（5）负责及时传达感控办下发的规章制度等管理要求，及时组织科室人员培训考核并监督落实效果。

（6）负责每月开展科室自查，做好记录。自查内容包括清洁、消毒灭菌与隔离、手卫生、职业防护、无菌操作技术、抗菌药物使用前送检、医疗废物管理等，针对存在的问题及时整改。

（7）负责对科室医院感染及其相关危险因素进行监测、分析和反馈，针对问题提出控制措施并指导实施，采取有效措施，降低本科室医院感染发病率；对医院感染发生状况进行调查、统计分析，发现有医院感染流行趋势时，及时报告感控办，并积极协助调查。

（8）负责对医务人员有关预防医院感染的职业卫生安全防护工作进行培训，督促医务人员做好医院感染相关职业暴露的防护工作。

（9）负责组织本科室（包括陪检员、保洁员、保安等物业第三方人员）预防、控制医院感染相关知识的培训教育及应急演练。

（10）负责制定科室医院感染暴发处置预案及流程，组织科室人员掌握执行

（11）负责监控本科室的多重耐药菌的管理情况，指导诊断、隔离等措施的落实，以及合理使用抗菌药物。

（12）负责组织本科室人员开展医院感染预防与控制方面的科研工作。

（13）负责按规定进行消毒灭菌效果和环境卫生学监测，符合有关标准要求。

（14）负责对患者及陪同人员进行手卫生、咳嗽礼仪、传染病防控等宣教。

（15）负责出现传染病或感染暴发时，协助医院感染专职人员进行流行病学调查，采集环境卫生学标本，分析感染源及传播途径。针对导致医院感染的危险因素，实施预防与控制措施。

（16）完成医院感染控制管理办公室交办的其他任务。

五、科室医院感染管理小组组长（科主任）职责

（1）在医院感染控制管理办公室领导下开展科室医院感染管理工作。

（2）根据医院感染管理相关规章制度、流程、操作规程及应急预案内容，结合科室医院感染特点，落实科室医院感染管理小组工作。

（3）负责本科室医院感染防控管理的各项工作，配合感控办指导科室有效落实各项规章制度及管理要求。科室感控管理执行属地化原则，科室医院感染管理小组组长（科主任）为

第一责任人。

（4）负责根据本科室特点制定医院感染相关的管理制度和工作流程，并组织实施，对本科室的感控工作进行质量控制并持续改进。

（5）负责定期组织人员参加医院感染防控相关知识的培训和学习，并做好考核工作。

（6）负责发现医院感染疑似或确诊病例时，督促主管医生及时进行病原学送检，并根据培养和药敏结果合理使用抗菌药物。

（7）负责发现医院感染暴发趋势时，及时报告感控办和医务部，并积极协助调查，采取控制措施。

（8）负责指导科内合理使用抗菌药，开展多重耐药菌管理工作，督促多重耐药菌定植/感染患者的隔离、消毒措施的落实。

（9）负责严格监督执行手卫生、消毒隔离、无菌技术操作、标准预防及医疗废物等防控管理。

（10）负责定期开展医院感染管理自查工作，召开科室医院感染防控会议，对科室医院感染防控工作进行总结分析，针对问题采取有效控制措施，同时做好会议记录；对本科室的医院感染病例、易感因素、重点环节进行监测控制，降低本科室医院感染发病率。

（11）完成医院感染控制管理办公室及科室医院感染管理小组交办的其他任务。

六、科室医院感染管理小组副组长（护士长）职责

（1）在科室医院感染管理小组组长领导下开展科室医院感染管理工作。

（2）根据医院感染管理相关规章制度、流程、操作规程及应急预案内容，结合科室医院感染特点，落实科室医院感染管理工作。

（3）负责协助科室医院感染管理小组组长（科主任）做好本科医院感染管理工作，检查、督促各项规章制度的落实，配合感控办指导科室各项防控措施落实。

（4）负责对本科室工作人员、保洁员、陪检员等第三方物业人员、患者和陪护人员进行医院感染防控知识的培训或宣教工作，并监督管理。

（5）负责监督本科室医护人员手卫生、个人防护、消毒隔离及无菌技术操作、医疗废物处置的落实情况，发现问题及时提出整改。

（6）负责每月对科室手卫生依从性和正确性进行自查、监管。

（7）负责本科室环境卫生学、消毒灭菌效果监测以及消毒剂、医疗器械、一次性无菌物品使用的监督管理。

（8）负责在诊疗护理病人过程中，告知护理人员，发现任何感染征兆或病例具有传染病征象时，应及时报告医生，准确留取标本送检。

（9）负责发现医院感染暴发趋势时，立即向科主任和感控办汇报，积极协助感控专职人员进行流行病学调查，采取有效控制措施。

（10）负责协助科主任定期对科室医院感染管理工作进行总结分析，并及时上报相关数据报表，根据院级督导及科室自查发现的问题进行持续改进。

（11）完成科室医院感染管理小组组长交办的其他任务。

七、科室感控督导员职责

（1）在医院感染管理控制办公室和科室医院感染管理小组领导下开展科室医院感染管理

相关工作。

（2）根据医院感染管理相关规章制度、流程、操作规程及应急预案内容，结合科室医院感染特点，落实科室医院感染管理工作。

（3）负责监督指导科内院感防控中各项规章制度、措施的具体落实，协助完成本部门本科室医院感染日常管理工作。

（4）负责对照医院管理规定，对科室医院感染管理小组的工作进行督查，督促其履职尽责。

（5）负责在感控办的组织下，根据医院感染防控薄弱环节，定期开展医院感染防控工作巡查督导，并向感控办提交巡查整改报告，报告内容至少包括存在问题、原因分析、整改措施及上次问题整改效果等。

（6）负责通过实时观察、指导科室的工作人员正确穿戴和摘脱防护用品，发现问题及时纠正。

（7）负责指导科室工作人员按要求做好安全防护，督促工作人员做好手卫生。

（8）负责实时观察、监督和纠正科室人员进行各项操作行为时的危险因素。定期或不定期进入病区隔离间，现场检查工作。

（9）负责监测科室工作人员职业暴露情况，发生职业暴露时及时干预，指导医护人员紧急进行有效处理，评估暴露风险并及时上报。并随时与暴露人员保持联系，观察暴露人员的行为和精神状态，及时缓解暴露人员的紧张情绪。

（10）负责督导科室落实空气、物表、环境消毒，医疗废物处理和传染源隔离等医院感染防控措施的落实情况。

（11）负责按照国家卫生健康委办公厅《关于进一步加强医疗机构感染预防与控制工作的通知》（国卫办医函〔2019〕480号）文件精神，在感控办组织下，对各科室各部门进行交叉巡查督导，尤其是对重症医学科、肾移植病房、血透室、感染性疾病科、手术室、急诊科、口腔科、介入手术室、输血科、内镜室、消毒供应中心、预检分诊、发热门诊、肠道门诊、隔离病房等重点科室、重点环节医院感染防控措施落实情况进行督导。

（12）完成医院感染控制管理办公室和科室医院感染管理小组交办的其他任务。

八、科室感控医师职责

（1）在医院感染控制管理办公室和科室医院感染管理小组组长领导下开展科室医院感染预防与控制工作。

（2）根据医院感染管理相关规章制度、流程、操作规程及应急预案内容，结合科室医院感染特点，落实科室医疗方面医院感染管理工作。

（3）负责积极参加院级医院感染防控知识培训，参与制订本科室医院感染知识的培训计划并落实。

（4）负责本科室医院感染病例监测、资料收集报告工作，组织管床医生分析感染原因，协助科室医院感染管理小组制定整改措施并督导落实，做好分析记录。

（5）负责发现医院感染疑似病例或确诊医院感染病例时，督促经治医师及时进行有关项目和病原学检查，按照医院感染标准，明确诊断，根据药敏结果合理使用抗菌药物。

（6）负责及时督促经治医师填报医院感染病例及法定传染病例，科室感染发生率控制在10%以内；漏报率控制在10%以内，法定传染病报告率达到100%。

(7）负责发现有医院感染暴发流行趋势时，及时报告科主任，12h内报告感控办，积极协助感控专职人员进行流行病学调查，采取有效控制措施，迅速控制感染流行。

(8）负责协助科主任严格落实科内多重耐药菌医院感染管理工作，发现多重耐药菌定植/感染患者时，督促主管医生及时开出隔离医嘱并上报，做好隔离、消毒等医院感染防控措施。

(9）负责及时全面了解本科室医院感染的动态，对本科室的医院感染病例、多重耐药菌检出病例、易感因素、重点环节进行监测控制，及时发现问题并报告科主任，定期对科室医院感染防控工作进行总结分析，按要求完善各项记录，并及时上报相关数据报表。

(10）负责督促本科室医务人员无菌技术操作的实施和消毒隔离制度的落实。

(11）负责督导科内人员落实手卫生，带头执行。

(12）负责组织本科室医护人员预防、控制医院知识的培训。

(13）负责积极开展医院感染的研究工作。

(14）完成医院感染控制管理办公室和科室医院感染管理小组交办的其他任务。

九、科室感控护士职责

(1）在医院感染控制管理办公室和科室医院感染管理小组组长、副组长领导下开展科室医院感染预防与控制工作。

(2）根据医院感染管理相关规章制度、流程、操作规程及应急预案内容，结合科室医院感染特点，落实科室护理及后勤方面医院感染管理工作。

(3）负责积极参加院级医院感染防控知识培训，参与制定本科室医院感染知识的培训计划并落实。对本科室工作人员、保洁员、陪检员等物业第三方人员、患者和陪护人员进行医院感染防控知识的培训或宣教工作。

(4）负责督促本科室医务人员无菌技术操作的实施和消毒隔离制度的落实。

(5）负责疑有医院感染病例时，督促医护人员准确留取各种相应标本，及时送检。

(6）负责熟练掌握消毒隔离知识和操作技能，指导科室人员正确实施各项消毒隔离措施。

(7）负责发生医院感染暴发流行时，协助感控专职人员进行流行病学调查，提出有效控制措施并积极投入控制工作。

(8）负责本科室环境卫生学、消毒灭菌效果监测以及消毒剂、医疗器械、一次性无菌物品使用的监督管理，及时发现问题并报告护士长。

(9）负责配合护士长监督保洁员、陪检员、标本送检员等物业第三方人员执行消毒隔离制度及环境卫生制度。

(10）负责督导科内人员落实手卫生，带头执行。

(11）负责监督本科室工作人员医疗废物分类存放情况，严禁生活废物与医疗废物混放，防止利器刺伤。

(12）负责积极开展医院感染的研究工作。

(13）完成医院感染控制管理办公室和科室医院感染管理小组组长、副组长交办的其他任务。

十、医院感控兼职微生物检验医师职责

(1）在医院感染控制管理办公室和科主任的领导下，负责医院感染微生物的检测工作。

（2）根据医院感染管理相关规章制度、流程、操作规程及应急预案内容，落实医院感染管理工作。

（3）负责根据医院感染管理相关规章制度、流程、操作规程及应急预案内容，结合科室医院感染特点，开展科室医院感染管理工作。

（4）负责掌握有关医院感染微生物的检测方法，并做好监测资料的登记、汇总和分析。检出多重耐药菌、特殊病原体或有感染流行趋势时，应及时报告感染预防控制科和临床科室。

（5）负责当发生医院感染暴发流行时，应积极配合感控办专职人员深入现场，采集标本，进行微生物学检测，查找发病原因。

（6）负责每季度对全院检出的主要病原菌及其药敏结果进行统计、汇总、分析，向全院通报。

（7）负责临床微生物标本采集等相关知识的培训工作。

（8）负责标本质量管控。督导微生物室对收集的标本于培养前进行合格性判断，不合格标本返回临床，提醒临床重新采集，并进行标本质量情况统计分析。

（9）负责协助医院感染监控医生完成调查和科研任务。

（10）完成医院感染控制管理办公室和科主任交办的其他任务。

十一、医务人员医院感染防控职责

（1）在科室医院感染管理小组领导下落实医院感染控制相关措施。

（2）根据医院感染管理相关规章制度、流程、操作规程及应急预案内容，结合科室医院感染特点，严格落实各项医院感染防控措施。所有医务人员均为医院感染预防与控制措施执行者。

（3）负责严格执行手卫生、标准预防、无菌技术操作规程、消毒、隔离、医疗废物、一次性医疗器械等医院感染防控管理的各项规章制度及管理要求。

（4）负责掌握抗感染药物临床合理应用原则，做到合理使用，规范采集标本送检。

（5）负责掌握医院感染诊断标准及防控措施。

（6）负责发现医院感染病例，及时送病原学检验及药敏试验，查找感染源、感染途径，控制蔓延，积极治疗病人，如实填表报告；发现有医院感染流行趋势时，及时报告科室负责人及感控办，并协助调查。发现法定传染病，按《医院传染病报告管理制度》的规定报告。

（7）负责参加院、科两级医院感染防控相关知识及操作技能的培训考核，满足培训学时。

（8）负责熟练掌握传染病诊断标准，在传染病流行期规范开展预检分诊，仔细流调，做到早排查、早诊断、早隔离、早治疗。

（9）负责掌握标准预防，熟练防护用品适应证及穿脱流程，规范进行各项技术操作，预防职业暴露。

（10）负责熟练掌握空气、飞沫、接触三种传播方式的隔离措施，并有效落实。

（11）负责规范落实医疗废物管理。

（12）完成院、科两级下达的各项医院感染防控工作任务。

十二、医务部在医院感染防控管理中的职责

（1）在医院感染管理委员会领导下开展医疗相关的医院感染管理工作。

（2）根据医院感染管理相关规章制度、流程、操作规程及应急预案内容，结合医疗诊疗特点，落实医疗相关医院感染管理工作。

（3）负责将医院感染防控管理作为医疗质量管理的重要内容，督促医生认真执行相关规章制度及管理要求。

（4）负责对全院医生及医技人员进行传染病和感染性疾病的诊断及鉴别诊断标准、流调等培训考核，协助感控办组织医生和医技人员进行医院感染防控知识及操作技能的培训考核。定期组织开展医院感染、传染病暴发相关医疗救治应急演练。

（5）负责医院感染、传染病暴发等应急处置过程中的医疗救治和善后处理，根据需要进行医师人力调配，协助感控办开展感染的调查与控制。

（6）负责监督、指导医生和医技人员严格执行手卫生、无菌操作规程、抗菌药物合理应用、一次性医疗用品管理、医疗废物处置、标准预防等医院感染防控相关规章制度和管理要求。

（7）负责督导医生规范落实经空气、飞沫、接触传播的传染性疾病的隔离措施。

（8）负责对医院无法收治的传染病患者的转诊管理。

（9）完成医院感染管理委员会交办的其他任务。

十三、护理部在医院感染防控管理中的职责

（1）在医院感染管理委员会领导下开展护理相关的医院感染管理工作。

（2）根据医院感染管理相关规章制度、流程、操作规程及应急预案内容，结合护理工作医院感染特点，落实护理相关医院感染管理工作。将医院感染防控管理作为护理质量管理的重要内容，督促护理人员认真执行相关制度。

（3）负责协调组织全院护理人员参加医院感染防控知识的培训及操作技能的培训考核。

（4）负责监督、指导护理人员严格执行手卫生、标准预防、无菌技术操作、消毒、灭菌与隔离技术、医疗废物处置、一次性医疗用品管理、多重耐药菌感染防控等医院感染防控相关规章制度和管理要求。

（5）负责发生医院感染暴发或流行趋势时，应根据需要对护理人员进行调配，协助感控办开展流行病学调查与控制工作。

（6）负责加强对手术室、血液透析室、人流室、口腔科、腔镜室、消毒供应室等重点部门的医院感染防控管理。

（7）负责督导护理人员规范落实经空气、飞沫、接触传播的传染性疾病的隔离措施。

（8）负责督导科室落实好环境微生物学监测。

（9）完成医院感染管理委员会交办的其他任务。

十四、药剂部在医院感染防控管理中的职责

（1）在医院感染管理委员会领导下开展药物、消毒、抗菌药物相关的医院感染管理工作。

（2）根据医院感染管理相关规章制度、流程、操作规程及应急预案内容，按照药物、消毒剂、抗菌药物相关规定，落实药物、消毒剂、抗菌药物相关医院感染管理工作。

（3）负责医院购入的消毒剂的索证及查验，确保消毒剂符合有关法规及医院相关制度

要求。

（4）负责全院抗菌药临床应用的管理、监测和评价。每月对抗菌药物临床应用的监测与评价有分析报告、有改进措施，及时为临床提供抗菌药物信息。

（5）负责定期对医务人员进行抗菌药物合理应用的培训。

（6）负责Ⅰ类手术切口的监测及统计分析。

（7）负责督促临床医务人员严格执行抗菌药物应用的管理制度和应用原则。

（8）负责至少每季度公布主要致病菌及其药敏试验结果、医院常用抗菌药耐药情况，为合理使用抗感染药物提供依据。

（9）负责储备足量的职业暴露预防用药及传染病或感染性疾病救治用药，满足临床需要。

（10）负责将每个月全院抗菌药物使用情况（包括使用率、预防用抗菌药物使用率等指标）、一类手术切口情况的分析报告提供给感控办。

（11）完成医院感染管理委员会交办的其他任务。

十五、检验科在医院感染防控管理中的职责

（1）在医院感染管理委员会和医院感染控制管理办公室领导下开展检验相关的医院感染管理工作。

（2）根据医院感染管理相关规章制度、流程、操作规程及应急预案内容，结合检验专项质控要求，落实检验相关医院感染管理工作。

（3）负责医院感染微生物的检测工作，掌握有关医院感染微生物学的检测方法。

（4）负责及时处理送检标本，严格控制检测质量，提高微生物学阳性检出率。

（5）负责医院环境卫生学及消毒灭菌效果的监测。

（6）负责开展医院病原微生物的培养、分离鉴定和药物敏感试验，每季度将病原微生物的检出情况及细菌的耐药情况进行统计、汇总，向全院各科室反馈。

（7）负责开展耐药菌监测，如耐甲氧西林金黄色葡萄球菌（MRSA）、耐万古霉素肠球菌（VRE）、产超广谱β-内酰胺酶（ESBLs）的细菌、多重耐药鲍曼不动杆菌、多重/泛耐药铜绿假单胞菌等，执行耐药菌的监测预警机制，定期向临床科室、医务部、感控办和药剂部通报耐药菌的检出情况和感染趋势。

（8）负责正确、安全处置病原微生物的培养基、标本、菌种和毒种等高危险性医疗废物。

（9）负责发生医院感染或传染病流行或暴发时，应承担相关的检测工作。

（10）负责严格执行实验室生物安全管理制度，做好职业防护。

（11）完成医院感染管理委员会和医院感染控制管理办公室交办的其他任务。

十六、装备部在医院感染防控管理中的职责

（1）在医院感染管理委员会领导下开展装备相关的医院感染管理工作。

（2）根据医院感染管理相关规章制度、流程、操作规程及应急预案内容，落实装备相关医院感染管理工作。

（3）负责对临床使用的大型清洗、消毒、灭菌、放射线相关设备设施定期进行维护、保养，并记录备查。

（4）负责协助对突发感染或传染事件应急处理所需设备、物资的采购和贮备。

（5）负责医院感染监测等感控相关设备的招标、采购及使用指导。

（6）负责对含有汞的体温计、血压计、紫外线灯管、消毒设备及消毒产品、放射线设备等医疗器具报废时的处理。

（7）负责对含有汞的体温计、血压计、紫外线灯管等医疗器具损毁时的环境清洁消毒处理。

（8）完成医院感染管理委员会交办的其他任务。

十七、采购办、物资办在医院感染防控管理中的职责

（1）在医院感染管理委员会领导下开展医疗相关的医院感染管理工作。

（2）根据医院感染管理相关规章制度、流程、操作规程及应急预案内容，落实采购及物资相关的医院感染管理工作。

（3）负责所购入的消毒药械、消毒产品和一次性使用医疗器械、器具的索证及查验，确保其符合有关法规及医院相关制度要求。

（4）负责配合医院感控办完成对消毒药械、消毒产品和一次性使用医疗器械、器具的相关证明的审核。

（5）负责突发感染或传染事件防控应急物资的采购和储备。

（6）负责对消毒产品及消毒药械存储进行管理，保证存储环境符合规范要求。

（7）完成医院感染管理委员会交办的其他任务。

十八、后勤部在医院感染防控管理中的职责

（1）在医院感染管理委员会领导下开展医疗相关的医院感染管理工作。

（2）根据医院感染管理相关规章制度、流程、操作规程及应急预案内容，落实后勤相关医院感染管理工作。

（3）负责根据 GB 51039—2014《综合医院建筑设计标准》等相关标准及预防医院感染的要求，在新建、改建、扩建医院建筑时，与感控办共同进行审查及建筑卫生学审核。

（4）负责对医院中央空调系统、新风系统及洁净空调系统进行定期维护，符合 WS 10013—2023《公共场所集中空调通风系统卫生规范》及其他国家规范要求，有记录。

① 负责每日通过净化自控系统进行机组的监控并记录，发现问题及时解决。

② 负责每月对非洁净区域局部净化送回风口设备清洁状况进行检查，发现问题及时解决。

③ 负责每半年对洁净手术室进行 1 次尘埃粒子的监测，监控高效过滤器的使用状况并记录。

④ 负责每月对洁净手术室的正负压力进行监测并记录。

⑤ 负责每年进行一次洁净手术室综合性能指标的测定，如静压差、截面风速、换气次数、自净时间、温湿度、新风量等，有记录。

⑥ 负责定期进行维护，维护工作应在净化系统运行前进行。

⑦ 负责新风入口过滤网每 2 周清洁 1 次；定期清洁，更换粗效、中效、亚高效和高效过滤网。

⑧ 负责定期清洁非阻漏式孔板、格栅、丝网等。

（5）负责组织医疗废物的规范收集、运送、登记、暂时保存管理及无害化处理工作，符合国家《医疗废物管理条例》要求；发生医疗废物的流失、泄漏等情况，应组织人员应急处理。有院内外交接记录，至少保存3年。

① 负责掌握国家相关法律、法规、规章和有关规范性文件的规定，制定医院医疗废物管理制度、工作流程和各项工作要求。设置专职人员负责医疗废物的收取、转运和暂时贮存的管理工作。

② 负责督导医疗废物运送人员每天对各科室已分类收集且包装好的医疗废物进行收取，用专用的密闭容器按规定时间和指定路线运送至医疗废物暂贮间，并按规定与医疗废物集中处置部门进行移交处置。

③ 负责督导医疗废物运送人员在运送医疗废物前，应当检查包装的封口及标签是否符合要求，不得将不符合要求的医疗废物运送至医疗废物暂贮间。

④ 负责督促医疗废物运送人员收取医疗废物时，应认真做好医疗废物内部交接工作，交接双方确认签字，交接记录至少保存3年。

⑤ 负责督导医疗废物运送人员每次运送工作结束，应当在指定地点对运送工具进行清洁，并用含有效氯1000mg/L消毒液喷洒消毒容器内外。

⑥ 负责对医疗废物暂时贮存场所的管理，应有严密的封闭措施，设专人管理，防止非工作人员接触医疗废物。应有防鼠、防蚊蝇、防渗漏等安全措施。设有明显的医疗废物警示标识和"禁止吸烟、饮食"的警示标识。病理性废物应低温存放。

⑦ 负责每年至少组织1次医疗废物流失、泄漏、扩散和意外事故的应急演练。

（6）负责医院产生的污水的处理、排放、监测工作，符合国家GB 18466—2005《医疗机构水污染物排放标准》要求。定期进行大肠埃希菌、志贺菌及沙门菌的检测，有报告，至少留存3年。

（7）负责对全院的后勤人员（包括保洁员、陪检员、救护车司机、担架员等）进行防控管理，并协助感控办加强对该人群的感染防控知识培训考核，指导、监督落实情况，有督导记录。

（8）负责医院公共区域及车辆的清洁消毒工作，做好记录。

（9）负责对洗衣房、医院环境保洁工作进行监管，使其符合医院感染控制管理要求。

（10）负责医院感染、传染病暴发时期的公共环境清洁消毒工作。

（11）定期分析汇总后勤相关的医院感染防控存在的问题，积极整改，追踪整改效果。

（12）完成医院感染管理委员会交办的其他任务。

十九、教务部在医院感染防控管理中的职责

（1）在医院感染管理委员会领导下开展医疗相关的医院感染管理工作。

（2）根据医院感染管理相关规章制度、流程、操作规程及应急预案内容，落实教务相关医院感染管理工作。

（3）负责制定医院培训大纲，培训大纲及三基三严内有医院感染预防与控制的相关内容。

（4）负责协助组织全院医务人员参加预防与控制医院感染及传染病防治知识的培训与考核。

（5）负责组织安排对新入院以及实习、进修人员预防与控制医院感染和传染病防治知识的岗前培训与考核。

（6）负责协助、指导感控办和临床医护人员开展预防与控制医院感染的课题研究。

（7）负责对见习学生、实习学生以及进修人员进行医院感染管控宣教，并监督落实，尤其是传染病高发时期的标准预防、个人防护及消毒隔离等防控措施的落实。

（8）负责传染病疫情暴发时，对见习学生、实习学生以及进修人员进行流调及传染病防控管控。

（9）完成医院感染管理委员会交办的其他任务。

二十、信息部在医院感染防控管理中的职责

（1）在医院感染管理委员会领导下开展医疗相关的医院感染管理工作。

（2）根据医院感染管理相关规章制度、流程、操作规程及应急预案内容，落实信息相关医院感染管理工作。

（3）负责医院感染控制管理信息系统的建立及功能维护。

（4）负责公卫信息系统的建立及功能维护。

（5）负责医院感染防控相关数据的信息抓取。

（6）负责感控等上级部门要求的数据收集、汇总。

（7）完成医院感染管理委员会交办的其他任务。

二十一、安保部在医院感染防控管理中的职责

（1）在医院感染管理委员会领导下开展医疗相关的医院感染管理工作。

（2）根据医院感染管理相关规章制度、流程、操作规程及应急预案内容，落实安保相关医院感染管理工作。

（3）负责组织医院安保人员进行医院感染防控相关知识与操作技能培训考核。负责联合感控办定期开展传染病等突发事件应急演练。

（4）负责监督安保人员关于医院感染防控措施的落实情况。

（5）负责维持医院感染、传染病暴发时的环境秩序，人员疏散，协助搬运患者等。

（6）负责对安保人员进行医院感染管控宣教，并监督落实，尤其是传染病高发时期的标准预防、个人防护及消毒隔离等防控措施的落实。

（7）负责传染病疫情暴发时，对安保人员进行流调及传染病防控管控。

（8）完成医院感染管理委员会交办的其他任务。

二十二、其他部门在医院感染防控管理中的职责

（1）在医院感染管理委员会领导下开展医疗相关的医院感染管理工作。

（2）根据医院感染管理相关规章制度、流程、操作规程及应急预案内容，落实医院感染管理工作。

（3）负责组织相关人员参加院级组织的医院感染防控相关知识培训考核，并在日常工作中规范落实。

（4）负责在医院感染、传染病暴发时根据各自岗位职责完成医院感染防控相关工作。

(5) 负责配合医院感染控制管理办公室完成上级部门要求的医院感染相关数据、资料、人员等上报任务。

(6) 完成医院感染管理委员会交办的其他任务。

二十三、各科室在医疗废物管理中的职责

(1) 在医院感染控制管理办公室领导下开展医疗废物相关的医院感染管理工作。

(2) 根据医院感染管理相关规章制度、流程、操作规程及应急预案内容，落实医疗废物相关医院感染管理工作。

(3) 负责严格按照《医疗废物分类目录》将本科室产生的感染性、损伤性、病理性、药物性、化学性医疗废物分别置于相应的容器中。

(4) 负责将医疗废物置于专用黄色包装袋中，生活垃圾置于专用包装袋中。医疗废物不得混入生活垃圾中。

(5) 负责按照国家有关规定、标准执行废弃的麻醉、精神、放射性、毒性药品及相关废物的管理。少量的药物性废物可以混入感染性废物中，但应当在标签上注明。

(6) 负责在含有汞的体温计、血压计等医疗器具批量报废时，交由装备部集中处置。

(7) 负责对医疗废物中病原体的培养基、标本和菌种、毒种保存液等高危险废物，首先在产生地点进行压力蒸汽灭菌或化学消毒处理后，按感染性废物收集处置。

(8) 负责将传染病病人或者疑似传染病病人产生的所有废弃物均按医疗废物处置并使用双层医疗废物袋收集。

(9) 负责分类收集的医疗废物应按要求规范包装，包装袋外粘贴标签，注明科室、医疗废物类别、日期等内容。

(10) 负责与医疗废物专职运送人员当面如实交接医疗废物，双签字，交接资料至少妥善保存3年，以备检查。

(11) 负责督导科室工作人员在处置医疗废物过程中规范操作，小心处理锐器，避免发生职业暴露。

(12) 完成医院感染控制管理办公室交办的其他任务。

二十四、医疗废物暂存处工作人员职责

(1) 在后勤部和医院感染控制管理办公室领导下开展医疗废物相关的医院感染管理工作。

(2) 根据医院感染管理相关规章制度、流程、操作规程及应急预案内容，落实医疗废物相关医院感染管理工作。

(3) 负责在上岗前，参加感控办组织的医院感染相关培训，培训合格后方可上岗。在岗时需穿戴个人卫生防护用品（工作服、帽子、口罩、防渗围裙及袖套、手套、胶靴，必要时隔离衣、防护面屏等）后方可进入工作场地，掌握医疗废物分类收集、运送、储存的正确方法和操作程序。

(4) 负责定期参加在岗培训，并考核合格。

(5) 负责在上岗前完成岗前体检，体检合格后方可上岗，有传染性疾病或传染性病原体携带者禁止上岗。在岗期间完成每年1次健康体检。

(6) 负责每天按照医疗废物回收时间及路线及时到产生科室回收医疗废物，并根据医疗

废物的分类，分别收集和接收产生地点的医疗废物并过秤，按科室逐类登记并签字。对于包装不合格、标签内容填写不全以及外包装污染等医疗废物，有责任提醒产生科室重新打包、填写标签，禁止把不合格的医疗废物回收到暂存处。

（7）负责熟练掌握医疗废物流失、泄漏、扩散和意外事故的应急处置，在转运过程中发生意外事故应及时处置并上报。

（8）负责暂存处医疗废物储存设施的警示标志管理：分感染性医疗废物、病理性医疗废物、损伤性医疗废物、药物性医疗废物、化学性医疗废物、特殊传染性医疗废物（例如新冠医疗废物），并注明产生科室或部门、收集日期、类别及需要的特别说明等。

（9）负责对医疗废物存放的管理。不得露天存放医疗废物、医疗废物暂存处内不得落地存放医疗废物；医疗废物放置在暂存设施内不得高于设施，有盖遮挡；医疗废物暂时储存时间不得超过48h。

（10）负责执行暂存处的要求，在医疗废物暂时储存地点禁止吸烟、饮食等与工作无关活动。

（11）负责严格办理医疗废物与第三方处置单位交接手续，有签字，依照危险废物转移联单制度填写和保存转移联单。

（12）负责严格落实清洁消毒，对医疗废物运送工具、储存设施设备，暂存处内地面、环境、物表及时进行消毒和清洁处理，掌握消毒液浓度配制及使用方法。

（13）负责熟练掌握防护用品使用，严格落实手卫生。

（14）负责遵守医疗废物管理要求，禁止买卖、转让医疗废物，一经发现将依法处理。

（15）完成后勤部和医院感染控制管理办公室交办的其他任务。

第四节　医院医疗废物感染管理工作领导小组

为加强医院医疗废物医院感染管理工作，根据《医疗废物管理条例》、《医疗卫生机构医疗废物管理办法》、《医疗废物分类目录（2021年版）》、HJ 421—2008《医疗废物专用包装袋、容器和警示标志标准》、《中华人民共和国传染病防治法》等相关法律法规，结合医院实际，成立医院医疗废物医院感染管理工作领导小组。

一、组织机构

组长：主管感控的副院长。
副组长：感控办主任（兼）。
组员：医务部、护理部、感控办、后勤部、安保部、门诊部、装备部、药剂部、检验科科室负责人及大外科主任、大内科主任、感控办专干。

二、工作职责

（1）在医院感染管理委员会领导下开展医院医疗废物医院感染管理工作。

（2）根据医疗废物医院感染管理相关规章制度、流程、操作规程及应急预案内容，落实医院医疗废物管理工作。

（3）负责认真贯彻医院医疗废物管理方面的法律法规及技术规范、标准，制定本医院医疗废物医院感染相关管理规章制度并监督实施。

（4）负责组织医疗废物医院感染相关培训考核。指导后勤部定期开展医疗废物流失、泄漏、扩散和意外事故的应急演练，制定防控措施。

（5）负责研究并确定本医院医疗废物管控重点部门、重点环节、重点流程、危险因素以及采取的干预措施，明确各有关部门、人员在预防和控制医疗废物医院感染工作中的责任。

（6）负责参与研究制定本医院医疗废物流失、泄漏、扩散和意外事故的应急处置预案；参与对医院发生的医疗废物医院感染流行、暴发进行调查分析，提出控制措施，并监督实施。

（7）负责建立会议制度，定期召开讨论会议，讨论研究、协调和解决有关医疗废物医院感染管理方面的问题。

（8）负责根据本医院医疗废物防控管理现状提出整改措施的指导意见。

（9）完成医院交办的其他任务。

第二章 医院感染管理制度

第一节 核心制度

一、医院感染控制分级管理制度

（一）目的

为了加强医院感染管理，教育引导全体工作人员践行"人人都是感染控制实践者"的理念，将感染控制理念和要求贯穿到诊疗活动全过程、全环节、全要素之中，有效预防和控制医院感染，提高医疗质量，保证医疗安全，特制定《医院感染控制分级管理制度》。

（二）适用范围

适用于医院内与医院感染控制相关的所有科室及部门。

（三）参考文件

(1)《国家卫生健康委办公厅关于进一步加强医疗机构感染预防与控制工作的通知》（国卫办医函〔2019〕480号）、WS/T 592—2018《医院感染预防与控制评价规范》等相关法律法规。

(2) 国家、省、市等上级部门指导意见。

(3) 结合医院实际情况。

（四）组织建设

(1) 建立"医院感染管理委员会-医院感染控制管理办公室-临床科室"三级管理组织。

(2) 医院感染管理委员会，至少每年召开2次工作会议，有会议记录或会议简报。

(3) 设立医院感染控制管理办公室，专、兼职人员配备应符合《医院感染管理办法》的要求。

(4）临床科室、临床医技等辅助科室、膳食部、第三方物业服务公司等后勤部门应有科室/部门医院感染管理小组，科室/部门负责人担任感染管理小组组长，设置1名感控督导员，感染管理小组至少每月对科室开展医院感染质控自查，有记录。

（5）医院感染控制管理办公室与医院相关部门分工协作，共同推进医疗质量与安全管理及持续改进。

（五）职责

（1）院长（法人）负责领导全院的医院感染预防与控制相关工作的开展。

（2）医疗、感控副院长职责

① 负责监督医疗、护理方面相关的医院感染预防和控制。

② 负责监督感控办、医务部、护理部及主管的组织和部门在预防与控制医院感染中履行其职责。

③ 负责有关医院感染预防与控制工作中的部门间协调。

（3）后勤副院长职责

① 负责监督基建、院区改造及后勤保障方面相关的医院感染预防和控制工作。

② 负责监督后勤部门、设备科、膳食部及主管的组织和部门在预防与控制医院感染中履行职责。

（4）其他院级领导负责监督其主管的组织部门在预防与控制医院感染中履行职责。

（5）医院感染管理委员会职责

① 依据法规制定本院医院感染防控的规章制度、医院感染诊断标准并监督实施。

② 对本院的建筑设计、重点科室建设的基本标准、基本设施和工作流程进行审查并提出意见。

③ 研究并确定本院的医院感染管理工作计划，并对计划的实施进行考核和评价。

④ 研究并确定本院的医院感染重点部门、重点环节、重点流程、危险因素以及采取的干预措施，明确各有关部门、人员在预防和控制医院感染工作中的责任。

⑤ 研究并制定本院发生医院感染暴发及出现不明原因传染性疾病或者特殊病原体感染病例等事件时的控制预案。

⑥ 建立会议制度，定期研究、协调和解决有关医院感染预防与控制管理方面的问题。

⑦ 根据本院病原体特点和耐药现状，配合药事管理委员会提出合理使用抗菌药物的指导意见。

⑧ 研究并解决其他有关医院感染管理的重要事宜。

（6）医院感染控制管理办公室职责

① 对预防和控制医院感染法规及规章制度的落实情况进行检查和指导。

② 对医院感染发生状况及相关危险因素进行监测、分析和反馈，针对问题提出控制措施并指导实施。

③ 对医院的清洁、消毒灭菌与隔离、无菌操作技术、医疗废物管理及医务人员有关预防医院感染的职业卫生安全防护提供监督和指导。

④ 对院感暴发事件进行上报（卫生主管部门）和调查分析，提出控制措施并协调组织有关部门进行处理。

⑤ 对医院工作人员进行预防和控制医院感染知识的培训。

⑥ 对消毒药械和一次性使用医疗器械、器具的相关证明进行审核。

⑦ 参与抗感染药物临床应用的管理，负责对多重耐药菌抗菌药物应用及外科手术预防使用抗菌药物的监管。

⑧ 对医院感染控制管理进行监测与评价。

(7) 医务部职责

① 在医疗方面开展预防和控制医院感染的相关工作。

② 监督指导医师和医技人员落实执行医院感染预防与控制的相关制度、流程、预案及措施。

③ 协助组织医师和医技部门人员进行医院感染防控相关知识培训与考核。

④ 医院感染流行或有暴发趋势时，与护理部一起负责组织对病人的救治和善后处理。协助感控办开展感染的调查与控制，根据需要进行医师人力调配。

(8) 护理部职责

① 在护理方面开展预防和控制医院感染的相关工作。

② 监督指导护理人员落实医院感染预防与控制的相关制度、流程、预案及措施。

③ 协助组织全院护理人员进行医院感染防控相关知识培训与考核。

④ 医院感染流行或有暴发趋势时，与医务部一起负责组织对病人的救治和善后处理。协助感控办开展感染的调查与控制，根据需要进行护士人力调配。

(9) 后勤部职责

① 负责管理医疗垃圾的收集运送、暂存及无害化处理，有相应记录。

② 安排专人负责医疗废物处理工作，知晓相关知识。

③ 医疗废物处置设施设备运转正常，有运行日志

④ 负责管理医院污水的处理、排放、监测，使其符合国家污水排放标准要求，有记录。

⑤ 负责对洗衣房、医院环境保洁工作进行监管，使其符合医院感染控制管理要求。

(10) 药剂部职责

① 负责所购入的消毒剂的索证及查验，确保消毒剂符合有关法规及医院相关制度要求。

② 负责全院抗菌药临床应用的管理、监测和评价。每月对抗菌药物临床应用的监测与评价有分析报告、有改进措施，及时为临床提供抗菌药物信息。

③ 协助对医务人员进行抗菌药物合理应用的培训。

④ 负责Ⅰ类手术切口的监测及统计分析。

⑤ 负责全院抗菌药预防用药的指导、监测及统计分析。

⑥ 督促临床医务人员严格执行抗菌药物应用的管理制度和应用原则。

(11) 采购办、物资办职责

① 负责所购入的消毒药械和一次性使用医疗器械、器具的索证及查验，确保其符合有关法规及医院相关制度要求。

② 配合医院感控办完成对消毒药械和一次性使用医疗器械、器具的相关证明的审核。

(12) 检验科职责

① 负责医院常规微生物的监测及统计分析。

② 负责对医院感染病原微生物的培养、分离鉴定、药敏试验及特殊病原体的耐药性监测，定期总结、分析，向有关部门反馈。

③ 发生医院感染流行或暴发时，承担相关检验工作。

(13) 教务部、科研与学科发展部负责全院性医院感染相关知识培训的组织与协调。

(14) 信息部负责医院感染控制管理信息系统的建立及功能维护。

(15) 科室/部门医院感染管理小组职责

① 负责本科室/部门医院感染控制管理的各项工作，结合本科室/部门医院感染防控工作特点，制定相应的科室/部门医院感染控制管理制度，并组织实施。

② 根据本科室/部门医院感染防控风险，至少每月开展防控措施落实情况自查，并分析原因，制定整改措施并落实到位。

③ 负责对本科室/部门工作人员（包括医护人员、保洁员、保安、陪检员等物业后勤人员）医院感染控制管理知识和技能的培训。应至少每月组织本科室/部门工作人员学习医院感染控制管理相关知识，并做好考核，内容至少包括标准预防、个人防护、防护用品使用、手卫生、消毒、医疗废物处置等相关知识，并根据其知识掌握情况再次开展相应的培训与指导。临床科室医院感染管理小组还应该负责对患者、陪护及其他相关人员进行医院感染控制管理相关知识如手卫生、咳嗽礼仪、口罩佩戴、安全距离等防控措施的宣教及指导。

④ 根据本科室/部门主要医院感染特点，如医院感染的发生范围、感染主要部位、主要病原体、主要侵袭性操作和多重耐药菌感染，制定相应的科室/部门医院感染预防与控制措施及流程，并组织落实。

⑤ 配合感控办进行本科室/部门的医院感染监测，及时报告医院感染病例，并应定期对医院感染监测、防控工作的落实情况进行自查、分析，发现问题及时改进，并做好相应记录。

⑥ 结合本科室/部门多重耐药菌感染及细菌耐药情况，落实医院抗菌药物管理的相关规定。

⑦ 接受医院对科室/部门医院感染控制管理工作的监督、检查与指导，落实医院感染控制管理相关改进措施，评价改进效果，做好相应记录。

(16) 临床医务人员职责

① 应积极参加医院感染管理相关知识和技能的培训。

② 应遵守标准预防的原则，落实标准预防的具体措施，手卫生应遵循《医务人员手卫生规范》的要求；隔离工作应遵循《医院隔离技术标准》的要求；消毒灭菌工作应遵循《医疗机构消毒技术规范》的要求。

③ 应熟练掌握并遵循医院及本病区医院感染相关制度，做好职业暴露防控，正确处理医疗废物等。

④ 应开展医院感染的监测，按照医院的要求进行报告。

⑤ 应了解本病区、本专业相关医院感染特点，包括感染率、感染部位、感染病原体及多重耐药菌感染情况。

⑥ 在从事无菌技术诊疗操作，如注射、治疗、换药等操作时，应遵守无菌技术操作规程。

⑦ 应遵循国家抗菌药物合理使用的管理原则，合理使用抗菌药物。

(17) 医技、机关、保安、保洁等物业后勤等非医务人员职责

① 应积极参加医院感染控制管理相关知识和技能的培训。

② 应遵守标准预防的原则，落实标准预防的具体措施，手卫生应遵循《医务人员手卫生规范》的要求；隔离工作应遵循《医院隔离技术标准》的要求；消毒灭菌工作应遵循《医

疗机构消毒技术规范》的要求。

③ 应熟练掌握并遵循医院及本科室/部门医院感染控制相关制度等。

④ 应了解本科室/部门感染风险，知晓防控措施，并能规范执行。

（18）膳食部职责

① 负责医院食堂等饮食相关感染控制管理工作。

② 规范落实本部门清洁消毒工作，防止消化道等传染性疾病的医院感染发生。

③ 负责本部门工作人员感染防控措施培训及监督，熟悉掌握医院感染防控相关制度要求。

④ 落实食品安全，尤其是冷链食品，接触人员做好防护及手卫生。

（19）物业服务公司职责

① 负责后勤物业等第三方工作人员医院感染控制管理工作。

② 负责人员管理，建立人员台账，及时掌握人员变动情况，符合医院感染防控工作要求。

③ 负责组织保安、保洁员、配膳员、送检员等物业第三方工作人员参加医院关于医院感染防控知识的培训考核，重点是手卫生、个人防护、环境物表清洁消毒原则、医疗废物分类、回收等。

④ 负责监督后勤物业等第三方工作人员对本职工作相关的清洁、消毒、防护等知识和技能的掌握情况，指导落实。

（20）人事科、绩效办负责将医院感染管理的绩效指标纳入医师、护士、医技人员和后勤人员的考核体系。

二、医院感染控制监测与报告管理制度

（一）目的

为明确医院感染诊断标准，规范医院感染病例上报及环境卫生学监测管理，降低医院感染发病率，特制定《医院感染监测制度》。

（二）适用范围

全院。

（三）参考文件

（1）《医疗机构感染预防与控制基本制度（试行）》、WS/T 367—2012《医疗机构消毒技术规范》、《医院感染管理办法》、WS/T 312—2023《医院感染监测标准》、《病区医院感染管理规范》、《重症监护病房医院感染预防与控制规范》等相关法律法规。

（2）国家、省、市等上级部门指导意见。

（3）结合医院实际情况。

（四）定义

1. 医院感染

住院患者在医院内获得的感染，包括在住院期间发生的感染和在医院内获得出院后发生的感染；但不包括入院前已开始或入院时已处于潜伏期的感染。医院工作人员在医院内获得的感染也属医院感染。

2. 医院感染监测

长期、系统、连续地收集和分析医院感染在一定人群中的发生、分布及其影响因素，并将监测结果报送和反馈给有关部门和科室，为医院感染的预防、控制和管理提供科学依据。

3. 全院综合性监测

连续不断地对所有临床科室的全部住院患者和医院工作人员进行医院感染及其有关风险因素的监测。

4. 目标性监测

针对高风险人群、高发感染部位、高感染风险部门等开展的医院感染及其风险因素的监测。

示例：重症监护病房医院感染监测、新生儿病房医院感染监测、手术部位感染监测、细菌耐药性监测与临床抗菌药物使用监测、血液透析相关感染监测。

5. 医院感染日发病率

单位住院时间内住院患者新发医院感染的频率。

注：① 表示累计暴露时间内的发病密度。

② 单位住院时间通常用1000个患者住院日表示。

6. 医院感染发病（例次）率

在指定时间段内住院患者中新发医院感染（例次）的比例。

7. 医院感染现患（例次）率

指定时间段或时间点住院患者中，医院感染患者（例次）数占同期住院患者总数的比例。

8. 医院感染病例漏报率

发生医院感染未报告的病例数占同期实际发生医院感染病例数的比例。

9. 多重耐药菌（MDRO）医院感染发生率

多重耐药菌医院感染住院患者数（例次数）占同期住院患者总数的比例。

注：重点监测多重耐药菌包括碳青霉烯类耐药肠杆菌（CRE）、耐甲氧西林金黄色葡萄球菌（MRSA）、耐万古霉素肠球菌（VRE）、耐碳青霉烯鲍曼不动杆菌（CR-AB）、耐碳青霉烯铜绿假单胞菌（CR-PA）等。

10. 多重耐药菌检出率

多重耐药菌检出菌株数占同期该病原体检出菌株总数的比例。

11. 血管导管相关血流感染发病率

使用血管导管住院患者单位导管日血管内导管相关血流感染的发病频率。

注：单位导管日通常用1000导管日表示。

12. 呼吸机相关性肺炎发病率

使用有创呼吸机住院患者单位机械通气日呼吸机相关性肺炎的发病频率。

注：单位机械通气日通常用1000机械通气日表示。

13. 导尿管相关尿路感染发病率

使用导尿管住院患者单位导尿管日导尿管相关尿路感染的发病频率。

注：单位导尿管日通常用1000导尿管日表示。

14. Ⅰ类切口手术抗菌药物预防使用率

Ⅰ类切口手术预防使用抗菌药物的患者数占同期Ⅰ类切口手术患者总数的比例。

15. 住院患者抗菌药物使用率

住院患者中使用抗菌药物（全身给药）患者数占同期住院患者总数的比例。

16. 抗菌药物治疗前病原学送检率

以治疗为目的使用抗菌药物的住院患者中，使用抗菌药物前病原学检验标本送检患者数占同期使用抗菌药物治疗患者总数的比例。

（五）监测的管理与要求

（1）根据 WS/T 312—2023《医院感染监测标准》等相关法规要求，感控办应开展医院感染全院综合性监测及目标性监测，定期分析发生医院感染的风险因素，以掌握本院医院感染发病率、多发部位、多发科室、高危因素、病原体特点及耐药性等，为医院感染预防与控制提供科学依据。

（2）医院感染监测的质量控制纳入临床科室绩效考核。

（3）提高临床医务人员识别医院感染暴发的意识与能力。对医院感染暴发、疑似暴发、聚集应按《医院感染暴发报告及处置制度》执行。

（4）临床科室发生的医院感染和医院感染暴发属于法定传染病的，还应当按照《医院传染病报告管理制度》《传染病疫情管理制度》和《传染病突发事件应急处置预案》等相关规定及时报告感控办及疾控部。

（5）感控办与疾控部根据风险评估结果制订切实可行的医院感染监测计划。监测计划内容主要包括人员、方法、对象、时间、总结分析与反馈等。

（6）临床科室应按要求进行综合性监测及目标性监测，并按要求做好监测记录。避免流于形式，对不合格项目要进行原因分析并制定改进措施，达到持续质量改进的目的。监测相关资料要妥善保管。

（7）感控办专干应对监测资料进行汇总，分析医院感染发病趋势、相关危险因素和防控工作存在的问题，每个月反馈给临床科室，及时指导临床科室采取积极的预防与控制措施。

（8）感控办应常态化开展医院感染的漏报调查，调查样本量不少于每年应监测人数的10%，漏报率低于10%。

（9）每年至少完成一次医院感染现患率调查，实查率≥96%。

（10）在院时间超过48h的急诊患者（如急诊抢救室、急诊监护病房的患者），以及日间手术患者可参照住院患者进行监测。

（11）人员要求：科室应由感控督导员、感控医生、感控护士监管科室医院感染监测执行情况，应定期接受监测与感染管理知识、技能的培训并熟练掌握。

（六）监测

1. 医院感染监测方法

（1）感控办应采取前瞻性监测方法进行全面综合性监测，科室发现医院感染病例应在24h内通过 HIS 系统填报《医院感染病例报告卡》，感控办通过医院感染软件系统定期对监测资料进行汇总、分析和反馈。

（2）开展医院感染监测，包括全面综合性监测和目标性监测。

（3）目标性监测

① 器械相关感染监测包括呼吸机相关性肺炎、导尿管相关尿路感染及血管导管相关感染等目标性监测，遵照《侵入性器械操作相关感染防控制度》执行。

② 重点部门医院感染监测：包括重症监护病房（ICU）、介入导管室、血透室等重点部门医院感染监测以及外科病房手术切口感染监测。

③ 重点环节医院感染监测：包括手术、注射、医疗废物、侵入性操作、手卫生等重点环节监测及消毒、灭菌过程质量监测。

④ 重点人群医院感染监测：包括手术患者、儿童、重症医学科患者、血液透析患者、侵入性操作患者等重点人群医院感染危险因素监测。

⑤ 医院感染暴发监测遵照《医院感染暴发报告及处置制度》执行。

⑥ 病原体和细菌耐药性监测遵照《医院多重耐药菌感染预防与控制制度》执行。按要求开展多重耐药菌感染监测，对医院感染病原体分布及其抗感染药物的敏感性进行监测，定期向全院反馈。

⑦ 手术部位感染监测。

⑧ 重症监护病房（ICU）医院感染监测。

⑨ 临床抗菌药物使用监测，包括住院患者抗菌药物使用率、抗菌药物治疗前病原学送检率、Ⅰ类切口手术抗菌药物预防使用率。

⑩ 门诊血液透析感染事件监测及门诊血液透析患者血源性病原体监测。

⑪ 医院工作人员感染性疾病职业暴露监测。

⑫ 开展清洗、消毒、灭菌效果的监测，包括对消毒/灭菌物品的清洗、消毒效果监测，使用中的消毒/灭菌剂监测以及消毒/灭菌器械监测。

a. 应定期对清洗、消毒、灭菌效果进行监测，不合格物品不得进入临床部门使用，灭菌效果合格率须达到100%。

b. 对清洗效果监测：每月使用光源放大镜随机抽查3~5个待消毒或灭菌包内全部物品，目测其清洗质量，清洗后的器械表面及其关节、齿牙应光洁，无血渍、污渍、水垢等残留物质和锈斑。每季度使用ATP生物荧光测定抽查3~5个待消毒或灭菌包内全部物品、3双清洗后的医护人员的手、3~5条待消毒胃肠镜，监测结果判定标准按照ATP说明书执行。

c. 对消毒物品进行消毒效果监测：消毒后直接使用的物品（包括消毒后的内镜、湿化瓶及其他物品）每季度进行生物监测，细菌总数≤20CFU/件，不得检出致病性微生物。每次检测3~5件有代表性的物品。

d. 对使用中的消毒剂、灭菌剂应进行化学和微生物学监测。

ⅰ. 化学监测：根据消毒剂、灭菌剂的性能定期进行有效浓度监测并记录。使用不稳定消毒剂如含氯消毒剂、过氧乙酸等时，应现配现用，并在每次配制后进行浓度监测，符合要求后方可使用；用于内镜消毒的消毒剂或灭菌剂如产品说明书未写明浓度监测频率的，一次性使用的应每批次进行浓度监测；重复使用的配制后应测定一次浓度，每次使用前进行监测；消毒内镜数量达到规定数量的一半后，应在每条内镜消毒前进行测定。

ⅱ. 微生物学监测：消毒剂每季度监测1次，使用中的灭菌用消毒液要求无细菌生长；使用中的皮肤黏膜消毒液染菌量≤10CFU/mL；其他使用中的消毒液染菌量≤100CFU/mL，不得检出致病性微生物。当怀疑医院感染暴发与消毒剂污染有关时，应对消毒剂进行监测，并针对目标微生物进行检测。

e. 消毒/灭菌器械监测

ⅰ. 压力蒸汽灭菌的监测：压力蒸汽灭菌效果的监测应进行物理监测、化学监测、生物监测和BD试验。应遵循WS 310.3—2016《医院消毒供应中心　第3部分：清洗消毒及灭菌效果监测标准》。
- 物理监测应每锅连续监测并记录灭菌时的温度、压力和时间等灭菌参数。
- 化学监测应每包进行包内、包外化学指示物监测。
- 生物监测应每周监测 1 次。
- 预真空（包括脉动真空）压力蒸汽灭菌器应每日开始灭菌前进行 BD 试验，BD 测试合格后，灭菌器方可使用。
- 灭菌器新安装、移位或大修后均应进行物理、化学、生物监测。生物监测、BD 试验应连续进行 3 次，3 次均监测合格后方可使用。

ⅱ. 紫外线灯辐照强度的监测
- 普通 30W 直管型紫外线灯新灯管的辐照强度应 $\geq 90\mu W/cm^2$，使用中的紫外线灯辐照强度 $\geq 70\mu W/cm^2$，30W 高强度紫外线新灯的辐照强度 $\geq 180\mu W/cm^2$ 为合格。
- 通常每半年对紫外线灯辐照强度进行监测，大于 700h 的每月进行监测。
- 对清洁用品的消毒效果监测：每季度对布巾、地巾等用品在消毒后或使用前采样，未检出致病菌为消毒合格。

(4) 开展环境卫生学的监测，包括对空气、物体表面的监测。
① 空气监测判定标准
a. Ⅰ类环境
百级手术区 $\leq 0.2CFU/(30min \cdot \phi 9cm$ 平皿$)$，周边区 $\leq 0.4CFU/(30min \cdot \phi 9cm$ 平皿$)$。
千级手术区 $\leq 0.75CFU/(30min \cdot \phi 9cm$ 平皿$)$，周边区 $\leq 1.5CFU/(30min \cdot \phi 9cm$ 平皿$)$。
万级手术区 $\leq 2CFU/(30min \cdot \phi 9cm$ 平皿$)$，周边区 $\leq 4CFU/(30min \cdot \phi 9cm$ 平皿$)$。
三十万级手术区、周边区 $\leq 6CFU/(30min \cdot \phi 9cm$ 平皿$)$。
其他洁净场所 $\leq 4CFU/(30min \cdot \phi 9cm$ 平皿$)$。
b. Ⅱ类环境：$\leq 4CFU/(15min \cdot \phi 9cm$ 平皿$)$。
c. Ⅲ类和Ⅳ类环境：$\leq 4CFU/(5min \cdot \phi 9cm$ 平皿$)$。

② 物表监测判定标准
a. Ⅰ、Ⅱ类环境科室，物体表面细菌菌落总数 $\leq 5CFU/cm^2$。
b. Ⅲ、Ⅳ类环境科室，物体表面细菌菌落总数 $\leq 10CFU/cm^2$。
c. 高度危险性医疗器材：无菌生长。
d. 中度危险性医疗器材的菌落总数 $\leq 20CFU/$件（CFU/g 或 $CFU/100cm^2$），不得检出致病性微生物。
e. 低度危险性医疗器材的菌落总数 $\leq 200CFU/$件（CFU/g 或 $CFU/100cm^2$），不得检出致病性微生物。

③ 每季度使用 ATP 生物荧光测定对物表进行清洁效果监测，监测结果判定标准按照 ATP 说明书执行。
④ 每月抽查 1 个普通病房，进行环境微生物学监测。
⑤ 每月抽查手术室、重症监护病房、感染性疾病科、口腔科、腔镜中心、血液透析室、介入导管室、消毒供应室、急诊、发热门诊、肠道门诊等重点医院感染控制的部门 3~5 个，进行环境卫生学监测。所有重点部门保证在每季度内全部监测。
⑥ 洁净手术室及其他洁净场所新建与改建验收时以及更换高效过滤器后应进行空气监测。
⑦ 遇医院感染暴发怀疑与环境污染有关和 ICU 新建或改建以及病室环境的消毒方法改

变时应随时进行监测,并针对目标微生物进行检测。

(5) 开展医务人员手卫生监测

① 监测方法遵循 GB 15982—2012《医院消毒卫生标准》的要求进行,判定标准执行 WS/T 313—2019《医务人员手卫生规范》(卫生手消毒,监测的细菌菌落总数应≤10CFU/cm^2。外科手消毒,监测的细菌菌落总数≤5CFU/cm^2。)。

② 临床科室每个月开展医务人员手卫生依从性的监测;感控办每季度开展医务人员手卫生依从性的监测和反馈。

③ 每个月抽查 1~2 名普通病房医务人员进行手卫生消毒效果的监测。

④ 每个月抽查手术室、介入导管室、器官移植病区、重症监护病房、血液透析室、感染性疾病科病区、口腔科、腔镜中心、急诊、发热门诊、肠道门诊等 3~5 个重点部门工作的医务人员进行手卫生消毒效果的监测。当怀疑医院感染暴发与医务人员手卫生有关时,应及时进行监测,并进行相应病原微生物的检测,采样时机为工作中随机采样。

(6) 重点环节监测

① 监测范围包括手术、注射、医疗废物处置、侵入性操作、手卫生、消毒、灭菌等环节。

② 科室日常做好无菌操作、手卫生、消毒、注射等重点环节防控措施落实情况监测。

③ 感控办按照各科室感染管理质量考核评分标准开展日常防控质量监测。

④ 手术、侵入性操作环节按照《侵入性器械操作相关感染防控制度》执行。

(7) 重点人群监测

① 监测范围:包括手术患者、儿童、重症医学科患者、血液透析患者、侵入性操作患者等重点人群。

② 开展重点人群感控风险评估,制定干预措施。

③ 临床科室对新入院患者开展重点人群风险评估,对符合风险项目提前干预。感控办监督干预措施落实情况。

2. 医院感染调查方法

(1) 现患率调查,了解住院患者医院感染现患率。

(2) 漏报率调查,了解医院感染发病率监测的执行情况。

3. 监测信息的收集

(1) 主动、前瞻性地收集资料。

(2) 使用医院感染信息化监测系统收集资料,专干应对信息化监测资料的准确性进行验证。

(3) 患者感染资料的收集包括查房、病例讨论、查阅医疗与护理记录、实验室与影像学报告和其他部门的资料,以及流行病学调查等。

(4) 病原学资料的收集包括临床微生物学、病理学、血清学和生物信息学等检查结果。

(5) 收集和登记患者基本资料、医院感染信息、相关风险因素、病原菌的药物敏感试验结果和抗菌药物的使用情况。

(6) 使用医院感染信息化监测系统收集的资料满足 WS 670—2021《医疗机构感染监测基本数据集》的要求。

4. 监测信息的总结、分析与反馈

感控办每个月对监测资料进行总结分析,整理监测中发现的问题,向临床科室反馈监测结果和提出改进建议。

（七）医院感染报告

（1）按照属地化管理原则，科室负责人为第一责任人，各级医务人员为医院感染病例的责任报告人，对医院感染病例做到早发现、早报告、早诊断、早治疗。

（2）临床医师发现疑似或确诊医院感染病例时，应及时向主治医师和科主任报告，疑似病例需科内进行讨论确定是否为医院感染，不能确诊者要密切观察其病情变化。

（3）确诊医院感染病例应在24h内报告感控办（可通过医院感染管理信息系统），认真填写科内医院感染病例记录及讨论分析。

（4）对医院感染暴发或疑似医院感染暴发的报告应遵照《医院感染暴发报告及处置制度》执行。临床科室人员发现疑似医院感染暴发或医院感染暴发，应立即上报科主任，科主任立即上报感控办、疾控部，并主动配合感控办、疾控部开展流行病学调查，快速有效落实感染控制措施。

（5）各临床科室应定期汇总、分析本科室的医院感染率、感染部位等，以便及时发现流行趋势，有针对性地采取预防措施，预防医院感染暴发。

（6）禁止谎报、漏报、瞒报医院感染病例，感控办将医院感染病例报告纳入医院科室绩效考核。由此造成的医院感染暴发，根据情节轻重追究科室及相关人员责任，并给予相应的处罚。

（7）感控办及时审核医院感染病例上报，每月对监测收集资料进行汇总、分析，将结果向临床科室反馈，为临床感控提供科学依据。

三、医院感染防控标准预防措施执行管理制度

（一）目的

为加强医院职工职业安全管理，做好工作期间的职业安全防护，降低职业危害，保障工作人员职业安全，特制定《医院感染防控标准预防措施执行管理制度》。

（二）适用范围

全院。

（三）参考文件

（1）《国家卫生健康委办公厅关于进一步加强医疗机构感染预防与控制工作的通知》（国卫办医函〔2019〕480号）、《医院感染管理办法》、WS/T 311—2023《医院隔离技术标准》、WS/T 367—2012《医疗机构消毒技术规范》、WS/T 310—2016《医院消毒供应中心》、WS/T 509—2016《重症监护病房医院感染预防与控制规范》等相关法律法规。

（2）国家、省、市等上级部门指导意见。

（3）结合医院实际情况。

（四）医院隔离管理

（1）依据WS/T 311—2023《医院隔离技术标准》、WS/T 511—2016《经空气传播疾病医院感染预防与控制规范》等相关法规要求，根据感染性疾病的传播途径及特点，制定医院隔离管理规定。

（2）医院建筑布局流程合理、区域划分明确、标识清楚。在新建、改建与扩建时，建筑

布局流程应符合医院卫生学要求。

（3）隔离的实施应遵循"标准预防"和"基于疾病传播途径预防"的原则。采取隔离措施时，应在标准预防的基础上，根据疾病的传播途径（接触传播、飞沫传播、空气传播或其他途径传播），实施相应的隔离和预防措施。

（4）限制人员出入隔离病室，隔离病室及病历夹封面应贴有隔离标志（黄色为空气传播的隔离、粉色为飞沫传播的隔离、蓝色为接触传播的隔离）。

（5）隔离患者所用诊疗物品应当专人专用（如听诊器、血压计、体温计等），定期清洁消毒，患者出院、转院、死亡后应进行终末消毒。

（6）对具有明确或可能的感染传播能力的人员应限制活动范围。减少转运，如需要转运时，应采取有效措施，减少对其他患者、医务人员和环境表面的污染。

（7）对易感人员如肿瘤化疗、烧伤、粒细胞缺乏等免疫功能严重受损患者采取保护性隔离措施，应加强病室空气、物表的清洁、消毒等工作，严格遵循无菌操作原则，加强重点环节、重点部位感控管理。

（8）医务人员应严格按照不同工作区域流程选择不同的防护用品，按要求正确穿脱，正确处理使用后的物品。

（9）感控办、疾控部及临床科室定期组织医务人员开展医院隔离技术培训，定期考核。

（10）隔离区域的工作人员应强化管理责任意识，严格执行探视制度，加强患者的管理及宣教。指导和监督探视、陪护人员根据患者感染情况选用合适的个人防护用品。

（11）感控办定期对医院隔离措施的落实情况进行督查、反馈，特别是对重点部门和高风险科室。

（五）工作人员个人防护管理

（1）为防止医院工作人员在工作过程中发生职业暴露，有效保障工作人员职业安全，依据 WS/T 311—2023《医院隔离技术标准》等相关法规标准制定工作人员个人防护管理规定。

（2）按照医院的管理要求，临床医务人员及有防护要求岗位的工作人员应正确选择和使用个人防护用品，做好个人职业防护。

（3）使用中的防护用品应当符合国家相关标准，用前检查是否符合要求。

（4）感控办、疾控部及各临床科室应加强个人防护用品正确使用的培训，经培训并通过考核的人员方可上岗工作，工作中按照流程及标准操作规程正确操作。

（5）应当遵循《医院隔离技术标准》的有关要求，在标准预防的基础上，根据预期暴露正确选择和使用防护用品。

① 接触患者的血液、体液、分泌物、排泄物、呕吐物及污染物品时应戴清洁手套，脱手套后洗手。

② 可能受到患者血液、体液、分泌物等物质喷溅时，应当戴医用外科口罩/医用防护口罩（N95）、护目镜或防护面屏，穿隔离衣/医用防护服。

③ 为呼吸道传染病患者进行气管插管等有创操作时，应当戴医用防护口罩（N95）、医用乳胶手套，穿隔离衣/医用防护服，戴全面型呼吸防护器。

④ 医用外科口罩、医用防护口罩、护目镜、防护服等防护用品被患者血液、体液、分泌物等污染时应当及时更换。

（6）个人防护用品应在有效期内使用，遇污染应及时更换。佩戴医用防护口罩时应进行面部密合性试验。医用防护口罩可以持续应用6~8h,污染或潮湿时应及时更换。

(7) 对感染性疾病患者进行诊疗时,根据感染源传播特点,严格落实接触、空气及飞沫隔离措施。

(六)医务人员手卫生管理

(1) 为提高医务人员手卫生的正确率和依从性,合理配置手卫生设施、持续推动和优化手卫生实践的规范性,降低医院感染发生的风险,依据WS/T 313—2019《医务人员手卫生规范》制定医务人员手卫生管理制度。

(2) 医院应根据不同部门和专业实施手卫生的需要,为其配备设置规范、数量足够、使用方便的手卫生设备设施,包括但不限于:流动水洗手设施、洗手池、洗手液、干手用品或设施、速干手消毒液以及手卫生流程图等。

① 重点部门、区域和部位应当配备非手触式水龙头。感染高风险部门如手术部(室)、导管室、洁净层流病区、新生儿室、母婴同室、血液透析中心(室)、烧伤病区、感染性疾病科、口腔科、消毒供应中心、检验科、内镜中心(室)及治疗准备室、治疗室、注射室必须安装非手触式水龙头(感应式、脚踏式、肘动式、膝碰式等)。重症监护病房在新建、改建时的手卫生设施应符合WS/T 509—2016《重症监护病房医院感染预防与控制规范》的要求。

② 手消毒剂应符合国家有关规定和GB 27950—2020《手消毒剂通用要求》的要求,在有效期内使用。针对某些对酒精不敏感的肠道病毒感染时,应选择其他有效成分的手消毒剂。

③ 应配备洗手皂/液。盛放洗手液的容器宜为一次性使用物品。重复使用的洗手液容器应定期清洁与消毒。洗手液发生浑浊或变色等变质情况时及时更换,并清洁、消毒容器,避免造成二次污染。使用的肥皂应保持清洁与干燥。

(3) 所有医务人员必须掌握手卫生知识和正确的手卫生方法、洗手与卫生手消毒指征。下列情况下医务人员应进行洗手/使用消毒剂进行卫生手消毒。

① 医务人员手部无肉眼可见污染时,可用手消毒剂进行卫生手消毒。

② 接触患者前及清洁、无菌操作前,包括进行侵入性操作前。

③ 接触患者后,接触患者周围环境后,包括接触患者周围的医疗相关器械、用具等物体表面后。

④ 暴露患者体液风险后,包括接触患者黏膜、破损皮肤或伤口、血液、体液、分泌物、排泄物、伤口敷料等之后。

⑤ 医务人员手被感染性物质污染及直接为传染病病人进行检查、治疗、护理或处理传染病患者污染物之后,应先洗手再进行卫生手消毒。

(4) 外科手卫生设施应配备专用洗手池。洗手池应设置在手术间附近,水池大小、高度适宜,易于清洁。外科洗手池应每日清洁与消毒。洗手池及水龙头的数量应根据手术间的数量设置,水龙头数量应不少于手术间的数量,龙头开关应为非手触式。应配备计时装置、外科手卫生流程图。

① 清洁指甲用品应一人一用一消毒或为一次性使用物品。进行外科手消毒时,禁止戴假指甲、戒指等饰物。灭菌干手巾应每人一用,如为复用,用后应清洁、灭菌,按要求储存。盛装容器应每次清洗、灭菌,包装开启后使用不得超过24h。

② 手消毒剂采用一次性包装,出液器应采用非手触式。外科手消毒应遵循先洗手、后

消毒，不同患者手术之间、手套破损或手被污染时，应重新进行外科手消毒的原则。

（5）临床科室负责对本科室医务人员及保洁等第三方工作人员日常手卫生行为规范进行自查与监督管理。定期进行培训、考核，并有详细记录。感控办每月进行抽检，包括手卫生设施完好率、手卫生依从率和正确率、手卫生操作、手卫生指征掌握情况等，并将抽查结果予以反馈。

（6）全院实施手卫生分级管理。由感控办、医务部、护理部三部门联合对手卫生行为规范给予指导、管理，并将手卫生纳入绩效考核。感控办每年定期开展覆盖全体医务人员的手卫生宣传、教育及培训活动。

（7）感控办每月进行医务人员及保洁等非医务人员手卫生依从性的监测与反馈，依从性的监测用手卫生依从率表示。手卫生依从率的计算方法为：手卫生依从率＝手卫生执行时机数/应执行手卫生时机数×100%。

（8）每季度应对感染高风险部门工作的医务人员进行手卫生消毒效果的监测。不同环境下工作的医务人员，手卫生标准应达到如下要求：外科手消毒的细菌菌落总数应≤5CFU/cm^2，卫生手消毒的细菌菌落总数应≤10CFU/cm^2。

（9）怀疑医院感染暴发与医务人员手卫生有关时，应及时进行监测，并进行相应病原微生物的检测，采样时机为工作中随机采样，采样方法遵循 GB 15982—2012《医院消毒卫生标准》的要求进行。

（七）医院环境清洁消毒管理

（1）为规范医院各科室环境清洁消毒相关工作，减少医院内感染的发生及传播，依据《消毒管理办法》、《医疗机构消毒技术规范》、《医院消毒卫生标准》、WS 310.1—2016《医院消毒供应中心　第1部分：管理规范》、WS/T 512—2016《医疗机构环境表面清洁与消毒管理规范》等法规，制定医院环境清洁消毒管理规定。

（2）医院各科室环境清洁消毒方法应遵照《医疗机构消毒技术规范》以及医院、各科室清洁消毒制度执行，使用的消毒产品应符合国家有关规定，并应遵循批准使用的范围、方法和注意事项。

（3）临床各科室应严格遵循上述法律、行业法规及医院消毒管理制度，做好环境清洁消毒工作，进行自查与监督管理工作，及时总结分析与反馈，并做好相关记录。

（4）根据不同风险等级及清洁等级，按照标准化操作规程，对环境物体表面进行清洁消毒工作，应遵循先清洁再消毒的原则，采用湿式卫生的清洁方式。当受到患者的血液、体液等污染时，先去除污染物，再清洁与消毒。清洁工具应分区使用，实行颜色标记。

（5）后勤管理部门负责对医院空调通风系统、空气净化系统与医疗用水实施清洁消毒，对新风系统进行监督管理，根据医院通风系统，制订并执行操作规程及监测程序。

（6）感控办根据不同情况制定清洁、消毒及灭菌制度与标准操作程序，与后勤管理部门联合对环境清洁消毒质量进行监督、管理。促进清洁与消毒质量的持续改进，并对环境清洁消毒人员开展业务指导，定期进行培训、考核。

（7）感控办定期对诊疗环境物体表面清洁消毒过程进行评价与效果监测。

（8）当发生医院感染暴发或环境表面检出多重耐药菌时，应根据传播途径，增加清洁与消毒频率，并根据病原体的类型选择消毒剂。

（八）诊疗器械/物品清洗消毒灭菌管理

（1）为规范各科室诊疗器械/物品的清洗消毒灭菌相关工作，预防医院感染，依据 WS/T 367—2012《医疗机构消毒技术规范》、WS 310.1—2016《医院消毒供应中心 第 1 部分：管理规范》、WS 310.2—2016《医院消毒供应中心 第 2 部分：清洗消毒及灭菌技术操作规范》、WS 310.3—2016《医院消毒供应中心 第 3 部分：清洗消毒及灭菌效果监测标准》部分等要求，制定诊疗器械/物品清洗消毒灭菌管理规定。

（2）医院采取集中管理的方式，对所有需要消毒或灭菌后重复使用的诊疗器械、器具和物品由供应室回收，集中清洗、消毒、灭菌和供应。

（3）根据感染风险分级，对复用诊疗器械/物品，选择低水平消毒、中水平消毒、高水平消毒和/或灭菌等适宜的消毒灭菌方法。要求进入人体无菌组织、器官、腔隙，或接触人体破损的皮肤和黏膜的诊疗器械、器具和物品应进行灭菌；接触完整皮肤、黏膜的诊疗器械、器具和物品应进行消毒。

（4）结合消毒灭菌工作实际，为从事诊疗器械、器具和物品清洗、消毒与灭菌的工作人员提供符合要求的防护用品，保障医务人员的职业安全。

（5）清洗消毒及灭菌所用的设备、器械、物品及耗材使用应遵循生产厂家的使用说明或指导手册。定期进行预防性维护与保养、日常清洁和检查。

（6）医院使用的消毒灭菌产品应当符合相应生产与使用管理规定，按照批准使用的范围、方法和注意事项使用。

（7）诊疗活动中使用的一次性使用诊疗器械/物品符合使用管理规定，在有效期内使用且不得重复使用。

（8）在实施消毒灭菌处置前应当对污染的器械/物品进行彻底清洗。清洗步骤应包括冲洗、洗涤、漂洗、终末漂洗。对被朊病毒、气性坏疽及突发不明原因传染病病原体污染的诊疗器械、器具和物品，在灭菌处置前应当先消毒。

（9）消毒供应中心负责日常和定期对诊疗器械、器具和物品的清洗、消毒、灭菌操作过程及质量进行监测并记录，建立并执行质量追溯机制和相应的应急预案。感控办定期进行抽查，对诊疗器械、器具和物品的清洗效果进行评价。

（10）外来医疗器械与植入物应遵循器械供应商提供的外来医疗器械与植入物的清洗、消毒、包装、灭菌方法和参数进行清洗消毒与灭菌。双方共同清点核查、确认、签名、记录应保存备查。

（九）安全注射管理

（1）为了减少因违反安全注射原则导致的医院感染以及医务人员相关职暴露事件的发生，保障医疗护理安全，依据 GBZ/T 213—2008《血源性病原体职业接触防护导则》、WS/T 510—2016《病区医院感染管理规范》、WS/T 433—2013《静脉治疗护理技术操作规范》、WS/T 661—2020《静脉血液标本采集指南》以及《针刺伤防护专家共识（中华护理学会）》等制定医务人员安全注射管理规定。

（2）感控办、护理部按照各自职责负责制定医院安全注射工作流程、针刺伤应急处理流程，并督导安全注射防控措施的落实情况，将安全注射纳入风险管理与控制管理。

（3）主管部门定期对全体医务人员进行正确、标准的安全注射工作流程、正确使用安全型防护用品及工具、针刺伤应急处理流程、对血源性传播疾病等相关知识进行培训、考核，提高医务人员安全注射防护意识。

（4）临床医务人员应严格执行查对制度及无菌操作原则，科室医院感染管理小组对日常安全注射行为进行监督、检查。定期组织培训，并详细记录。

（5）医院使用的消毒器械、一次性医疗器械和器具应符合国家有关规定，一次性医疗器械应由医院统一购置，妥善保管，正确使用。

（6）注射操作时严格按照无菌操作规程进行，操作前后应进行手卫生。严禁在非清洁区域进行注射准备等工作。

（7）使用前应检查注射器和药物外包装的完好性、有无污损，并在有效期内使用，疑似有污染的器械和药品不得使用。

（8）诊疗活动中使用的一次性使用注射用具应当一人一针一管一用一废弃；使用的可复用注射用具应当一人一针一管一用一清洗灭菌；杜绝注射用具及注射药品的共用、复用等不规范使用。

（9）抽出的药液和配制好的静脉输注用无菌液体，放置时间不应超过 2h；启封抽吸的各种溶剂不应超过 24h。无菌棉球、纱布的灭菌包装一经打开，使用时间不应超过 24h；干罐储存无菌持物钳使用时间不应超过 4h。

（10）使用合格的在有效期内的皮肤消毒剂，应注明开瓶日期或失效日期，开瓶后的有效期应遵循厂家的使用说明，无明确规定使用期限的应根据使用频次、环境温湿度等因素确定使用期限，确保微生物污染指标低于 100CFU/mL。连续使用最长不应超过 7d。盛放用于皮肤消毒的非一次性使用的碘酒、酒精的容器等应密闭保存，每周更换 2 次，容器每周灭菌 2 次。

（11）皮肤消毒后禁止用未消毒的手触碰穿刺点，消毒后皮肤应完全待干再进行注射。

（12）一次性医疗器械在使用过程中密切观察患者反应，如发生异常，应立即停止使用，做好留样与登记，并及时按照医院要求报告；同批未用过的物品应封存备查。

（13）进行侵袭性治疗、护理操作中，要保证充足的光线，防止被针头、缝合针、刀片等锐器刺伤或划伤。各类穿刺针用后不可故意弯曲、折断、分离注射器针头。严禁双手回套针帽、徒手分离和二次分拣使用后的注射器和针头，手持锐器随意走动，将针等锐器随手传递等危险行为。确需回帽应单手操作或使用器械辅助；不应用手直接接触污染的针头、刀片等锐器。

（14）医院按要求应配备足够数量、符合规范的锐器盒，锐器盒放置的位置醒目、使用方便。废弃的锐器应直接放入耐刺、防渗漏的专用锐器盒中。锐器盒 3/4 满时应立即密闭，有效封口，避免在转运过程中内容物外漏或溢出。

（15）按照《医务人员感染性病原体职业暴露预防、处置及上报制度》规范处置职业暴露。

（十）发生职业暴露

按照《医务人员感染性病原体职业暴露预防、处置及报告制度》执行。

（十一）其他

按照《医疗卫生机构医疗废物管理办法》《医疗废物管理条例》及医院医疗废物管理制度的要求，做好医疗废物的分类、包装、标识、登记、运送、交接、暂存等各环节的规范管理。

四、医院感控风险评估制度

(一) 目的

为了提高医疗质量,保证医疗安全,做到及时发现医院感染风险,并针对感控风险开展综合分析评价、预判、筛查和干预等措施,有效预防或降低医院感染的发生,特制定《医院感控风险评估制度》。

(二) 适用范围

全院。

(三) 参考文件

(1)《国家卫生健康委办公厅关于进一步加强医疗机构感染预防与控制工作的通知》(国卫办医函〔2019〕480号)等相关法律法规。

(2) 国家、省、市等上级部门指导意见。

(3) 结合医院实际情况。

(四) 感控风险评估组织构成及职责

(1) 医院的感控风险评估组织由感控办、医务部、护理部以及被评估风险所属科室的负责人及其科室医院感染管理小组成员。临床科室的感控风险评估组织由科室负责人及其科室医院感染管理小组成员组成。

(2) 感控风险评估组织职责

① 医院的感控风险评估组织负责对全院的感控风险进行风险识别、风险评估(包括风险估计和风险评价)和风险控制工作。针对感控风险开展综合分析、评价、预判、筛查和干预等。

② 临床科室的感控风险评估组织负责本科室内的感控风险的风险识别、风险评估(包括风险估计和风险评价)和风险控制工作。

(五) 感控风险评估种类

主要包括病例风险评估、病种风险评估、部门(科室)风险评估、医院风险评估,以及感染聚集、流行和暴发等的风险评估。

(六) 感控风险评估基本要求

(1) 医院及各科室、部门应当根据所开展诊疗活动的特点,定期开展感控风险评估,对重点科室、重点部门和重点环节每年应至少进行一次风险评估。

(2) 通过评估能够明确影响医院及本科室感控的主要风险因素和优先干预次序。

(3) 感控风险评估组织应根据风险评估结果,合理设定或调整干预目标和策略,采取基于循证证据的干预措施。

(4) 建立并实施根据风险评估结果开展感染高危人员筛查的工作机制。

(七) 感控风险评估方法和工具

(1) 风险识别:细列所评估部门或风险事件的各感染风险因素。风险因素可依据管理风险指标(制度是否健全、措施是否落实及相关知识和技能是否掌握)、监测结果风险指标和过程风险指标（如手卫生的依从性、正确率以及三大导管的使用率等指标）进行确定。

（2）风险评价：根据每个风险因素发生的可能性、后果的严重程度以及当前的体系三个方面来进行评价，并赋予一定的分值。评估工具可依据风险因素实际情况制定医院感染风险评估表，风险因素的权重系数可采取文献检索或专家咨询的方式予以确定。其分配应考虑指标的重要性、对医院感染管理风险的影响力及该指标在全院层面所涉及的范围等方面，并进行综合评定。

（3）计算得出各风险因素的分值和所评估部门或风险事件的总分值，依据评估风险高低标准确定风险等级，如高风险、中风险、低风险。

评估与评价分值计算方法：

每个风险因素分值＝权重系数×分值（例如：可能性＋后果的严重程度＋当前体系）

（八）通过风险评估找出高风险部门和高风险因素，分析其缺陷，制定相应的改进措施，并督导改进措施的落实。

（九）总结

每年定期回顾和总结分析医院感染风险评估系统，对医院感染风险评估系统进行及时完善和持续改进。

五、医院多重耐药菌感染预防与控制制度

（一）目的

为了有效预防和控制多重耐药菌在医院内的传播，保障患者和医务人员的安全，特制定《医院多重耐药菌感染预防与控制制度》。

（二）适用范围

全院临床科室。

（三）参考文件

（1）《国家卫生健康委办公厅关于进一步加强医疗机构感染预防与控制工作的通知》（国卫办医函〔2019〕480号）、《卫生部办公厅关于印发〈多重耐药菌医院感染预防与控制技术指南（试行）〉的通知》（卫办医政发〔2011〕5号）、《卫生部办公厅关于加强多重耐药菌医院感染控制工作的通知》（卫办医发〔2008〕130号）和 WS/T 312—2023《医院感染监测标准》等相关法律法规。

（2）国家、省、市等上级部门指导意见。

（3）结合医院实际情况。

（四）定义

（1）多重耐药菌定义：多重耐药菌主要是指对临床使用的三类或三类以上抗菌药物同时呈现耐药的细菌。

（2）常见的多重耐药菌：包括耐甲氧西林金黄色葡萄球菌（MRSA）、耐万古霉素肠球菌（VRE）、产超广谱β-内酰胺酶（ESBLs）细菌、碳青霉烯类耐药肠杆菌（CRE）[如产Ⅰ型新德里金属β-内酰胺酶（NDM-1）或产碳青霉烯酶（KPC）的肠杆菌科细菌]、耐碳青霉烯类鲍曼不动杆菌（CR-AB）、多重耐药/泛耐药铜绿假单胞菌（MDR/PDR-PA）和多重

耐药结核分枝杆菌等。

（3）多重耐药菌主要感染类型：由多重耐药菌引起的感染呈现复杂性、难治性等特点，主要感染类型包括泌尿道感染、外科手术部位感染、医院获得性肺炎、导管相关血流感染等。近年来，多重耐药菌已经成为医院感染重要的病原菌。

（五）多重耐药菌感染预防与控制管理小组组织架构及职责

（1）多重耐药菌感染预防与控制管理小组组织架构

组长：主管医疗、感控工作的副院长。

组员：医务部、护理部主任、感控办主任、检验科主任、重症医学科主任、药剂部主任、大内科主任、大外科主任。

（2）多重耐药菌感染预防与控制管理小组成员职责

① 检验科应开展对标本质量审核，微生物培养、分离、鉴定，药物敏感试验等工作，为病原学诊断提供技术支持。负责多重耐药菌检出及报告，应建立多重耐药菌检出登记（或信息化登记），工作人员对检出多重耐药菌应及时通知临床科室及感控办。

② 临床科室负责本科室多重耐药菌的监测、分析以及防控措施的落实，包括多重耐药菌感染患者离科检查、转科的通报以及对护工、保洁员应采取预防控制措施的培训和管理。科室医务人员依据检测结果，按要求及时下达"接触隔离"医嘱，规范实施各项预防控制措施。

③ 感控办负责多重耐药菌感染病例的监测、统计分析，指导和督导临床科室对多重耐药菌感染的防控措施落实。

④ 药剂部负责分析耐药菌的耐药情况，监测医院使用的抗菌药物耐药情况，依据监测通报的结果及时调整医院药物，对耐药率超过国家规定范围的药品进行调整。

⑤ 医务部负责培训、监督临床科室合理使用抗菌药物及多重耐药菌感染防控措施落实情况督导。

⑥ 护理部负责标本采集、送检及多重耐药菌感染防控措施落实情况督导。

（六）多重耐药菌管理协作机制/方案

（1）检验科应建立多重耐药菌检出通报制度，对检出的多重耐药菌及时通知至送检的临床科室及感控办（有条件的可由信息化监测软件实现），并按要求及时汇总上报。

（2）临床科室医生接报后及时下达"接触隔离"医嘱，并按要求落实接触隔离及各项防控措施，及时报告医院感染病例。各临床科室感控小组负责监督本科室的具体落实情况。

（3）感控办专职人员依据《医院感染监测标准》规范开展多重耐药菌及医院感染病例监测，并及时将监测结果向相关科室反馈，依据监测结果提出改进及控制措施，对相应科室的多重耐药菌感染防控措施落实情况进行督导检查，检查结果纳入绩效考核。

（4）药剂部根据多重耐药情况通过药事管理委员会对抗菌药物进行调整，对多重耐药菌合理用药情况进行检查。

（5）医务部加强临床科室合理使用抗菌药物的管理，与护理部一同加强多重耐药菌感染防控等医疗质量的管理。

（6）感控办、检验科、药剂部和临床科室应定期（每季度）举行针对多重耐药菌联席会议，研判和讨论解决防控中存在的问题。

（七）细菌耐药性监测报告及分析

（1）感控办及检验科应依据《医院感染监测标准》要求规范开展细菌耐药监测，定期

（每季度）汇总、整理、统计、分析微生物室分离的细菌和药敏结果，并及时（可通过 OA 办公网）向临床科室反馈和公布，包括全院和重点部门多重耐药菌的检出变化情况和感染趋势等。

（2）细菌耐药性的监测内容及方法

① 细菌耐药性监测：监测临床分离细菌耐药性发生情况，包括临床上一些重要的耐药细菌的分离率，如耐甲氧西林金黄色葡萄球菌（MRSA）、耐万古霉素肠球菌（VRE）、泛耐药鲍曼不动杆菌（PDR-AB）和泛耐药铜绿假单胞菌（PDR-PA）、产超广谱 β-内酰胺酶（ESBLs）的革兰阴性细菌等。

② 监测调查对象：临床标本分离的病原菌。

③ 监测内容：细菌、抗菌药物、药物敏感结果。

④ 监测方法：统计、分析微生物室分离的细菌和药物敏感结果。

⑤ 资料分析：包括不同病原体的构成比；主要革兰阳性细菌的构成比及对抗菌药物的耐药率；主要革兰阴性细菌的构成比及对抗菌药物的耐药率；MRSA 占金黄色葡萄球菌的构成比及分离绝对数，对抗菌药物的耐药率；泛耐药鲍曼不动杆菌（PDR-AB）和泛耐药铜绿假单胞菌（PDR-PA）的构成比及分离绝对数；VRE 占肠球菌属细菌的构成比及分离绝对数，对抗菌药物的耐药率；产 ESBLs 的革兰阴性细菌的构成比及分离绝对数，对抗菌药物的耐药率。

⑥ 总结和反馈：结合以往资料总结并公布监测结果，向临床医师和医院药事管理委员会反馈。

（3）报告

① 科室收到检验回报为监测目标的多重耐药菌感染结果，应在科室医院感染管理小组工作手册中讨论分析，并上报感控办。

② 感控办通过医院感染软件抓取监测的目标菌，通知责任医生，落实防控措施。

（八）细菌耐药预警机制

（1）检验科微生物实验室和药剂部对主要目标细菌耐药率超过 30% 的抗菌药物，应及时将预警信息（可通过 OA 办公网）向全院医务人员通报，并做好记录。

（2）检验科微生物实验室和药剂部对主要目标细菌耐药率超过 40% 的抗菌药物，应及时将预警信息（可通过 OA 办公网）向全院医务人员通报，并做好记录。医务人员应依据通报慎重经验用药。

（3）检验科微生物实验室和药剂部对主要目标细菌耐药率超过 50% 的抗菌药物，应及时将预警信息（可通过 OA 办公网）向全院医务人员通报，并做好记录。医务人员应依据通报参照药敏试验结果选用抗菌药物。

（4）检验科微生物实验室和药剂部对主要目标细菌耐药率超过 75% 的抗菌药物，应及时将预警信息（可通过 OA 办公网）向全院医务人员通报，做好记录并上报至感控办，感控办应依据通报提交至抗菌药物管理工作组暂停该类抗菌药物的临床应用，根据追踪细菌耐药监测结果，再决定是否恢复其临床应用。

（九）多重耐药菌医院感染防控措施

（1）临床科室对 MDRO 患者应做好隔离标识，由科主任和护士长共同负责病区内的 MDRO 患者的接触隔离措施的落实情况，相关医务人员应积极配合，并做好患者及家属的健康宣教工作。

（2）严格执行《医务人员手卫生管理制度》。医务人员在接触患者前后、清洁、无菌操作前、暴露患者体液风险后、接触患者周围环境后，必须洗手或使用速干手消毒剂进行手消毒。

（3）正确安置患者：①耐万古霉素的金黄色葡萄球菌感染患者单间隔离。②其他多重耐药菌感染患者首选单间隔离，受条件限制不能单间隔离时，可将同种病原体感染患者安置于一室，病床间距宜大于1.1m。并且不能与气管插管、深静脉留置导管、有开放伤口或者免疫功能抑制患者安置在同一房间。③当感染者较多时，应保护性隔离未感染者，限制人员出入。

（4）医生下接触隔离医嘱，严格实施隔离措施。隔离标识清楚：在住院患者一览表、床单元、腕带、病历牌上粘贴接触隔离标识，提醒医务人员及家属做好消毒及防护。对确定或高度疑似多重耐药菌感染患者或定植患者，应当在标准预防的基础上，实施接触隔离措施，预防多重耐药菌传播。

（5）多重耐药菌感染或者定植患者转诊之前应当通知接诊的科室，采取相应隔离措施。没有条件实施单间隔离时，应当进行床旁隔离。

（6）正确使用防护用品：近距离操作如吸痰、插管等应戴防护镜；可能污染工作服时穿隔离衣；对耐万古霉素的金黄色葡萄球菌感染应穿一次性隔离衣。

（7）与患者直接接触的相关医疗器械、器具及物品如听诊器、血压计、体温计、输液架等要专人专用，并及时消毒处理。轮椅、担架、床旁心电图机等不能专人专用的医疗器械、器具及物品要在每次使用后擦拭消毒。

（8）医务人员对患者实施诊疗护理操作时，应当将高度疑似或确诊多重耐药菌感染患者或定植患者安排在最后进行。接触多重耐药菌感染患者或定植患者的伤口、溃烂面、黏膜、血液、体液、引流液、分泌物、排泄物时，应当戴手套，必要时穿隔离衣，完成诊疗护理操作后，要及时脱去手套和隔离衣，并进行手卫生。

（9）遵守无菌技术操作规程。医务人员应当严格遵守无菌技术操作规程，特别是在实施各种侵入性操作时，应当严格执行无菌技术操作和标准操作规程，避免污染，有效预防多重耐药菌感染。

（10）加强清洁和消毒工作。要加强多重耐药菌感染患者或定植患者诊疗环境的清洁、消毒工作，特别要做好ICU等重点部门物体表面的清洁、消毒。要使用专用的抹布等物品进行清洁和消毒。对医务人员和患者频繁接触的物体表面（如心电监护仪、微量输液泵、呼吸机等医疗器械的面板或旋钮表面、听诊器、计算机键盘和鼠标、电话机、门把手、水龙头、开关、患者床栏杆和床头桌等），使用含有效氯500mg/L消毒剂进行擦拭、消毒≥2次/d。被患者血液、体液污染时应当立即消毒。出现多重耐药菌感染暴发或者疑似暴发时，应当增加清洁、消毒频次。清洁工具专用，用后清洗消毒、晾干备用。

（11）正确处置医疗废物，用防渗漏密闭容器运送。利器放入利器盒。耐万古霉素的金黄色葡萄球菌感染病人产生的所有垃圾按感染性医疗废物处理。

（12）合理使用抗菌药物。认真落实《抗菌药物临床应用指导原则（2015版）》等的有关规定，严格执行抗菌药物临床使用的基本原则，切实落实抗菌药物的分级管理，正确、合理地实施个体化抗菌药物给药方案，根据临床微生物检测结果，合理选择抗菌药物，严格执行围术期抗菌药物预防性使用的相关规定，避免因抗菌药物使用不当导致细菌耐药的发生。

(13) 标本运送：密闭容器运送。

(14) 解除隔离时间：多重耐药菌感染者应隔离至临床症状好转或治愈，即可解除隔离；对耐万古霉素的金黄色葡萄球菌感染患者还需在连续 2 次（每次间隔＞24h）培养阴性，方可解除隔离。

（十）加强对医务人员的教育和培训

提高医务人员对多重耐药菌医院感染预防与控制的认识，强化多重耐药菌感染危险因素、流行病学以及预防与控制措施等知识培训，确保医务人员掌握正确、有效的多重耐药菌感染预防和控制措施。

（十一）多重耐药菌流行与暴发的处理

(1) 科室发现近期 3 例以上患者出现相同的耐药菌，按照《医院感染暴发报告及处置制度》执行。

(2) 感控办质控发现科室近期出现 2 例以上患者出现相同的耐药菌，立即组织相关人员讨论，排除聚集性暴发，若判断为聚集性暴发，按照《医院感染暴发报告及处置制度》执行。

（十二）监督处罚

(1) 感控办负责督查科室 MDRO 控制措施的落实情况，对发现的问题进行反馈、指导，对 MDRO 的患者进行追踪，直至解除隔离。

(2) 多重耐药菌管理应纳入医疗质量考核，对未认真落实多重耐药菌感染防控措施而造成医院感染暴发的，将由科室负责人承担相应的责任。

六、医院侵入性器械/操作相关感染防控制度

（一）目的

为了规范医院工作人员在诊疗活动中使用侵入性诊疗器械以及进行外科手术或其他侵入性操作（包括介入诊疗操作、内镜诊疗操作、CT/超声等引导下穿刺诊疗等），严格落实相关的感染预防与控制措施，特制定《医院侵入性器械/操作相关感染防控制度》。

（二）适用范围

(1) 开展侵入性操作的科室。

(2) 处理侵入性器械的科室。

（三）参考文件

(1) WS/T 592—2018《医院感染预防与控制评价规范》、WS/T 367—2012《医疗机构消毒技术规范》、WS/T 509—2016《重症监护病房医院感染预防与控制规范》、《卫生部办公厅关于印发〈外科手术部位感染预防与控制技术指南（试行）〉等三个技术文件的通知》（卫办医政发〔2010〕187号）、《呼吸机相关性肺炎诊断、预防和治疗指南（2013）》、《关于印发"夯实围术期感染防控，保障手术质量安全"专项行动实施方案的函》（国卫医研函〔2024〕75号）等相关法律法规。

(2) 国家、省、市等上级部门指导意见。

(3) 结合医院实际情况。

（四）定义

（1）侵入性诊疗器械相关感染的防控主要包括但不限于：血管内导管相关血流感染、导尿管相关尿路感染、呼吸机相关性肺炎和透析相关感染的预防与控制。

（2）手术及其他侵入性操作指的是外科手术或介入诊疗操作、内镜诊疗操作、CT/超声等引导下穿刺诊疗等其他侵入性操作。

（五）基本要求

（1）临床科室要建立本科室诊疗活动中使用的侵入性诊疗器械和所开展手术及其他侵入性诊疗操作名录，制定防控措施。

（2）临床科室根据医院相关规定制定并实施本科室使用各类侵入性诊疗器械和所开展各项手术及其他侵入性诊疗操作的相关感染防控的具体措施，以及防控措施执行依从性监测的规则和流程。

（3）临床科室感染管理小组实施临床使用侵入性诊疗器械、手术及其他侵入性诊疗操作相关感染病例的目标性监测，感控办开展全院目标性监测。

（4）临床科室根据患者病情和拟施行手术及其他侵入性诊疗操作的种类进行感染风险评估，并依据评估结果采取针对性的感染防控措施。

（5）规范手术及其他侵入性诊疗操作的抗菌药物预防性使用。

（6）根据病例及干预措施执行依从性监测数据进行持续质量改进。

（六）手术及其他侵入性操作相关感染防控措施

1. 导管相关血流感染的预防和控制措施

（1）置管时

① 严格执行无菌技术操作规程。置管时应当遵守最大限度的无菌屏障要求。置管部位应当铺大无菌单（巾）；置管人员应当戴帽子、口罩、无菌手套，穿无菌手术衣。

② 严格按照《医务人员手卫生规范》，认真洗手并戴无菌手套后，尽量避免接触穿刺点皮肤。置管过程中手套污染或破损应当立即更换。

③ 置管使用的医疗器械、器具等医疗用品和各种敷料必须达到灭菌水平。

④ 选择合适的静脉置管穿刺点，成人中心静脉置管时，应当首选锁骨下静脉，尽量避免使用颈静脉和股静脉。

⑤ 采用卫生行政部门批准的皮肤消毒剂消毒穿刺部位皮肤，自穿刺点由内向外以同心圆方式消毒，消毒范围应当符合置管要求。消毒后皮肤穿刺点应避免再次接触。皮肤消毒待干后，再进行置管操作。

⑥ 患疖肿、湿疹等皮肤病或患感冒、流感等呼吸道疾病，以及携带或感染多重耐药菌的医务人员，在未治愈前不应当进行置管操作。

（2）置管后

① 应当尽量使用无菌透明、透气性好的敷料覆盖穿刺点，对于高热、出汗及穿刺点出血、渗出的患者应当使用无菌纱布覆盖。

② 应当定期更换置管穿刺点覆盖的敷料。更换间隔时间为：无菌纱布为1次/2d，无菌透明敷料为1~2次/周，如果纱布或敷料出现潮湿、松动、可见污染时应当立即更换。

③ 医务人员接触置管穿刺点或更换敷料时，应当严格执行手卫生规范。

④ 保持导管连接端口的清洁，注射药物前，应当用75%酒精或含碘消毒剂进行消毒，待干后方可注射药物。如有血迹等污染时，应当立即更换。

⑤ 告知置管患者在沐浴或擦身时，应当注意保护导管，不要把导管淋湿或浸入水中。

⑥ 在输血及输入血制品、脂肪乳剂后的24h内或者停止输液后，应当及时更换输液管路。外周及中心静脉置管后，应当用生理盐水或肝素盐水进行常规冲管，预防导管内血栓形成。

⑦ 严格保证输注液体的无菌。

⑧ 紧急状态下的置管，若不能保证有效的无菌原则，应当在48h内尽快拔除导管，更换穿刺部位后重新进行置管，并作相应处理。

⑨ 怀疑患者发生导管相关感染，或者患者出现静脉炎、导管故障时，应当及时拔除导管。必要时应当进行导管尖端的微生物培养。

⑩ 医务人员应当每天对保留导管的必要性进行评估，不需要时应当尽早拔除导管。

⑪ 导管不宜常规更换，特别是不应当为预防感染而定期更换中心静脉导管和动脉导管。

2. 导尿管相关尿路感染的预防和控制措施

（1）置管前

① 严格掌握留置导尿管的适应证，避免不必要的导尿管留置。

② 仔细检查无菌导尿包，如导尿包过期及外包装破损、潮湿，不应当使用。

③ 根据患者年龄、性别、尿道等情况选择合适大小、材质等的导尿管，最大限度降低尿道损伤和尿路感染。

④ 对留置导尿管的患者，应当采用密闭式引流装置。

⑤ 告知患者留置导尿管的目的、配合要点和置管后的注意事项。

（2）置管时

① 医务人员要严格按照《医务人员手卫生规范》，认真洗手后，戴无菌手套实施导尿术。

② 严格遵循无菌操作技术原则留置导尿管，动作要轻柔，避免损伤尿道黏膜。

③ 正确铺无菌巾，避免污染尿道口，保持最大的无菌屏障。

④ 充分消毒尿道口，防止污染。要使用合适的消毒剂棉球消毒尿道口及其周围皮肤黏膜，棉球不能重复使用。男性：先洗净包皮及冠状沟，然后自尿道口、龟头向外旋转擦拭消毒。女性：先按照由上至下、由内向外的原则清洗外阴，然后清洗并消毒尿道口、前庭、两侧大小阴唇，最后会阴、肛门。

⑤ 导尿管插入深度适宜，插入后，向水囊注入10~15mL无菌水，轻拉尿管以确认尿管固定稳妥，不会脱出。

⑥ 置管过程中，指导患者放松，协调配合，避免污染，如导尿管被污染应当重新更换导尿管。

（3）置管后

① 妥善固定导尿管，避免打折、弯曲，保证集尿袋高度低于膀胱水平，避免接触地面，防止逆行感染。

② 保持尿液引流装置密闭、通畅和完整，活动或搬运时夹闭引流管，防止尿液逆流。

③ 应当使用个人专用的收集容器及时清空集尿袋中尿液。清空集尿袋中尿液时，要遵循无菌操作原则，避免集尿袋的出口触碰到收集容器。

④ 留取小量尿标本进行微生物病原学检测时，应当消毒导尿管后，使用无菌注射器抽

取标本送检。留取大量尿标本时（此法不能用于普通细菌和真菌学检查），可以从集尿袋中采集，避免打开导尿管和集尿袋的接口。

⑤ 不应当常规使用含消毒剂或抗菌药物的溶液进行膀胱冲洗或灌注以预防尿路感染。

⑥ 应当保持尿道口清洁，大便失禁的患者清洁后还应当进行消毒。留置导尿管期间，应当每日清洁或冲洗尿道口。

⑦ 患者沐浴或擦身时应当注意对导尿管的保护，不应当把导尿管浸入水中。

⑧ 长期留置导尿管患者，不宜频繁更换导尿管。若导尿管阻塞或不慎脱出时，以及留置导尿装置的无菌性和密闭性被破坏时，应当立即更换导尿管。

⑨ 患者出现尿路感染时，应当及时更换导尿管，并留取尿液进行微生物病原学检测。

⑩ 每天评估留置导尿管的必要性，不需要时尽早拔除导尿管，尽可能缩短留置导尿管时间。

⑪对长期留置导尿管的患者，拔除导尿管时，应当训练膀胱功能。

⑫医护人员在维护导尿管时，要严格执行手卫生。

3. 呼吸机相关性肺炎的预防和控制措施

（1）应每天评估呼吸机及气管插管的必要性，尽早脱机或拔管。

（2）若无禁忌证应将患者头胸部抬高30°～45°，并应协助患者翻身拍背及震动排痰。

（3）应使用有消毒作用的口腔含漱液进行口腔护理，每6～8小时1次。

（4）在进行与气道相关的操作时应严格遵守无菌技术操作规程。

（5）宜选择经口气管插管。

（6）应保持气管切开部位的清洁、干燥。

（7）宜使用气囊上方带侧腔的气管插管，及时清除声门下分泌物。

（8）气囊放气或拔出气管插管前应确认气囊上方的分泌物已被清除。

（9）呼吸机管路湿化液应使用无菌水。

（10）呼吸机内外管路应按照以下方法做好清洁消毒。

① 呼吸机外壳及面板应每天清洁消毒1～2次。

② 呼吸机外部管路及配件应一人一用一消毒或灭菌，长期使用者应每周更换。

③ 呼吸机内部管路的消毒按照厂家说明书进行。

（11）应每天评估镇静药使用的必要性，尽早停用。

4. 手术部位感染的预防与控制措施

（1）手术前

① 尽量缩短患者术前住院时间。择期手术患者应当尽可能待手术部位以外感染治愈后再行手术。

② 有效控制糖尿病患者的血糖水平。

③ 正确准备手术部位皮肤，彻底清除手术切口部位和周围皮肤的污染。术前备皮应当在手术当日进行，确需去除手术部位毛发时，应当使用不损伤皮肤的方法，避免使用刀片刮除毛发。

④ 消毒前要彻底清除手术切口和周围皮肤的污染，采用卫生行政部门批准的合适的消毒剂以适当的方式消毒手术部位皮肤，皮肤消毒范围应当符合手术要求，如需延长切口、做新切口或放置引流装置时，应当扩大消毒范围。

⑤ 如需预防性使用抗菌药物时，手术患者皮肤切开前30min～1h内或麻醉诱导期给予

合理种类和合理剂量的抗菌药物。需要做肠道准备的患者，还需术前一天分次、足剂量给予非吸收性口服抗菌药物。

⑥ 有明显皮肤感染或者患感冒、流感等呼吸道疾病，以及携带或感染多重耐药菌的医务人员，在未治愈前不应当参加手术。

⑦ 手术人员要严格按照《医务人员手卫生规范》进行外科手消毒。

⑧ 重视术前患者的抵抗力，纠正水电解质紊乱、贫血症、低蛋白血症等。

（2）手术中

① 保证手术室门关闭，尽量保持手术室正压通气，环境表面清洁，最大限度减少人员数量和流动。

② 保证使用的手术器械、器具及物品等达到灭菌水平。

③ 手术中医务人员要严格遵循无菌技术原则和手卫生规范。

④ 若手术时间超过 3h，或者手术时间长于所用抗菌药物半衰期的，或者失血量＞1500mL 的，手术中应当对患者追加合理剂量的抗菌药物。

⑤ 手术人员尽量轻柔地接触组织，保持有效止血，最大限度地减少组织损伤，彻底去除手术部位的坏死组织，避免形成死腔。

⑥ 术中保持患者体温正常，防止低体温。需要局部降温的特殊手术执行具体专业要求。

⑦ 冲洗手术部位时，应当使用温度为 37℃ 的无菌生理盐水等液体。

⑧ 对于需要引流的手术切口，术中应当首选密闭负压引流，并尽量选择远离手术切口、位置合适的部位进行置管引流，确保引流充分。

（3）手术后

① 医务人员接触患者手术部位或者更换手术切口敷料前后应当进行手卫生。

② 为患者更换切口敷料时，要严格遵守无菌技术操作原则及换药流程。

③ 术后保持引流通畅，根据病情尽早为患者拔除引流管。

④ 外科医师、护士要定时观察患者手术部位切口情况，出现分泌物时应当进行微生物培养，结合微生物报告及患者手术情况，对外科手术部位感染进行及时诊断、治疗和监测。

5. 其他侵入性操作的预防与控制措施

遵照相关防控要求执行。

七、医院感控培训演练教育制度

（一）目的

为了提高全院工作人员感控能力水平建设，使其掌握各项防控知识和防控技能，增强实战能力，保护患者安全，特制定《医院感控培训演练教育制度》。

（二）适用范围

（1）全院工作人员，包括医护、医技、机关、后勤、保洁、保安、陪检等物业第三方等人员。

（2）感控专职人员，指感控办专干、疾控部专干。

（3）感控兼职人员，包括科主任、护士长、感控医生、感控护士及感控监督员等。

（三）参考文件

（1）《国家卫生健康委办公厅〈关于进一步加强医疗机构感染预防与控制工作〉的通知》

（国卫办医函〔2019〕480号）、《进一步完善医疗机构感染预防与控制工作机制的通知》（联防联控机制医疗发〔2021〕71号）、WS/T 525—2016《医院感染管理专业人员培训指南》等相关法律法规。

（2）国家、省、市等上级部门指导意见。

（3）结合医院实际情况。

（四）管理规定

（1）感控办每年制订年培训演练计划，科室制订科室培训演练计划，并组织实施。

（2）新上岗、转岗医务人员及在医院感染管理岗位工作不满2年的专业人员宜参加基础培训。培训内容以基本理论、基本知识、基本技能、相关法律法规等为主。培训以集中式讲授为主，自学和网络学习为辅。

（3）从事医院感染管理工作2年以上5年以下的感控专兼职人员宜参加实践培训。培训内容以了解医院感染暴发的识别、调查和防控，医院感染目标性监测，以及重点部门、重点环节的医院感染防控等内容为主。培训以集中式讲授为主，自学和网络学习为辅。

（4）对从事医院感染管理工作5年以上感控专兼职人员的培训宜以医院感染新理论、新知识、新技术为主，使其能够应用所学知识培训医院其他工作人员，开展与医院感染相关的科研工作。培训可通过自学、参加医院感染管理及相关学科继续医学教育培训班或参加专业学术交流会等形式。

（5）全院工作人员须按要求积极参加预防、控制医院感染相关知识的培训。

（6）在岗医护、医技人员每年参加培训学时不少于8学时，应当掌握与本职工作相关的医院感染预防与控制方面的知识，落实医院感控管理规章制度、工作规范和要求。在岗后勤人员、保洁员、保安等物业第三方人员每年参加培训不少于4学时，应当掌握有关预防和控制医院感染的基础卫生学和消毒隔离知识，并在工作中正确运用。

（7）医院感控专职人员培训时间为每年不少于20学时，医院感控兼职人员培训时间为每年不少于12学时。

（8）对新上岗人员、进修生、实习生、轮转重点岗位人员进行医院感染知识的岗前培训，时间不得小于6学时，考核合格后方可上岗。

（9）对发热门诊、感染性疾病科、血透室、口腔科、手术室、检验科、腔镜室、重症医学科等重点科室人员应有针对性地进行医院感染防控知识及操作技能的培训考核。

（10）对保洁员、医废回收人员、保安、预检分诊员等特殊岗位人员应有针对性地进行医院感染防控知识及操作技能的培训考核。

（11）感控办全年应至少组织完成职业暴露、感染暴发、突发传染病、医疗废物处置、放射线等应急演练，并完成演练总结分析，根据演练存在的问题，更新医院相关规章制度。

（12）感控办每年至少组织针对抗菌药物、多重耐药菌、医疗废物处置、手卫生、放射线、传染病、职业防护、消毒隔离等的专项培训。

（13）感控办每年组织全员培训考核至少2次，对感控医生、感控护士及感控督导员每年至少进行4次业务培训、考核。

（14）临床科室、医技科室及临床辅助科室（包括门诊部、急诊、腔镜室、血透室等）根据医院感控培训计划制定本科室培训考核计划。每月科内必须进行医院感控相关知识及操作技能的业务学习，每次时间不少于1学时，根据各科室的医院感染发生情况和特点，提出有针对性的可行的措施，降低本科室的医院感染发病率。各科室每年按照医院要求组织完成防控相关应急演练。

（15）感控办应对培训和演练资料保存完整（培训包括培训计划、通知、内容、照片、总结、试卷等资料）。每季度对培训情况进行总结分析，每年培训总结。

（16）市卫健委等上级部门新下发的规范标准、文件要求等，感控办及时解读并按照要求组织培训学习，必要时进行考核。

（五）培训内容

（1）医院感染管理相关法律、法规。
（2）医院感染管理相关标准、制度、流程、预案和规范。
（3）医院感染管理专业理论、知识与技能。
（4）上级部门新下发的规范标准等及临时要求需要培训学习的内容。

（六）培训方式

（1）集中讲授培训：以多媒体课堂讲授为主，可安排适当的课堂讨论。
（2）集中讲授与带教结合培训：可安排适当的感染控制场景讨论和课堂讲授，以及带教实践培训。
（3）网络视频培训：以网络视频教学为主，结合网络答题进行考核。
（4）微信群、QQ群下发通知或课件培训：以微信群、QQ群下发要求培训的内容或培训课件，由科室牵头组织科内人员培训学习。
（5）教学视频培训：拍摄防护用品穿脱、环境物表消毒、医疗废物处理、微生物学监测、手卫生等技能操作视频，下发全院，自行学习。感控办定期进行考核，监测学习效果。
（6）外出培训：通过外院交流学习或外出参加相关培训会议，返回后应递交学习心得。
（7）自学：对基础理论和技能、法规，学习者可自行通过公众号、网络或外院继续教育等进行自修，并参加网络答题进行考核。

八、医院感染暴发报告及处置制度

（一）目的

为了有效预防医院感染暴发，及时控制和消除暴发事件的危害，规范医院感染暴发报告的管理，提高医院感染暴发处置能力，最大限度地降低医院感染对患者造成的危害，保障医疗安全，特制定《医院感染暴发报告及处置制度》。

（二）适用范围

全院。

（三）参考文件

（1）《关于印发〈医院感染暴发报告及处置管理规范〉的通知》（卫医政发〔2009〕73号）、WS/T 524—2016《医院感染暴发控制指南》、《国家卫生健康委办公厅〈关于进一步加强医疗机构感染预防与控制工作〉的通知》（国卫办医函〔2019〕480号）、《突发公共卫生事件应急条例》、《突发公共卫生事件与传染病疫情监测信息报告管理办法》、《医院感染管理办法》、WS/T 367—2012《医疗机构消毒技术规范》等相关法律法规。

(2) 国家、省、市等上级部门指导意见。

(3) 结合医院实际情况。

(四) 管理要求

1. 医院感染暴发的定义

(1) 医院感染暴发：指在医疗机构或其科室的患者中，短时间内发生3例及以上同种同源感染病例的现象。

(2) 疑似医院感染暴发：指在医疗机构或其科室的患者中，短时间内出现3例及以上临床综合征相似、怀疑有共同感染源的感染病例；或者3例及以上怀疑有共同感染源或感染途径的感染病例现象。

(3) 聚集性感染事件：短时间内出现2例临床症候群相似、怀疑有共同感染源的感染病例；或者2例怀疑有共同感染源或感染途径的感染病例现象。

2. 医院感染暴发流行疫情分级

Ⅰ级：5例及以上疑似医院感染暴发；3例及以上医院感染暴发。

Ⅱ级：5例及以上医院感染暴发；由于医院感染暴发直接导致患者死亡；由于医院感染暴发导致3人及以上人身损害后果。

Ⅲ级：10例及以上的医院感染暴发，发生特殊病原体或者新发病原体的医院感染，可能造成重大公共影响或者严重后果的医院感染。

3. 医院感染暴发报告范围

包括疑似医院感染暴发和医院感染暴发。

4. 其他

医院感染暴发报告管理遵循属地管理、分级报告的原则。

(五) 组织机构与职责

(1) 成立医院感染暴发报告及处置管理小组，组长由院长担任，统一组织，制定并落实医院感染暴发报告的规章制度、工作程序和处置工作预案，有效控制医院感染暴发。办公室设在疾控部。

组长：院长。

副组长：主管医疗、护理、感控、后勤的副院长。

组员：医务部主任、护理部主任、人力资源部主任、疾控部主任、感控办主任、后勤部主任、安保部主任、检验科主任、采购办主任、物资办主任、药剂部主任、大内科主任、大外科主任。

(2) 负责医院感染暴发时指挥、协调、沟通各部门落实报告及处理措施。各部门按以下职责分工落实医院感染暴发事件的报告及处置工作。

(3) 各部门职责

① 疾控部：根据国家和本地区卫生行政部门有关医院感染暴发管理的法规、标准，拟定全院医院感染暴发报告及处置规章制度，并具体组织实施、监督和评价；负责全院各级各类人员预防、控制感染暴发相关知识与技能的培训、考核；进行医院感染暴发情况的监测，定期对聚集性感染病例、医院环境卫生学及消毒、灭菌效果进行监督、监测，及时汇总、分析监测结果，及时发现疑似感染暴发和感染暴发事件的发生；及时预警，做到早发现、早报

告、早处置、早控制。

② 感控办：负责制定疑似感染暴发或感染暴发防控相关规章制度，组织相关培训考核，指导暴发环境的清洁消毒、人员防护等。

③ 医务部：在疑似感染暴发或感染暴发时，统筹协调疾控部组织相关科室、部门开展暴发事件报告、调查及控制工作；根据需要进行医师人力调配；组织对病人的治疗和善后处理。全院工作人员必须无条件服从工作调配安排。

④ 护理部：在疑似感染暴发或感染暴发时，统筹协调疾控部组织相关科室、部门开展暴发事件报告、调查及控制工作；根据需要进行护理人力调配；组织对环境进行消毒、隔离。全院工作人员必须无条件服从工作调配安排。

⑤ 后勤部：提供后勤保障，负责患者转运，医院废弃物的收集、运送及处理工作；负责组织污水的处理。

⑥ 采购办、物资办：负责处置物资采购、储备，为感染暴发处理过程中提供物资保障。

⑦ 药剂部：负责本院防治感染病例的药物供应，及时为临床提供药物信息。

⑧ 检验科：负责医院感染暴发病原微生物的培养、分离鉴定、检验诊断；对某种细菌的检出率增高，或在某个病区短期内集中检出同一种细菌情况及时向疾控部报告。

⑨ 人力资源部：负责暴发情况下的人力配置。

⑩ 安保部：负责暴发情况下维持秩序，疏散人群等安保工作。

⑪ 临床科室医院感染管理小组：科主任和护士长负责组织对医院聚集性感染事件进行监测及报告，及时采取有效预防控制措施，发现有疑似医院感染暴发或感染暴发趋势时，及时报告疾控部，并积极协助调查及落实防控措施。

⑫ 医务人员严格执行消毒、隔离、手卫生、无菌技术操作规程等医院各项院感防控规章制度，做好个人防护，掌握疑似感染暴发、感染暴发、聚集性事件的定义，发现疑似感染暴发或感染暴发，如实、及时填表报告；及时查找暴发源、传播途径，控制蔓延，积极治疗病人，并协助调查，参加预防、控制传染病知识的培训，掌握自我防护知识，正确进行各项技术操作。

⑬ 其他部门：在医院感染暴发报告及处置管理小组领导下负责其他相关工作。

（六）报告程序

（1）临床医生发现医院感染病例应及时填写医院感染报告卡。

（2）当发生下列情况时，应24h内报告科室主任、护士长、疾控部。

① 医生或护士发现有2例及以上医院感染聚集性病例。

② 微生物室发现某种细菌的检出率增高，或在某个病区短期内集中检出同一种细菌。

③ 疾控部或感控办日常监测发现有医院感染暴发风险。

④ 任何科室发现原因不明感染病人。

（3）科室发现以下情形时，应当立即向疾控部报告，疾控部上报医院感染暴发报告及处置管理小组核实。符合下列情形，疾控部应在12h内向市卫生行政部门报告，并同时向区级疾病预防控制机构报告。

① 5例以上疑似医院感染暴发。

② 3例以上医院感染暴发。

③ 由于医院感染暴发直接导致患者死亡。

④ 由于医院感染暴发导致 3 人以上人身损害后果。

（4）科室发现以下情形时，应当立即向疾控部报告，疾控部上报医院感染暴发报告及处置管理小组核实。符合下列情形，疾控部应在 2h 内向市卫生行政部门报告，并同时向区级疾病预防控制机构报告。

① 10 例以上的医院感染暴发；

② 发生特殊病原体或者新发病原体的医院感染；

③ 可能造成重大公共影响或者严重后果的医院感染；

④ 医院发生的医院感染属于法定传染病的，应按照《中华人民共和国传染病防治法》报告和处理。

（七）报告内容

报告内容包括：医院感染暴发发生的时间和地点、感染初步诊断、累计感染人数、感染者目前健康状况、感染者主要临床症候群、疑似或者确认病原体、感染源、感染途径及事件原因分析、相关危险因素主要检测结果、采取的控制措施、事件结果及下一步整改工作情况等。

（八）处置

（1）疾控部接到科室疑似医院感染暴发或医院感染暴发报告后，立即进行调查，核实现场基本信息，包括发病地点、发病人数、发病人群特征、起始及持续时间、可疑感染源、可疑感染病原体、可疑传播方式或途径、事件严重程度等，做好调查人员及物资准备，上报医院感染暴发报告及处置管理小组，一旦确认医院感染暴发，按照上报程序逐层上报。

（2）医院感染暴发报告及处置管理小组在接到报告后立即组织相关人员讨论。

① 报告科室立即开展标本采集、病原学检测，结合病例的临床症状、体征及实验室检查，核实病例诊断，开展预调查，明确致病因子类型（细菌、病毒或其他因素）。

② 确定调查范围和病例定义，开展病例搜索，进行个案调查。

③ 对病例发生的时间、地点及人群特征进行分析。

④ 疾控部指导报告科室立即开展现场环境卫生学检测。

⑤ 综合分析临床、实验室及流行病学特征，结合类似医院感染发病的相关知识与经验，可采取分析流行病学（如病例对照研究、队列研究、现场实验研究）和分子流行病学研究方法，查找感染源及感染途径。

（3）从控制感染传播范围、降低感染造成的危害出发，医院感染暴发报告及处置管理小组制定全面调查、隔离、控制及治疗措施，分别由疾控部、感控办、医务部及护理部等相关部门分头协调行动，落实到位。

（4）配合上级卫生部门及疾控中心对感染病人周围环境等进行必要的流行病学调查。

（5）及时隔离病人，必要时隔离密切接触者及高危人员，按照消毒、隔离规范进行消毒处理，积极治疗感染病人，认真做好医护人员自身防护，避免感染的继续蔓延。

（6）医院感染暴发处置期间，医院感染暴发报告及处置管理小组每天汇总处置结果及进展情况并上报医院感染管理委员会，随时对控制效果进行评价，并确保各项控制措施的有效落实；遇有本院力量或设备不能解决的问题可以请院外有关专家或部门指导以协助控制疫情。

（7）在医院感染暴发处置期间遇到的其他问题如设备、药剂、消毒药械等问题，相关科室要认真配合,协助解决。

(8) 暴发流行控制后必须全面回顾总结整个医院感染暴发经过,总结经验教训,制定防范措施并进行整改。

(9) 确诊为传染病的医院感染,按《中华人民共和国传染病防治法》的有关规定进行管理。

(九)控制及效果评价

1. 感染控制和预防措施

(1) 积极救治感染患者,对其他可能的感染患者要做到早发现、早诊断、早隔离、早治疗,做好消毒隔离工作。

(2) 对与感染患者密切接触的其他患者、医院工作人员、陪护、探视人员等进行医学观察,观察至该病的最长潜伏期或无新发感染病例出现为止。停止使用可疑污染的物品,或经严格消毒与灭菌处理及检测合格后方能使用。

(3) 根据发生医院感染暴发的特点,切断其传播途径,其措施应遵循 WS/T 311 的要求。

(4) 对免疫功能低下、有严重疾病或有多种基础疾病的患者应采取保护性隔离措施,在需要的情况下可实施特异性预防保护措施,如接种疫苗、预防性用药等。医务人员也应按照相关要求做好个人防护。

2. 评价控制措施的效果

(1) 1 周内不继续发生新发同类感染病例,或发病率恢复到医院感染暴发前的平均水平,说明已采取的控制措施有效。

(2) 若医院感染新发感染病例持续发生,应分析控制措施无效的原因,评估可能导致感染暴发的其他危险因素,并调整控制措施,如暂时关闭发生暴发的部门或区域、停止接收新入院患者;对现住院患者应采取针对性防控措施。情况特别严重的,应自行采取或报其主管卫生计生行政部门后采取停止接诊的措施。

(十)总结

根据《医院感染暴发报告与处置管理规范》进行总结与报告。

九、医务人员感染性病原体职业暴露预防、处置及报告制度

(一)目的

为保护医务人员的职业安全与身体健康,有效预防和控制医务人员因职业暴露而引发的各种感染性疾病,特制定《医务人员感染性病原体职业暴露预防、处置及报告制度》。

(二)适用范围

(1) 本院医务人员。

(2) 进修、实习、见习、物业等非本院工作人员由相关管理部门管理并参照执行。

(三)参考文件

(1)《国家卫生健康委办公厅关于进一步加强医疗机构感染预防与控制工作的通知》(国卫办医函〔2019〕480 号)、GBZ/T 213—2008《血源性病原体职业接触防护导则》、《卫生

部关于印发〈医务人员艾滋病病毒职业暴露防护工作指导原则（试行）〉的通知》（卫医发〔2004〕108号）、《国家计生委办公厅关于印发〈职业暴露感染艾滋病病毒处理程序规定〉的通知》（国卫办疾控发〔2015〕38号）和WS/T 510—2016《病区医院感染管理规范》等相关法律法规。

（2）国家、省、市等上级部门指导意见。

（3）结合医院实际情况。

（四）职业暴露的预防与暴露后处理组织结构

1. 职业暴露的预防与暴露后处理领导小组成员

组长：主管感控、疾控工作的副院长。

副组长：感控办主任。

组员：医务部主任、护理部主任、感染性疾病科主任、消化内科主任、感控办专干、皮肤科主任、检验科主任、药剂部主任、大内科主任、大外科主任。

2. 职业暴露的预防与暴露后处理领导小组职责

（1）在医院院长和主管院长领导下开展职业暴露预防与处理工作。

（2）根据医院职业暴露管理要求，统一组织，协调各部门落实防控工作。

（3）负责参与对职业暴露过程是否违反相关操作规程进行鉴定。

（4）指导医务人员进行职业暴露的预防和处理。

3. 职业暴露后预防治疗小组组织结构

组长：医务部主任。

组员：感染性疾病科主任、大外科主任、消化内科主任、皮肤科主任、药剂部主任、大内科主任。

4. 职业暴露后预防治疗小组职责

（1）指导医务人员进行职业暴露后的局部处理。

（2）对暴露程度、类型等情况进行评估。

（3）根据暴露类型对医务人员进行预防治疗措施的指导。对需进行预防治疗的暴露者，尤其是HIV暴露者，负责进行专科预防治疗。

（4）参与对职业暴露过程是否违反相关操作规程进行鉴定。

（五）职业暴露的预防

（1）医务人员应认真学习并严格执行GBZ/T 213—2008《血源性病原体职业接触防护导则》《卫生部关于印发〈医务人员艾滋病病毒职业暴露防护工作指导原则（试行）〉的通知》（卫医发〔2004〕108号）等相关法规及医院相关规章制度。

（2）医务人员在诊疗操作过程中，应严格执行标准预防。标准预防是基于患者的血液、体液、分泌物（不包括汗液）、非完整皮肤和黏膜均可能含有感染性因子的原则。

（3）医务人员在诊疗操作过程中，应严格执行《医务人员手卫生管理制度》，依据手卫生原则和指征做好手卫生。

（4）医务人员接触患者及病源物质时，应当根据预期可能的暴露选用手套、隔离衣、口罩、护目镜或防护面屏等个人防护用品。

（5）医务人员在进行侵袭性诊疗、护理操作过程中，要保证充足的光线，认真执行各项安全注射措施，特别注意防止被针头、缝合针、刀片等锐器刺伤或者划伤。处理患者环境中污染的物品与医疗器械时应穿戴合适的防护用品。

（6）医务人员进行诊疗操作时，应严格遵守各项标准操作规程。

（7）科室应根据工作需求配备符合法规要求的、足量的、方便取用的个人防护用品及设施设备，医务人员应掌握防护用品的正确使用方法。

（8）定期对医务人员开展有关预防感染性病原体职业暴露的培训教育，感染性病原体职业暴露高风险部门应当定期进行相关应急演练。

（9）存在职业暴露风险者，如无免疫史并有相关疫苗可供使用，宜接种相关疫苗。

（六）发生职业暴露后的应急处理措施

发生职业暴露后，应当立即脱离暴露源，并立即依据不同情形采取针对性的应急处理措施。

（1）发生血源性传播疾病职业暴露后应立即采取如下应急处理措施。

① 用皂液和流动水清洗污染的皮肤，用生理盐水冲洗黏膜。

② 如有伤口，应当在伤口旁端（近心端向远心端）轻挤出损伤处的血液，再用皂液和流动水进行冲洗；禁止进行伤口的局部挤压。

③ 受伤部位的伤口冲洗后，应当用消毒液进行消毒，如75%酒精或者0.5%碘伏，并包扎伤口（特殊情况除外）；被暴露的黏膜，应当反复用生理盐水冲洗干净。

（2）发生呼吸道职业暴露，立即采取如下应急处理措施，具体措施按照《医务人员呼吸道职业暴露报告及处置制度》执行。

① 应即刻采取措施保护呼吸道（用规范实施手卫生后的手捂住口罩或紧急外加一层口罩等），按规定流程脱离污染源、撤出污染区。

② 紧急通过脱卸区，按照规范要求脱卸防护用品。

③ 根据情况选择使用清水、0.1%过氧化氢溶液、碘伏等清洁消毒口腔和/或鼻腔。

④ 高风险暴露者按密接人员管理，如有需要应隔离医学观察至最长潜伏期满。

（七）发生职业暴露后的报告

（1）医务人员职业暴露后，应立即报告科室负责人（医生报告至科主任，护士报告至护士长），科主任或护士长接报后，第一时间亲自或委托他人对暴露情况进行确认，应在1h内报告至感控办职业暴露管理专干（电话：12345678987），同时完成网报，若网报故障，可改为人工上报，需填写"职业暴露个案登记表"，由当事人、科室负责人或护士长签字确认后交至感控办职业暴露管理专干。接受预防治疗时需根据治疗内容和进程，完成后续的填报。如发生艾滋病病毒职业暴露则填报"艾滋病病毒职业暴露个案登记表"，在职业暴露专干及疾控专家的指导下完成暴露者本底检查及"艾滋病病毒职业暴露用人单位报表"填报等相关工作。

（2）职业暴露管理专干接到报告后，应督促和指导暴露者及其科室主管人员及时进行职业暴露后的应急处理、及时至预防治疗组进行评估和就诊，做好登记表格等相关资料的保存，监督暴露人员按时随诊等工作。

（3）职业暴露管理专干应及时报告至科室负责人，必要时及时通知医务部、护理部、人力资源部等相关管理部门。如发生艾滋病病毒职业暴露则在2h内向辖区疾控报告（电话：12345678），并在疾控主管人员的指导下，按要求完成上报"艾滋病病毒职业暴露用人单位报表"、配合流调等相关工作。

（4）周末或节假日，职业暴露当事人上报总值班，同时报告科室负责人（医生报告至科主任，护士报告至护士长），科主任或护士长接报后，第一时间亲自或委托他人对暴露情况进行确认。由总值班在 1h 内报告至感控办职业暴露管理专干（电话：12345678987）。余下处理同上。

（5）网报流程：登录电子病志，选择任意患者，点击进入，在病程记录左栏处选择医院感染上报卡，点击进入，点击页面左上角的职业暴露，打开界面后按照内容填写，完成后点击"添加"，即完成网报。

（八）职业暴露后的评估及随访

（1）职业暴露人员应及时至职业暴露预防治疗组接受暴露后的预防治疗。后者负责组织对职业暴露级别进行评估，暴露后预防性治疗，对职业暴露人员进行随访、心理咨询及健康教育，减轻其紧张恐慌情绪。填报"职业暴露个案登记表"。如发生艾滋病病毒职业暴露则填报"艾滋病病毒职业暴露个案登记表"。

（2）艾滋病病毒职业暴露的评估、预防治疗及随访应根据《卫生部关于印发〈医务人员艾滋病病毒职业暴露防护工作指导原则（试行）〉的通知》等相关法规执行。

（3）职业暴露管理专干按时对暴露人员进行暴露随访并做好随访记录。

（九）职业暴露发生有无违规操作的鉴定

（1）感控办及时组织职业暴露发生有无违规操作鉴定成员对该起职业暴露过程是否违反相关操作规程进行鉴定并记录。

（2）鉴定成员由感控办负责人、医务部负责人、护理部负责人、大外科主任、大内科主任、暴露者科室主任及护士长组成。

（十）发生职业暴露后的费用报销规定

（1）发生职业暴露后，为及时得到顺畅处理，发生的费用先由当事人垫付，并保留好相关票据，无票据不予报销。

（2）待此起职业暴露处置全部完成后，当事人凭相关票据至感控办按医院有关规定进行费用报销。

（3）经鉴定为违规操作导致职业暴露者，产生的后果及费用由本人承担。

（十一）参与职业暴露处置调查的人员应当依法保护暴露者的个人信息。

十、医院传染病相关感染预防与控制制度

（一）目的

为防止医院内传染性疾病诊疗工作中发生医院内交叉感染或传染性疾病在院区内传播，规范医院工作人员的传染病相关感染防控措施，特制定《医院传染病相关感染预防与控制制度》。

（二）适用范围

全院。

（三）参考文件

（1）《中华人民共和国传染病防治法》、《医院感染管理办法》、WS/T 311—2023《医院隔离技术标准》、WS/T 367—2012《医疗机构消毒技术规范》等相关法律法规。

（2）国家、省、市等上级部门指导意见。

（3）结合医院实际情况。

（四）基本要求

（1）医院按照实际情况，设立发热门诊及感染性疾病科，具体负责医院传染病的分诊工作，并对传染病预检、分诊工作进行组织管理。发热门诊、感染性疾病科和分诊点标识明确、相对独立、布局规范、通风良好、流程合理，具有消毒隔离条件和必要的防护用品，诊疗区域空间布局、相关设备设施和诊疗流程等符合传染病相关感染预防与控制的要求。

（2）物资办储备充足防护用品，为从事传染病诊疗工作的医务人员提供数量充足且符合规范要求的个人防护用品；感控办、疾控部指导、监督其正确选择和使用。临床科室配置符合要求的手卫生设施及消毒药械。

（3）医院建立传染病防控组织架构，确定感控办、疾控部承担院区内传染病疫情监测、报告、预防和控制工作的主体部门，设置专职人员。明确感控管理部门、专职人员指导监督本院区内传染病相关感染防控工作开展的职责。

（4）临床科室结合科室特点，按照医院相关制度，制定本科室的传染病感控相关制度、流程、标准、操作规程、预案等，用于指导科内传染病诊疗和防控工作。

（5）感控办、疾控部定期对医务人员进行传染病防治知识、技能的培训，培训应当包括传染病防治的法律、法规以及传染病流行动态、诊断、治疗、预防、职业暴露的预防和处理等内容，全院工作人员参加培训率100%。

（五）传染病感染控制技术要求

1. 规范布局流程

（1）应依据《医院隔离技术标准》等标准要求，合理划分传染病诊疗区域及部门的布局，制定消毒、防护等流程并认真执行。

（2）传染病诊疗区域及部门应划分三区两通道，三区分为清洁区、潜在污染区、污染区，两通道为工作人员通道和患者通道，严格区域管理及人流物流管理，避免交叉感染。

（3）对呼吸道等特殊传染病诊疗区域及部门的各分区间应设置物理隔离，确保洁、污分开。运送清洁物品沿清洁路线通行，运送污染物品沿污染路线通行。从污染区搬运物品到清洁区必须严格消毒。

2. 预检分诊筛查

（1）建立传染病预检、分诊制度并严格执行，医生在接诊过程中，应注意询问病人有关的流行病学史、职业史，结合病人的主诉、病史、症状和体征等对来诊的病人进行传染病的预检。经预检为传染病病人或者疑似传染病病人的，应当将病人分诊至发热门诊和/或感染性疾病科就诊。若病人已满，无法收治，须对病人规范采取就地隔离，尽快转诊至当地传染病专科医院或其他有条件的医院，注意隔离期间严格落实各项防控措施。

（2）根据传染病的流行季节、周期和流行趋势做好特定传染病的预检、分诊工作。在接到卫健委和政府发布特定传染病预警信息后，或者按照上级主管部门的要求，加强特定传染病的预检、分诊工作。

（3）对呼吸道等特殊传染病病人或者疑似病人，应当依法采取隔离或者控制传播措施，并按照规定对病人的陪同人员和其他密切接触人员采取医学观察和其他必要的预防措施。

（4）转诊传染病病人或疑似传染病病人时，应当按照上级主管部门的规定使用专用车辆。

3. 正确隔离患者

（1）应依据《医院隔离技术标准》及不同传染病病种相关防控技术指南等要求，制定符合传染病病种隔离要求的制度并认真执行。

（2）在标准预防的基础上，根据疾病的传播途径（接触传播、飞沫传播、空气传播和虫媒传播等其他途径传播）进行隔离并采取预防措施，防止传染病传播。

（3）不同传染病种宜分开安置，诊断为疑似呼吸道传播病种的患者应单间隔离，相同病原的患者可同居一室，有条件的可隔离于负压病房。

（4）一般医疗器械如听诊器、体温表或血压计等应专用，不能专用的物品如轮椅，在每次使用后须消毒。

（5）严格探视制度，探视人员应严格执行手卫生及个人防护。

4. 工作人员防护

（1）临床科室应依据《医院隔离制度》及不同传染病病种相关防控技术指南等要求，制定个人防护流程和标准操作规程，并定期做好人员培训。

（2）工作人员应遵照标准预防的原则，依据预期暴露选择个人防护用品，并按照培训要求正确进行个人防护用品穿脱操作。

（3）临床科室定期检查防护用品储备情况，保证工作人员所用的个人防护用品符合国家相关标准要求，在有效期内使用。

（4）工作人员在工作过程中，如有防护用品污染应及时更换，如医用防护口罩应每6～8小时一更换，遇污染或潮湿，应及时更换。防护用品被患者血液、体液、污物污染时，应及时更换等。

5. 清洁消毒灭菌

（1）临床科室要结合科室特点，按照《医院消毒管理制度》及 WS 310—2016《医院消毒供应》第一至第三部分等法规标准要求，制定本科室传染病清洁消毒灭菌制度并认真落实执行，做好传染病疫点日常及终末消毒。

（2）空气的净化和消毒应符合《医院空气净化管理规范》《经空气传播疾病医院感染预防与控制规范》等要求。可选择自然通风、机械通风，采用符合条件且合法的空气消毒器进行空气消毒，如紫外线循环风空气消毒机等。

（3）医务人员手的清洁与消毒遵循《医务人员手卫生管理制度》要求。

（4）物表、地面、重复使用的物品、器械的清洁消毒及终末消毒方法按照《医院消毒管理制度》、WS 310.1—2016《医院消毒供应中心 第1部分：管理规范》、WS 310.2—2016《医院消毒供应中心 第2部分：清洗消毒及灭菌技术操作规范》、WS 310.3—2016《医院消毒供应中心 第3部分：清洗消毒及灭菌效果监测标准》等法规标准执行。地面湿式清扫，清洁工具用后及时清洁与消毒并干燥保存。有体液、血液等污染的，先用吸湿材料去除可见的污染物，再清洁和消毒。

（5）床单、被套、枕套等直接接触患者的床上用品一人一更换，被污染时应及时更换。织物消毒按照《医院医用织物处理与管理制度》执行。

6. 医疗废物和污水管理

（1）临床科室按照《医院医疗废物处置与管理制度》要求，做好医疗废物的分类收集、包装（双层）、标识、交接、登记、运送、暂存及处置等管理工作。

（2）按照《医疗机构水污染物排放标准》等相关法规标准要求，做好医疗污水的管理工作。

（3）后勤部、感控办做好日常管理和监督，相关记录材料保存3年。

7. 工作人员管理

（1）从事传染病预检、分诊和诊疗的医务人员应当严格遵守医院相关规章制度规定，认真执行临床技术操作规范、操作流程以及有关工作制度。

（2）感控办安排专职人员，负责医院高危工作人员健康体检。高危工作人员包括供应室、血透室、医疗废物转运人员、肿瘤科负责化疗的工作人员、手术室、药剂部、腔镜室、导管室、病理科、检验科等工作人员，做好健康监测管理。

（3）医院为全院工作人员提供必要的免疫预防接种，如新冠疫苗、流感疫苗等。

（4）制定职业暴露处置相关制度，做好工作人员职业暴露后的预防。

第二节 基本制度

十一、医院感染管理委员会工作制度

（一）目的

为了加强医院感染管理委员会的工作执行力，提高医院感染管理水平，特制定《医院感染管理委员会工作制度》。

（二）适用范围

医院感染管理委员会全体委员。

（三）参考文件

（1）《医院感染管理办法》、《国家卫生健康委办公厅关于进一步加强医疗机构感染预防与控制工作的通知》（国卫办医函〔2019〕480号）等相关法律法规。

（2）国家、省、市等上级部门指导意见。

（3）结合医院实际情况。

（四）管理要求

（1）医院建立医院感染管理委员会-感控办-科室医院感染管理小组三级医院感染管理组织架构。

（2）认真贯彻医院感染管理方面的法律法规及技术规范、标准，组织制定本医院预防和控制医院感染的规章制度、医院感染诊断标准等规章制度，并监督实施。

（3）研究并确定本医院感染管理工作计划，并对计划的实施进行考核和评价。

（4）根据预防医院感染和卫生学要求，组织相关专家对本医院的建筑设计、重点科室建设的基本标准、基本设施和工作流程进行审查并提出意见。

（5）研究并确定本医院感染重点部门、重点环节、重点流程、危险因素以及采取的干预措施，明确各有关部门、人员在预防和控制医院感染工作中的责任。

（6）对医务人员进行预防和控制医院感染的相关知识进行培训考核，组织开展应急演练。

（7）组织委员对有关预防和控制医院感染管理规章制度的落实情况进行检查和指导。

（8）定期对医院感染及其相关危险因素、多重耐药菌感染情况、手术部位感染、导尿管相关尿路感染、呼吸机相关性肺炎、导管相关血流感染、职业暴露、抗菌药物治疗前送检等目标性监测进行调查、统计分析和反馈,针对问题提出控制措施并指导实施。

(9) 对医院的清洁、消毒灭菌与隔离、无菌操作技术、医疗废物管理、传染病的医院感染控制等工作提供指导。

(10) 每年至少召开2次医院感染工作会议,安排有关事宜。

(11) 对医院感染暴发或疑似爆发事件进行报告和调查分析,提出控制措施并协调、组织有关部门进行处理。

(12) 根据医院病原体特点和耐药现状,配合药事管理委员会提出合理使用抗菌药物的指导意见,参与抗菌药物临床应用的管理工作。

(13) 对消毒器械和一次性使用医疗器械、器具的相关证明进行审核。

(14) 组织开展医院感染预防与控制方面的科研工作。

(15) 完成医院领导交办的其他工作。

十二、医院感染管理制度

(一)目的

为有效预防和控制医院感染的发生,保障患者安全,提高医疗质量,加强医院感染管理工作,特制定《医院感染管理制度》。

(二)适用范围

适用于医院内与医院感染控制相关的所有科室及部门。

(三)参考文件

(1)《医院感染管理办法》、《中华人民共和国传染病防治法》、WS/T 592—2018《医院感染预防与控制评价规范》、WS/T 311—2023《医院隔离技术标准》、WS/T 512—2016《医疗机构环境表面清洁与消毒管理规范》、WS/T 367—2012《医疗机构消毒技术规范》、WS/T 312—2023《医院感染监测标准》、《国家卫生健康委办公厅关于进一步加强医疗机构感染预防与控制工作的通知》(国卫办医函〔2019〕480号)、《医疗机构住院患者感染监测基本数据集及质量控制指标集实施指南(2021版)》等相关法律法规。

(2) 国家、省、市等上级部门指导意见。

(3) 结合医院实际情况。

(四)管理规定

(1) 各部门按照《医院感染控制分级管理制度》落实各自医院感染管理职责。各科室应加强医院感染控制管理工作。

(2) 认真贯彻执行《中华人民共和国传染病防治法》、《医院感染管理办法》和《医疗机构消毒技术规范》等相关法律法规的规定,规范医院感染管理的各项工作。

(3) 建立健全医院感染监控组织机构,成立医院感染管理委员会、感控办和临床科室医院感染管理小组,实行三级网络管理体系。配备与医院规模相适应的医院感染管理专、兼职人员,医院在职称晋升和绩效考核中给予倾斜政策,稳定感染控制队伍。各职能部门和各级人员应认真履行职责,按要求完成各自的工作。

(4) 将医院感染管理质量考核纳入医疗质量考核的项目中。

(5) 感控办负责医院感染管理的日常工作,具体负责医院感染预防与控制工作的技术指导及医院感染的监测、监督检查等。

（6）医院应制定医院感染监测报告制度并组织实施，按照《医院感染控制监测与报告管理制度》全面开展医院感染综合性监测及目标性监测项目，感染控制各项指标符合国家规范要求，并由感控办具体组织实施、监督和评估，定期进行核查和反馈。

（7）医务人员应严格执行清洁、消毒、灭菌、隔离制度和无菌操作技术规程，以及医院感染管理的各项规章制度。

（8）建立医院感染管理的培训教育制度，定期对医院的各级各类人员进行预防与控制医院感染知识的宣传、培训和考核。

（9）医院使用的消毒药械，以及一次性无菌医疗用品的采购、储存、使用及用后处理，应符合医院感染管理的有关要求，并由感控办负责监督检查。新购进产品前，采购部门必须按规定向销售者索取相关证明和资质，经感控办审核、主管院长审批后方可购买。

（10）医院的改建、扩建和新建，必须符合《综合医院建筑设计标准》、医院卫生学标准以及预防医院感染的相关要求。

（11）参与抗菌药物管理，由感控办负责治疗用抗菌药物使用前病原学送检情况的质控。

（12）建立侵入性器械/操作目录，监管器械的消毒灭菌处理及操作环节的防控措施。

（13）后勤部负责医疗废物的处理，并达到国家相关规定；感控办负责监督和指导。

（14）医院储备足量合格的防护用品，感控办负责指导防护用品使用及职业暴露监测，负责暴露后追踪。

十三、医院感染控制管理办公室工作制度

（一）目的

为了提高医院感染管理防控能力，推动医院感染控制管理办公室（简称"感控办"）有效落实管理职责，降低院内感染发生，保证医疗安全，特制定《医院感染控制管理办公室工作制度》。

（二）适用范围

（1）医院感染管理专职人员。

（2）医院感染管理兼职人员参照执行。

（三）参考文件

（1）《医院感染管理办法》、《中华人民共和国传染病防治法》、WS/T 592—2018《医院感染预防与控制评价规范》、WS/T 311—2023《医院隔离技术标准》、WS/T 512—2016《医疗机构环境表面清洁与消毒管理规范》、WS/T 367—2012《医疗机构消毒技术规范》、WS/T 312—2023《医院感染监测标准》、《国家卫生健康委办公厅关于进一步加强医疗机构感染预防与控制工作的通知》（国卫办医函〔2019〕480号）、《医疗机构住院患者感染监测基本数据集及质量控制指标集实施指南（2021版）》等相关法律法规。

（2）国家、省、市等上级部门指导意见。

（3）结合医院实际情况。

（四）管理规定

（1）在分管院长的领导下开展工作，认真贯彻《医院感染管理办法》，严格执行《消毒

技术规范》《隔离技术标准》《病区医院感染管理规范》等规范要求，加强消毒隔离管理，负责监督、检查全院感染管理制度落实。

（2）拟定医院感染控制工作计划，组织制定医院及临床科室医院感染管理规章制度，经医院感染管理委员会批准后，具体组织实施、监督和评价。

（3）每月对医院各临床科室进行医院感染管理质控检查，并对存在问题进行分析，提出整改措施，做好分析记录。

（4）每周对医院感染重点监测与控制部门、环节进行督导检查，发现问题及时解决，必要时报分管院长、院长。

（5）负责汇总分析评价医院感染质控资料，包括综合性监测及目标性监测，对存在问题进行反馈、分析、记录。每月对临床科室进行情况反馈，同时上报分管院长及医院感染管理委员会。

（6）负责全院各级各类人员预防、控制医院感染知识与技能的培训、考核及组织职业暴露、感染暴发等应急演练。

（7）督导手卫生落实工作，每月对临床科室进行手卫生依从性调查，及时掌握全院手卫生落实情况，加强管理。

（8）开展目标性监测。加强对医院感染控制重点项目的管理，如呼吸机、血管导管、导尿管、手术部位、血透相关装置等侵入性操作的管理。

（9）参与抗菌药合理使用管理工作，监测治疗用抗菌药使用前病原学送检情况；监督全院多重耐药菌检出趋势，做好临床科室抗菌药使用前微生物送检情况及多重耐药菌检出的督导及数据分析，定期全院通报，指导临床科室其防控措施的落实。

（10）做好医疗废物管理，督导临床科室规范医疗废物的分类、收集、打包、记录等工作。

（11）质控医院内感染情况，每月对医院感染病例进行汇总、分析、反馈，及时发现问题，制定整改措施。

（12）出现医院感染暴发流行或重大事件及时进行流行病学调查处理，提出控制措施，并向医院感染管理委员会报告。

（13）定期对医院的环境、物表等进行环境微生物学监测；定期对医疗器械，使用中的消毒剂、灭菌剂，医护人员的手，透析液等进行微生物学监测，并将结果通报全院。

（14）对全院消毒灭菌药械及一次性医用卫生品的购入、储存、使用和处理情况进行管理，做好监督、检查和指导，对存在的问题及时汇报给医院感染管理委员会。

十四、科室医院感染管理小组工作制度

（一）目的

为了加强科室医院感染管理工作，认真落实医院感染管理各项规章制度，保证科室医疗安全，特制定《科室医院感染管理小组工作制度》。

（二）适用范围

（1）临床科室及临床辅助科室。

（2）门急诊及医技科室。

（3）非临床科室参照执行。

(三)参考文件

(1)《医院感染管理办法》、《中华人民共和国传染病防治法》、WS/T 510—2016《病区医院感染管理规范》、WS/T 592—2018《医院感染预防与控制评价规范》、WS/T 312—2023《医院感染监测标准》、《国家卫生健康委办公厅关于进一步加强医疗机构感染预防与控制工作的通知》(国卫办医函〔2019〕480号)等相关法律法规。

(2)国家、省、市等上级部门指导意见。

(3)结合医院实际情况。

(四)管理规定

(1)临床科室建立医院感染管理小组,由科主任、护士长及本科室兼职感控医师、护士、督导员组成,在科主任领导下开展工作。

(2)负责本科室医院感染管理的各项工作,贯彻执行医院感染管理相关规章制度,并根据本科室医院感染的特点,制定科室管理制度和培训计划,并组织实施。对有关预防和控制医院感染管理规章制度的落实情况进行检查和指导。

(3)每月组织科室自查,对存在问题及时分析原因,制定整改措施并追踪整改效果。

(4)对本科室的医院感染及相关危险因素进行检测、分析和反馈,针对问题提出控制措施并指导实施,采取有效措施,降低本科室医院感染发病率,对科室医院感染发生状况进行调查、统计分析,发现有医院感染流行趋势时,及时报告感控办,并积极协助调查。

(5)对科室的清洁、消毒灭菌与隔离、无菌操作技术、医疗废物管理等工作实施管理、提供指导。

(6)对本科室传染病的医院感染防控工作组织实施管理和提供指导。

(7)负责对工作人员(包括保洁员、陪检员、保安等物业第三方人员)进行预防医院感染的职业卫生安全防护工作的培训并组织实施和提供指导。

(8)监督检查本科室抗生素使用情况及抗生素使用前微生物送检情况。

(9)每个月有计划地组织本科室预防、控制医院感染知识的培训考核及职业暴露、感染暴发等应急演练,认真记录。

(10)组织本科室人员开展医院感染预防与控制方面的科研工作。

(11)负责对患者、陪护及探视者进行呼吸道咳嗽礼仪、手卫生等医院感染防控管理宣教工作。

(12)督导科室医护人员落实手卫生,提高全科人员手卫生依从性。

(13)发现科室出现2例及以上发热、腹泻等症状相似病例,及时上报感控办,同时采取隔离措施,分析原因,制定整改措施。

(14)监督科室多重耐药菌感染情况,组织分析发生原因,负责指导防控措施的落实。

(15)建立科室侵入性操作/器械目录,并规范落实各项防控措施。

(16)负责科室医疗废物管理。

(17)负责定期开展科室内环境物表微生物学监测。

十五、医院感染管理质量安全管理小组工作制度

(一)目的

为了提高医院感染管理质量,特制定《医院感染管理质量安全管理小组工作制度》。

（二）适用范围

医院感染管理质量安全管理小组组员。

（三）参考文件

（1）《医院感染管理办法》等相关法律法规。
（2）国家、省、市等上级部门指导意见。
（3）结合医院实际情况。

（四）组织架构

1. 组织成员

组长：主管感控工作的副院长。

副组长：感控办主任。

组员：医务部主任、护理部主任、后勤部主任、门诊部主任、手术室护士长、血透室护士长、感控办专干、检验科主任、血透室主任、重症医学科主任、消毒供应中心护士长、麻醉科主任、急诊科主任、大内科主任、大外科主任、发热门诊主任、感染性疾病科主任及各科室、各部门感控督导员。

2. 职责

（1）在医院感染管理委员会领导下开展医院感染质量管理工作。
（2）按照医院感染管理规章制度要求，负责对医院感染管理工作开展安全质量控制。
（3）负责定期组织医院感染管理质量安全巡查。
（4）负责对门急诊、预检分诊、PCR实验室、血透室、病区、手术室、介入导管室等重点区域、重点环节的医院感染防控各项措施落实情况进行督导检查。
（5）负责对医院感染管理各项指标完成情况进行质量控制，并给出指导意见。
（6）负责对院内感染病例开展问题质量调查分析，并将分析结果全院通报。
（7）负责对医院感染管理培训效果进行质量督查。
（8）负责对医院环境、物表清洁消毒效果进行质量督查。
（9）联合其他管理小组，对医疗废物管理情况进行督查。
（10）定期召开小组会议，研究讨论感染管理安全质量改进方案，并推动落实。
（11）完成医院质量安全管理领导小组部署的其他与医院感染相关的工作任务。

（五）工作制度

（1）小组成员在组长的统筹管理下开展医院感染管理质量安全管理工作。
（2）至少每季度完成1次全院医院感染管理质量安全巡查；对巡查内容进行分析、总结，整理出工作报告。
（3）小组成员进行安全质量管理工作分工，按照分工职责，做好督导检查，检查报告上交至小组秘书。
（4）每季度至少召开1次小组会议，无特殊原因，所有组员均应出席，会议内容包括讨论近期医院感染管理存在的安全隐患、分析原因、制定整改意见。
（5）对医院感染各项指标、环境物表消毒效果监测、培训、医疗废物管理等感染防控效果的安全质量考核，应有数据分析，能体现持续效果改进。
（6）小组成员每年应至少参加1次院级及院级以上部门组织的医院感染防控相关知识培

训，不断提高自身管理能力和水平。

十六、医院感染控制质量绩效考评制度

（一）目的

为了提高医院工作人员规范落实各项医院感染防控措施的执行力，激励其主动执行，保证部门或科室感控管理质量，特制定《医院感染控制质量绩效考评制度》。

（二）适用范围

全院。

（三）参考文件

（1）《关于进一步做好常态化疫情防控下医疗机构感染防控工作的通知》（联防联控机制综发〔2020〕269号）、《医院感染管理办法》等相关法律法规。

（2）国家、省、市等上级部门指导意见。

（3）结合医院实际情况。

（四）总体要求

坚持科学、规范的质控督导，体现公平、公正的评价原则，激励部门/科室、个人主动、规范落实医院感染控制管理办公室相关管理规定，为推动医院感染控制和疾病防控高质量发展提供坚强保障。

（五）考评部门

医院感染控制管理办公室。

（六）考评对象

（1）全院所有需要落实执行感染防控措施和疾病预防与控制措施的部门和科室。

（2）全院所有需要落实执行感染防控措施和疾病预防与控制措施的工作人员（包括保洁员、陪检员、保安等第三方工作人员）。

（七）考评方法

医院感染防控质量作为全院绩效考核中的独立模块，纳入绩效考核体系并落实绩效工资。根据情节严重，按照每分抵值为100~200元的绩效标准对科室进行奖惩。

（八）质量考评内容及奖分、扣分标准

1. 科室医院感染管理小组工作手册

管理要求：及时完成填写，不漏项。注意应在每月的15日前，完成当月培训记录，培训内容按照医院年初下发的科室培训大纲和临时医院要求培训的内容组织培训考核。

奖分、扣分标准：每发现1个问题扣1分，同样问题出现2次以上（含2次）加倍扣分；该项无奖分。

2. 个人防护

管理要求：根据岗位风险，正确选择防护用品，并正确穿脱防护用品和处理防护用品。

奖分、扣分标准：每发现1人次扣2分，同样问题出现2次以上（含2次）加倍扣分；该项无奖分。

3. 消毒、隔离

管理要求：按照医院管理规定，执行各项消毒、隔离措施。

奖分、扣分标准：每发现1个问题扣1分，同样问题出现2次以上（含2次）加倍扣分；该项无奖分。

4. 手卫生

管理要求：按照上个月患者实际占用总床日数，计算当月速干手消毒液领取使用数量，每季度一平衡，按照每季度统计的使用量计算每月的平均数是否达标。要求普通科室每床日速干手消毒液消耗量至少20mL，重症医学科、发热门诊、急诊、发热病房等重点科室每床日速干手消毒液消耗量至少30mL。

奖分、扣分标准：每发现1个问题扣1分，同样问题出现2次以上（含2次）加倍扣分；普通科室每床日速干手消毒液消耗量不足15mL扣5分，16~18mL扣2分，19mL扣1分；重症医学科等重点科室每床日速干手消毒液消耗量不足25mL扣5分，26~28mL扣2分，29mL扣1分。普通科室每床日速干手消毒液消耗量超过30mL加3分；重症医学科等重点科室每床日速干手消毒液消耗量超过40mL加3分。

5. 环境微生物学监测

管理要求：部门或科室按时完成环境物表的微生物学监测。

奖分、扣分标准：监测结果不合格原因分析为科室或操作人员导致，每1项不合格结果扣1分，同样项目重复监测存在2次以上（含2次）不合格加倍扣分；该项无奖分。

6. 医疗废物管理

管理要求：医疗废物管理规范，生活垃圾和医疗垃圾不混放；打包及存放符合要求；交接本字迹清楚，按时记录，不漏记、不提前记录。

奖分、扣分标准：每发现1个问题扣1分，同样问题出现2次以上（含2次）加倍扣分；该项无奖分。

7. 治疗用抗菌药物合理使用

管理要求：治疗用抗菌药物使用前应有标本送检，要求总送检率≥50%，其中限制级抗菌药送检率≥50%，特殊级抗菌药送检率≥80%，发生医院感染的患者，医院感染诊断相关病原学送检率≥90%；接受2个或2个以上重点药物联用的住院患者，联合使用前病原学送检率应达到100%。

奖分、扣分标准：抗菌药物送检率不达标科室每级别扣2分，连续2个月以上（含2个月）不达标科室扣5分；该项无奖分。

8. 院内感染

管理要求：规范落实各项防控措施，避免发生院内感染，一旦发现，立即上报，科室积极分析原因，制定整改措施。院内感染发现率≤10%，漏报率≤10%。

奖分、扣分标准：院内感染较上月增长2例及以上扣1分，增长率超过2%扣1分；漏报每例次扣1分；该项无奖分。

9. 多重耐药菌管理

管理要求：规范执行多重耐药菌管理要求，一旦发现目标菌，应立即上报，并积极分析原因，制定防控措施。

奖分、扣分标准：每发现1个问题扣1分，同样问题出现2次以上（含2次）加倍扣分；该项无奖分。

10. 上级部门检查

管理要求：积极迎接区、市、省、国家等上级部门明察暗访，凡是有上级部门检查，立即上报。

奖分、扣分标准：被上级部门每发现 1 个问题扣 5 分，同样问题出现 2 次以上（含 2 次）加倍扣分；被点名批评问题视严重程度扣 10~20 分，获得表扬视具体情况加 2~10 分。

11. 传染病疫情防控

管理要求：严格执行传染病疫情期间医院防控各项要求。

奖分、扣分标准：每发现 1 个问题扣 1 分，同样问题出现 2 次以上（含 2 次）加倍扣分；该项无奖分。

12. 培训、考核

管理要求：按要求参加感控和疾控相关内容的各种形式培训考核。

奖分、扣分标准：必须参加的培训、考核无理由未参加的，每人次扣 1 分；全科人员全年培训考核参加率≤60%，科室扣 1 分；培训考核补考仍不合格的，每人次扣 1 分；该项无奖分。

13. 科室质量考核

管理要求：感控办每个月对科室按照各科室《医院感染管理与控制质量考核评分标准》进行感控质量考核。

奖分、扣分标准：考核成绩不及格（60 分为及格分）扣 5 分；该项无奖分。

14. 其他

（1）管理要求：上述项目中未涉及的感控其他相关方面，均要按照医院规章制度等相关要求执行。

（2）奖分、扣分标准：每发现 1 个问题扣 1 分，同样问题出现 2 次以上（含 2 次）加倍扣分；该项无奖分。

十七、医院感染预防与控制评价制度

（一）目的

为了加强医院感染预防与控制措施落实效果，特制定《医院感染预防与控制评价制度》。

（二）适用范围

全院。

（三）参考文件

（1）WS/T 592—2018《医院感染预防与控制评价规范》、《医院感染管理办法》、《中华人民共和国传染病防治法》、《消毒管理办法》等相关法律法规。

（2）国家、省、市等上级部门指导意见。

（3）结合医院实际情况。

（四）术语和定义

1. 个案追踪

医院现场评价所使用的一种方法，即采用真实患者分析医院所提供治疗、护理和服务的过程，以评估各学科、科室、项目、服务之间的相互关系，以及他们在所提供的治疗和服务中的重要功能，旨在追踪某一患者在医院接受诊疗服务的全过程。

2. 系统追踪

以个案追踪为基础的医院现场评价方法，用于评价各诊疗环节之间的整合与协调、各学科和各部门之间的沟通，以发现各环节的潜在问题。

注：系统追踪评价的三个方面是数据利用、感染预防和控制以及用药管理。

3. 医院感染重点部门

医院感染预防与控制过程中需要重点关注的、具有感染率高或引发感染风险高等特点的科室，例如重症医学科、感染性疾病科、发热门诊、血液透析室（简称"血透室"）、手术室、急诊科及其病房、新生儿科、口腔科门诊、妇科门诊人流室、介入手术室、临床检验科（实验室，含输血科）、腔镜中心（消化内镜室、五官喉镜室、支气管镜室、胆道镜室、病房膀胱镜室、门诊膀胱镜室）、医院消毒供应中心等。

（五）评价基本原则

（1）医院感染管理工作的评价，应符合国家医院感染管理有关法律、法规、规章、标准和规范等的要求。

（2）医院应鼓励相关科室根据循证医学原则，采用有效的预防与控制医院感染的方法，降低医院感染发生的风险。

（3）医院感染监测、预防与控制等管理措施应得当。

（4）医院感染预防与控制工作应体现持续质量改进。

（六）评价方法

（1）采取现场评估和查阅资料相结合的方法，对医院感染管理工作进行评价。

（2）现场评估宜采用个案追踪和系统追踪方法。

（3）医院感染管理质量指标宜与同地区同类医院进行比较分析，促进医院感染预防与控制工作的持续质量改进。

（七）评价内容与要求

1. 医院感染组织管理

建立"医院感染管理委员会-医院感染控制管理办公室（感控办）-临床科室"三级管理组织，各级组织、相关部门及科室职责明确。详见《医院感染控制分级管理制度》。

2. 培训与教育

（1）针对各级各类人员制订医院感染管理培训计划和培训内容。

（2）感控办、教务部为培训责任部门，根据不同人员设计相关知识与技能等培训内容，并有考核。

（3）各级各类人员应掌握本部门、本岗位相应的医院感染预防与控制知识与技能。

3. 监测

（1）基本监测要求

① 制订医院感染监测计划，包括全院综合性监测，目标性监测，医院感染预防与控制相关因素如消毒、灭菌和环境卫生学等的监测，监测方法规范。

② 对监测资料每月进行分析、总结与反馈，并能体现持续质量改进。

③ 每年 11 月开展现患率调查，调查方法规范。

④ 开展医院感染预防与控制措施,如手卫生、术前正确皮肤准备、预防血管导管相关血流感染最大无菌屏障等依从性的监测。

⑤ 通过院感软件等信息技术对医院感染及其危险因素进行监测、分析,其结果对医院感染预防及控制决策提供支持作用。

(2) 目标性监测要求

① 针对医院感染重点部门、重点人群与高风险因素制订监测计划与控制措施,并落实。

② 开展对呼吸机相关性肺炎、血管导管相关血流感染、导尿管相关尿路感染、手术部位感染等主要部位感染和多重耐药菌感染的监测。

③ 对目标性监测工作每月进行检查、科室自查,对监测资料每月总结、分析与反馈,并能体现持续质量改进。

(3) 上报监测信息:按市院感质控中心要求每季度上报医院感染监测信息,信息真实、准确。

(4) 医院感染暴发的报告与处理

① 制定医院感染暴发报告流程与处置预案。

② 通过院内网、QQ 群、微信群等多种形式与渠道,使医务人员和医院感染的相关管理人员及时获得医院感染的信息。

③ 制定医院感染暴发预防与控制的有效措施。

④ 按要求上报医院感染暴发事件。

⑤ 相关人员对医院感染暴发报告流程和处置预案知晓率达 100%。

⑥ 对存在问题制定改进措施并对成效进行追踪。

⑦ 医院感染暴发的调查与控制,遵循 WS/T 524 的要求。

(5) 其他监测工作:应符合 WS/T 312—2023 的要求。

4. 措施

(1) 基础性医院感染预防与控制措施

① 手卫生

a. 至少每季度开展手卫生知识与技能的培训,医务人员知晓手卫生知识与方法。

b. 手卫生设施、种类、数量和安置的位置等应符合 WS/T 313 的要求。

c. 对手卫生工作进行检查、总结与反馈,并能达到持续质量改进。

② 清洁、消毒与灭菌

a. 基本要求

a) 制定医院清洁、消毒制度,并落实。b) 环境、物体表面无尘、无污渍。c) 医务人员知晓本岗位的清洁、消毒知识与技能。d) 医院的清洁、消毒工作符合 WS/T 367 的要求。e) 对重点部门清洁、消毒和/或灭菌工作至少每周 1 次进行检查,每月进行总结分析与反馈,提出改进措施。

b. 消毒药械的管理

a) 采购办购置消毒药械应提前告知感控办,感控办对医院购置消毒药械提供审核意见。b) 医院配备有满足消毒或灭菌要求的设施、设备与消毒剂。c) 消毒、灭菌产品符合国家相关规定,证件齐全,质量和来源可追溯。d) 定期对消毒、灭菌设备的消毒效果进行检测:每季度对空气、物表、医护人员手、胃肠镜、支气管镜等进行微生物检测。e) 每季度对使用中的消毒剂、每月对使用中的灭菌剂的浓度、消毒或灭菌效果等进行监测。f) 每月对消毒药械管理工作进行检查、科室自查；每月做好总结分析与反馈，并能做到持续质量改进。

③ 隔离

a. 制定符合医院特点的隔离工作制度，并落实。

b. 医务人员知晓本岗位的隔离知识与技能。

c. 医院的隔离工作应符合 WS/T 311 的要求。

d. 对重点部门隔离工作每月有检查、总结分析与反馈，提出改进措施。

④ 一次性使用无菌医疗用品的管理

a. 制定一次性使用无菌医疗用品的管理制度、流程，有相关记录。

b. 采购、使用、储存、发放、使用后处理等工作规范。

c. 制定一次性无菌医疗用品感染监测与报告制度与程序，有改进措施并得到落实。

d. 至少每季度进行自查、检查、总结分析与反馈，并能做到持续质量改进。

⑤ 抗菌药物合理使用的管理

a. 有抗菌药物合理使用管理组织、制度，包括抗菌药物分级管理制度及具体措施，并落实。

b. 医务部、药剂部、感控办、检验科共同监管抗菌药物合理使用的协作机制，各部门职责分工明确。

c. 开展抗菌药物临床应用与细菌耐药情况监测，每月分析、评估、上报监测数据并发布相关信息，提出干预和改进措施，并落实。

d. 开展抗菌药物管理相关法律、法规、规章制度和技术规范培训，医务人员知晓相关知识。

e. 感控办参与医院抗菌药物合理使用的管理。

f. 抗菌药物的使用符合《抗菌药物临床应用管理办法》的要求。

g. 通过院感软件等信息技术进行抗菌药物合理应用的管理。

(2) 主要感染部位的医院感染预防与控制措施

① 呼吸机相关性肺炎

a. 制定呼吸机相关性肺炎预防与控制相关管理制度和操作流程。

b. 相关医护人员应熟练掌握无菌技术、气管插管、气管切开技术以及呼吸机相关性肺炎预防的相关知识和操作规程。

c. 相关医护人员应评估患者发生呼吸机相关性肺炎的危险因素，实施预防和控制呼吸机相关性肺炎的综合措施，包括落实抬高床头、口腔护理、呼吸管路的更换、评估是否可以撤机等相关措施。

d. 开展重症监护病房呼吸机相关性肺炎的目标性监测。

e. 目标监测资料每季度进行分析、总结、反馈并能做到持续质量改进。

f. 每月进行感染预防与控制措施落实情况的检查、分析及反馈，预防与控制有效。

② 血管导管相关血流感染

a. 制定血管导管相关血流感染预防与控制相关管理制度和操作流程，并落实。

b. 相关医护人员应熟练掌握正确置管、导管维护和血管导管相关血流感染预防的相关知识和操作规程。

c. 相关医护人员应评估患者发生血管导管相关血流感染的危险因素，实施预防和控制血管导管相关血流感染的综合措施，包括落实无菌操作、手卫生、皮肤护理、血管导管的更换、保留导管必要性评估等相关措施。

d. 开展重症监护病房血管导管相关血流感染的目标性监测。

e. 目标监测资料每季度进行分析、总结、反馈并能做到持续质量改进。

f. 每月进行感染预防与控制措施落实情况的检查、分析及反馈,预防与控制有效。

③ 导尿管相关尿路感染

a. 制定导尿管相关尿路感染预防与控制制度和操作流程,并落实。

b. 相关医护人员应熟练掌握无菌技术、导尿操作、留置导尿管的维护以及导尿管相关尿路感染预防的相关知识和操作规程。

c. 相关医护人员应评估患者发生导尿管相关尿路感染的危险因素,实施预防和控制导尿管相关尿路感染的综合措施,包括落实无菌操作、手卫生、导尿管更换、留置尿管必要性评估等相关措施。

d. 开展重症监护病房导尿管相关尿路感染的目标性监测。

e. 目标监测资料每季度进行分析、总结、反馈并能做到持续质量改进。

f. 每月进行感染预防与控制措施落实情况的检查、分析及反馈,预防与控制有效。

④ 手术部位感染

a. 制定手术部位感染预防与控制制度和操作流程,并落实。

b. 相关医护人员应熟练掌握无菌技术操作原则及换药流程等与手术部位感染预防有关的知识和操作规程。

c. 相关医护人员应评估患者发生手术部位感染的危险因素,实施预防和控制手术部位感染的综合措施,包括落实无菌操作、手术部位皮肤准备、围手术期抗菌药物的使用、血糖控制和术中保温等相关措施。

d. 开展感染高风险科室手术部位感染的目标性监测。

e. 目标性监测资料每季度进行分析、总结、反馈并能做到持续质量改进。

f. 每月进行感染预防与控制措施落实情况的检查、分析及反馈,预防与控制有效。

(3) 多重耐药菌感染预防与控制措施

① 针对多重耐药菌医院感染的监测、预防和控制等各个环节,结合实际工作,制定并落实多重耐药菌感染管理的规章制度和预防与控制措施。

② 有落实预防与控制多重耐药菌(如耐甲氧西林金黄色葡萄球菌、耐碳青霉烯类鲍曼不动杆菌、碳青霉烯类耐药肠杆菌、耐万古霉素肠球菌等)感染的有效措施,包括手卫生、隔离、无菌操作、环境清洁与消毒等。

③ 根据细菌耐药性监测情况,加强抗菌药物临床应用管理,落实抗菌药物的合理使用。

④ 医务人员知晓多重耐药菌感染预防与控制知识与技能。

⑤ 每季度对多重耐药菌感染的监测与控制进行检查、分析与反馈,多重耐药菌感染预防与控制有效。

⑥ 建立多部门(临床科室、微生物实验室或检验部门、感控办、医务部、护理部等)多重耐药菌感染预防与控制的合作机制,发生多重耐药菌感染暴发时能有效发挥作用。

⑦ 至少每季度向全院公布临床常见分离细菌菌株及其药敏情况,包括全院和重点部门多重耐药菌的检出变化情况和感染趋势等。

5. 重点部门医院感染的预防与控制

(1) 通用要求

① 建立医院感染管理小组,职责明确,并落实。

② 根据本部门的特点，制定适于本部门的医院感染管理制度并落实。

③ 制定落实标准预防的具体措施。

④ 配合感控办开展医院感染的监测，并能将监测结果用于临床医院感染的预防与控制。

⑤ 有落实医院感染监测、手卫生、清洁、消毒、隔离、抗菌药物合理使用、医疗废物管理等的具体措施与流程。

⑥ 开展医院感染相关知识的培训，医务人员知晓本部门、本岗位医院感染预防与控制知识与技能。

⑦ 医院感染管理小组每月对医院感染预防与控制工作进行自查、总结分析，能体现持续质量改进。

（2）重症医学科

① 重症医学科布局合理，病房配置设备设施符合 WS/T 509 的基本设备要求。

② 有单独的隔离房间，隔离工作符合 WS/T 311 的要求。

③ 手卫生设施、用品及医务人员的手卫生符合 WS/T 313 的要求。

④ 有预防呼吸机相关性肺炎、血管导管相关血流感染、导尿管相关尿路感染、多重耐药菌感染等的制度及措施。

⑤ 开展呼吸机相关性肺炎、血管导管相关血流感染、导尿管相关尿路感染目标性监测，每月进行监测资料的分析与讨论，感染预防与控制有效。

⑥ 医务人员了解其前五位的医院感染病原微生物名称及耐药情况。

（3）感染性疾病科

① 根据相关法规要求设置感染性疾病科，其建筑布局、医疗设备和设施基本符合医院感染预防与控制有关规范。

② 感染性疾病科的设置要相对独立，做到布局合理，分区清楚，符合医院感染预防与控制要求。

③ 有感染性疾病患者就诊流程规定并公示。

④ 有完善的感染性疾病科各项规章制度与流程、岗位职责，并落实。

（4）手术室

① 手术室布局合理，分区明确，标识清楚，洁、污区域分开。

② 医务人员知晓各工作区域功能及要求，并有效执行。

③ 制定医疗设备、手术器械及物品的清洁、消毒、灭菌及存放规定。

④ 在手术室内消毒的手术器械及物品，应达到 WS 310.1、WS 310.2 和 WS 310.3 的要求。

⑤ 手术室工作区域，手术全部完毕后，应进行彻底清洁与消毒。

⑥ 连台手术之间，应及时对手术间进行清洁、消毒处理。

（5）血液透析室

① 布局和流程应满足工作需要，符合医院感染预防与控制要求。

② 设备及物品满足工作需要，如水处理、复用设备、职业防护物品等。

③ 有患者管理制度，对初次透析的患者进行乙型肝炎病毒、丙型肝炎病毒、梅毒螺旋体、艾滋病病毒感染的相关检查，每半年复查一次。

④ 乙型肝炎病毒、丙型肝炎病毒、梅毒螺旋体及艾滋病病毒感染的患者应向其讲明情况，转至有相对透析条件的机构进行专机血液透析。

⑤ 每月对反渗机和供水管路进行消毒和冲洗，冲洗后检测消毒剂残留量，有记录。
⑥ 制定透析液和透析用水质量监测制度与执行的流程。
⑦ 有完整的水质量监测记录，包括透析用水、透析液内毒素和细菌污染物的监测。
⑧ 一次性透析器，禁止复用。

（6）内镜中心（室）

① 布局合理，有符合医院感染预防与控制要求的清洗、消毒与储存空间。
② 内镜及其配件的数量应满足患者诊疗工作的需要，并配备合适的清洗、消毒与灭菌设备。
③ 有内镜清洗、消毒、灭菌与无菌操作等制度并落实，有消毒灭菌效果的监测并记录。
④ 有针对内镜诊疗特点的医院感染预防与控制知识培训，并记录，医务人员知晓相关内容。
⑤ 内镜清洗消毒的相关管理要求应符合 WS 507—2016 的要求。
⑥ 每月对医院感染预防与控制包括内镜清洗与消毒工作进行自查、检查、总结分析并能做到持续质量改进。

（7）临床检验科（实验室，含输血科）

① 每季度分析常见细菌、药敏试验及细菌耐药性监测结果并反馈，包括全院和重点部门多重耐药菌的检出变化情况和耐药趋势等，为医院抗菌药物管理提供依据。
② 有临床标本采集、运送、交接、处理和保存过程等相应的生物安全制度与流程，有培训与考核，防护设施齐备、合理、完好，医务人员知晓并能正确操作。
③ 有标本溢洒处理流程，有各种传染病职业暴露后的应急预案，有发生生物安全事项的登记、上报。
④ 有适当的生物安全警示标识。
⑤ 有微生物菌种、毒株的管理规定与流程。
⑥ 消毒、样品收集、取用等有相应的过程记录。
⑦ 有医疗废物的处理制度与流程；有落实措施；有明确的责任人。
⑧ 能配合医院感染流行病学病原微生物的检测。
⑨ 手卫生设施合格；有针对不同情况的消毒措施并实施，并每季度监测各种消毒用品的有效性。
⑩ 每月进行检查、分析、反馈并能做到持续质量改进。

（8）医院消毒供应中心

① 本院采取集中管理的方式，对所有需要消毒或灭菌后重复使用的诊疗器械、器具和物品由消毒供应中心回收，集中清洗、消毒、灭菌和供应，相应工作符合 WS 310.1 的要求。
② 消毒供应中心相对独立，周围环境清洁，无污染源。
③ 内部环境整洁，通风、采光良好，分区（辅助区域、工作区域等）明确并有间隔。
④ 有基本消毒灭菌设备、设施。
⑤ 污染物品由污到洁，不交叉、不逆流。洁、污染物品分别有专用通道。
⑥ 有清洗、消毒及灭菌技术操作规范，并符合 WS 310.2 的要求。
⑦ 有清洗、消毒与灭菌质量控制、监测及医务人员防护等的制度与流程，符合 WS 310.3 的要求，并落实。

⑧ 消毒供应中心清洗、消毒与灭菌效果监测落实到位,并有原始记录与监测报告。
⑨ 消毒供应中心人员知晓相关制度、本岗位职责、操作技能与知识,并执行。
⑩ 消毒供应中心物流管理实行全程信息化管理。
(9) 其他重点部门。应遵循国家相关法律、法规、标准和规范的要求。

6. 医务人员职业暴露和感染的预防与控制

(1) 制定医务人员职业暴露与感染的预防与控制的规章制度,并落实。
(2) 医务人员在诊疗工作中采取标准预防的原则和相应的措施。
(3) 有根据医务人员在工作时的感染风险程度采取分级防护的规定,防护措施适宜。
(4) 医务人员使用的防护用品符合国家有关标准,配置完整、充足,便于医务人员获取和使用。
(5) 有医务人员发生医院感染的监测、报告制度与处理程序。
(6) 医务人员知晓本部门、本岗位职业暴露和防护的知识与技能。
(7) 有职业暴露的应急预案,处置流程明确。
(8) 有职业暴露的完整登记、处置、随访等资料,并根据案例或阶段分析改进职业防护工作。

十八、医院感染管理质量考核制度

(一) 目的

为了加强各科室、各区域以及各诊疗环节医院感染管理质量,特制定《医院感染管理质量考核制度》。

(二) 适用范围

全院。

(三) 参考文件

(1) WS/T 592—2018《医院感染预防与控制评价规范》、《医院感染管理办法》等相关法律法规。
(2) 国家、省、市等上级部门指导意见。
(3) 结合医院实际情况。

(四) 管理要求

(1) 感控办根据医院实际情况,制定科室医院感染管理质量考核标准。
(2) 各科室每月按照标准自查,感控办每月随机抽查,检查结果纳入科室绩效考核成绩。
(3) 感控办做好考核信息的反馈工作,对存在问题的科室要求限时整改。
(4) 定期由感控办向医院感染管理委员会报告。

(五) 重点考核内容

(1) 医院感染管理各项规章制度落实情况、无菌操作技术、消毒隔离执行情况、复用诊疗器械和器具的处置流程等。
(2) 对各种物品、器械、消毒液、空气和工作人员、手术人员的手每季度进行微生物学监测；消毒灭菌物品合格率达100%。

（3）各项感染管理控制指标符合国家要求，超标科室及个人纳入医院绩效管理。

① 医院感染发病率应控制在≤10%，漏报率控制在≤10%。

② Ⅰ类手术切口预防抗菌药物使用比例≤30%。

③ Ⅰ类手术切口感染率≤1.5%，清洁手术切口甲级愈合率≥97%。

④ 接受抗菌药物治疗的住院患者抗菌药物使用前微生物送检率应≥50%；限制级抗菌药物使用前送检率应≥50%，特殊级抗菌药物使用前送检率应≥80%；发生医院感染的患者，医院感染诊断相关病原学送检率≥90%；接受2个或2个以上重点药物联用的住院患者，联合使用前病原学送检率应达到100%。

⑤ 医疗器械消毒灭菌物品合格率应达到100%。

⑥ 科室手卫生设施设备的配备符合规范，医务人员手卫生的依从性达到85%以上，正确率应达到95%。

⑦ 导尿管相关尿路感染发生率≤3‰；导管相关血流感染发生率≤3‰；呼吸机相关性肺炎发生率≤3‰。

⑧ 传染病漏报率0。

（4）规范一次性使用无菌物品使用管理，杜绝重复使用，违规者按照医院有关规定予以处罚。

（5）医院感染病例的处置与报告、医院感染暴发应急处理。

（6）多重耐药菌的监测与防控措施落实。

（7）安全注射、医用织物、职业暴露个人防护等管理。

（8）科室感控小组工作职责落实情况。

（9）医疗废物处置各个环节管理。

十九、医院感染管理反馈制度

（一）目的

为了医院各科室及时了解医院感染各项指标完成情况及监测情况，特制定《医院感染管理反馈制度》。

（二）适用范围

全院。

（三）参考文件

（1）WS/T 592—2018《医院感染预防与控制评价规范》、《医院感染管理办法》等相关法律法规。

（2）国家、省、市等上级部门指导意见。

（3）结合医院实际情况。

（四）管理要求

（1）根据医院感染监测预警系统，感控办每月将院内感染监测数据汇总，并分析总结，通过医院OA网反馈给各相关科室。

（2）感控办对全院开展综合监测及目标性监测，包括手卫生、多重耐药菌、三管监测、医疗废物、抗菌药使用前送检、环境卫生学、职业暴露等，每月、每季度、每半年、每全年进行数据汇总分析，结果通过医院 OA 网反馈给各相关科室。

（3）全院日常质控反馈，对存在问题多的科室，下发问题整改通知书，由科室负责人签字并组织全科培训，感控办追踪整改效果。

（4）临时存在需要落实防控措施的情况，感控办下发指导意见书，指导科室具体规范落实防控措施。

（5）感控办每月到科室查看科室医院感染管理小组工作手册，并在医院感染管理科质控反馈栏内，填写当月该科室的反馈意见。

（6）感控办至少每半年向医院感染管理委员会反馈全院医院感染管理落实情况，并提出管控重点。

（7）通过院感监测系统，提前预警聚集性病例，第一时间组织相关人员开展流调，将结果及时反馈到科室，并同时向医院感染管理委员会报告。

（8）接受上级部门督查时，立即整理存在的问题并提出整改方案，同时将整改效果向医院感染管理委员会反馈。

二十、医院感染管理会议制度

（一）目的

为了督导医院感染管理组织落实管理职责，提高医院感染管理质量，及时发现、处理医院感染风险事件，特制定《医院感染管理会议制度》。

（二）适用范围

医院感染管理委员会及各个管理小组。

（三）参考文件

（1）WS/T 312—2023《医院感染监测标准》、《医院感染管理办法》等相关法律法规。

（2）国家、省、市等上级部门指导意见。

（3）结合医院实际情况。

（四）管理要求

（1）医院感染管理实行例会制度，医院感染管理委员会及各管理小组每年至少召开两次会议。遇有突发事件或急于解决的事项，应随时召开，商讨、确定解决方案。

（2）医院感染管理委员会委员及各管理小组组员必须按时参加会议，如因故不能到会者，应向主任委员或组长请假，不得无故缺席。

（3）出席会议的人员不得少于委员会成员或小组组员的 3/4。

（4）总结汇报近期医院感染管理工作情况，通报医院感染监测结果，部署下一步医院感染管理工作重点。

（5）研究、讨论、分析医院感染现状，针对存在问题，制定持续改进措施。

（6）对重大提案交由委员会讨论，形成决议，由医院感染管理委员会主任审定。

（7）每次会议要有会议记录、会议签到，会议资料保存 3 年。

（8）对未出席会议的委员或组员，有专人传达会议精神，应将其反馈的意见补充到会议记录中。

（9）医院或上级部门临时要求的任务，临时组织召开讨论会议，制定任务执行方案。

二十一、多重耐药菌管理联席会议制度

（一）目的

为了加强医院多重耐药菌防控能力，特制定《多重耐药菌管理联席会议制度》。

（二）适用范围

全院。

（三）参考文件

（1）《国家卫生健康委办公厅关于进一步加强医疗机构感染预防与控制工作的通知》（国卫办医函〔2019〕480号）、《关于印发"提高住院患者抗菌药物治疗前病原学送检率"专项行动指导意见的函》（国卫医研函〔2021〕198号）、《关于进一步推进"提高住院患者抗菌药物治疗前病原学送检率"专项行动的函》（〔2023〕126号）等相关法律法规。

（2）国家、省、市等上级部门指导意见。

（3）结合医院实际情况。

（四）管理要求

（1）感控办联合微生物实验室、药剂部、医务部、护理部及临床科室，共同制定多重耐药菌管理的协作机制，并制定具体实施方案。

（2）感控办每季度组织临床科室、微生物实验室、药剂部等相关部门召开会议，对抗生素使用及耐药菌进行分析讨论，并将结果在院内网上公布。

（3）微生物实验室每季度将细菌耐药情况汇总报告感控办，临床科室（呼吸内科、感染性疾病科）根据细菌耐药情况进行分析，药剂部会根据分析结果对临床抗生素的使用提出指导性意见。

（4）各部门信息通畅，每季度对存在问题进行分析、反馈，做到持续改进。

（5）每季度向全院公布一次临床常见分离细菌菌株及其药敏情况，包括全院和重点部门多重耐药菌的检出变化情况和感染趋势。

（6）各部门分工明确，职责清楚

① 感控办职责

a. 负责对多重耐药菌医院感染预防与控制措施落实情况进行检查和指导。

b. 对医院感染及其相关危险因素进行监测、分析及反馈，针对问题提出控制措施并指导实施。

c. 对医院的清洁、消毒灭菌与隔离、无菌操作技术等工作提供指导。

d. 负责对全院临床医务人员、微生物室工作人员等进行多重耐药菌医院感染预防与控制的培训工作。

② 微生物实验室职责

a. 提供快速准确的病原学诊断，促进抗菌药物的合理应用。

b. 负责医院细菌耐药的监测，提高临床医生经验性用药水平。

c. 每季度对全院特殊病原体的耐药性进行总结、分析并向有关部门反馈，同时向全院公布。

d. 发现某病区有同种同源菌感染达3株以上者和多重耐药菌株者,及时报告感控办,进而采取措施有效控制多重耐药菌的传播。

③ 药剂部职责

a. 负责本院抗生素应用管理,定期总结、分析和通报应用情况。

b. 及时为临床科室提供抗感染药物信息。

c. 及时分析医院常用抗药耐药情况,向临床科室通报,必要时,按照耐药情况管控抗菌药物使用。

a) 对主要目标细菌耐药率超过30%的抗菌药物,应及时将预警信息通报本机构医务人员。

b) 对主要目标细菌耐药率超过40%的抗菌药物,应慎重经验用药。

c) 对主要目标细菌耐药率超过50%的抗菌药物,应参照药敏试验结果选用。

d) 对主要目标细菌耐药率超过75%的抗菌药物,应暂停该类抗菌药物的临床应用,根据追踪细菌耐药监测结果,再决定是否恢复其临床应用。

d. 督促临床人员严格执行抗感染药物应用的管理制度和应用原则。

④ 临床科室职责

a. 对细菌耐药性检测,特别是对MRSA(耐甲氧西林金黄色葡萄球菌)、VRE(耐万古霉素肠球菌)、PDR-AB(泛耐药鲍曼不动杆菌)、ESBLs(超广谱β-内酰胺酶)、MRSE(耐甲氧西林表皮葡萄球菌)、MRSCN(耐甲氧西林凝固酶阴性葡萄球菌)、PRSP(耐青霉素肺炎链球菌)的检测应予以高度重视,做好此项工作的宣传教育。

b. 对多重耐药菌感染的患者应及时报告、隔离,指导医务人员与患者正确防护,并做好抗菌药物应用指导、手卫生、环境物表及医疗器械的消毒、隔离措施的落实及明确标识、医疗废物处理等工作。

二十二、医院感染病例诊断、登记、报告制度

(一)目的

为明确医院感染诊断标准,规范医院感染病例的登记与报告管理工作,避免发生医院感染病例迟报与漏报,特制定《医院感染病例诊断、登记、报告制度》。

(二)适用范围

全院。

(三)参考文件

(1)《卫生部关于印发〈医院感染诊断标准〉的通知》(卫医发〔2001〕2号)、WS/T 524—2016《医院感染暴发控制指南》、WS/T 312—2023《医院感染监测标准》、《医院感染管理办法》、WS/T 510—2016《病区医院感染管理规范》等相关法律法规。

(2)国家、省、市等上级部门指导意见。

(3)结合医院实际情况。

(四)定义

1. 医院感染定义

医院感染(nosocomial infection, hospital infection, hospital acquired infection)是指

住院病人在医院内获得的感染，包括在住院期间发生的感染和在医院内获得出院后发生的感染；但不包括入院前已开始或入院时已存在的感染。医院工作人员在医院内获得的感染也属医院感染。

2. 下列情况属于医院感染

（1）无明确潜伏期的感染，规定入院48h后发生的感染为医院感染；有明确潜伏期的感染，自入院时起超过平均潜伏期后发生的感染为医院感染。

（2）本次感染直接与上次住院有关。

（3）在原有感染基础上出现其他部位新的感染（除外脓毒血症迁徙灶），或在原感染已知病原体基础上又分离出新的病原体（排除污染和原来的混合感染）的感染。

（4）新生儿在分娩过程中和产后获得的感染。

（5）由于诊疗措施激活的潜在性感染，如疱疹病毒、结核杆菌等的感染。

（6）医务人员在医院工作期间获得的感染。

3. 下列情况不属于医院感染

（1）皮肤黏膜开放性伤口只有细菌定植而无炎症表现。

（2）由于创伤或非生物性因子刺激而产生的炎症表现。

（3）新生儿经胎盘获得（出生后48h内发病）的感染，如单纯疱疹、弓形体病、水痘等。

（4）患者原有的慢性感染在医院内急性发作。

（5）医院感染按临床诊断报告，力求做出病原学诊断。

4. 医院感染日发病率

单位住院时间内住院患者新发医院感染的频率。

注：① 表示累计暴露时间内的发病密度。
　　② 单位住院时间通常用1000名患者住院日表示。

5. 医院感染发病（例次）率

在指定时间段内住院患者中新发医院感染（例次）的比例。

6. 医院感染现患（例次）率

指定时间段或时间点住院患者中，医院感染患者（例次）数占同期住院患者总数的比例。

7. 医院感染病例漏报率

发生医院感染未报告的病例数占同期实际发生医院感染病例数的比例。

（五）管理要求

（1）各临床科室必须对住院患者开展医院感染病例感染监测，以掌握本院医院感染发病特点，为医院感染控制提供科学依据。

（2）医院感染病例由临床医生按照《医院感染诊断标准》进行初步诊断，及时进行病原微生物检测，并且保证感染病例病原微生物检测率≥90%。科室感控督导员、感控医生认真如实记录本科室抗菌药物使用情况、送检情况月报表。

（3）诊断明确的感染病例，经治医师必须于24h内通过院感软件信息系统上报，并且认真填写科室医院感染管理小组工作手册，分析原因，制定整改措施，做到一例一分析一整改。经院感信息预警出的病例，感控办审核后明确属于院内感染，而科室未上报，视为漏报,必须在告知后24h内完成补报。

(4) 确诊为传染病的医院感染病例,临床科室必须按《中华人民共和国传染病防治法》的有关规定进行报告。

(5) 对疑似医院感染的诊断,主管医师报告科主任,科室医院感染管理小组组织讨论,并作进一步的分析及检查,做好讨论记录,讨论后能确定的按本制度第3条的规定进行报告。小组讨论尚不能认定的,须将该病例的全部资料及讨论的结果上报感控办,由感控办组织研究、分析,最后认定或否定。

(6) 临床医护人员发现有医院感染流行趋势时,立即报告科室负责人,同时向感控办报告,积极调查发病原因,寻找感染源和途径,控制蔓延,采取有效控制措施;确诊为医院感染暴发时,按照《医院感染暴发报告及处置制度》进行上报。

(7) 院感病例上报纳入科室绩效考核,发生迟报、漏报,将按照绩效扣罚。

二十三、医院关于碳青霉烯类耐药肠杆菌预防与控制管理制度

(一) 目的

为了提高我院工作人员关于碳青霉烯类耐药肠杆菌防控能力,降低耐药的发生及院内感染的发生,特制定《医院关于碳青霉烯类耐药肠杆菌预防与控制管理制度》。

(二) 适用范围

全院临床科室。

(三) 参考文件

(1) WS/T 367—2012《医疗机构消毒技术规范》、WS/T 512—2016《医疗机构环境表面清洁与消毒管理规范》、WS/T 826—2023《碳青霉烯类耐药肠杆菌预防与控制标准》、WS/T 311—2023《医院隔离技术标准》等相关法律法规。

(2) 国家、省、市等上级部门指导意见。

(3) 结合医院实际情况。

(四) 定义

1. 肠杆菌(Enterobacterales)

肠杆菌目细菌,为一大群生物学性状相似、无芽孢的革兰阴性杆菌。

注:肠杆菌目细菌包括肠杆菌科(*Enterobacteriaceae*)、布杰约维采菌科(*Budviciaceae*)、欧文菌科(*Erwiniaceae*)、摩根菌科(*Morganellaceae*)、哈夫尼菌科(*Hafniaceae*)、溶果胶菌科(*Pectobacteriaceae*)和耶尔森菌科(*Yersiniaceae*)。临床感染中以肠杆菌科为主,常见的菌种包括大肠埃希菌(*Escherichia coli*)、肺炎克雷伯菌(*Klebsiella pneumoniae*)、产酸克雷伯菌(*Klebsiella oxytoca*)、阴沟肠杆菌(*Enterobacter cloacae*)、弗氏柠檬酸菌(*Citrobacter freundii*)等。

2. 碳青霉烯类耐药肠杆菌(carbapenem-resistant Enterobacterales)

对亚胺培南、美罗培南、厄他培南、多尼培南等任一碳青霉烯类抗菌药物耐药的肠杆菌,或是产生耐碳青霉烯酶的肠杆菌。

注:碳青霉烯类耐药肠杆菌也包括对亚胺培南天然不敏感菌,而对除亚胺培南以外的任一碳青霉烯类抗菌药物耐药的摩根菌、变形杆菌、普罗威登斯菌等摩根菌科细菌。

3. 定植（colonization）

患者的皮肤、胃肠道、呼吸道、口腔、生殖道等部位有细菌等微生物生长但尚未引起相关感染临床表现的现象。

4. 主动筛查（active screening）

对没有相关感染临床表现的患者进行筛查，或对患者感染部位之外的其他部位进行筛查，以发现其是否携带有目标微生物。

5. 接触预防（contact precaution）

用于预防或减少病原体经手、媒介物直接或间接接触导致传播而采取的一组措施。

6. 去定植（decolonization）

对有特定病原微生物定植的人员，采取相应的措施减少或去除其定植的病原体。

7. 床间距（distance between patient beds）

两张病床间任何两点之间的最小距离。

（五）管理要求

（1）医院建立包括碳青霉烯类耐药肠杆菌在内的多重耐药菌预防与控制的联席会议制度和多部门/科室的协作机制，明确各部门/科室和人员的职责，加强对医院内防控的指导与管理。

（2）科室应根据实际情况，针对监测、诊断、治疗、预防和控制等各个环节，制定并落实碳青霉烯类耐药肠杆菌管理的相关制度，并总结、分析、报告与反馈。

（3）医院将碳青霉烯类耐药肠杆菌医院感染率作为反映科室医院感染监测控制质量的重要指标，纳入科室绩效考核。

（4）医院每季度在院内网发布本院的碳青霉烯类耐药肠杆菌（含在重点监测的多重耐药菌分析报告中）的感染情况和在临床标本中的检出情况。

（六）科室预防策略

1. 抗菌药物管理策略

（1）医院建立医务、医院感染管理、护理、信息、药学、临床微生物检验、感染性疾病、呼吸病学、重症医学等多部门/科室成员组成的抗菌药物管理团队；设立抗菌药物管理工作小组负责本院的抗菌药物管理工作。

（2）感控办按照上级部门有关规定开展和落实抗菌药物管理工作。

（3）医务部、药剂部应按照国家有关规定强化对碳青霉烯类抗菌药物的管理和临床应用评价。

（4）医务人员在诊治感染性疾病时，应对患者进行充分评估、做好鉴别诊断、区分检测到的微生物的临床意义（是否为致病、定植或污染），并充分认识到正常菌群是防御病原体感染的重要机制以及抗菌药物对人体正常菌群的显著影响，掌握抗菌药物使用的指征，避免不必要的抗菌药物使用。

2. 建筑设计

（1）重症监护病房（ICU）内宜设置成全单人间病房。

（2）无条件满足全单人间的ICU应设置至少1个单人间，每间使用面积应不少于$18m^2$。

（3）无条件满足全单人间的ICU多人间病房的床间距宜不少于2.5m；两床间宜设置物理隔断（如屏风、玻璃隔断等多种形式，但不含隔帘），物理隔断宜易清洁、耐受消毒，高度宜不低于 2.5m。

（4）普通病区应设置至少 1 个单人间，每间使用面积不小于 15m^2。

（5）普通病区可根据本院的碳青霉烯类耐药肠杆菌流行情况，增加单人间数量。

（6）各病区应设置独立的污物间，污洗间应相对独立，位于病房末端，靠近医疗废物暂存间及污物出口。病室内不应设置污洗池。

（7）洗手池应尽可能远离患者床头。

（8）洗手池深度不宜小于 19cm，宽度不宜小于 60cm；水池两侧及靠墙侧宜设置光滑、耐消毒液腐蚀和防潮材质的挡板，其高度不宜低于 50cm；宜调整出水口位置和水流强度，避免水流直接冲击水池底部的排水口。

3. 教育培训

（1）科室应制定碳青霉烯类耐药肠杆菌防控的培训计划及培训内容。

（2）全院工作人员应按照感控办培训计划和内容，每年定期参加防控知识的全员培训和考核，确保工作人员（含医护人员、保洁员、陪检员、保安等第三方物业工作人员等）掌握防控知识并正确实施防控措施。

（3）针对碳青霉烯类耐药肠杆菌感染或定植高发科室（如 ICU）及感染性疾病、微生物检验、药学、医院感染管理等部门/科室的工作人员，每年应至少进行 1 次针对性培训并考核合格。

（4）医务人员应了解本院及本科室临床标本中碳青霉烯类耐药肠杆菌检出情况。

4. 联防联控策略

（1）碳青霉烯类耐药肠杆菌感染或定植患者在出院时，主管医师宜在其出院证明书上注明碳青霉烯类耐药肠杆菌检出情况。

（2）碳青霉烯类耐药肠杆菌感染或定植患者在双向转诊或转科时，转出机构/科室宜在患者转院/转科证明中注明或以电话通知等方式告知接收机构/科室。

（3）本院积极与外院建立机构间碳青霉烯类耐药肠杆菌防控的联防联控机制，实现相关信息互联互通。

（七）患者识别和管理

1. 监测和报告

（1）感控办每季度进行碳青霉烯类耐药肠杆菌感染的监测数据分析反馈（含在重点监测的多重耐药菌分析报告中），做到持续质量改进，有效降低其所致的医院感染率。

（2）医师应对碳青霉烯类耐药肠杆菌检出患者及时进行感染诊断，应在病例中明确记录碳青霉烯类耐药肠杆菌检出结果和感染诊断意见，确诊后应在 24h 内向感控办报告。

（3）医院已开展碳青霉烯类耐药肠杆菌感染的目标性监测（含在重点监测的多重耐药菌的目标性监测中），目标性监测通过医院感染软件完成。

（4）医务人员发现碳青霉烯类耐药肠杆菌感染聚集或疑似暴发，应立即向感控办报告。

2. 主动筛查

（1）科室应根据风险评估结果及本院的流行病学数据，综合考量人员、技术、费用等因素，确定是否开展主动筛查以及具体方案。

（2）开展主动筛查时，筛查人群宜包括预估入住 ICU 大于 2d、进行器官和骨髓/干细胞移植等高风险患者。

（3）宜采集粪便标本或直肠/肛拭子筛查碳青霉烯类耐药肠杆菌。

（4）可采集其他标本（如痰液、气管导管抽吸物、咽拭子、腹股沟拭子、腋下拭子、伤口引流液、创面或皮肤破溃处）以及其他可能定植或者感染部位的标本筛查碳青霉烯类耐药肠杆菌。

（5）筛查的频率根据患者风险评估结果确定，可在患者入院时开展1次，随后每周筛查1次，直至出院。

（6）科室应根据自身实际选择筛查方法，包括表型检测和基因型检测等。

3. 患者隔离

（1）碳青霉烯类耐药肠杆菌感染或定植患者宜单人单间隔离，宜有单独的卫生间。

（2）当需要隔离的人数多或隔离单人间不够时，宜将大小便失禁、使用侵入性设备，或伤口持续有分泌物的患者优先进行单人单间隔离；宜将感染或定植同一碳青霉烯类耐药肠杆菌菌种的其他患者隔离在同一个多人间。

（3）对碳青霉烯类耐药肠杆菌感染或定植患者，宜实行分组护理；护理碳青霉烯类耐药肠杆菌感染或定植患者的人员不宜参与其他患者的护理。

（4）对隔离患者，不宜有陪护人员。确需陪护的应限1人，且不应同时陪护其他患者。

（5）隔离病室入口应张贴接触隔离标识，隔离标识宜简要注明接触隔离要求及注意事项。

（6）碳青霉烯类耐药肠杆菌感染或定植患者宜隔离至出院。

（7）若患者长期住院，应连续两次采样阴性，且采样时间相隔24h或以上，可解除隔离。

（8）对已知既往有碳青霉烯类耐药肠杆菌感染或定植的患者，宜在主动筛查前实施隔离。

4. 接触预防措施

（1）科室应按《医务人员手卫生管理制度》的要求，推动本科室工作人员提高手卫生意识、依从性和正确率。医务人员及其他工作人员应遵循《医务人员手卫生管理制度》的要求，按照手卫生指征及方法执行手卫生。

（2）在确保诊疗、护理、康复等工作的前提下，宜最大限度地减少与患者及其周围环境和使用物品的接触。

（3）工作人员在接触碳青霉烯类耐药肠杆菌感染或定植患者时，应佩戴手套，诊疗活动结束后，应脱去手套并立即进行手卫生；进行侵入性操作、大面积接触（如给患者翻身、擦浴）或处理患者排泄物时应穿隔离衣，诊疗活动结束后，应脱去隔离衣；一次性隔离衣由内向外、由上到下卷好按感染性废物处置；需重复使用的隔离衣污染面向外卷成一束悬挂于床旁并采取措施避免污染或放入专用收集容器。重复使用的隔离衣应至少每24h更换1次。

（4）对碳青霉烯类耐药肠杆菌感染或定植患者使用的低度危险性物品和器械（如听诊器、体温计、血压计等）应专人专用，并定期清洁和消毒；不能专人专用的物品和器械（如轮椅、车床、担架、床旁心电图机、超声仪器等）在每次使用后应清洁和消毒。

（5）碳青霉烯类耐药肠杆菌感染或定植患者周围物品、环境和医疗器械，应按《医院环境表面清洁与消毒管理制度》有关要求执行清洁消毒工作。

（6）碳青霉烯类耐药肠杆菌感染或定植患者转科/出院后，应对隔离病室或床单元进行终末消毒。

（7）对碳青霉烯类耐药肠杆菌感染或定植患者不宜探视。

（8）确需探视（如临终关怀）时，工作人员应督导探视者采取相应的隔离措施（穿隔离衣、做手卫生和戴手套等）。

5. 患者转运

（1）应充分评估碳青霉烯类耐药肠杆菌感染或定植患者转运的必要性，避免不必要的转运；对大小便难以控制、有伤口分泌物的碳青霉烯类耐药肠杆菌感染或定植患者，对其转运应尤其慎重。

（2）确需转运时，转出科室医务人员应对患者和转运人员进行告知，说明转运中的注意事项。

（3）医务人员和转运人员在转运全程均应采取接触预防措施，包括戴手套，充分遮盖患者躯干、四肢和伤口等；对气道开放患者在转运前应评估其吸痰指征，并依据评估结果做相应处置，需吸痰时宜采用密闭式吸痰方式；对大小便难以控制的患者，应在转运前处理大小便，并采取相应保护措施（如尿布等）。

（4）碳青霉烯类耐药肠杆菌感染或定植患者需外出检查和诊疗时，转出科室工作人员应提前告知接诊科室，提前做好防控。

（5）碳青霉烯类耐药肠杆菌感染或定植患者在院内转科时，转出科室应在患者转科记录上注明其碳青霉烯类耐药肠杆菌检出情况、并提前通知接收科室。

6. 检查和治疗科室接诊时的防控措施

（1）对于开展预约检查时，应在碳青霉烯类耐药肠杆菌感染或定植患者的检查预约单上有相应标识。

（2）检查和治疗科室应配备防控相关用品，包括速干手消毒剂、一次性铺巾、帽子、口罩、手套、隔离衣、清洁和消毒用品等。

（3）检查和治疗科室应根据其实际情况，建立碳青霉烯类耐药肠杆菌感染或定植患者分时段或分室检查和诊疗的制度；采取分时段检查和诊疗时应将碳青霉烯类耐药肠杆菌感染或定植患者安排在普通检查和诊疗者之后（需要紧急抢救者除外）。

（4）检查与治疗科室在接诊碳青霉烯类耐药肠杆菌感染或定植患者时，应控制室内人员数量，做到"一患一室"。若确不能做到"一患一室"，应与其他检查和诊疗者之间设有物理隔断（如屏风、玻璃隔断等多种形式，但不含隔帘）。

（5）检查和治疗科室工作人员在接触碳青霉烯类耐药肠杆菌感染或定植患者时，应执行接触隔离措施。

（6）对多名碳青霉烯类耐药肠杆菌感染或定植患者连续进行检查和诊疗时，在接触不同患者间应更换手套，并做手卫生；应根据菌种来安排集中进行检查和诊疗，在接触感染或定植不同菌种的患者时，应更换隔离衣。

（7）碳青霉烯类耐药肠杆菌感染或定植患者检查和诊疗后，应对环境物表及设备表面进行清洁、消毒后方可用于其他患者。

7. 重点人群的去定植

（1）碳青霉烯类耐药肠杆菌感染或定植的 ICU 患者，宜每日使用 2% 葡萄糖酸氯己定进行全身擦拭。

（2）不宜对碳青霉烯类耐药肠杆菌肠道定植患者使用抗菌药物去定植。

（3）不宜对碳青霉烯类耐药肠杆菌肠道定植患者使用益生菌及相关产品去定植。

8. 其他防控措施

（1）临床科室应在保障医疗安全的前提下尽可能减少患者的住院时间。

（2）医务人员应掌握侵入性设备和管路使用指征，避免不必要的使用。

(3）医务人员应对留置的侵入性设备和管路每日评估其留置的必要性，无留置必要时立即去除。

(4）医务人员应按无菌技术原则安置、更换和接触侵入性设备和管路，接触前后应执行手卫生，使用后应对设备和管路表面进行擦拭消毒。

(5）医务人员使用胃管进行喂养时应注意管喂的速度和量，避免误吸和溢出。

(6）医务人员应按无菌技术原则进行换药等操作。

(7）洗手池应仅供手卫生专用，不应用于倾倒体液与排泄物、清洗器械设备等其他用途。

（八）环境及物品管理

1. 环境监测

(1）科室按照《医院感染控制监测与报告管理制度》的要求开展环境卫生学的监测。

(2）科室可根据实际情况，对于易被碳青霉烯类耐药肠杆菌污染的床单元、设备仪器、水槽等适时开展采样和检测以了解污染情况，用于指导和评价清洁消毒的效果。

(3）当出现碳青霉烯类耐药肠杆菌医院感染暴发或疑似医院感染暴发时，科室应根据流行病学调查的结果，对环境和物体进行针对性的采样和检测，查找引起暴发的菌株环境储源。

(4）当科室发现存在碳青霉烯类耐药肠杆菌环境储源时，可将环境储源菌株与临床感染菌株进行同源性分析，明确本科室内环境储源与临床感染之间的关联。

2. 环境和物体表面的日常清洁与消毒

按照以下规则。

(1）有明显污染时，应先去除污染，再实施消毒。

(2）无明显污染时，宜直接进行擦拭消毒；宜使用清洁-消毒"一步法"的产品和符合环保要求的消毒剂。

(3）清洁和消毒应遵循先进行收治其他患者的区域，后进行碳青霉烯类耐药肠杆菌感染或定植患者区域的原则。

(4）日常清洁和消毒应每日不少于 2 次。

(5）高频接触的物体表面宜每隔 4h 进行 1 次清洁。

(6）任何物体表面出现可见污染时，应立即进行清洁和消毒。

(7）清洁和消毒应执行单元化操作的原则。对清洁工具（抹布、地巾等）应进行颜色区分，分区域使用。如采用机械热力清洗消毒的可统一使用。

(8）使用后或污染的可复用消毒用具应采取有效的复用处理方法在专用的场所进行处理后备用；不应在使用的现场进行复用处理。

(9）工作人员在实施清洁与消毒时应做好个人防护，应在原有工作着装基础上穿隔离衣和戴手套，并正确穿脱防护用品。

3. 终末清洁与消毒

按照以下规则。

(1）隔离病室内物品配备宜遵循最小量配置原则，以降低终末清洁与消毒的负担。

(2）应先对隔离病室配置的医疗设备、家具等物品进行清洁和擦拭消毒。

(3）医疗设备、家具等物品在消毒后宜移出隔离病室，再对病室进行清洁和消毒。

(4）对隔离病室应按由上而下、由轻污染到重污染、由里而外的顺序进行清洁与擦拭消毒。

(5）可采用含有效氯（500mg/L）或具有同等消毒作用水平的消毒剂进行擦拭消毒。

(6) 床边隔帘、窗帘应拆除后进行清洗和消毒。
(7) 室内医疗卫生用品应清洁与消毒,未经有效清洁与消毒不应移动至他处使用。
(8) 应更换所有床上织物,包括被单、被套、枕套等。
(9) 宜使用可擦拭消毒的寝具(即床垫、棉被、枕芯)。
(10) 病室内洗手池内外表面应清洁和消毒。
(11) 有条件的科室可采用非接触式方法进行终末消毒。

(九)防控措施的监督、管理和质量评价

(1) 感控办对检出碳青霉烯类耐药肠杆菌的科室的感染防控措施的落实情况进行定期现场督导与检查(至少1次/周),并有督导检查表格和反馈记录。
(2) 感控办定期对本制度中碳青霉烯类耐药肠杆菌各项防控措施的落实情况进行督导。
(3) 督导形式和频率等依据本院的实际情况而定,可根据监测数据增减。
(4) 科室建立碳青霉烯类耐药肠杆菌防控措施的质量评价机制,进行持续质量改进。质量评价指标宜包括以下内容。
① 个人防护用品配备情况;
② 防控措施执行情况(手卫生依从性、单间/床旁隔离率等);
③ 碳青霉烯类抗菌药物使用率和使用强度;
④ 临床标本中碳青霉烯类耐药肠杆菌的分离率;
⑤ 碳青霉烯类耐药肠杆菌所致的医院感染率;
⑥ 碳青霉烯类耐药肠杆菌在环境中的检出情况。
(5) 评价指标按季度统计,并有指标评价连续比较趋势分析。

(十)暴发的应急处理

1. 上报要求

科室出现碳青霉烯类耐药肠杆菌感染暴发或疑似暴发时,应按照《医院感染暴发报告及处置制度》的要求,按时上报相关部门。

2. 建立应急处理小组

当出现碳青霉烯类耐药肠杆菌感染暴发或疑似暴发时,医院建立应急处理小组,由分管医疗的副院长任组长,组员由医院感染管理专兼职人员、医务部负责人、护理部负责人、后勤部负责人、人力资源部负责人、临床微生物检验负责人、相关专业(感染、呼吸等)医师、所涉及科室的主任和护士长等组成。

3. 患者管理

(1) 处置暴发时,应将碳青霉烯类耐药肠杆菌感染或定植患者单人间隔离或感染同种病原体的患者集中隔离。
(2) 处置暴发时,同一班次的护理人员应指定专人集中护理隔离患者,且不应同时护理其他患者。
(3) 处置暴发时,医师查房人数不应同时超过2人;应指定医师专人诊治隔离患者,且不应同时诊治其他患者。
(4) 处置暴发时,若患者需要技师(如呼吸治疗师)参与诊治,应指定技师专人诊治隔离患者,且不应同时诊治其他患者。
(5) 处置暴发时,对隔离患者不应有陪护人员。

4. 对有流行病学关联者进行筛查

（1）宜对有流行病学关联的患者（例如同一病区的患者、同一医疗组/护理组的患者、同一房间的患者、使用同一仪器设备的患者等）开展主动筛查。

（2）当有流行病学关联时，可对病区工作人员开展主动筛查。

5. 环境处置

（1）应遵循《医院感染暴发报告及处置制度》的要求，控制传染源，切断传播途径，保护易感人群，采取及时有效的处置措施。

（2）宜根据流行病学分析及环境检测结果采取有针对性的防控措施。

6. 其他措施

采取以上措施后控制不佳时，宜采取暂停收治新的入院患者、腾空病区强化消毒等强化措施。

二十四、经空气传播疾病医院感染预防与控制管理制度

（一）目的

为了加强医院工作人员对经空气传播疾病的防控能力，杜绝传播蔓延，特制定《经空气传播疾病医院感染预防与控制管理制度》。

（二）适用范围

诊疗经空气传播的疾病时执行本制度。

（三）参考文件

（1）WS/T 367—2012《医疗机构消毒技术规范》、WS/T 512—2016《医疗机构环境表面清洁与消毒管理规范》、WS/T 511—2016《经空气传播疾病医院感染预防与控制规范》、WS/T 311—2023《医院隔离技术标准》、《医疗废物管理条例》等相关法律法规。

（2）国家、省、市等上级部门指导意见。

（3）结合医院实际情况。

（四）定义

1. 经空气传播疾病

由悬浮于空气中、能在空气中远距离传播（＞1m）并长时间保持感染性的飞沫核传播的一类疾病。包括专性经空气传播疾病（如开放性肺结核）和优先经空气传播疾病（如麻疹和水痘）。

2. 负压病区（房）

通过特殊通风装置，使病区（房）的空气由清洁区向污染区流动，使病区（房）内的压力低于室外压力。负压病区（房）排出的空气需经处理，确保对环境无害。病室与外界压差宜为−30Pa，缓冲间与外界压差宜为−15Pa。

3. 产生气溶胶的操作

能产生气溶胶的操作，例如气管插管及相关操作、心肺复苏、支气管镜检、吸痰、咽拭子采样、尸检以及采用高速设备（如钻、锯、离心等）的操作等。

4. 呼吸道卫生

呼吸道感染患者佩戴医用外科口罩、在咳嗽或打喷嚏时用纸巾盖住口鼻、接触呼吸道分

泌物后实施手卫生，并与其他人保持1m以上距离的一组措施。

（五）管理要求

（1）科室应根据医院有关规定，结合本科室的实际情况，制定科室经空气传播疾病医院感染预防与控制的制度和流程，建筑布局合理、区域划分明确、标识清楚，并定期自查，发现问题及时改进，做好自查记录。

（2）应遵循早发现、早报告、早隔离、早治疗的原则，按照《医疗机构传染病预检分诊管理办法》的要求，落实门诊、急诊就诊患者的预检分诊和首诊负责制。

（3）应执行疑似和确诊呼吸道传染病患者的安置和转运的管理要求，呼吸道传染病及新发或不明原因传染病流行期间，应制定并落实特定的预检分诊制度。

（4）应遵循《医院隔离管理制度》的要求，做好疑似或确诊呼吸道传染病患者的隔离工作；应遵循《医院消毒管理制度》的要求，做好接诊和收治疑似或确诊呼吸道传染病区域的消毒工作。

（5）工作人员应熟练掌握经空气传播疾病医院感染的防控知识，遵循标准预防，遇有经空气传播疾病疑似或确诊患者时，应遵守经空气传播疾病医院感染预防与控制的规章制度与流程，做好个人防护。

（6）科室储备足量、合格的防护用品，满足工作需要，方便工作人员使用。

（六）患者识别要求

（1）严格执行经空气传播疾病预检分诊制度与流程并落实。

（2）预检分诊应重点询问患者有无发热、呼吸道感染症状、流行病学史等情况，必要时应对疑似患者测量体温。对疑似经空气传播疾病患者发放医用外科口罩，并指导患者正确佩戴，指导患者适时正确实施手卫生。

（3）工作人员应正确引导疑似经空气传播疾病患者到指定的感染疾病科门诊就诊。

（七）患者转运要求

（1）患者转运包括从就诊地到临时安置地，从临时安置地到集中安置地。严格执行经空气传播疾病患者院内转运与院外转运的制度与流程。

（2）疑似或确诊呼吸道传染病患者和不明原因肺炎患者应及时转运至有条件收治的定点医疗机构救治。

（3）转运时，工作人员应做好经空气传播疾病的个人防护，转运中避免进行产生气溶胶的操作。

（4）疑似或确诊经空气传播疾病患者在转运途中，病情容许时应戴医用外科口罩。

（5）转运过程中若使用转运车辆，应通风良好，有条件时可采用负压转运车。转运完成后，应及时对转运车辆进行终末消毒，终末消毒应遵循《医院消毒管理制度》的要求。

（6）患者确定转运时，应告知接诊医疗机构或医疗机构相关部门的工作人员。

（7）原则上患者所有辅助检查及诊疗均在隔离间内完成，必须外出时应告知前往区域的工作人员，并通知安保部清空途经区域的其他人员，患者离开后对长时间停留的密闭区域进行终末消毒。

（八）患者安置要求

（1）临时安置地通常为科室的隔离间，应确保相对独立，通风良好或安装了带有空气净化消毒装置的集中空调通风系统，有手卫生设施，并符合 WS/T 313—2019 的要求。

（2）集中安置地通常为感染性疾病科或发热门诊，应相对独立，布局合理，分为清洁区、潜在污染区和污染区，三区之间应设置缓冲间，缓冲间两侧的门不应同时开启，无逆流，不交叉。病室内应设置卫生间。

（3）疑似或确诊经空气传播疾病患者宜安置在隔离间或负压病区（房）中。原则上禁止探视，特殊情况应限制探视人数和时间。

（4）疑似患者应单人间安置，确诊的同种病原体感染的患者可安置于同一病室，床间距不小于 1.2m。

（5）患者在病情容许时宜戴医用外科口罩，其活动宜限制在隔离病室内。

（6）无条件收治呼吸道传染病患者的科室，对暂不能转出的患者，应安置在通风良好的隔离间。

（7）经空气传播疾病患者在科室内的诊疗应遵循本院相关规定。

（九）培训与健康教育

（1）科室应定期开展经空气传播疾病医院感染预防与控制知识的培训，内容可包括常见经空气传播疾病的种类、传播方式与隔离预防措施，防护用品的正确选择及佩戴，呼吸道卫生、手卫生、通风等。

（2）科室对就诊患者和工作人员进行经空气传播疾病防控的健康教育。

（3）在发生经空气传播疾病及新发或不明原因传染病流行时，科室应采取多种形式针对该传染病防控进行宣传和教育。

（4）医院所有工作人员，包括医护人员、后勤机关人员、医技人员、保洁员、保安、陪检员等第三方物业人员均要参加医院组织的相关培训考核。

（十）清洁、消毒与灭菌

（1）空气净化与消毒应遵循 WS/T 368—2012 的相关要求。

（2）物体表面清洁与消毒应遵循《医院消毒管理制度》的相关要求。

（3）经空气传播疾病及不明原因的呼吸道传染病病原体污染的诊疗器械、器具和物品的清洗、消毒或灭菌应遵循 WS 310.1—2016、WS 310.2—2016、WS 310.3—2016 及相关标准的要求。

（4）患者转出、出院或死亡后，应按照《医院消毒管理制度》的要求进行终末消毒。

（5）清洗、消毒产品应合法、有效。

（6）患者死亡后，应使用防渗漏的尸体袋双层装放，必要时应消毒尸袋表面，并尽快火化。

（7）医疗废物处理应遵循《医院医疗废物处置与管理制度》的有关规定。

（十一）医疗机构工作人员经空气传播疾病预防与控制要求

（1）诊治疑似或确诊经空气传播疾病患者时，应在标准预防的基础上，根据疾病的传播途径采取空气隔离的防护措施。

（2）工作人员防护用品选用应按照分级防护的原则，具体要求遵照本院规定执行。进入确诊或疑似空气传播疾病患者房间时，应佩戴医用防护口罩或呼吸器；根据暴露级别选戴帽子、手套、护目镜或防护面罩，穿隔离衣。

（3）工作人员个人防护用品使用的具体要求和穿脱个人防护用品的流程与操作应遵循《医院隔离管理制度》的要求，确保医用防护口罩在安全区域最后脱卸。使用后的一次性个人防护用品应遵循《医院医疗废物处置与管理制度》的要求处置；可重复使用的个人防护用品应清洗、消毒或灭菌后再用。

（4）应根据疫情防控需要，开展工作人员的症状监测，必要时应为高风险人群接种经空气传播疾病疫苗。

二十五、医院安全注射管理制度

（一）目的

为了推动医务人员安全注射理念建立与规范执行，实现安全注射持续改进，推动和促进患者安全工作目标，不断提高医院感染管理工作整体能力，特制定《医院安全注射管理制度》。

（二）适用范围

全院。

（三）参考文件

（1）《血源性病原体职业接触防护导则》、《静脉治疗护理技术操作规范》、《医疗废物管理条例》，以及《阻断院感注射传播，让注射更安全（2015～2018年）》专项工作指导方案等相关法律法规。

（2）国家、省、市等上级部门指导意见。

（3）结合医院实际情况。

（四）组织机构

成立医院安全注射管理领导小组，医院法人是安全注射管理的第一责任人。成员包括医务部、护理部、感控办、药剂部、装备部、后勤部等科室负责人，办公室下设在感控办。管理小组的主要职责是对安全注射各个环节的控制，防止非安全注射引起的伤害事件。

（五）安全注射的管理措施

1. 安全注射的基本要求

（1）无菌操作技术方面

① 注射前需确保注射器和药物处于有效期内且外包装完整。

② 疑似有污染的药品不可以使用。

③ 消毒剂在有效期内使用。

④ 一次性使用无菌注射器及其针头不能重复使用（应做到"一人一针一管一用"）。

⑤ 皮肤消毒后应完全干燥后再进行注射。

⑥ 使用同一溶剂配制不同药液时，每次应更换使用未启封的一次性使用无菌注射器和针头抽取溶剂。

⑦ 注射操作前应进行手卫生。

⑧ 皮肤消毒后不应再用未消毒的手指触摸穿刺点。

⑨ 必须使用多剂量用药时，应做到一人一针一次使用。

⑩ 操作后应进行手卫生。

(2)锐器伤防护方面

① 禁止双手回套针帽。

② 禁止用手分离注射器针头。

③ 接触血液、体液、分泌物时,需戴手套。

④ 禁止手持锐器随意走动。

⑤ 禁止将针等锐器随手传递。

⑥ 进行侵袭性治疗、护理操作中,要保证充足的光线,防止被针头、缝合针、刀片等锐器刺伤或划伤。

(3)医疗废物处置方面

① 使用合格的锐器盒,锐器盒需防渗漏、防穿透。

② 锐器使用后应立即放入锐器盒内。

③ 应正确使用锐器盒。

④ 锐器盒在转运过程中应密闭,避免内容物外漏或溢出。

⑤ 锐器盒放置的位置应醒目且方便使用。

2. 安全注射管理要求

(1)减少不必要的注射;定期评估,尽量缩短输液或静脉导管留置时间。

(2)使用合格的注射或穿刺器具,严禁重复使用一次性注射用品。

(3)医务人员必须参加安全注射的教育培训,提高安全注射意识,掌握安全注射技术。安全注射培训覆盖率应达100%;医务人员安全注射知识知晓率、行为依从率、操作正确率达到国家要求。

(4)加强医患之间的沟通,取得患者信任和配合,顺利完成注射操作。

(5)严格执行医务人员手卫生规范,大力推进速干手消毒剂的使用。

(6)严格遵守无菌技术操作规程和安全注射操作规程。

(7)正确使用锐器盒,规范处理医疗废物。

(8)严格执行锐器伤报告处理制度,医务人员注射相关锐器伤发生率较基线下降≥20%。

(9)医院应购置符合要求的安全注射用品,满足临床医务人员使用。

(10)制定医院安全注射考核实施细则,管理小组按照细则对临床相关科室安全注射工作进行督导,以督促医务人员安全注射行为,防范注射风险。

(六)安全注射术语

1. 注射

注射是指采用注射器、钢针、留置针、导管等医疗器械将液体或气体注入体内,达到诊断、治疗等目的的过程和方法。本方案中所指的注射,不仅包括肌内注射、皮内注射、皮下注射、静脉输液或注射、牙科注射,还包括使用以上医疗器械的其他操作(如采血和各类穿刺等介入性操作)。

2. 安全注射

安全注射是指对接受注射者无害、实施注射操作的医务人员不暴露于可避免的风险,以及注射后的废弃物不对环境和他人造成危害。没有遵循上述要求的注射均为非安全注射。

3. 安全注射行为依从率

实际工作中符合操作要求与依从安全注射要求行为之比的百分率。

4. 医疗保健相关感染

医疗保健相关感染是指患者或就诊者在诊断、治疗和预防等医疗保健活动活动中所获得的感染。

附录 A 安全注射操作规程

(1) 进行注射操作前 0.5h 应停止清扫地面等工作，避免不必要的人员活动。严禁在非清洁区域进行注射准备等工作。

(2) 严格遵守无菌技术操作原则，严格"三查七对"，严格执行医务人员手卫生规范。

(3) 进行配药、皮试、胰岛素注射、免疫接种等操作时，严格执行注射器"一人一针一管一用"。

(4) 尽可能使用单剂量注射用药。多剂量用药无法避免时，应保证"一人一针一管一用"，严禁使用用过的针头及注射器再次抽取药液。

(5) 抽出的药液、开启的静脉输入用无菌液体须注明开启日期和时间，放置时间超过 2h 后不得使用；启封抽吸的各种溶剂超过 24h 不得使用。

(6) 评估病情，选择适宜的注射方式、注射器具、给药途径、用药时间，避免滥用注射。

(7) 静脉输液尽量选择封闭式输液系统，药品配制应保证其无菌性，应由医院配液中心集中统一配制，配药中心应符合《静脉用药集中调配质量管理规范》。

(8) 深静脉置管时皮肤消毒宜使用≥2%的氯己定醇消毒剂。

(9) 盛放用于皮肤消毒的非一次性使用的碘酒、酒精的容器等应密闭保存，每周更换 2 次，更换容器时剩余的消毒剂应废弃。一次性小包装（≤100mL）的瓶装碘伏、酒精，注明开启时间，启封后使用时间不超过 7d。

(10) 药品保存应遵循厂家的建议，不得保存在与患者密切接触的区域，疑有污染时应立即停止使用并按要求处置。

(11) 注射使用过的器具应按医疗废物处置。

二十六、医院工作人员防护用品穿脱及使用管理制度

（一）目的

为了提高医院工作人员防护用品的穿脱及使用能力水平，防止由于防护用品穿脱及使用不规范导致感染发生，特制定《医院工作人员防护用品穿脱及使用管理制度》。

（二）适用范围

全院。

（三）参考文件

(1) WS/T 311—2023《医院隔离技术标准》、《关于印发〈医疗机构内新型冠状病毒感染预防与控制技术指南（第三版）〉的通知》（联防联控机制综发〔2021〕96号）等相关法律法规。

(2)国家、省、市等上级部门指导意见。

(3)结合医院实际情况。

(四)管理规定

1. 帽子

(1)必须遮住所有头发和耳朵。

(2)不能外漏出防护服帽子外。

2. 口罩

(1)医用外科口罩或医用防护口罩连续使用不允许超过说明书上的有效时间(通常为4h),超过有效时间必须更换。

(2)自觉口罩潮湿、损坏或污染时应立即更换。

(3)诊疗过程中禁止碰触口罩外表面,一旦碰触,必须立即手卫生;若为发热门诊/发热病区/PCR实验室等重点区域的污染区工作人员则应立即更换。

(4)进行气管插管、吸痰等可能产生气溶胶的操作后,立即更换口罩。

(5)脱卸防护用品时,在最安全的区域最后摘口罩,并尽快更换口罩。

(6)医用防护口罩佩戴前必须进行密合性/适合性测试。

3. 防护面屏/护目镜

(1)污染后立即更换。

(2)诊疗过程中禁止碰触外表面,一旦碰触,立即手卫生。

(3)用于固定护目镜或防护面屏的耳围或头围后面是相对清洁部位,前面是污染部位。脱卸时抓住相对清洁部位。

(4)一次性护目镜或防护面屏禁止复用。

(5)护目镜或防护面屏不需要同时使用。

4. 防护服

(1)防护服只限在规定区域内穿脱。

(2)进入污染区之前必须保证防护服穿戴规范。

(3)穿前应检查防护服有无破损,并选择型号合适的防护服。

(4)穿时勿使衣袖触及面部及衣领,脱时应注意避免污染。

(5)接触多个同种病原体感染的确诊患者时,防护服若无明显污染可连续使用;接触疑似患者时,防护服在接触每个患者之间进行更换。脱卸防护服时必须有督导员监督整个脱卸过程。

① 防护服破损或内衣物外漏必须立即更换。

② 防护服被患者血液、体液、污物污染时,应及时更换。

③ 禁止使用胶带固定防护服领口、手套、袖口、靴套等部位。

④ 脱防护服时,动作尽量轻柔、熟练,确保没有未穿戴个人防护用品的人员在场,以免造成对他人及周围环境的污染。

5. 隔离衣

(1)隔离衣只限在规定区域内穿脱。

(2)一次性隔离衣禁止复用。

(3)隔离衣污染或破损时必须立即更换。

(4)穿时勿使衣袖触及面部及衣领,脱时应注意避免污染。

（5）接触多个同种病原体感染的确诊患者时，隔离衣若无明显污染可连续使用；接触疑似患者时，隔离衣在接触每个患者之间进行更换。

6．手套

（1）手套破损或疑有破损及污染时立即更换。

（2）除工作需要外，戴手套时禁止触摸其他环境物表，一旦触摸，触摸处立即消毒处理，并进行手卫生。

（3）戴无菌手套前应进行手卫生并确保手部彻底干燥。

（4）尽量选择无粉手套，如为有粉手套，应使用无菌方法去除手套表面的粉末。

（5）一次性医用手套应一次性使用，使用后按照感染性医疗废物处置。

（6）接触实施接触预防措施的患者时，医用手套应最后佩戴，最早摘下。

（7）不管手套是否有污染，摘除手套后都应实施手卫生，戴手套不能替代手卫生。

注： 上述任一一种防护用品需要更换时，若正位于发热门诊/发热病区/PCR实验室等重点区域的污染区工作人员应全套防护用品一起更换。

二十七、医院工作人员医院感染防控管理制度

（一）目的

为切实加强医院感染防控管理，落实岗位责任，避免由于人员原因导致院内感染发生，消除安全隐患，防范医院感染风险，特制定《医院工作人员医院感染防控管理制度》。

（二）适用范围

医院内所有工作人员，包括医生、护士、机关后勤人员、医技人员、保洁员、保安等物业第三方人员。

（三）参考文件

（1）《医院感染管理办法》、WS/T 592—2018《医院感染预防与控制评价规范》、《医疗废物管理条例》、WS/T 313—2019《医务人员手卫生规范》、WS/T 311—2023《医院隔离技术标准》、WS/T 367—2012《医疗机构消毒技术规范》等相关法律法规。

（2）国家、省、市等上级部门指导意见。

（3）结合医院实际情况。

（四）管理

（1）所有工作人员按照属地化管理原则，由隶属科室或部门统筹管理。

（2）严格遵守医院感染防控管理各项规定、规章制度、流程以及预案等。

（3）隶属科室/部门负责每年至少1次对管辖范围内的工作人员进行医院感染防控专项知识培训，培训频次按照实际工作情况随时增加。

（4）工作人员严格执行医院上报规定，按时完成健康上报、核酸检测、疫苗接种等上报工作。

（5）规范落实岗位防控措施，熟练掌握标准预防、个人防护、消毒、隔离、手卫生、医疗废物处置等各项防控措施。隶属科室/部门负责对执行情况进行督导及考核。

（6）积极参加院内、科室/部门组织的感染防控知识培训考核，保证每年培训出勤率≥80%，考核成绩合格。

（五）追责

由于个人原因导致院内感染及医院感染不良事件（详见《医院感染不良事件管理暂行规定》）发生，将追究个人相应责任；同时追究隶属科室/部门负责人管理责任。

二十八、医务人员手卫生管理制度

（一）目的

为强化医务人员手卫生意识，提高手卫生依从率法，降低医院感染发生，特制定《医务人员手卫生制度》。

（二）适用范围

全院所有医务人员，非医务人员的本院工作人员参照执行。

（三）参考文件

（1）WS/T 313—2019《医务人员手卫生规范》、WS/T 510—2016《病区医院感染管理规范》、WS/T 311—2023《医院隔离技术标准》等相关法律法规。

（2）国家、省、市等上级部门指导意见。

（3）结合医院实际情况。

（四）定义

1. 手卫生

为医务人员在从事职业活动过程中的洗手、卫生手消毒和外科手消毒的总称。

2. 洗手

医务人员用流动水和洗手液（肥皂）揉搓冲洗双手，去除手部皮肤污垢、碎屑和部分微生物的过程。

3. 卫生手消毒

医务人员用手消毒剂揉搓双手，以减少手部暂居菌的过程。

4. 外科手消毒

外科手术前医护人员用流动水和洗手液揉搓冲洗双手、前臂至上臂下 1/3，再用手消毒剂清除或者杀灭手部、前臂至上臂下 1/3 暂居菌和减少常居菌的过程。

5. 常居菌

能从大部分人体皮肤上分离出来的微生物，是皮肤上持久的固有寄居菌，不易被机械摩擦清除。如凝固酶阴性葡萄球菌、棒状杆菌属、丙酸菌属、不动杆菌属等。一般情况下不致病，在一定条件下能引起导管相关感染和手术部位感染等。

6. 暂居菌

寄居在皮肤表层，常规洗手容易被清除的微生物。直接接触患者或被污染的物体表面时可获得，可通过手传播，与医院感染密切相关。

7. 手消毒剂

应用于手消毒的化学制剂。

（1）速干手消毒剂：含有醇类和护肤成分的手消毒剂。

（2）免冲洗手消毒剂：主要用于外科手部皮肤消毒，使用后不需用水冲洗的手消毒剂。

8. 手卫生设施

用于洗手与手消毒的设施设备，包括洗手池、水龙头、流动水、洗手液（肥皂）、干手用品、手消毒剂等。

（五）管理规定

（1）各科室应明确科室工作人员在手卫生管理工作中的职责，加强对手卫生行为的指导与管理。

（2）医院将手卫生纳入绩效考核，提高医务人员手卫生的依从性。

（3）各科室规范落实手卫生管理制度，配备有效、便捷、适宜的手卫生设施。

（4）科室定期开展手卫生的培训，每月开展手卫生依从性调查，科室工作人员应掌握手卫生知识和正确的手卫生方法。

（5）手消毒剂应符合国家有关规定和GB 27950—2020的要求，在有效期内使用。

（6）手卫生消毒效果应达到如下要求：

① 卫生手消毒，监测的细菌菌落总数应≤$10CFU/cm^2$。

② 外科手消毒，监测的细菌菌落总数应≤$5CFU/cm^2$。

（六）手卫生设施

1. 洗手与卫生手消毒设施

（1）各科室应设置与诊疗工作相匹配的流动水洗手和卫生手消毒设施，并方便医务人员使用。

（2）重症监护病房在新建、改建时的手卫生设施应符合WS/T 509—2016的要求。

（3）手术部（室）、导管室、洁净层流病区、器官移植病区、血液透析中心（室）、感染性疾病科、口腔科、新生儿科、消毒供应中心、检验科、内镜中心（室）等感染高风险部门和治疗室、治疗准备室、处置室、注射室应配备非手触式水龙头。

（4）各诊疗区域均宜配备非手触式水龙头。

（5）应配备洗手液（肥皂），并符合以下要求。

① 盛放洗手液的容器宜为一次性使用。

② 重复使用的洗手液容器应定期清洁与消毒。

③ 洗手液发生浑浊或变色等变质情况时及时更换，并清洁、消毒容器。

④ 使用的肥皂应保持清洁与干燥。

（6）应配备干手用品或设施。

（7）医务人员对选用的手消毒剂有良好的接受性。

（8）手消毒剂宜使用一次性包装。

2. 外科手消毒设施

（1）应配置专用洗手池。洗手池设置在手术间附近，水池大小、高度适宜，能防止冲洗水溅出，池面光滑无死角，易于清洁。洗手池应每日清洁与消毒。

（2）洗手池及水龙头数量应根据手术间的数量合理设置，每2～4间手术间宜独立设置1个洗手池，水龙头数量不少于手术间的数量，水龙头开关应为非手触式。

（3）应配备符合上面（5）①～③要求的洗手液。

（4）应配备清洁指甲的用品。

（5）可配备手卫生的揉搓用品。如配备手刷，手刷的刷毛柔软。

(6) 手消毒剂的出液器应采用非手触式。
(7) 手消毒剂宜采用一次性包装。
(8) 重复使用的消毒剂容器应至少每周清洁与消毒。
(9) 冲洗手消毒法应配备干手用品，并符合以下要求：
① 手消毒后应使用经灭菌的布巾干手，布巾应一人一用。
② 重复使用的布巾，用后应清洗、灭菌并按照相应要求储存。
③ 盛装布巾的包装物可为一次性使用，如使用可复用容器应每次清洗、灭菌，包装开启后使用不得超过24h。
(10) 应配备计时装置、外科手卫生流程图。

（七）洗手与卫生手消毒

1. 洗手与卫生手消毒指征
(1) 下列情况医务人员应洗手和/或使用手消毒剂进行卫生手消毒。
① 接触患者前。
② 清洁、无菌操作前，包括进行侵入性操作前。
③ 暴露患者体液风险后，包括接触患者黏膜、破损皮肤或伤口、血液、体液、分泌物、排泄物、伤口敷料等之后。
④ 接触患者后。
⑤ 接触患者周围环境后，包括接触患者周围的医疗相关器械、用具等物体表面后。
(2) 下列情况应洗手。
① 当手部有血液或其他体液等肉眼可见的污染时。
② 可能接触艰难梭菌、肠道病毒等对速干手消毒剂不敏感的病原微生物时。
(3) 手部没有肉眼可见的污染时，宜使用手消毒剂进行卫生手消毒。
(4) 下列情况时医务人员应先洗手，然后进行卫生手消毒。
① 接触传染病患者的血液、体液和分泌物以及被传染性病原微生物污染的物品后。
② 直接为传染病患者进行检查、治疗、护理或处理传染患者污物之后。

2. 洗手与卫生手消毒方法
(1) 医务人员洗手方法，见附录A。
(2) 医务人员卫生手消毒遵循以下方法。
① 取适量的手消毒剂于掌心，均匀涂抹双手。
② 按照"附录A 医务人员洗手方法"A.3揉搓的步骤进行揉搓。
③ 揉搓至手部干燥。

3. 手消毒剂选择
卫生手消毒时首选速干手消毒剂，过敏人群可选用其他手消毒剂；针对某些对酒精不敏感的肠道病毒感染时，应选择其他有效的手消毒剂。

4. 注意事项
戴手套不能代替手卫生，摘手套后应进行手卫生。

（八）外科手消毒

(1) 外科手消毒应遵循以下原则。
① 先洗手，后消毒。

② 不同患者手术之间、手套破损或手被污染时，应重新进行外科手消毒。

(2) 外科洗手遵循以下方法与要求。

① 洗手之前应先摘除手部饰物，修剪指甲，指甲长度不超过指尖。

② 取适量的洗手液清洗双手、前臂和上臂下 1/3，并认真揉搓。清洁双手时，可使用清洁指甲用品清洁指甲下的污垢和使用揉搓用品清洁手部皮肤的皱褶处。

③ 流动水冲洗双手、前臂和上臂下 1/3。

④ 使用干手用品擦干双手、前臂和上臂下 1/3。

(3) 外科冲洗手消毒，遵循附录 B 的方法与要求。

(4) 外科免冲洗手消毒，遵循附录 C 的方法与要求。

(5) 注意事项

① 不得戴假指甲、装饰指甲，保持指甲和指甲周围组织的清洁。

② 在外科手消毒过程中应保持双手位于胸前并高于肘部，使水由手部流向肘部。

③ 洗手与消毒可使用海绵、其他揉搓用品或双手相互揉搓。

④ 术后摘除手套后，应用洗手液清洁双手。

⑤ 用后的清洁指甲用品、揉搓用品如海绵、手刷等，放到指定的容器中；揉搓用品、清洁指甲用品应一人一用一消毒或者一次性使用。

（九）手卫生的监测

1. 监测要求

(1) 科室每月要进行医务人员手卫生依从性的监测与反馈，依从性的监测用手卫生依从率表示。手卫生依从率的计算方法为：手卫生依从率＝手卫生执行时机数/应执行手卫生时机数×100%。

(2) 疾控部应每季度对手术部（室）、导管室、器官移植病区、重症监护病房、血液透析中心（室）、感染性疾病科病区、口腔科、内镜中心（室）等部门工作的医务人员进行手卫生消毒效果的监测。当怀疑医院感染暴发与医务人员手卫生有关时，应及时进行监测，并进行相应病原微生物的检测，采样时机为工作中随机采样，采样方法遵循 GB 15982—2012 的要求进行。

2. 监测方法

(1) 手卫生依从性的监测方法参见附录 D。

(2) 手卫生消毒效果的监测，采用以下方法。

① 倾注培养法：采样和培养方法遵循 GB 15982—2012 的要求进行。

② 涂抹培养法：采样方法遵循 GB 15982—2012 的要求；检测时把采样管充分振荡后，分别取不同稀释倍数的洗脱液 0.2mL 接种于 2 份普通琼脂平板的表面，用灭菌 L 棒涂抹均匀，放置于 36℃±1℃ 恒温箱培养 48h，计数菌落数。

③ 消毒效果的结果判定按照本节（五）6 要求进行。

附录 A 医务人员洗手方法
（规范性附录）

A.1 在流动水下，淋湿双手。

A.2 取适量洗手液（肥皂），均匀涂抹至整个手掌、手背、手指和指缝。

A.3 认真揉搓双手至少15s，注意清洗双手所有皮肤，包括指背、指尖和指缝，具体揉搓步骤为（步骤不分先后）：

(1) 掌心相对，手指并拢，相互揉搓。
(2) 手心对手背沿指缝相互揉搓，交换进行。
(3) 掌心相对，双手交叉指缝相互揉搓。
(4) 弯曲手指使关节在另一手掌心旋转揉搓，交换进行。
(5) 右手握住左手大拇指旋转揉搓，交换进行。
(6) 将5个指尖并拢放在另一手掌心旋转揉搓，交换进行。

A.4 在流动水下彻底冲净双手，擦干，取适量护手液护肤。

A.5 擦干宜使用纸巾。

附录 B 外科冲洗手消毒方法
（规范性附录）

B.1 按照（八）（2）外科洗手的方法与要求完成外科洗手。

B.2 取适量的手消毒剂涂抹至双手的每个部位、前臂和上臂下1/3，并认真揉搓3～5min。

B.3 在流动水下从指尖向手肘单一方向地冲净双手、前臂和上臂下1/3，用经灭菌的布巾彻底擦干。

B.4 冲洗水应符合GB 5749的规定。冲洗水水质达不到要求时，手术人员在戴手套前，应用速干手消毒剂消毒双手。

B.5 手消毒剂的取液量、揉搓时间及使用方法遵循产品的使用说明。

附录 C 外科免冲洗手消毒方法
（规范性附录）

C.1 按照（八）（2）外科洗手的方法与要求完成外科洗手。

C.2 取适量的手消毒剂放置在左手掌上。

C.3 将右手手指尖浸泡在手消毒剂中（≥5s）。

C.4 将手消毒剂涂抹在右手、前臂直至上臂下1/3，确保通过环形运动环绕前臂至上臂下1/3，将手消毒剂完全覆盖皮肤区域，持续揉搓10～15s，直至消毒剂干燥。

C.5 取适量的手消毒剂放置在右手掌上。

C.6 在左手重复C.3、C.4过程。

C.7 取适量的手消毒剂放置在手掌上。

C.8 揉搓双手直至手腕，揉搓方法按照附录A医务人员洗手方法A3.1～A3.5揉搓的步骤进行，揉搓至手部干燥。

C.9 手消毒剂的取液量、揉搓时间及使用方法遵循产品的使用说明。

附录 D 手卫生依从性监测方法
（资料性附录）

D.1 采用直接观察法 在日常医疗护理活动中，不告知观察对象时，随机选择观察对象,观察并记录医务人员手卫生时机及执行的情况,计算手卫生依从率,以评估手卫生的依从性。

D.2 观察人员 由受过专门培训的观察员进行观察。

D.3 观察时间与范围 根据评价手卫生依从性的需要,选择具有代表性的观察区域和时间段;观察持续时间不宜超过20min。

D.4 观察内容 观察前设计监测内容及表格,主要包括以下内容。

(1) 每次观察记录观察日期和起止时间、观察地点(医院名称、病区名称等)、观察人员。

(2) 记录观察的每个手卫生时机,包括被观察人员类别(医生、护士、护理员等)、手卫生指征、是否执行手卫生以及手卫生的方法。

(3) 可同时观察其他内容,如手套佩戴情况、手卫生方法的正确性及错误原因。

(4) 观察人员可同时最多观察3名医务人员。一次观察一名医务人员不宜超过3个手卫生时机。

D.5 计算手卫生依从率,并进行反馈。

$$手卫生依从率=手卫生执行时机数/应执行手卫生时机数×100\%$$

D.6 优点 可观察详细信息,如洗手、卫生手消毒、手套的使用、揉搓方法和影响消毒效果的因素。

D.7 缺点 工作量大、耗时、需要合格的观察员、存在选择偏倚、霍桑效应和观察者偏倚。

二十九、关于医院重点岗位新上岗及轮转工作人员医院感染防控管理制度

(一)目的

为了加强医院工作人员岗位风险管理,提高其对新岗位的医院感染防控能力,将重点岗位工作人员纳入专人管理,便于提高其防控意识,规范其防控措施落实,从而更好地推动医院防控工作,避免院内感染,保证患者及工作人员安全,特制定《关于医院重点岗位新上岗及轮转工作人员医院感染防控管理制度》。

(二)适用范围

(1) 医院重点岗位。
(2) 医院重点岗位新上岗及轮转工作人员。

(三)参考文件

(1)《医院感染管理办法》、《关于进一步做好常态化疫情防控医疗机构感染防控工作的通知》(联防联控机制综发〔2020〕269号)等相关法律法规。
(2) 国家、省、市等上级部门指导意见。
(3) 结合医院实际情况。

(四)定义

重点岗位指发热门诊、感染性疾病科、急诊科、重症医学科、血透室、手术室、新生儿室、PCR实验室等。

工作人员指医生、护士、保安、保洁员、陪检员、标本运送员等所有在重点岗位工作的

人员。

（五）管理要求

（1）岗前考核：凡是上述重点岗位新上岗或新轮转工作人员，上岗前必须经过医院感染防控理论考核及防护用品穿脱技能操作考核，合格者发放"重点科室上岗前培训合格证"，有效期为1年，过期者需要重新进行考试。上述重点科室负责人负责查看合格证，并保证在有效时间内，无合格证人员禁止上岗。

（2）在岗期间规范落实各项防控措施及岗位操作。

（3）严格手卫生。

（4）健康监测：在岗期间关注身体健康。身体不适，诊断为呼吸道传播性疾病者禁止上岗。

（六）责任追究

对于违反上述规定的个人，导致的后果按照违反院里规定追责；导致严重后果的，将追究其法律责任，科室负责人负连带责任。

三十、新业务、新技术感染风险评估制度

（一）目的

为了规范新业务、新技术的管理，预防、控制新业务、新技术带来的医院感染风险，特制定《新业务、新技术感染风险评估制度》。

（二）适用范围

开展新业务、新技术的科室或个人。

（三）参考文件

（1）《国家卫生健康委办公厅关于进一步加强医疗机构感染预防与控制工作的通知》（国卫办医函〔2019〕480号）、《医院感染管理办法》、WS/T 311—2023《医院隔离技术标准》、WS/T 367—2012《医疗机构消毒技术规范》等相关法律法规。

（2）国家、省、市等上级部门指导意见。

（3）结合医院实际情况。

（四）定义

新业务、新技术是指医院各科室为加速发展、提升学术和医疗水平引进的本院内尚未实施和开展的诊疗技术项目。

（五）管理要求

（1）科室拟开展新业务、新技术，应将新业务、新技术的操作流程及涉及的诊疗器械或物品提前报告感控办，感控办根据新业务、新技术涉及内容，组织相关部门进行感染风险评估，指导科室制定医院感染预防与控制方案。

（2）感控办督导科室在实施新业务、新技术过程中有效落实感染控制工作。

（3）开展新业务、新技术的科室，应指派专人监测新业务、新技术实施过程中的医院感染发生情况，确保所有环节（如消毒、灭菌与隔离、无菌操作技术、医疗废物管理等）符合

医院感染控制要求。

（4）实施过程中如发生医疗相关感染，科室应及时报告感控办，配合感控办专职人员进行感染相关因素的调查、分析。

（5）如因新业务、新技术的开展造成医院感染暴发，开展科室在按时限上报的同时，须及时终止该项医疗工作，会同相关部门进行调查分析，做好感染患者的救治工作。

三十一、一次性使用医疗器械、器具医院感染管理制度

（一）目的

为了规范医院一次性使用医疗器械、器具的使用及处理，特制定《一次性使用医疗器械、器具医院感染管理制度》。

（二）适用范围

所有一次性使用的医疗器械、器具。

（三）参考文件

（1）《医院感染管理办法》、WS/T 367—2012《医疗机构消毒技术规范》、《医疗废物管理条例》、《医疗废物分类目录（2021版）》、《国家卫生计生委办公厅关于印发〈基层医疗机构医院感染管理基本要求〉的通知》、GB 15980—1995《一次性使用医疗用品卫生标准》、《医疗器械注册与备案管理办法》、《医疗器械监督管理条例》（2024修订版）等相关法律法规。

（2）国家、省、市等上级部门指导意见。

（3）结合医院实际情况。

（四）定义

（1）灭菌的一次性使用医疗用品（包括器械、器具）：进入人体组织，无菌、无热、无溶血反应和无异常毒性检验合格，出厂前必须经灭菌处理的可直接使用的一次性使用医疗用品。

（2）消毒的一次性使用医疗用品（包括器械、器具）：接触皮肤、黏膜，无毒害检验合格，出厂前必须经过消毒处理可直接使用的一次性使用医疗用品。

（3）第一类医疗器械：是风险程度低，实行常规管理可以保证其安全、有效的医疗器械。

（4）第二类医疗器械：是具有中度风险，需要严格控制管理以保证其安全、有效的医疗器械。

（5）第三类医疗器械：是具有较高风险，需要采取特别措施严格控制管理以保证其安全、有效的医疗器械。

（五）管理规定

1. 采购

（1）医院内使用的一次性医疗器械和器具应当符合国家有关规定。

（2）一次性使用医疗器械、器具应由采购办统一采购，其他任何部门或科室不得自行购入或由厂家公司送到科室先行使用，也不得要求采购办采购自己指定的产品。

（3）采购办购入前索要"医疗器械生产企业许可证"、第一类医疗器械产品备案、第二

和三类医疗器械产品"医疗器械产品注册证"（第二类需省级以上，第三类需国家级）及附件、医疗器械经营企业许可证、产品说明书、有 CMA 认证的实验室出具的"产品检验报告"和证明产品安全、有效所需的其他资料。进口的一次性无菌医疗用品应具有国家食品药品监督管理部门颁发的"医疗器械产品注册证"，含相对应规格产品的"医疗器械产品注册登记表"。经感控办审核，证件齐全、产品合格并在有效期内，感控办在"首次使用耗材申请论证表"上签字后，采购部门方可购买。

（4）一次性无菌医疗器械和器具应提供无菌相关证明资料，并在产品外包装上有无菌标识。进口的一次性无菌医疗器械、器具应具灭菌日期和失效期等中文标记。

（5）采购办、物资办递交给感控办的资料审核执行《一次性医疗器械、器具、消毒产品医院感染管理审核制度》。

2. 使用

（1）临床科室使用的一次性医疗器械、器具，应符合以下要求。

① 进入人体无菌组织、器官、腔隙，或接触人体破损皮肤、破损黏膜及组织的一次性医疗器械、器具应进行灭菌。

② 接触完整皮肤、完整黏膜的一次性医疗器械、器具应进行消毒。

（2）一次性医疗器械、器具存放于阴凉干燥、通风良好的物架上，距地面≥20cm，距墙壁≥5cm；不得将包装破损、失效、霉变的产品发放至使用科室。

（3）科室使用前应检查小包装的密封性、灭菌日期、消毒日期及失效日期、有无破损和不洁净等，进口产品应有相应的中文标识等，发现不合格产品或质量可疑产品时不得使用。

（4）使用中发生热原反应、感染或其他异常情况时，应当立即停止使用，及时留取样本送检，按规定详细记录，同时报告医务部、护理部、感控办、采购办等医院相关管理部门。

（5）医院发现不合格产品或质量可疑产品时，应立即停止使用，并及时（24h 内）报告当地药品监督管理部门，不得自行做退、换货处理。

（6）一次性医疗器械、器具不得重复使用。

（7）使用后的一次性医疗器械、器具按医疗废物进行处置。

3. 监督检查

（1）一次性医疗器械、器具的管理实行科主任、护士长负责制，要至少每季度检查 1 次本科室的使用管理情况，督促制度的实施，发现问题及时纠正，做好自查记录。

（2）感控办定期对各科室一次性医疗器械、器具管理情况进行抽查。

4. 违规处罚

违反上述规定，根据情节严重程度，按照《医院感染控制质量绩效考评制度》执行。

三十二、消毒产品医院感染管理制度

（一）目的

为了规范医院消毒产品采购、验收、使用及处理，特制定《消毒产品医院感染管理制度》。

（二）适用范围

所有消毒产品。

（三）参考文件

（1）《医院感染管理办法》、WS/T 367—2012《医疗机构消毒技术规范》、《医疗废物管理条例》、《医疗废物分类目录（2021年版）》、《国家卫生计生委办公厅关于印发〈基层医疗机构医院感染管理基本要求〉的通知》（国卫办医发〔2013〕40号）、《国家卫生计生委办公厅关于进一步加强消毒产品监管工作的通知》（国卫办监督发〔2013〕18号）、《国家卫生计生委关于印发〈消毒产品卫生安全评价规定〉的通知》（国卫监督发〔2014〕36号）、《卫生部关于印发〈消毒产品标签说明书管理规范〉的通知》（卫监督发〔2005〕426号）等相关法律法规。

（2）国家、省、市等上级部门指导意见。

（3）结合医院实际情况。

（四）定义

（1）第一类消毒产品：是具有较高风险，需要严格管理以保证安全、有效的消毒产品，包括用于医疗器械的高水平消毒剂和消毒器械、灭菌剂和灭菌器械，皮肤黏膜消毒剂，生物指示物，灭菌效果化学指示物。

（2）第二类消毒产品：是具有中度风险，需要加强管理以保证安全、有效的消毒产品，包括除第一类产品外的消毒剂、消毒器械、化学指示物，以及带有灭菌标识的灭菌物品包装物、抗（抑）菌制剂。

（3）第三类消毒产品：是风险程度较低，实行常规管理可以保证安全、有效的除抗（抑）菌制剂外的卫生用品。

（4）同一个消毒产品涉及不同类别时，应当以较高风险类别进行管理。

（五）管理规定

1. 采购

（1）医院内使用的消毒产品应当符合国家有关规定。

（2）消毒产品应由采购办统一采购，其他任何部门或科室不得自行购入或由厂家公司送到科室先行使用，也不得要求采购办采购自己指定的产品。

（3）采购办购入前索要相关证明资料。第一类、第二类消毒产品需提供"消毒产品生产企业卫生许可证"和完整版的"消毒产品卫生安全评价报告"；"三新"产品（新材料、新工艺技术和新杀菌原理）需提供"消毒产品生产企业卫生许可证"和"产品卫生许可批件"，经感控办审核，证件齐全、产品合格并在有效期内，感控办在"首次使用耗材申请论证表"上签字后，采购部门方可购买。

（4）卫生安全评价内容包括产品标签（铭牌）、说明书、检验报告（含结论）、企业标准或质量标准、国产产品生产企业卫生许可资质、进口产品生产国（地区）允许生产销售的批文情况。其中，消毒剂、生物指示物、化学指示物、带有灭菌标识的灭菌物品包装物、抗（抑）菌制剂还包括产品配方，消毒药械还应当包括产品主要元器件、结构图。

（5）消毒产品的标签（铭牌）、说明书应当符合《卫生部关于印发〈消毒产品标签说明书管理规范〉的通知》（卫监督发〔2005〕426号）和相关卫生标准的要求。

（6）采购办、物资办递交给感控办的资料审核执行《一次性医疗器械、器具、消毒产品医院感染管理审核制度》。

2. 验收和储存

（1）采购办、物资办对进货验收严格检查、核对证件是否有效；许可证有效期与产品有效期是否一致；产品类别与许可类别是否相符；使用方法、适用范围是否与许可证一致；产品标签说明书是否与批件一致；企业名称、地址、产品名称、剂型是否与批件一致；查验厂家证件复印件是否加盖公章。

（2）认真查验消毒产品购进批次的检验报告（必须是国家指定的省级卫生行政部门确认）。

（3）凡进入医院的消毒产品，需贮存于清洁、温湿度适宜、通风良好的环境中，严格遵守相关管理制度，避免和减少污染的机会。

（4）医院库房专人负责建立登记账册，记录每次订货与到货的时间，以及生产厂家、供货单位、产品名称、数量、规格、单价、产品批号、消毒或灭菌日期、失效期、出厂日期、卫生许可证号、供需双方经办人姓名等。

3. 使用

（1）临床科室按照使用说明书规范选择及使用消毒产品。医务人员应掌握消毒产品的使用范围、使用方法、频次、注意事项；掌握消毒剂的使用浓度、使用频次、配制方法、影响因素等。

（2）使用科室或部门按照《医院消毒管理制度》和《医院病区感染管理制度》执行。

（3）科室对消毒剂等消毒产品使用前应检查小包装的密封性、灭菌日期及失效日期、有无破损和不洁净等，进口产品应有相应的中文标识等，发现不合格产品或质量可疑产品时不得使用。

（4）科室发现不合格产品或质量可疑产品时，应立即停止使用，并及时（24h内）报告物资办、采购办等上级管理部门，不得自行做退、换货处理。

（5）消毒产品在效期内使用。

（6）使用后、过期或淘汰的消毒产品，按医疗废物或相关规定进行处置。

4. 监督检查

（1）消毒产品管理实行科主任、护士长负责制，要至少每季度检查1次本科室的使用管理情况，督促制度的实施，发现问题及时纠正，做好自查记录。

（2）感控办定期对各科室消毒产品管理情况进行抽查。

（3）装备部应定期对临床科室使用的大型消毒器械进行维护，发现问题及时处理。

5. 违规处罚

违反上述规定，根据情节严重程度，按照《医院感染控制质量绩效考评制度》执行。

三十三、一次性医疗器械、器具、消毒产品医院感染管理审核制度

（一）目的

为了规范医院关于一次性医疗器械、器具、消毒产品采购前资料审核，特制定《一次性医疗器械、器具、消毒产品医院感染管理审核制度》。

（二）适用范围

采购办、物资办所有关于一次性医疗器械、器具、消毒产品的相关资料审核。

（三）参考文件

（1）《医院感染管理办法》、《国家卫生计生委办公厅关于印发〈基层医疗机构医院感染管理基本要求〉的通知》（国卫办医发〔2013〕40号）、《国家卫生计生委办公厅关于进一步加强消毒产品监管工作的通知》（国卫办监督发〔2013〕18号）、《国家卫生计生委关于印发

《消毒产品卫生安全评价规定》的通知》(国卫监督发〔2014〕36号)、《卫生部关于印发《消毒产品标签说明书管理规范》的通知》(卫监督发〔2005〕426号)等相关法律法规。

(2) 国家、省、市等上级部门指导意见。

(3) 结合医院实际情况。

(四) 管理规定

1. 感控办审核时间

(1) 每周二、四13:00~15:30为常规审核时间。

(2) 特殊情况，如急诊、急救，需采购办或物资办提前联系审核专干。

2. 审核反馈

(1) 感控办审核反馈时间为送审第二日。

(2) 审核合格的产品，感控办在"首次使用耗材申请论证表"签字。存在问题的产品，感控办将存在的问题直接反馈给物资办或采购办。

3. 审核内容

(1) 消毒产品

① 第一类、第二类消毒产品："消毒产品生产企业卫生许可证"和完整版的"消毒产品卫生安全评价报告"。

② "三新"产品（新材料、新工艺技术和新杀菌原理）："消毒产品生产企业卫生许可证"和"产品卫生许可批件"。

③ 相关要求：消毒产品卫生安全评价内容包括封面、基本资料。产品标签（铭牌）、说明书、检验报告（含结论）、企业标准或质量标准、国产产品生产企业卫生许可资质、进口产品生产国（地区）允许生产销售的批文情况及报关单。其中，消毒剂、生物指示物、化学指示物、带有灭菌标识的灭菌物品包装物、抗（抑）菌制剂还包括产品配方，消毒器械还应当包括产品主要元器件、结构图。

消毒产品的标签（铭牌）、说明书应当符合《消毒产品标签说明书管理规范》和相关卫生标准的要求。

(2) 一次性医疗器械、器具

① 第一类医疗器械："第一类医疗器械生产备案凭证"、"一类医疗器械备案凭证"和"产品检验报告"结论。

② 第二、三类医疗器械："医疗器械生产许可证"、"医疗器械经营备案"（二类器械）、"医疗器械经营许可证"（三类器械）、"医疗器械注册证"（二类为省级，三类为国家级）及附件、"产品检验报告"结论。

③ 相关要求：所有一次性使用的医疗器械、器具均需提供产品说明书、有CMA认证的实验室出具的"产品检验报告"和证明产品安全、有效所需的其他资料。进口产品提供国家级"医疗器械注册证"及报关单。

(3) 所有送审的资料提供复印件，复印件需由供货方（直接上家）加盖鲜章。

(4) 审核时应注意证件的效期。

三十四、医院医用织物处理与管理制度

(一) 目的

为了加强医院医用织物处理与管理，特制定《医院医用织物处理与管理制度》。

（二）适用范围

全院。

（三）参考文件

（1） WS/T 508—2016《医院医用织物洗涤消毒技术规范》、《国家卫生计生委办公厅关于加强医疗机构医用织物洗涤消毒管理工作的通知》（国卫办医函〔2015〕708号）、GB 15982—2012《医院消毒卫生标准》等相关法律法规。

（2） 国家、省、市等上级部门指导意见。

（3） 结合医院实际情况。

（四）定义

1. 医用织物

医院内可重复使用的纺织品，包括患者使用的衣物、床单、被罩、枕套；工作人员使用的工作服、帽；手术衣、手术铺单；病床隔帘、窗帘以及环境清洁使用的布巾、地巾等。

2. 感染性织物

医院内被隔离的感染性疾病（包括传染病、多重耐药菌感染/定植）患者使用后，或者被患者血液、体液、分泌物（不包括汗液）和排泄物等污染，具有潜在生物污染风险的医用织物。

3. 脏污织物

医院内除感染性织物以外的其他所有使用后的医用织物。

4. 清洁织物

经洗涤消毒等处理后，外观洁净、干燥的医用织物。

5. 织物周转库房

选择社会化洗涤服务机构的医院所设置的，洁、污分开，用于接收使用后医用织物和发放洗涤消毒后医用织物的场所。

6. 水溶性包装袋

以高分子、多聚糖等为原材料，具有防透水和在特定温度水中自行分裂、溶解特性，用于盛装感染性织物，具有双层加强结构，并印有生物危害警告标志的一次性塑料包装袋。

（五）管理要求

（1） 临床科室由科室护士长作为科内医用织物管理第一负责人，机关及其他科室由科室负责人作为科内医用织物管理第一负责人。

（2） 由科内医用织物管理第一负责人组织科内人员关于医用织物相关知识培训考核。

（3） 医用织物应分类收集、储存。

① 应对脏污织物和感染性织物进行分类收集。禁止在公共区域进行清点，收集时应减少抖动。

② 确认的感染性织物应在患者床边密闭收集。

③ 盛装使用后医用织物的包装袋应扎带封口，装载量不应超过包装袋的2/3，包装箱（桶）应加盖密闭。感染性织物使用双层医疗废物垃圾袋包装，扎带封口，贴上"感染性织物"标识。

④ 用于盛装使用后医用织物的专用布袋和包装箱（桶）应一用一清洗消毒。

⑤ 病区暂存场所内应使用专用存放容器存放，暂存时间不应超过 48h，禁止落地，专用存放容器应至少每周清洗 1 次，如遇污染应随时进行消毒处理；消毒方法使用含有效氯 500mg/L 消毒剂进行外部喷洒内部浸泡消毒。使用后的一次性专用塑料包装袋应按医疗废物处理。

（4）使用后医用织物和清洁织物收集、交接时，应有记录单据，交接记录应具有可追溯性，记录的保存期应大于 6 个月。

（六）洗涤与消毒

1. 机构

本院医用织物洗涤消毒由第三方社会化洗涤服务机构承担，后勤部应对第三方社会化洗涤服务机构资质进行审核并签订正式合同。要求第三方社会化洗涤服务机构洗涤区域布局流程合理，清洁区和污染区分区明确。物流由污染区到清洁区，不交叉、不逆行。两区人员分工明确，不交叉，如交叉，应更衣。保证环境清洁卫生，污染区每日用含有效氯 500mg/L 消毒液湿式拖地和擦拭物体表面。

2. 回收

医用织物分清洁织物、普通污染织物和感染性织物，感染性织物由科室用有生物危害警示标识的橘黄色塑料袋双层包装，普通污染织物用布袋包装放置于污染织物暂存处，第三方社会化洗涤服务机构收集人员在暂存处清点，严禁在科室走廊清点；使用后医用织物的暂存时间不应超过 48h；使用后医用织物每次移交后，应对其接收区（间）环境表面、地面进行清洁，并根据工作需要进行物表、空气消毒。

3. 洗涤消毒

第三方社会化洗涤服务机构应严格遵照 WS/T 508—2016《医院医用织物洗涤消毒技术规范》要求，按照洗涤消毒标准操作规程，根据医用织物的污染性质、程度和使用对象进行分类洗涤消毒。日收日洗。洗衣机应定期自洁。

4. 织物储存

（1）医用织物周转库（清洁）和医用织物周转库（污染）应分别设有，不交叉、相对独立，标识应明确。

（2）医用织物周转库内应通风、干燥、清洁；地面、墙面应平整；有防尘、防蝇、防鼠等设施。

（3）医用织物周转库（清洁）应设专门存放货架，货架离地、离墙、离天花板距离符合要求，表面每日清洁消毒 1 次；保持整洁与干燥；严禁堆放无关杂物；严禁任何人员在该室内休息与饮食；保持存放间的门始终处于关闭状态；织物发放执行先进先出的原则；清洁织物存放时间过久，如发现有污渍、异味等感官问题应重新洗涤；清洁织物储存发放区（间）环境受到污染时应进行清洁、消毒。

（4）医用织物周转库（污染）应设存放货架，避免织物落地。

（5）使用后医用织物的暂存时间不应超过 48h。

（6）使用后医用织物每次移交后，应对其接收区（间）环境表面、地面进行清洁，并根据工作需要进行物表、空气消毒。

5. 转运

采取下收下送的方式。采用密闭式洁、污车辆分开运输，不得混装混运。洁车专送清洁织物，污车专收用后织物，标识清楚。车辆每日收送完毕后再清洁消毒，固定存放区域。

6. 监测

洗衣房人员应对洗涤后的每批次清洁织物进行检查，感控办进行抽查，洗涤后的清洁织物外观应整洁、干燥、无异味、异物、破损；感控办每半年对洗涤后的清洁织物进行 1 次菌落总数和相关指标菌检测。

7. 个人防护

工作人员在进行用后医用织物分拣和装机洗涤过程中，应遵循"标准预防"原则，穿工作服、戴帽、口罩、手套，穿防水围裙和胶鞋，必要时穿隔离衣，并落实手卫生。加强人员培训。加强外包公司回收洗涤发放的工作人员岗前培训和能力培训，熟练掌握医用织物洗涤消毒技能和医院感染防控基本要求。

8. 资料管理与保存要求

医用织物管理的各项相关制度、风险责任协议书、微生物监测报告等资料应建档备查，及时更新；使用后医用织物和清洁织物收集、交接时，应有记录单据，记录内容应包括医用织物的名称、数量、外观、洗涤消毒方式、交接时间等信息，并有质检员和交接人员签字；记录单据宜一式三联。从事医用织物洗涤服务的社会化洗涤服务机构还应有单位名称、交接人与联系方式并加盖公章，供双方存查、追溯。日常质检记录、交接记录应具有可追溯性，记录的保存期应大于 6 个月。

三十五、群发性原因不明疾病监测报告制度

（一）目的

为了及时、有效地做好群发性原因不明疾病的报告和救治工作，做到早发现、早报告、早隔离、早治疗，保障人民身体健康，维护社会稳定，特制定《群发性原因不明疾病监测报告制度》。

（二）适用范围

全院。

（三）参考文件

（1）《国家卫生健康委办公厅关于进一步加强医疗机构感染预防与控制工作的通知》（国卫办医函〔2019〕480 号）、《医院感染管理办法》、WS/T 312—2023《医院感染监测标准》等相关法律法规。

（2）国家、省、市等上级部门指导意见。

（3）结合医院实际情况。

（四）定义

群发性原因不明疾病是指在短时间内，某个相对集中的区域同时或相继出现具有相同临床表现的多位患者（3 例及以上），呈现一定的聚集性，暂时原因不明的疾病。常见的有不明原因发热、不明原因腹泻、不明原因肺炎、不明原因脑炎等。

（五）管理要求

（1）执行首诊医生负责制，严格门诊工作日志制度，负责对群发性原因不明疾病的监测

和报告工作。

（2）接诊医师发现群发性原因不明疾病，如群发性原因不明的发热伴呼吸道症状、腹泻、皮疹、黄疸等病人时，应立即报告医务部、感控办，夜间及节假日报告总值班。

（3）医务部和感控办接到报告后立即到现场进行核实，并向院长和主管院长报告，同时向属地区疾控中心和卫生行政部门报告。

（4）报告的范围和标准按《国家突发公共卫生事件相关信息报告管理工作规范（试行版）》执行；报告的内容包括疫情发生的单位、时间、地点、受威胁人数、发病人数、死亡人数、年龄、性别和职业、发病的可能原因、采取的应急措施、现状和趋势、报告人联系电话等。

（5）协助疾控机构人员开展标本的采集和流行病学调查工作。

（6）执行公务的医务人员必须按照规定及时如实报告群发性原因不明疾病的疫情信息，任何科室和个人不得瞒报、缓报、谎报或者授意他人瞒报、缓报、谎报。

三十六、医院医疗废物处置与管理制度

（一）目的

为规范医疗机构对医疗废物的管理，保护环境和人民的健康，提高医疗废物的处理效率和安全性，特制定《医院医疗废物处置与管理制度》。

（二）适用范围

全院。

（三）参考文件

（1）《医疗废物管理条例》《医疗卫生机构医疗废物管理办法》《医疗废物分类目录（2021年版）》《医疗废物专用包装袋、容器和警示标志标准》《中华人民共和国传染病防治法》等相关法律法规。

（2）国家、省、市等上级部门指导意见。

（3）结合医院实际情况。

（四）定义

1. 感染性废物

携带的病原微生物具有引发感染性疾病传播危险的医疗废物。包括以下几种。

① 被患者血液、体液、排泄物等污染的除锐器以外的废物。

② 使用后废弃的一次性使用医疗器械，如注射器、输液器、透析器等。

③ 病原微生物实验室废弃的病原体培养基、标本，菌种和毒种保存液及其容器；其他实验室及科室废弃的血液、血清、分泌物等标本及其容器。

④ 隔离传染病患者或者疑似传染病患者产生的废弃物。

2. 损伤性废物

能够刺伤或者割伤人体的废弃的医用锐器。包括以下几种。

① 废弃的金属类锐器，如针头、缝合针、针灸针、探针、穿刺针、解剖刀、手术刀、手术锯、备皮刀、钢钉和导丝等。

② 废弃的玻璃类锐器，如盖玻片、载玻片、玻璃安瓿等。

③ 废弃的其他材质类锐器。

3. 病理性废物

诊疗过程中产生的人体废弃物和医学实验动物尸体等。包括以下几种。

① 手术及其他医学服务过程中产生的废弃的人体组织、器官。

② 病理切片后废弃的人体组织、病理蜡块。

③ 废弃的医学实验动物的组织和尸体。

④ 16周胎龄以下或重量不足500g的胚胎组织等。

⑤ 确诊、疑似传染病或携带传染病病原体的产妇的胎盘。

4. 药物性废物

过期、淘汰、变质或者被污染的废弃的药物。包括以下几种。

① 废弃的一般性药物。

② 废弃的细胞毒性药物和遗传毒性药物。

③ 废弃的疫苗及血液制品。

5. 化学性废物

具有毒性、腐蚀性、易燃性、反应性的废弃的化学物品。包括列入《国家危险废物名录》中的废弃危险化学品，如甲醛、二甲苯等；非特定行业来源的危险废物，如含汞血压计、含汞体温计、废弃的牙科汞合金材料及其残余物等。

（五）诊疗区医疗废物管理

1. 医疗废物的管理

实行属地化管理，科室负责人、科主任为第一责任人，护士长有培训、监督、管理责任。

2. 科室

日常做好医疗废物管理，对存在问题立即整改。

3. 感控办

定期组织培训，科室强化培训，保证人人熟练掌握医疗废物管理要求并遵照执行。

4. 分类

（1）严格按照医疗废物分类目录对本病区产生的医疗废物进行分类收集，将医疗废物置于相应的容器内。

（2）禁止生活垃圾与医疗废物混放；感染性、病理性、损伤性、药物性废物及化学性废物不能混合收集。少量的药物性废物可以混入感染性废物，但应当在标签上注明。

（3）各科室应当有医疗废物分类收集方法的示意图或者文字说明，根据医疗废物的类别，将医疗废物分置于黄色医疗废物袋或容器内。在盛装医疗废物前，应当对医疗废物包装物或者容器进行认真检查，确保无破损、渗漏和其他缺陷。

（4）废弃的麻醉、精神、放射性、毒性等药品及其相关的废物的管理，依照有关法律、行政法规和国家有关规定、标准执行。

（5）化学性废物中批量的废化学试剂、废消毒剂，批量的含有汞的体温计、血压计等医疗器具报废时，应当交由专门机构处置。

（6）医疗废物中病原体的培养基、标本和菌种、毒种保存液等高危险废物，应当首先在产生地点进行压力蒸汽灭菌或者化学消毒处理，然后按感染性废物收集处理。

（7）隔离的传染病患者或者疑似传染病患者产生的具有传染性的排泄物，应当按照国家规定严格消毒，达到国家规定的排放标准后方可排入污水处理系统。

（8）患者截肢的肢体以及引产的死亡胎儿，纳入殡葬管理。

（9）药物性废物和化学性废物可分别按照《国家危险废物名录》中 HW 03 类和 HW 49 类进行处置。

5. 以下废弃物不属于医疗废物，可以不按照医疗废物管理。如非传染病区使用或者未用于传染病患者、疑似传染病患者以及采取隔离措施的其他患者的输液瓶（袋），盛装消毒剂、透析液的空容器，一次性医用外包装物，废弃的中草药与中草药煎制后的残渣，盛装药物的药杯、尿杯、纸巾、湿巾、尿不湿、卫生巾、护理垫等一次性卫生用品，医用织物以及使用后的大、小便器等。居民日常生活中废弃的一次性口罩不属于医疗废物。

6. 打包

（1）盛装的医疗废物达到包装物或者容器的 3/4 时，应当使用鹅颈结有效的封口方式。

（2）包装物或者容器有渗漏或外表面被感染性废物污染时，应当对被污染处进行消毒处理或者增加一层包装。

（3）科室包装后的医疗废物不能立即运走时，不得直接落地放置，不得堆放在洗漱间、卫生间、走廊、楼梯口等公共场所。

（4）需要用双层黄色废物袋的分层打包：

① 特殊感染（朊病毒、气性坏疽及不明原因感染）患者产生的医疗废物；

② 有溢出可能的感染性废物；

③ 隔离传染患者的医疗废物和生活垃圾。

（5）医疗废物按类别分置于符合《医疗废物专用包装袋、容器和警示标志标准》要求的包装物或容器内。

（6）盛装医疗废物的每个包装物、容器外表面应当有警示标识，在每个包装物、容器上应当系中文标签，中文标签的内容应当包括医疗废物产生单位、产生日期、类别及需要的特别说明等。

（7）放入包装物或者容器内的感染性废物、病理性废物、损伤性废物不得取出。

7. 暂存

（1）科室医疗废物暂存在处置室内的储存桶内，禁止落地放置，日产日清。

（2）锐器盒标注开启时间。锐器盒达到 3/4 满时，应当封闭严密，按流程运送、贮存。

（3）暂存处要粘贴医疗废物分类图。

8. 交接

（1）交接记录在医疗废物转移交接本，科室管理人员与医疗废物回收人员双签。

（2）交接本保持干净整齐，禁止漏签字、提前签字。

（3）当面清点数量＋重量，如实填写交接记录。

9. 运送

（1）医疗废物运送人员每天将科室分类包装完好的医疗废物按照规定的时间和路线运送至医疗废物暂时贮存地点。运送医疗废物前，应当检查包装物或者容器的标识、标签及封口是否符合要求，不得将不符合要求的医疗废物运送至暂时贮存地点。运送医疗废物时，应当防止造成包装物或容器破损和医疗废物的流失、泄漏和扩散，并防止医疗废物直接接触身体。

（2）运送医疗废物应当使用防渗漏、防遗撒、无锐利边角、易于装卸和清洁的密闭的专用运送工具。每天运送工作结束后，应当对运送工具及时进行清洁和消毒。

（六）医疗废物暂存处管理

（1）暂存处选址位置、布局、设施符合规范要求。设有明显的医疗废物警示标识和"禁止吸烟、饮食"的警示标识。

（2）感控办负责监督指导医疗废物暂存处感染防控管理工作，后勤部负责具体执行医疗废物管理要求。后勤部每年开展1次医疗废物流失、泄漏、扩散和意外事故发生应急演练。

（3）医疗废物回收严格按规定的时间、地点回收医疗废弃物，回收时做到不遗漏、不污染周围环境。

（4）有防鼠、防蚊蝇、防蟑螂的安全措施；防止渗漏和雨水冲刷；易于清洁和消毒；避免阳光直射。

（5）每日开窗通风次数≥2次，≥30min/次。使用空气消毒机空气消毒每日至少2次，常规每次1h（按说明书使用），每次均有记录。

（6）锐器放入周转箱内密闭运送。

（7）医疗废物暂存点医疗废物分类储存箱分类标识明显，储存箱满足医疗废物储存量需求，始终保持密闭，禁止医疗废物直接落地放置或无遮盖地放置在储存箱上。

（8）医疗废物回收人员上岗前需经过感控办培训考核，合格后方可上岗。

（9）回收人员注意自身防护，回收、消毒时应戴口罩、帽子和手套，穿防水围裙和水鞋，上岗前进行岗前体检，每年对其进行至少一次在岗健康体检。

（10）医疗废物应日产日清，暂时贮存的时间最长不能超过48h。病理性废物应当具备低温贮存或者防腐条件。

（11）回收废物时院内应与科室工作人员做好交接登记，并双签字。院外应交有资质的医疗废物集中处置单位处置，认真与第三方医疗废物处置单位做好交接签字，保留转移联单，记录保存3年。

（12）消毒：①墙面、地面每次清运后使用含有效氯1000mg/L消毒剂擦拭或喷洒消毒；②医疗废物存放容器每次清运后使用含有效氯1000mg/L消毒剂擦拭或喷洒消毒；③运送车辆要密闭，医疗废物转运车每次使用后使用含有效氯1000mg/L消毒剂冲洗消毒。

（13）尽量日产日清，如不能日产日清，储存温度＜20℃，储存时间＜48h。

（14）医疗废物暂存点应加锁管理。

（15）具体操作细节按卫生部《医疗废物管理条例》执行。

（七）人员培训和职业安全防护

（1）感控办负责对医院工作人员及医疗废物回收人员进行培训考核，提高全体工作人员对医疗废物管理工作的认识。对从事医疗废物分类收集、运送、暂时贮存、处置等工作的人员和管理人员，进行相关法律和专业技术、安全防护以及紧急处理等知识的培训。

（2）根据接触医疗废物种类及风险大小的不同，采取适宜、有效的职业卫生防护措施，后勤部为从事医疗废物分类收集、运送、暂时贮存和处置等工作的人员和管理人员配备必要的防护用品，定期进行健康检查，必要时，对有关人员进行免疫接种，防止其受到健康损害。

（3）工作人员在工作中发生被医疗废物刺伤、擦伤等伤害时，应当采取相应的处理措施，并及时按照职业暴露上报部门负责人及感控办。对医疗废物回收人员进行岗前体检和在岗体检。

（4）对新上岗的工作人员及医疗废物回收人员进行岗前培训考核。

（八）禁止任何部门和个人转让、买卖医疗废物；禁止在非收集、非暂时贮存地点倾倒、堆放医疗废物；禁止将医疗废物混入其他废物和生活垃圾。

（九）重大传染病疫情等突发事件产生的医疗废物，可按照县级以上人民政府确定的工作方案进行收集、贮存、运输和处置等（表2-1）。

表 2-1 医疗废物分类目录

类别	特征	常见组分或者废物名称	收集方式
感染性废物	携带的病原微生物具有引发感染性疾病传播危险的医疗废物	（1）被患者血液、体液、排泄物等污染的除锐器以外的废物； （2）使用后废弃的一次性使用医疗器械，如注射器、输液器、透析器等； （3）病原微生物实验室废弃的病原体培养基、标本、菌种和毒种保存液及其容器；其他实验室及科室废弃的血液、血清、分泌物等标本及其容器； （4）隔离传染病患者或者疑似传染病患者产生的废弃物	（1）收集于符合标准的医疗废物包装袋中； （2）病原微生物实验室废弃的病原体培养基、标本、菌种和毒种保存液及其容器，应在产生地点进行压力蒸汽灭菌或者使用其他方式消毒，然后按感染性废物收集处理； （3）隔离传染病患者或者疑似传染病患者产生的医疗废物应当使用双层医疗废物包装袋盛装
损伤性废物	能够刺伤或者割伤人体的废弃的医用锐器	（1）废弃的金属类锐器，如针头、缝合针、针灸针、探针、穿刺针、解剖刀、手术刀、手术锯、备皮刀、钢钉和导丝等； （2）废弃的玻璃类锐器，如盖玻片、载玻片、玻璃安瓿等； （3）废弃的其他材质类锐器	（1）收集于符合标准的利器盒中； （2）利器盒达到3/4满时，应当封闭严密，按流程运送、贮存
		密封药瓶、密封安瓿瓶、导丝	盛装容器应防渗漏、防刺破，并有医疗废物标识或者外加一层医疗废物包装袋。标签为损伤性废物，并注明，可不使用利器盒收集
病理性废物	诊疗过程中产生的人体废弃物和医学实验动物尸体等	（1）手术及其他医学服务过程中产生的废弃的人体组织、器官； （2）病理切片后废弃的人体组织、病理蜡块； （3）废弃的医学实验动物组织和尸体； （4）16周胎龄以下或重量不足500g的胚胎组织等； （5）确诊、疑似传染病或携带传染病原体的产妇的胎盘	（1）收集于符合标准的医疗废物包装袋中； （2）确诊、疑似传染病产妇或携带传染病原体的产妇的胎盘应使用双层医疗废物包装袋盛装； （3）可进行防腐或者低温保存
药物性废物	过期、淘汰、变质或者被污染的废弃的药物	（1）废弃的一般性药物； （2）废弃的细胞毒性药物和遗传毒性药物； （3）废弃的疫苗及血液制品	（1）少量的药物性废物可以并入感染性废物中，但应在标签中注明； （2）批量废弃的药物性废物，收集后应交由具备相应资质的医疗废物处置单位或者危险废物处置单位等进行处置
化学性废物	具有毒性、腐蚀性、易燃性、反应性的废弃的化学物品	列入《国家危险废物名录》中的废弃危险化学品，如甲醛、二甲苯等；非特定行业来源的危险废物，如含汞血压计、含汞体温计、废弃的牙科汞合金材料及其残余物等	（1）收集于容器中，粘贴标签并注明主要成分； （2）收集后应交由具备相应资质的医疗废物处置单位或者危险废物处置单位等进行处置

注：以下废弃物不属于医疗废物——非传染病区使用或者未用于传染病患者、疑似传染病患者以及采取隔离措施的其他患者的输液瓶（袋），盛装消毒剂、透析液的空容器，一次性医用外包装物，废弃的中草药与中草药煎制后的残渣，盛装药物的药杯、尿杯、纸巾、湿巾、尿不湿、卫生巾、护理垫等一次性卫生用品，医用织物以及使用后的大、小便器等。居民日常生活中废弃的一次性口罩不属于医疗废物。

医疗废物豁免管理清单见表 2-2。

表 2-2　医疗废物豁免管理清单

序号	名称	豁免环节	豁免条件	豁免内容
1	密封药瓶、安瓿瓶等玻璃药瓶	收集	盛装容器应满足防渗漏、防刺破要求,并有医疗废物标识或者外加一层医疗废物包装袋。标签为损伤性废物,并注明:密封药瓶或者安瓿瓶	可不使用利器盒收集
2	导丝	收集	盛装容器应满足防渗漏、防刺破要求,并有医疗废物标识或者外加一层医疗废物包装袋。标签为损伤性废物,并注明:导丝	可不使用利器盒收集
3	棉签、棉球、输液贴	全部环节	患者自行用于按压止血而未收集于医疗废物容器中的棉签、棉球、输液贴	全过程不按照医疗废物管理
4	感染性废物、损伤性废物以及相关技术可处理的病理性废物	运输、贮存、处置	按照相关处理标准规范,采用高温蒸汽、微波、化学消毒、高温干热或者其他方式消毒处理后,在满足相关入厂(场)要求的前提下,运输至生活垃圾焚烧厂或生活垃圾填埋场等处置	运输、贮存、处置过程不按照医疗废物管理

三十七、无菌技术操作医院感染管理制度

(一)目的

为了规范医务人员无菌操作,降低操作环节交叉感染风险,特制定《无菌技术操作医院感染管理制度》。

(二)适用范围

(1)换药、穿刺、插管、注射等侵入性操作。

(2)接触患者黏膜、皮肤及器官、腔道等操作。

(3)接触连接患者的设施设备的操作(如更换输液、引流管、连接管接头等),本制度参照执行。

(4)手术(包括介入)、留置导尿管、静脉插管、呼吸机操作按照《医院侵入性器械/操作相关感染防控制度》执行,本制度参照执行。

(5)腔镜操作按照《腔镜中心(室)医院感染管理制度》执行,本制度参照执行。

(三)参考文件

(1)《医院感染管理办法》、WS/T 313—2019《医务人员手卫生规范》、WS/T 311—2023《医院隔离技术标准》、WS/T 367—2012《医疗机构消毒技术规范》、WS 310.1—2016《医院消毒供应中心　第1部分:管理规范》、WS 310.2—2016《医院消毒供应中心　第2部分:清洗消毒及灭菌技术操作规范》、WS 310.3—2016《医院消毒供应中心　第3部分:清洗消毒及灭菌效果监测标准》、GB 15982—2012《医院消毒卫生标准》、WS/T 312—2023《医院感染监测标准》、WS/T 368—2012《医院空气净化管理规范》、《国家卫生健康委办公厅关于进一步加强医疗机构感染预防与控制工作的通知》(国卫办医函〔2019〕480号)等相关法律法规。

(2)国家、省、市等上级部门指导意见。

(3)结合医院实际情况。

（四）管理规定

（1）操作必须在手术室、治疗室、处置室等专有区域进行，该区域要清洁宽敞，在无菌技术操作前半小时，须停止清洁环境及减少人员走动。

（2）操作人员应根据操作风险，在操作前选择合适的防护用品并正确穿脱。操作前修剪指甲并洗手。

（3）使用的诊疗器械、器具与物品，应符合以下要求：①进入人体无菌组织、器官、腔隙，或接触人体破损皮肤、破损黏膜及组织的诊疗器械、器具和物品应进行灭菌；②接触完整皮肤、完整黏膜的诊疗器械、器具和物品应进行消毒；③一次性使用的医疗器械、器具（包括注射器等）不得重复使用。

（4）消毒、灭菌物品不可暴露于空气中，须放在消毒无菌容器、无菌包或无菌巾中。外包装清洁干燥。掉落在地、误放不洁之处、包布有破损、湿包或有明显水渍的包禁止使用。

（5）进行无菌操作时未经消毒的手臂或其他物品不可跨越无菌区，不可面向无菌区大声谈笑、咳嗽、打喷嚏。如怀疑器械、用物等被污染或已被污染，不得继续使用。

（6）无菌区的边缘3cm以内是无菌的安全范围。物品若接近污染区的边缘或污染区禁止继续使用。

（7）消毒、无菌物品接触污染环境物表后禁止使用。

（8）取无菌物品要用无菌持物钳（镊）。无菌物品一经无菌容器内取出，虽未使用，也不可再放回，应重新灭菌处理后方可使用。取远处物品时，应连同容器一并转移，就地取用。

（9）取无菌物品时，要面向无菌区。手臂须保持在腰部以上或桌面以上。

（10）无菌包外应有标识，内容包括物品名称、检查打包者姓名与编号、灭菌器编号、批次号、灭菌日期和失效日期。打开无菌包前，要检查无菌包的名称、灭菌日期、化学指示胶带变色情况，以及包布是否干燥、完整。开包后应检查包内指示卡是否达到灭菌要求，合格方可使用。

（11）一套（件）消毒、无菌物品只能供一个病人使用，禁止重复使用。

（12）无菌物品保存原则

① 无菌物品放置专柜，标识清楚；柜内保持洁净、干燥，不得与非无菌物品混放。

② 无菌物品按灭菌日期先后顺序排列，分类放置、摆放整齐。

③ 定期检查无菌物品有效期。环境温度低于24℃、相对湿度低于70%时，使用纺织品材料包装的无菌物品有效期为14d，环境达不到标准时，有效期为7d。一次性纸塑袋和医用无纺布包装的无菌物品，有效期宜为180d。

④ 无菌物品一经打开应在24h内使用，过期应重新灭菌。须注明开启使用日期、时间。

⑤ 无菌棉球、棉签、纱布及盐水棉球等无消毒液的无菌物品及其盛放容器，超过24h须更换并重新灭菌，注明使用日期、时间。

⑥ 干燥使用的无菌持物钳（镊）及容器每4小时更换。

⑦ 已打开溶剂使用的无菌溶液有效时间为24h，注明开瓶日期及时间。

⑧ 无菌盘保持干燥，有效时间为4h。

（13）操作后规范处理使用的器械、物品，医疗废物按照《医院医疗废物处置与管理制度》执行。

（14）操作结束后规范脱卸防护用品，进行手卫生，脱卸的防护用品按照感染性医疗废物处理。

三十八、死胎、死婴医院感染管理制度

（一）目的

为规范死胎、死婴医院感染管理，特制定《死胎、死婴医院感染管理制度》。

（二）适用范围

妇科、产科及急诊。

（三）参考文件

(1)《医疗废物管理条例》《医疗卫生机构医疗废物管理办法》《医疗废物分类目录（2021年版）》《中华人民共和国传染病防治法》等相关法律法规。

(2) 国家、省、市等上级部门指导意见。

(3) 结合医院实际情况。

（四）管理要求

(1) 引产的死亡胎儿，纳入殡葬管理。

(2) 16周胎龄以下或重量不足500g的胚胎组织等，按照病理性废物管理。

(3) 严格履行告知义务，保障产妇的知情权。医务人员应当告知产妇及其家属对死婴、死胎处理的相关规定，并填写相关登记。

(4) 引产死胎由医护人员与医院指定人员交接，做好登记，双方签字，登记资料至少保存3年。

(5) 指定人员负责引产死胎的收集和规范存放，批量送往殡仪馆，并有完整的交接手续。

(6) 有传染性风险的，应严格执行《中华人民共和国传染病防治法》《医院感染管理办法》等相关规定，对死胎收集、运送、存放全过程进行无害化处置，并做好工作人员的自身防护。

(7) 禁止医院医务人员从事营利性的引产死胎处置工作。

(8) 严禁将引产死胎按医疗废物处置。

三十九、医院环境表面清洁与消毒管理制度

（一）目的

为规范医院环境卫生清洁与消毒标准操作规程，减少外源性医院感染，保障患者安全，特制定《医院环境表面清洁与消毒管理制度》。

（二）适用范围

全院。

（三）参考文件

(1) WS/T 367—2012《医疗机构消毒技术规范》、GB 15982—2012《医院消毒卫生标准》、WS/T 512—2016《医疗机构环境表面清洁与消毒管理规范》、《消毒管理办法》等相关法律法规。

(2) 国家、省、市等上级部门指导意见。

(3) 结合医院实际情况。

（四）定义

1. 环境表面

医疗机构建筑物内部表面和医疗器械设备表面，前者如墙面、地面、玻璃窗、门、卫生间台面等，后者如监护仪、呼吸机、透析机、新生儿暖箱的表面等。

2. 环境表面清洁

消除环境表面污物的过程。

3. 清洁工具

用于清洁和消毒的工具，如擦拭布巾、地巾和地巾杆、盛水容器、手套（乳胶或塑胶）、洁具车等。

4. 清洁单元

邻近某一患者的相关高频接触表面为一个清洁单元，如该患者使用的病床、床边桌、监护仪、呼吸机、微泵等视为一个清洁单元。

5. 高频接触表面

患者和医务人员手频繁接触的环境表面，如床栏、床边桌、呼叫按钮、监护仪、微泵、床帘、门把手、计算机等。

6. 污点清洁与消毒

对被患者的少量体液、血液、排泄物、分泌物等感染性物质小范围污染的环境表面进行的清洁与消毒处理。

7. 消毒湿巾

以非织造布、织物、无尘纸或其他原料为载体，纯化水为生产用水，适量添加消毒剂等原材料，制成的具有清洁与消毒作用的产品，适用于人体、一般物体表面、医疗器械表面及其他物体表面。

8. A0 值

评价湿热消毒效果的指标，指当以 Z 值表示的微生物杀灭效果为 10K 时，温度相当于 80℃ 的时间（s）。A0 值达到 600 是复用清洁工具消毒的最低要求。

9. 隔断防护

医疗机构内部改建、修缮、装修等工程实施过程中，采用塑料、装饰板等建筑材料作为围挡，以完全封闭施工区域，防止施工区域内的尘埃、微生物等污染非施工区域内环境表面的措施。

10. 人员卫生处理

对被污染或可能被污染的人员进行人体、着装、随身物品等方面的清洁与消毒过程。

11. 清洁工具的复用处理

对使用过或污染后的复用清洁工具进行清洗与消毒的处理过程。

12. 低度风险区域

基本没有患者或患者只作短暂停留的区域。如行政管理部门、图书馆、会议室、病案室等。

13. 中度风险区域

有普通患者居住，患者体液、血液、排泄物、分泌物对环境表面存在潜在污染可能性的区域。如普通住院病房、门诊科室、功能检查室等。

14. 高度风险区域

有感染或定植患者居住的区域以及对高度易感患者采取保护性隔离措施的区域，如感染性疾病科、手术室、产房、重症监护病区、移植病房、烧伤病房、早产儿室等。

（五）管理要求

（1）科室应建立健全环境清洁工作的组织管理体系和规章制度，明确科内人员的职责。

（2）感控办、后勤部参与环境清洁质量监督，并对环境清洁服务机构的人员开展业务指导。后勤部负责对环境清洁服务机构的监管，并协调本院日常清洁与突发应急事件的消毒。

（3）科室安排专人负责使用中诊疗设备与仪器的日常清洁与消毒工作；科室护士长负责指导环境清洁人员对诊疗设备与仪器等进行清洁与消毒。

（4）医院开展内部建筑修缮与装饰时，应建立有医院感染控制人员参与的综合小组，对施工相关区域环境污染风险进行评估，提出有效、可行的干预措施，指导施工单位做好施工区域的隔断防护，并监督措施落实的全过程。

（5）感控办定期采用目测法、化学荧光法、ATP法、微生物法对清洁与消毒质量进行审核，并将结果及时反馈给相关科室，促进清洁与消毒质量的持续改进。环境清洁卫生质量审核标准见表 2-3。

表 2-3 环境清洁卫生质量审核标准

风险等级	清洁卫生方式等	审核标准				
		目测法	化学法			微生物法
			荧光标记法	荧光粉剂法	ATP 法	
低度风险区域	清洁级	整洁卫生、无尘、无碎屑、无异味等	无要求	无要求	无要求	无要求
中度风险区域	卫生级	整洁卫生、无污垢、无污迹、无异味等	质量抽查使用，无荧光痕迹	质量抽查使用，无荧光粉扩散	质量抽查使用，合格标准按产品说明书规定	细菌菌落总数<10CFU/cm^2，或自然减少 1 个对数值以上
高度风险区域	消毒级	整洁卫生、无污垢、无污迹、无异味等	定期质量抽查使用，无荧光痕迹	定期质量抽查使用，无荧光粉扩散	定期质量抽查使用，合格标准按产品说明书规定	参考 GB 15982—2012，按不同环境类别评判

（6）后勤部负责对承担医院环境清洁服务的机构或部门提出以下要求。

① 建立完善的环境清洁质量管理体系，在环境清洁服务的合同中充分体现环境清洁对医院感染预防与控制的重要性。

② 基于医院的诊疗服务特点和环境污染的风险等级，建立健全质量管理文件、程序性文件和作业指导书。开展清洁与消毒质量审核，并将结果及时报告至院方。

③ 应对所有环境清洁服务人员开展上岗培训和定期培训。培训内容应包括医院感染预防的基本知识与基本技能。

（六）清洁与消毒原则

（1）应遵循先清洁再消毒的原则，采取湿式卫生的清洁方式。

（2）科室根据风险等级和清洁等级要求制定本科室的标准化操作规程，内容应包括清洁与消毒的工作流程、作业时间和频率、使用的清洁剂与消毒剂名称、配制浓度、作用时间以及更换频率等。

（3）应根据环境表面和污染程度选择适宜的清洁剂。

（4）有明确病原体污染的环境表面，应根据病原体抗力选择有效的消毒剂，消毒剂的选择参考《医院消毒管理制度》执行。消毒产品的使用按照其使用说明书执行。

（5）无明显污染时可采用消毒湿巾进行清洁与消毒。

（6）清洁病房或诊疗区域时，应有序进行，由上而下，由里到外，由轻度污染到重度污染；有多名患者共同居住的病房，应遵循清洁单元化操作。

（7）实施清洁与消毒时应做好个人防护，不同区域环境清洁人员个人防护应符合表 2-4 所示的规定。工作结束时应做好手卫生与人员卫生处理，手卫生应执行 GKBZD 2023-04《医务人员手卫生管理制度》的要求。

表 2-4　环境清洁人员个人防护用品的选择

风险等级	工作服	手套	专用鞋/鞋套	口罩	隔离衣/防水围裙	防护服	护目镜/面罩	帽子
低度风险区域	＋	±	±	－	－	－	－	－
中度风险区域	＋	±	±	＋	±	－	－	－
高度风险区域	＋	＋	＋/±	＋＋/＋	＋	±	±	±

注：1.　"＋＋"表示应使用 N95 口罩，"＋"表示应使用，"±"表示可使用或按该区域的个人防护要求使用，"－"表示可以不使用。

2. 处理患者体液、血液、排泄物、分泌物等污染物、医疗废物和消毒液配制时，应根据暴露风险佩戴相应的个人防护物品。

（8）对高频接触、易污染、难清洁与消毒的表面，可采取屏障保护措施，用于屏障保护的覆盖物（如塑料薄膜、铝箔等）实行一用一更换。

（9）清洁工具要分区使用，实行颜色标记。

① 绿色：治疗准备室、手术室、供应室无菌物品存放区、餐饮部、病区的膳食相关区域、医生护士办公室、休息室等。

② 蓝色：处置室（原缓冲间）、门诊候诊大厅、护士站、走廊和楼梯等公共区域，以及供应室检查包装灭菌区等。

③ 黄色：病房、诊室、治疗室等。

④ 红色：卫生间、供应室的去污区、腔镜室的洗消间、医废暂存处等。

⑤ 对于未包含在上述分区的区域，科室内自行明确工具颜色。

（10）擦拭布巾和地巾选择使用微细纤维材料的。

（11）对精密仪器设备表面进行清洁与消毒时，应参考仪器设备说明书，关注清洁剂与消毒剂的兼容性，选择适合的清洁与消毒产品。

（12）在诊疗过程中发生患者体液、血液等污染时，应随时进行污点清洁与消毒。

（13）不应将使用后或污染的擦拭布巾或地巾重复浸泡至清洁用水、使用中的清洁剂和消毒剂内。

（七）日常清洁与消毒

（1）所有部门与科室按风险等级划分

① 低度风险区域：行政管理办公区、会议室、病案室等。

② 中度风险区域：普通住院病房、门诊科室、功能检查室等。

③ 高度风险区域：感染性疾病科、手术室、急诊、发热门诊、重症医学科、移植病房、腔镜室、微生物室、治疗室、血液透析室等。

（2）不同风险区域应实施不同等级的环境清洁与消毒管理，具体要求见表2-5。

表2-5 不同等级的风险区域的日常清洁与消毒管理

风险等级	环境清洁等级分类	方式	频率/(次/d)	标准
低度风险区域	清洁级	湿式卫生	1~2	要求达到区域内环境干净、干燥、无尘、无污垢、无碎屑、无异味等
中度风险区域	卫生级	湿式卫生，可采用清洁剂辅助清洁	2	要求达到区域内环境表面菌落总数＜10CFU/cm²，或自然菌减少1个对数值以上
高度风险区域	消毒级	湿式卫生，可采用清洁剂辅助清洁	＞2	要求达到区域内环境表面菌落总数符合 GB 15982—2012 要求
		高频接触的环境表面，实施中、低水平消毒	＞2	

注：1. 各类风险区域的环境表面一旦发生患者体液、血液、排泄物、分泌物等污染时应立即实施污点清洁与消毒。
2. 凡开展侵入性操作、吸痰等高度危险诊疗活动结束后，应立即实施环境清洁与消毒。
3. 在明确病原体污染时，可参考《医院消毒管理制度》提供的方法进行消毒。

（3）应遵守清洁与消毒原则。

（4）被患者体液、血液、排泄物、分泌物等污染的环境表面，应先采用可吸附的材料将其清除，再根据污染的病原体特点选用适宜的消毒剂进行消毒。

（5）常用环境表面消毒方法见表2-6。

表2-6 环境表面常用消毒方法

消毒产品	使用浓度(有效成分)	作用时间	使用方法	适用范围	注意事项
含氯消毒剂	400~700mg/L	＞10min	擦拭、拖地	细菌繁殖体、结核杆菌、真菌、亲脂类病毒	对人体有刺激作用；对金属有腐蚀作用；对织物、皮草类有漂白作用；有机物污染对其杀菌效果影响很大
	2000~5000mg/L	＞30min	擦拭、拖地	所有细菌(含芽孢)、真菌、病毒	
二氧化氯	100~250mg/L	30min	擦拭、拖地	细菌繁殖体、结核杆菌、真菌、亲脂类病毒	对金属有腐蚀作用；有机物污染对其杀菌效果影响很大
	500~1000mg/L	30min	擦拭、拖地	所有细菌(含芽孢)、真菌、病毒	
过氧乙酸	1000~2000mg/L	30min	擦拭	所有细菌(含芽孢)、真菌、病毒	对人体有刺激作用；对金属有腐蚀作用；对织物、皮草类有漂白作用
过氧化氢	3%	30min	擦拭	所有细菌(含芽孢)、真菌、病毒	对人体有刺激作用；对金属有腐蚀作用；对织物、皮草类有漂白作用

续表

消毒产品	使用浓度（有效成分）	作用时间	使用方法	适用范围	注意事项
碘伏	0.2%~0.5%	5min	擦拭	除芽孢外的细菌、真菌、病毒	主要用于采样瓶和部分医疗器械表面消毒；对二价金属制品有腐蚀性；不能用于硅胶导尿管消毒
醇类	70%~80%	3min	擦拭	细菌繁殖体、结核杆菌、真菌、亲脂类病毒	易挥发、易燃，不宜大面积使用
季铵盐类	1000~2000mg/L	15~30min	擦拭、拖地	细菌繁殖体、真菌、亲脂类病毒	不宜与阴离子表面活性剂如肥皂、洗衣粉等合用
自动化过氧化氢喷雾消毒器	按产品说明使用	按产品说明使用	喷雾	环境表面耐药菌等病原微生物的污染	有人情况下不得使用
紫外线辐照	按产品说明使用	按产品说明使用	照射	环境表面耐药菌等病原微生物的污染	有人情况下不得使用
消毒湿巾	按产品说明使用	按产品说明使用	擦拭	依据病原微生物特点选择消毒剂，按产品说明使用	日常消毒；湿巾遇污染或擦拭时无水迹应丢弃

（6）在实施清洁与消毒时，应设有醒目的警示标志。

（7）具体消毒浓度、消毒频次参照《医院消毒管理制度》执行。

（八）强化清洁与消毒

（1）下列情况应强化清洁与消毒。

① 发生感染暴发时，如不动杆菌属、艰难梭菌、诺如病毒等感染暴发。

② 环境表面检出多重耐药菌，如耐甲氧西林金黄色葡萄球菌（MRSA）、产超广谱β-内酰胺酶（ESBLs）细菌以及碳青霉烯类耐药肠杆菌（CRE）等耐药菌。

（2）强化清洁与消毒时，应落实接触传播、飞沫传播和空气传播的隔离措施，具体参照《医院隔离管理制度》执行。

（3）强化清洁与消毒时，应增加清洁与消毒频率，并根据病原体类型选择消毒剂，消毒剂的选择和消毒方法见表2-6和表2-7。

表2-7 环境表面常用消毒剂杀灭微生物效果

消毒剂	消毒水平	细菌			真菌	病毒	
		繁殖体	结核杆菌	芽孢		亲脂类（有包膜）	亲水类（无包膜）
含氯消毒剂	高水平	+	+	+	+	+	+
二氧化氯	高水平	+	+	+	+	+	+
过氧乙酸	高水平	+	+	+	+	+	+
过氧化氢	高水平	+	+	+	+	+	+
碘类	中水平	+	+	−	+	+	+
醇类	中水平	+	+	−	+	+	−
季铵盐类	低水平	+	−	−	+	+	−

（4）对感染朊病毒、气性坏疽、不明原因病原体的患者周围环境的清洁与消毒措施应参照《医院消毒管理制度》执行。

（5）感控办每季度对环境清洁与消毒质量进行监测，并重点监测引发感染暴发的病原体在环境表面的污染情况。

（九）清洁工具复用处理要求

（1）科室内清洁工具复用处理在独立房间，房间应具备相应的处理设施和储存条件，并保持环境干燥、通风换气。

（2）清洁工具的数量、复用处理设施应满足病区或科室规模的需要。

（3）清洁工具使用后应及时清洁与消毒，干燥保存，其复用处理方式包括手工清洗和机械清洗。

① 清洁工具的手工清洗与消毒应执行《医院消毒管理制度》的要求。

② 建议采用机械清洗、热力消毒、机械干燥、装箱备用的处理流程。热力消毒要求 A0 值≥600，相当于 80℃持续 10min、90℃持续 1min 或 93℃持续 30s。

（4）必要时，感控办、科室对清洁工具复用处理质量进行考核。

四十、医院隔离管理制度

（一）目的

为防止病原体在医院内传播，采取有效措施，减少医院感染发生，保证医疗安全，特制定《医院隔离管理制度》。

（二）适用范围

全院。

（三）参考文件

（1）WS/T 311—2023《医院隔离技术标准》、WS/T 313—2019《医务人员手卫生规范》、WS/T 367—2012《医疗机构消毒技术规范》、WS/T 510—2016《病区医院感染管理规范》、YY 0469—2023《医用外科口罩》、《中华人民共和国传染病防治法》等相关法律法规。

（2）国家、省、市等上级部门指导意见。

（3）结合医院实际情况。

（四）定义

1. 感染源

病原体自然生存、繁殖并排出的宿主或场所。

2. 传播途径

病原体从感染源传播到易感人群的途径。

3. 易感人群

对某种疾病或传染病缺乏免疫力的人群。

4. 标准预防

基于患者的体液（血液、组织液等）、分泌物（不包括汗液）、排泄物、黏膜和非完整皮肤均可能含有病原体的原因，针对医院患者和医务人员采取的一组预防感染措施。

注：包括手卫生，根据预期可能的暴露穿戴手套、隔离衣、口罩、帽子、护目镜或防护面罩等个人防护用品，安全注射，以及穿戴合适的防护用品处理污染的物品与医疗器械等。

5. 空气传播

由悬浮于空气中、能在空气中远距离传播（＞1m），并长时间保持感染性的飞沫核（直径≤5μm）导致的传播。

6. 飞沫传播

带有病原体的飞沫核（直径＞5μm），在空气中短距离（≤1m）移动到易感人群的口、鼻黏膜或眼结膜等导致的传播。

7. 接触传播

病原体通过手、物体表面等媒介物直接或间接接触导致的传播。

8. 个人防护用品（PPE）

用于保护使用者避免接触病原体的各种屏障用品。

注：包括口罩、手套、护目镜、防护面罩、隔离衣、医用一次性防护服、防水围裙等。

（1）医用外科口罩：用于覆盖住使用者的口、鼻及下颌，为防止病原体微生物、体液、颗粒物等的直接透过提供物理屏障。（来源：YY 0469—2023, 3.1）

（2）医用防护口罩：用于覆盖住使用者的口、鼻及下颌，为防止病原体微生物、体液、颗粒物等的直接透过提供物理屏障，在气体流量为85L/min情况下，对非油性颗粒物过滤效率≥95%，并具有良好的密合性。

（3）一次性使用医用口罩：用于覆盖住使用者的口、鼻及下颌，为阻隔口腔和鼻腔呼出或喷出污染物提供物理屏障。

（4）护目镜：防止体液（血液、组织液等）、分泌物等溅入人体眼部的屏障用品。

（5）防护面罩（防护面屏）：防止体液（血液、组织液等）、分泌物等溅到人体面部的屏障用品。

（6）手套：阻隔病原体通过使用者的手传播疾病和污染环境的屏障用品。

（7）隔离衣：用于防止使用者肢体、躯干被患者体液（血液、组织液等）和其他感染性物质污染的衣服。

（8）医用一次性防护服：由连帽上衣、裤子组成，为阻隔体液（血液、组织液等）、分泌物、颗粒物等的直接透过提供物理屏障。

（9）防水围裙：用于防止使用者躯干被患者体液（血液、组织液等）和其他感染性物质污染的衣服。

9. 隔离

采用各种方法、技术，防止病原体从患者、携带者及场所传播给他人的措施。

10. 清洁区

进行呼吸道传染病诊治的病区中，不易受到患者体液（血液、组织液等）和病原体等物质污染及传染病患者不应进入的区域。

注：包括医务人员的值班室、卫生间、男女更衣室、浴室以及储物间、配餐间等。

11. 潜在污染区

进行呼吸道传染病诊治的病区中，位于清洁区与污染区之间，有可能被患者体液（血液、组织液等）和病原体等物质污染的区域。

注：包括医务人员的办公室、治疗准备室、护士站、内走廊等。

12. 污染区

进行呼吸道传染病诊治的病区中，传染病患者和疑似传染病患者接受诊疗的区域，以及被其体液（血液、组织液等）、分泌物、排泄物污染物品暂存和处理的场所。

注：包括病室、患者用后复用物品和医疗器械等的处置室、污物间以及患者用卫生间和入院、出院处理室等。

13. 两通道

进行呼吸道传染病诊治的病区中的医务人员通道和患者通道。

注：医务人员通道、出入口设在清洁区一端，患者通道、出入口设在污染区一端。

14. 缓冲间

进行呼吸道传染病诊治的病区中清洁区与潜在污染区之间、潜在污染区与污染区之间设立的两侧均有门的过渡间。

注：两侧的门不同时开启，为医务人员的准备间。

15. 负压隔离病区（室）

用于隔离通过和可能通过空气传播的传染病患者或疑似患者的病区（病室），通过机械通风方式，使病区（病室）的空气按照由清洁区向污染区流动，使病区（病室）内的空气静压低于周边相邻相通区域空气静压，以防止病原微生物向外扩散。

16. 呼吸道卫生/咳嗽礼仪

呼吸道感染患者佩戴医用外科口罩、在咳嗽或打喷嚏时用纸巾盖住口鼻、接触呼吸道分泌物后实施手卫生，并与其他人保持1m以上距离的一组措施。

17. 隔离患者

接受接触隔离或飞沫隔离或空气隔离的患者。

18. 适合性检验

检验医用防护口罩对具体使用者适合程度的方法。

注：包括定性适合性检验和定量适合性检验。

19. 佩戴气密性检查

医用防护口罩使用者进行的一种简便密合性检查方法，以确保口罩佩戴位置正确，不漏气。

（五）隔离的管理要求

（1）医院在新建、改建与扩建时，建筑布局应符合医院卫生学要求，并应具备隔离预防的功能，区域划分应明确，标识规范清晰。

（2）临床科室应根据医院相关规章制度，结合本科室的实际情况，制定隔离预防制度并实施。

（3）感控办、疾控部定期组织开展医务人员隔离与防护知识和技能的培训；临床科室定期组织科内工作人员开展隔离防控知识培训，记录在科室医院感染管理小组工作手册内。

（4）医院为全院工作人员提供合适、必要的个人防护用品。个人防护用品应符合国家相关标准，有效期内使用，方便取用。

（5）医务人员正确掌握常见感染性疾病的传播途径、隔离方式和防护技术，熟练掌握操作规程。

（6）临床科室应采取有效措施，管理感染源、切断传播途径和保护易感人群。

（7）隔离的实施应遵循"标准预防"和"基于疾病传播途径的预防"的原则。

（8）规范设置预检分诊。满足预检分诊管理要求。

（9）医务人员的手卫生应执行《医务人员手卫生管理制度》。

（10）隔离区域的消毒应执行医院相关管理制度。

（六）建筑布局与隔离要求

1. 建筑分区与隔离要求

（1）医院建筑区域划分

① 划分依据：根据患者获得感染危险性的程度划分为低度风险区域、中度风险区域和高度风险区域。

② 低度风险区域：没有患者存在或患者只作短暂停留的区域，如行政办公区、会议室、病案室等。

③ 中度风险区域：有普通患者的诊疗，患者体液（血液、组织液等）、分泌物、排泄物对环境表面存在潜在污染可能性的区域，如普通病区、门诊诊室、功能检查室等。

④ 高度风险区域：有感染或病原体定植患者诊疗的区域，以及对高度易感患者采取保护性隔离措施的区域，如感染性疾病科、发热门诊、手术部（室）、重症监护病区（室）、移植病区、血液透析室等。

（2）隔离要求

① 全院工作人员熟练掌握隔离诊疗流程，洁、污分明，标识清晰。

② 根据建筑分区的要求，同一风险等级分区的科室宜相对集中，高度风险区域的科室宜相对独立成区，收治感染患者区域与采取保护性隔离区域分开设置，宜与中低度风险区域分开。

③ 通风系统应区域化，尤其是隔离区域的通风系统应独立，防止区域间空气交叉污染。

④ 配备合适的手卫生设施。

2. 普通病区的建筑布局与隔离要求

（1）建筑布局：病区内病房（室）、治疗准备室、治疗室等各功能区域内的房间应布局合理，洁、污分明，标识清晰。设施、设备应符合医院感染防控的要求，设有至少1个适于隔离的房间。病室内应有良好的通风设施。

（2）隔离要求

① 感染性疾病患者与非感染性疾病患者要分室安置。

② 同种感染性疾病、同种病原体感染患者可以放在一个隔离间集中安置。

③ 床单元之间的隔帘应定期清洁与消毒，有污染随时清洁消毒。

④ 单排病床通道净宽不应小于1.1m，双排病床（床端）通道净宽不应小于1.4m，病床间距宜大于0.8m。

3. 感染性疾病病区的建筑布局与隔离要求

（1）通用要求

① 建筑布局：应设在医院相对独立的区域，并符合普通病区的建筑布局要求。

② 隔离要求

a. 应分区明确，标识清晰。

b. 不同种类的感染性疾病患者应分室安置。

c. 应配备适量非手触式开关的流动水洗手设施。

（2）经接触传播疾病患者的隔离病区建筑布局与隔离要求

① 建筑布局：应符合本制度 3.（1）①条的要求。普通病区的隔离区应设置在病区一端。

② 隔离要求：应符合本制度 3.（1）②条的要求。

（3）经飞沫传播疾病患者的隔离病区建筑布局与隔离要求

① 建筑布局：应符合本制度 3.（1）①条的要求。普通病区的隔离区应设置在病区一端。

② 隔离要求

a. 应符合本制度 3.（1）②条的要求。

b. 疑似患者安置在隔离间，一人一间，禁止将 2 名及以上疑似患者安置在同一个隔离间内。

c. 确诊患者安置在隔离间，同种疾病患者可以安置在一个隔离间，但需要两病床之间距离不少于 1.2m。

（4）经空气传播疾病患者的隔离病区建筑布局与隔离要求

① 建筑布局：应在符合本制度 3.（1）①条要求的基础上，分为清洁区、潜在污染区和污染区，设立两通道和各区域之间的缓冲间。经空气传播疾病的隔离病区，宜设置负压隔离病房。

② 隔离要求

a. 应严格工作流程和各区域、两通道等的管理。各区之间界线清楚，标识明显。

b. 疑似患者安置在隔离间，一人一间，禁止将 2 名及以上疑似患者安置在同一个隔离间内。

c. 确诊患者安置在隔离间，同种疾病患者可以安置在一个隔离间，但需要两病床之间距离不少于 1.2m。

d. 患者出院所带物品应消毒处理后方能交给患者带走。

e. 进入隔离病区的人员应根据进入的区域选择防护用品，做好个人防护。

（5）负压隔离病区（室）的建筑布局与隔离要求

① 建筑布局

a. 适用于经空气传播疾病患者的隔离。

b. 建筑布局及设备设施应符合 GB/T 35428—2024 的要求。

② 隔离要求

a. 一间负压病室只允许安置 1 名患者，限制患者到本病室外活动，如需外出时戴医用外科口罩。

b. 患者出院所带物品应消毒处理后方可交给患者带走。

c. 进入负压隔离病室的人员应根据暴露风险选择防护用品，做好个人防护。

4. 门诊的建筑布局与隔离要求

（1）建筑布局

① 普通门诊流程明确，标识清晰，路径便捷。

② 门诊部加强候诊患者管理，对患者进行宣教，原则上患者应在就诊诊室外的候诊区域候诊。

③ 儿科门诊为独立成区，出入方便；应设预检分诊台、隔离观察室等。

④ 感染疾病科门诊应符合国家有关规定。

⑤ 门诊治疗室分别设立清洁伤口与污染伤口治疗室。

⑥ 门诊种植牙手术室、人流室，按照医院手术部（室）感染控制相关规范要求进行设置。

（2）隔离要求

① 普通门诊、儿科门诊分开候诊，感染性疾病科门诊候诊应符合国家有关规定。

② 诊室应通风良好，没有通风条件的开启机械通风，诊室应配备流动水洗手设施和/或配备速干手消毒剂，粘贴洗手图。

③ 医院建立预检分诊隔离制度，相关科室、部门遵照执行，挂号处、患者服务中心咨询台和医师接诊时要对患者进行传染病相关信息询问，开展传染病的预检，必要时建立临时预检点进行预检，预检分诊的具体要求按照上级部门管理要求落实。

④ 经预检为需要隔离的传染病患者或疑似传染病患者，门诊部应及时将患者分诊至感染性疾病科或相应分诊点就诊，同时对接诊处进行终末消毒。

⑤ 气性坏疽等特殊感染患者应在诊室就地隔离，诊疗后按照本院相关管理规定对诊室进行终末消毒。

⑥ 医院拟计划设置门诊手术室，门诊手术室按照医院手术部（室）感染控制相关规范要求进行管理。

5. 急诊的建筑布局与隔离要求

（1）建筑布局

① 急诊为独立出入口，流程清晰，路径便捷；急诊入口处设预检分诊，急诊内设置普通诊室和隔离诊室。

② 急诊隔离诊室建筑布局符合隔离间的要求。

（2）隔离要求

① 执行预检分诊制度，及时发现传染病患者及疑似患者，及时采取隔离措施。

② 各诊室内配备非手触式开关的流动水洗手设施和/或配备速干手消毒剂。

③ 急诊留观室按病区要求进行管理；急诊隔离间按照本院隔离间的要求进行管理。

④ 对不明原因发热及不明原因肺炎患者进行诊疗时，应在标准预防的基础上按照空气传播疾病进行隔离预防。

（七）医务人员个人防护用品的使用

1. 防护用品的选择

医务人员应根据标准预防、不同传播途径疾病预防与控制需要及疾病危害性，选择适宜的个人防护用品。

2. 口罩的使用

（1）应根据不同的诊疗要求选用不同种类的口罩。

（2）一般诊疗活动，可佩戴一次性使用医用口罩或医用外科口罩；手术部（室）工作或诊疗护理免疫功能低下患者、进行有体液喷溅的操作或侵入性操作时应戴医用外科口罩；接触经空气传播传染病患者、近距离（≤1m）接触飞沫传播的传染病患者或进行产生气溶胶的操作时，应戴医用防护口罩。

(3) 应正确使用口罩，具体方法及注意事项应遵循附录 A 的规定。

3. 护目镜、防护面罩的使用

(1) 在进行可能发生患者体液（血液、组织液等）、分泌物、排泄物等喷溅诊疗、护理操作时，应使用护目镜或防护面罩。

(2) 为呼吸道传染病患者进行气管插管、气管切开等近距离操作，可能发生患者体液（血液、组织液等）、分泌物等喷溅时，宜使用全面型防护面罩。

(3) 佩戴前应检查有无破损，佩戴装置有无松脱。每次使用后应清洁与消毒。

(4) 护目镜、防护面罩的戴摘方法应遵循附录 B 的规定。

4. 手套的使用

(1) 应根据不同操作的需要，选择合适种类和规格的手套。

① 接触患者的体液（血液、组织液等）、分泌物、排泄物等及污染物品时，应戴一次性使用医用橡胶检查手套。

② 进行手术、换药等无菌操作以及接触患者破损皮肤、黏膜时，应戴一次性使用灭菌橡胶外科手套。

(2) 应正确戴脱一次性使用灭菌橡胶外科手套，具体方法及注意事项应遵循附录 C 的规定。

(3) 一次性手套应一次性使用。

(4) 脱手套后应洗手或进行手卫生。

5. 隔离衣与医用一次性防护服的使用

(1) 应根据诊疗工作的需要，选用隔离衣（一次性隔离衣、可复用隔离衣）或医用一次性防护服。

(2) 下列情况应穿隔离衣：

① 接触经接触传播的感染性疾病患者或其周围环境，如肠道传染病患者、多重耐药菌感染患者等时。

② 可能受到患者体液（血液、组织液等）、分泌物、排泄物污染时。

③ 对实施保护性隔离的患者，如大面积烧伤、骨髓移植等患者进行诊疗、护理时穿无菌隔离衣。

(3) 下列情况应穿医用一次性防护服：

① 接触甲类及乙类按甲类管理的传染病患者时；

② 接触传播途径不明的新发传染病患者时；

③ 为高致病性、高病死率的传染病患者进行诊疗护理操作时。

(4) 应正确穿脱隔离衣和医用一次性防护服，具体方法及注意事项见附录 D。

6. 帽子的使用

(1) 应能够遮盖全部头发，分为布质帽子和一次性帽子。

(2) 进行无菌技术操作，进入污染区、保护性隔离区域、洁净医疗用房等应戴帽子。

(3) 被患者体液（血液、组织液等）、分泌物等污染时，应立即更换。

(4) 布质帽子应保持清洁，每次或每天更换与清洁。

(5) 一次性帽子应一次性使用。

7. 防水围裙的使用

(1) 分为重复使用的围裙和一次性使用的围裙。

（2）可能受到患者的体液（血液、组织液等）、分泌物及其他污染物质污染、进行复用医疗器械的清洗时，应穿防水围裙。

（3）重复使用的围裙，每班使用后应及时清洗与消毒。遇有破损或渗透时，应及时更换。

（4）一次性使用的围裙应一次性使用，受到明显污染、遇到破损或渗透时应及时更换。

8. 鞋套的使用

（1）鞋套应具有良好的防水性能，并一次性使用。

（2）从潜在污染区进入污染区时、从缓冲间进入负压隔离病室时和进入洁净医疗用房时应穿鞋套。

（3）应在规定区域内穿鞋套，离开该区域时应及时脱掉。发现破损应及时更换。

（八）不同传播途径疾病的隔离预防原则与措施

1. 隔离预防原则

（1）在标准预防措施的基础上，根据疾病的传播途径（接触传播、飞沫传播、空气传播和其他途径传播如虫媒传播），结合本院的实际情况，制定相应的隔离与预防措施。标准预防措施应遵循附录 E 的规定。

（2）一种疾病可能有多种传播途径时，在标准预防措施的基础上，采取针对相应传播途径的隔离与预防措施。

（3）隔离病区（室）有隔离标识，黄色标识一般用于经空气传播的隔离，粉色标识一般用于经飞沫传播的隔离，蓝色标识一般用于经接触传播的隔离。

（4）疑似呼吸道传染病患者应安置在单人隔离房间。

（5）受条件限制的科室，同种病原体感染的患者可安置于一室。

（6）应限制无关人员进入隔离区域，严格管理陪护及探视人员。

（7）对隔离患者进行宣教，做好手卫生及相关隔离要求。

（8）隔离患者外出检查、诊疗、手术、转科、转运等时，应通知相关接收科室，同时采取有效措施，减少对其他患者、医务人员和环境表面的污染。

（9）接收科室应做好隔离准备，在隔离患者离开后，应进行终末消毒。

（10）建筑布局符合本制度相应的规定。

2. 经接触传播疾病的隔离与预防措施

（1）总体要求：接触经接触传播疾病的患者及其污染物，如肠道传染病、经血传播疾病、多重耐药菌感染、皮肤感染患者等，在标准预防的基础上，还应采取接触传播的隔离与预防措施。

（2）患者的隔离

① 宜单间隔离；无条件的科室可采取床单位隔离或同种病原体感染患者隔离于一室。

② 应限制患者的活动范围，减少转运。

（3）医务人员的防护

① 接触隔离患者的体液（血液、组织液等）、分泌物、排泄物等物质时，应戴一次性使用医用橡胶检查手套，手上有伤口时应戴双层手套；接触污染物品后、离开隔离病室前应摘除手套，洗手和/或手消毒。

② 进入隔离病室，从事可能污染工作服的操作时，应穿隔离衣；离开病室前，脱下

隔离衣，按要求悬挂，每天更换清洗与消毒；或使用一次性隔离衣，用后按医疗废物管理要求进行处置。接触甲类及乙类按甲类管理的传染病患者应按要求穿脱医用一次性防护服，离开病室前，脱去医用一次性防护服，医用一次性防护服按医疗废物管理要求进行处置。

3. 经飞沫传播疾病的隔离与预防措施

（1）总体要求：接触经飞沫传播疾病的患者及污染物，如百日咳、白喉、流行性感冒、病毒性腮腺炎等，在标准预防的基础上，还应采取经飞沫传播疾病的隔离与预防措施。

（2）患者的隔离

① 患者单间隔离，限制患者的活动范围；患者病情容许时，应戴医用外科口罩，并定期更换。

② 尽量减少转运，当需要转运时，医务人员应注意防护。

③ 原则是禁止探视，必须探视时，探视者应戴医用外科口罩，宜与患者保持1m以上距离。

④ 房间加强通风，按照本院规定进行室内空气的消毒。

（3）医务人员的防护

① 应根据诊疗的需要，穿戴合适的防护用品；一般诊疗护理操作佩戴医用外科口罩，严格手卫生。

② 与患者近距离（距离≤1m）接触或进行产生气溶胶的操作时，应戴帽子、医用防护口罩；进行可能产生喷溅的诊疗操作时，应戴护目镜或防护面罩，穿隔离衣；当接触患者及其体液（血液、组织液等）、分泌物、排泄物等时应戴一次性使用医用橡胶检查手套，操作完成后严格手卫生。

4. 经空气传播疾病的隔离与预防措施

（1）总体要求：接触肺结核等经空气传播的疾病时，在标准预防措施的基础上，还应采用经空气传播疾病的隔离与预防措施。

（2）患者的隔离

① 原则上应尽快转送至有条件收治经空气传播疾病的医院或按照医院管理要求转至感染性疾病科进行收治，转运过程中做好医务人员的防护。

② 具有传染性的肺结核患者尽快转至市公共卫生临床中心，未转出之前单间隔离。

③ 当患者病情容许时，宜戴医用外科口罩，定期更换；限制其活动范围。

④ 按照医院规定进行空气消毒。

（3）医务人员的防护

① 应严格按照区域医院感染预防与控制要求，在不同的区域，穿戴不同的防护用品，离开时按要求摘脱，并正确处理使用后物品。具体流程与操作见附录F。

② 进入确诊或可疑传染病患者房间时，应戴帽子、医用防护口罩；进行可能产生喷溅的诊疗操作时，应戴护目镜或防护面罩，穿隔离衣；当接触患者及其体液（血液、组织液等）、分泌物、排泄物等时应戴一次性使用医用橡胶检查手套。

③ 防护用品使用的具体要求应遵循规范要求。

5. 其他传播途径疾病的隔离与预防措施

应根据疾病的特性，采取相应的隔离与防护措施。

6. 常见传染病传播途径、隔离与预防要求

见附录 G。

7. 常见传染病潜伏期、隔离期和观察期

见附录 H。

附录 A （规范性）口罩的戴摘方法

A.1　医用外科口罩的佩戴方法

A.1.1　检查口罩，区分上下内外，有鼻夹的一侧朝上，鼻夹明显的一侧朝外，将口罩罩住鼻、口及下巴，系带式口罩下方带系于颈后，上方带系于头顶中部；挂耳式口罩将两侧系带直接挂于耳后。

A.1.2　将双手指尖放在鼻夹上，从中间位置开始，用手指向内按压，并逐步向两侧移动，根据鼻梁形状塑造鼻夹。

A.1.3　调整系带的松紧度。

A.2　医用防护口罩的佩戴方法

A.2.1　一手托住防护口罩，有鼻夹的一面向外。

A.2.2　将防护口罩罩住鼻、口及下巴，鼻夹部位向上紧贴面部。

A.2.3　用另一只手将下方系带拉过头顶，放在颈后双耳下。

A.2.4　再将上方系带拉至头顶中部。

A.2.5　将双手指尖放在金属鼻夹上，从中间位置开始，用手指向内按鼻夹，并分别向两侧移动和按压，根据鼻梁的形状塑造鼻夹。

A.3　注意事项

A.3.1　不应一只手捏鼻夹。

A.3.2　医用外科口罩和医用防护口罩只能一次性使用。

A.3.3　口罩潮湿后或受到患者体液（血液、组织液等）污染后，应及时更换。

A.3.4　选用医用防护口罩时，宜做适合性检验，适合性检验应参照 GB/T 18664 的要求进行。每次佩戴医用防护口罩进入工作区域之前，应做佩戴气密性检查。检查方法：将双手完全盖住防护口罩，快速地呼气，若鼻夹附近有漏气应按 A.2.5 调整鼻夹；若四周有漏气，应调整到不漏气为止。

A.3.5　离开呼吸道传染病区域时，在摘脱各类防护用品时，应最后摘脱医用防护口罩。

A.4　摘医用外科口罩方法

A.4.1　不应接触口罩前面（污染面）。

A.4.2　系带式口罩先解开下面的系带，再解开上面的系带；挂耳式口罩双手直接捏住耳后系带取下。

A.4.3　用手仅捏住口罩的系带放入废物容器内。

A.5　摘医用防护口罩方法

A.5.1　用手慢慢地将颈部的下头系带从脑后拉过头顶。

A.5.2　拉上头系带摘除口罩。

A.5.3 不应用手触及口罩的前面,仅捏住口罩系带放入医疗废物容器内。

附录 B （规范性）护目镜或防护面罩的戴摘方法

B.1 戴护目镜或防护面罩的方法
戴上护目镜或防护面罩,调节舒适度。
B.2 摘护目镜或面罩的方法
捏住靠近头部或耳朵的一边摘掉,放入回收或医疗废物容器内。

附录 C （规范性）一次性使用灭菌橡胶外科手套戴脱方法

C.1 戴手套方法
C.1.1 打开手套包,一手掀起口袋的开口处。
C.1.2 另一手捏住手套翻折部分（手套内面）取出手套,对准五指戴上。
C.1.3 捏起另一只袋口,以戴着手套的手指插入另一只手套的翻边内面,将手套戴好。然后将手套的翻转处套在工作衣袖外面。
C.2 脱手套的方法
C.2.1 用戴着手套的手捏住另一只手套污染面的边缘将手套脱下。
C.2.2 戴着手套的手握住脱下的手套,用脱下手套的手捏住另一只手套清洁面（内面）的边缘,将手套脱下。
C.2.3 用手捏住手套的里面放入医疗废物容器内。
C.3 注意事项
C.3.1 诊疗护理不同的患者之间应更换手套。
C.3.2 操作完成后脱去手套,应按规定程序与方法洗手。戴手套不能替代洗手,必要时进行手消毒。
C.3.3 操作时发现手套破损时,应及时更换。
C.3.4 戴手套时,应防止手套被污染。
C.3.5 其他一次性医用手套,可参照该附录戴脱。

附录 D （资料性）隔离衣与医用一次性防护服穿脱方法

D.1 隔离衣穿脱方法
D.1.1 穿隔离衣方法
D.1.1.1 右手提衣领,左手伸入袖内,右手将衣领向上拉,露出左手。
D.1.1.2 换左手持衣领,右手伸入袖内,露出右手,勿触及面部。
D.1.1.3 两手持衣领,由领子中央顺着边缘向后系好颈带。
D.1.1.4 再扎好袖口,不应露出里面衣物。
D.1.1.5 将隔离衣一边（约在腰下5cm）处渐向前拉,见到边缘捏住。
D.1.1.6 同法捏住另一侧边缘。
D.1.1.7 双手在背后将衣边对齐或将一边遮盖住另一边,将背部完全覆盖。
D.1.1.8 向一侧折叠,一手按住折叠处,另一手将腰带拉至背后折叠处。

D.1.1.9 将腰带在背后交叉,回到前面将带子系好。

D.1.2 脱隔离衣方法

D.1.2.1 解开腰带,在前面打一活结。

D.1.2.2 解开袖带,塞入袖祥内,充分暴露双手,进行手消毒。

D.1.2.3 解开颈后带子。

D.1.2.4 右手伸入左手腕部袖内,拉下袖子过手。

D.1.2.5 用遮盖着的左手握住右手隔离衣袖子的外面,拉下右侧袖子。

D.1.2.6 双手转换逐渐从袖管中退出,脱下隔离衣。

D.1.2.7 左手握住领子,右手将隔离衣两边对齐,污染面向外悬挂污染区;如果悬挂污染区外,则污染面向里。

D.1.2.8 不再使用时,将脱下的隔离衣,污染面向内,卷成包裹状,放入医疗废物容器内或放入回收袋中。

D.2 医用一次性防护服穿脱方法

D.2.1 穿医用一次性防护服

连体或分体医用一次性防护服,应遵循先穿裤,再穿衣,然后戴帽,最后拉上拉锁的流程。

D.2.2 脱医用一次性防护服

D.2.2.1 脱分体医用一次性防护服时应先将拉链拉开。向上提拉帽子,使帽子脱离头部。脱袖子、上衣,将污染面向里放入医疗废物袋。脱裤,由上向下边脱边卷,污染面向里,脱下后置于医疗废物袋。

D.2.2.2 脱连体医用一次性防护服时,先将拉链拉到底。向上提拉帽子,使帽子脱离头部,脱袖子;由上向下边脱边卷,污染面向里直至全部脱下后放入医疗废物袋内。

D.3 注意事项

D.3.1 隔离衣和医用一次性防护服只限在规定区域内穿脱。

D.3.2 穿前应检查隔离衣和医用一次性防护服有无破损;穿时勿使衣袖触及面部及衣领。发现有渗漏或破损应及时更换;脱时应避免污染。

D.3.3 隔离衣使用一次后即更换的穿脱方法。

D.3.3.1 穿法同 D.1.1。

D.3.3.2 脱法按 D.1.2.1 和 D.1.2.2 的操作后,消毒双手,解开颈后系带,双手持带将隔离衣从胸前向下拉。右手捏住左衣领内侧清洁面脱去左袖。左手捏住右侧衣领内侧下拉脱下右袖,将隔离衣污染面向里,衣领及衣边卷至中央,放入污衣袋。

D.3.4 隔离衣每天更换、清洗与消毒,遇污染随时更换。

附录 E (规范性) 标准预防措施

E.1 手卫生

E.1.1 在诊疗、护理操作过程中,严格掌握手卫生指征。

E.1.2 选择合适的手卫生方式。

E.2 呼吸道卫生/咳嗽礼仪

E.2.1 感控办对医务人员、科室对患者和探视者进行培训教育,并指导实施。

E.2.2 打喷嚏、咳嗽时用纸巾盖住口鼻并立即弃置用过的纸巾。

E.2.3 当患者病情允许、可以耐受时,需佩戴医用外科口罩。

E.2.4 接触呼吸道分泌物后实施手卫生。

E.2.5 宜使呼吸道感染患者在候诊区内相互间保持1m以上的间距。

E.2.6 医务人员诊疗有呼吸道感染症状和体征的患者时应戴医用外科口罩,接诊疑似经空气传播疾病或不明原因传播疾病时应戴医用防护口罩。

E.3 正确选择和穿戴个人防护用品

E.3.1 进行有可能接触患者体液(血液、组织液等)、分泌物、排泄物等的诊疗、护理、清洁等工作时应戴手套,非无菌操作应戴一次性使用医用橡胶检查手套,无菌操作时应戴一次性使用灭菌橡胶外科手套,清洁工作可戴重复使用的橡胶手套,操作完毕,脱去手套后立即洗手/手消毒。

E.3.2 在诊疗、护理操作过程中,有可能发生体液(血液、组织液等)、分泌物等喷溅到面部时应戴医用外科口罩、面罩或护目镜;有可能发生体液(血液、组织液等)、分泌物等大面积喷溅或者有可能污染身体时,应穿隔离衣或防水围裙。

E.3.3 接触患者黏膜或破损的皮肤时应戴一次性使用灭菌橡胶外科手套。

E.4 安全注射

E.4.1 每次注射均使用一次性使用无菌注射器及针头。

E.4.2 宜使用单剂量包装的注射剂。

E.4.3 输液及给药装置只能用于一位患者,不应多位患者共用,每次使用后合理处置。

E.4.4 应严格遵守无菌操作规范;一次性使用无菌物品应一人一用一丢弃。

E.5 锐器伤预防

E.5.1 在进行侵袭性诊疗、护理操作过程中,宜使用具有防刺性能的安全注射装置。

E.5.2 保证光线充足。

E.5.3 不应用手直接接触使用后的锐器,不应双手回套针帽。

E.5.4 使用后的锐器应直接放入耐刺、防渗漏的专用锐器盒中。

E.5.5 重复使用的锐器,应放在防刺、防渗漏的容器内运输和处理。

E.6 重复使用物品的清洗与消毒

E.6.1 重复使用的医疗器械、器具和用品,用后应根据规定进行清洗、消毒或灭菌,具体要求应遵循 WS 310.1、WS 310.2 和 WS 310.3 的要求。

E.6.2 重复使用的餐饮具应清洗、消毒后使用。

E.6.3 清洗、消毒或灭菌时应做好工作人员防护,防止发生职业暴露及环境污染。

E.7 医用织物的处理

E.7.1 运输被体液(血液、组织液等)、分泌物、排泄物污染的被服、衣物时,应做好标识,密闭运送。

E.7.2 处理使用过的织物时,尽量减少抖动。

E.7.3 医用织物处理的管理及处理方法按照《医院医用织物处理与管理制度》的要求

执行。

E.8 环境、物体表面的清洁与消毒

E.8.1 床栏、床头桌、椅、门把手、仪器设备等高频接触的物体表面、地面应定期清洁，保持干燥，遇污染时及时清洁、消毒。

E.8.2 具体清洁与消毒的要求和方法应按照本院相关规定执行。

E.9 医疗废物的处置与管理

E.9.1 规范分类、打包、运送等，记录完整，标识清晰，无漏项。

E.9.2 按照《医院医疗废物处置与管理制度》的要求执行。

附录 F （资料性）医务人员防护用品穿脱流程

F.1 穿戴防护用品应遵循的流程

F.1.1 清洁区进入潜在污染区：洗手→戴医用防护口罩→戴帽子→穿工作服→进入潜在污染区。手部皮肤破损的戴一次性使用医用橡胶检查手套。

F.1.2 潜在污染区进入污染区：穿隔离衣或医用一次性防护服→根据需要戴护目镜/防护面罩→戴手套→穿鞋套→进入污染区。

F.1.3 为患者进行吸痰、气管插管、气管切开等操作，可能被患者的分泌物及体内物质喷溅的诊疗护理工作前，应戴护目镜或防护面罩或全面型呼吸防护器。

F.2 脱防护用品应遵循的流程

F.2.1 医务人员离开污染区进入潜在污染区前：摘手套、洗手和/或消毒双手→摘护目镜/防护面屏→洗手和/或手消毒→脱隔离衣或医用一次性防护服连带脱鞋套→洗手和/或手消毒→进入潜在污染区，洗手或手消毒。

F.2.2 从潜在污染区进入清洁区前：洗手和/或手消毒→脱工作服→洗手和/或手消毒→摘帽子→洗手和/或手消毒→医用防护口罩→洗手和/或手消毒后，进入清洁区。

F.2.3 离开清洁区：沐浴、更衣→离开清洁区。

F.3 穿脱防护用品的注意事项

F.3.1 医用防护口罩每4小时一更换，遇污染或潮湿，应及时更换。

F.3.2 离开隔离区前应对佩戴的眼镜进行清洗与消毒。

F.3.3 隔离衣、医用一次性防护服等防护用品，不同类传染病患者之间及疑似患者之间应进行更换。

F.3.4 隔离衣、医用一次性防护服被患者体液（血液、组织液等）、污物污染时应及时更换。

F.3.5 戴医用防护口罩或全面型呼吸防护器应进行佩戴气密性检查。

F.3.6 用后物品分别放置于专用污物容器内。

F.3.7 埃博拉出血热及突发原因不明传染病的医务人员防护用品穿脱流程应遵循卫生行政等上级部门届时发布的相关规定。

附录 G （资料性）常见传染病传染源、传播途径及隔离预防

常见传染病传染源、传播途径及隔离预防见附表2-1。

附表 2-1 常见传染病传染源、传播途径及隔离预防

疾病名称		传染源	传播途径				隔离预防						
			空气	飞沫	接触	生物媒介	口罩	帽子	手套	防护镜	隔离衣	医用一次性防护服	鞋套
病毒性肝炎	甲型、戊型	急性期患者和隐性感染者			+		±	±	+		+		
	乙型、丙型、丁型	急性和慢性期患者及病毒携带者			●				±		±		
麻疹		麻疹患者	+	++			+	+	+		+		
水痘		水痘患者	+	++	+		+	+	+		+		
流行性腮腺炎		早期患者和隐性感染者		+			+	+			±		
脊髓灰质炎		轻症瘫痪型患者和病毒携带者		+	++		+	+	+		+		
流行性出血热		啮齿类动物、猫、猪、狗、家兔	++		+		+	+	+	±	±		
狂犬病		患病或隐性感染的犬、猫、家畜和野兽			+		+	+	+		+		
伤寒、副伤寒		患者和带菌者			+				+		+		
细菌性痢疾		患者和带菌者			+			±	+		+		
霍乱		患者和带菌者			+		±	±	+		+	±	+
猩红热		患者和带菌者		++	+		+	+	+		+		
白喉		患者和带菌者		++	+		+	+	+		+		
百日咳		患者、隐性感染者和带菌者		+			+	+	±		±		
流行性脑脊髓膜炎		流脑患者和脑膜炎双球菌携带者		++	+		+	+	±		+		
鼠疫	肺鼠疫	感染了鼠疫杆菌的啮齿类动物和患者		++	+	鼠蚤	+	+	+	+	+	±	
	腺鼠疫	感染了鼠疫杆菌的啮齿类动物和患者			+	鼠蚤	±	+	+		+		
炭疽		患病的食草类动物和患者		+	+		+	+	+	±	+		
流行性感冒		患者和隐性感染者		+	+		+	+					
肺结核		开放性肺结核患者	++				+	+	+	±	±	+	+
SARS		患者		++	+		+	+	+	+	+	+	+
艾滋病		患者和病毒携带者			●				+		±		
手足口病		患者和隐性感染者		+	++		+	+	+		+		
梅毒		梅毒螺旋体感染者			●				+		±		
人感染高致病性禽流感		病禽、健康带毒的禽		+	+		+	+	+	±	+	±	+

注：1. 在传播途径一列中，"+"：其中传播途径之一；"++"：主要传播途径。
2. 在隔离预防一列中，"+"：应采取的防护措施；"±"：工作需要可采取的防护措施；"●"：为性接触或接触患者的体液（血液、组织液等）而传播。

附录 H （资料性）常见传染病潜伏期、隔离期和观察期

常见传染病潜伏期、隔离期和观察见附表 2-2。

附表 2-2 常见传染病潜伏期、隔离期和观察

疾病名称		潜伏期		隔离时间	接触者检疫期及处理
		一般（平均）	最短至最长		
病毒性肝炎	甲型	30d	15～45d	发病日起 21d	检疫 45d，每周查 ALT，观察期间可注射丙种球蛋白
	乙型	60～90d	28～180d	急性期隔离至 HBsAg 阴转，恢复期不阴转者按病原携带者处理	检疫 180d，乙型肝炎接触者观察期间可注射乙肝疫苗及 HBIG
	丙型	60d	15～180d	至 ALT 恢复正常或血清 HCV RNA 阴转	
	丁型	—	—	至血清 HDV RNA 及 HDV Ag 阴转	
	戊型	40d	10～75d	发病日起 3 周	检疫 75d
麻疹		8～12d	6～21d	自发病日起至出疹后 5d，伴呼吸道并发症者应延长到出诊后 10d	易感者医学观察 21d，接触者可肌内注射丙种球蛋白
水痘		14～16d	10～24d	隔离至皮疹完全结痂	医学观察 24d
流行性腮腺炎		14～21d	8～30d	自发病日起至 21d	一般不检疫，幼儿园及部队密切接触者医学观察 30d
脊髓灰质炎		5～14d	3～35d	自发病日起消化道隔离 40d，第 1 周同时呼吸道隔离	医学观察 35d，观察期间可用减毒活疫苗快速预防免疫
流行性出血热		14～21d	4～60d	隔离至热退	不需检疫
狂犬病		4～12 周	4d～10 年	病程中应隔离治疗	被可疑狂犬病或狼咬伤者医学观察并注射疫苗及免疫血清
伤寒		8～14d	3～60d	症状消失后 5d 起便培养 2 次阴性或症状消失后 15d	医学观察 60d
副伤寒甲、乙		6～10d	2～15d		医学观察 15d
副伤寒病		1～3d	2～15d		医学观察 15d
细菌性痢疾		1～3d	数小时～7d	至症状消失后 7d 或隔日 1 次便培养，连续 2～3 次阴性	医学观察 7d
霍乱		8～14d	4～6d	腹泻停止 2d 并隔日一次便培养，连续 3 次阴性，或症状消失后 14d	留观 6d，便培养连续 3 次阴性
猩红热		2～5d	1～12d	至症状消失后，咽拭子连续培养 3 次阴性或发病后 7d	医学观察 7～12d
白喉		2～4d	1～7d	症状消失后咽拭子培养 2 次（间隔 2d，第一次于第 14 病日）阴性或症状消失后 14d	医学观察 7d

续表

疾病名称	潜伏期		隔离时间	接触者检疫期及处理
	一般（平均）	最短至最长		
百日咳	7～10d	2～23d	自发病起40d或痉咳后30d	医学观察23d,儿童可用红霉素预防
流行性脑脊髓膜炎	2～3d	1～10d	症状消失后3d,但不少于病后7d	医学观察10d,密切接触的儿童服磺胺或利福平预防
鼠疫 肺鼠疫	1～3d	3h～3d	就地隔离至症状消失后痰培养连续6次阴性	接触者检疫可服四环素或SD预防,发病地区进行疫区检疫
鼠疫 腺鼠疫	2～4d	1～12d	隔离至肿大的淋巴结消退,鼠疫败血症症状消失后培养3次（每隔3天）阴性	
炭疽	1～5d	12h～12d	皮肤炭疽隔离至创口愈合、痂皮脱落,其他型症状消失后培养2次（间隔3～5d）阴性	医学观察8～12d
流行性感冒	1～3d	数小时至4d	体温正常后2d	医学观察4d
肺结核	14～70d	隐性感染可持续终生	症状消失后连续3次痰培养结核菌阴性	医学观察70d
SARS	4～7d	2～21d	3～4周	接触者隔离3周
HIV	15～60d	9d至10年以上	HIV感染/AIDS隔离至HIV或P24核心蛋白血液中消失	医学观察2周
手足口病	3～7d		不少于10d	医学观察7d
梅毒	14～28d	10～90d	患病期间性接触隔离	对性伴侣检查
人感染高致病性禽流感	2～4d	1～7d	体温正常,临床症状消失,胸部X射线影像检查显示病灶明显吸收7d以上	医学观察至最后一次暴露后7d

四十一、医院消毒管理制度

（一）目的

为确保医院各个区域的环境、设备和器械达到安全、无菌的消毒要求，降低交叉感染的风险，特制定《医院消毒管理制度》。

（二）适用范围

全院。

（三）参考文件

（1）WS/T 367—2012《医疗机构消毒技术规范》、WS/T 512—2016《医疗机构环境表面清洁与消毒管理规范》、《中华人民共和国传染病防治法》、《消毒管理办法》等相关法律法规。

（2）国家、省、市等上级部门指导意见。

（3）结合医院实际情况。

(四)定义

1. 清洁

去除物体表面有机物、无机物和可见污染物的过程。

2. 清洗

去除诊疗器械、器具和物品上污物的全过程,流程包括冲洗、洗涤、漂洗和终末漂洗。

3. 清洁剂

洗涤过程中帮助去除被处理物品上有机物、无机物和微生物的制剂。

4. 消毒

清除或杀灭传播媒介上病原微生物,使其达到无害化的处理。

5. 消毒剂

能杀灭传播媒介上的微生物并达到消毒要求的制剂。

6. 高效消毒剂

能杀灭一切细菌繁殖体(所括分枝杆菌)、病毒、真菌及其孢子等,对细菌芽孢也有一定杀灭作用的消毒制剂。

7. 中效消毒剂

能杀灭分枝杆菌、真菌、病毒及细菌繁殖体等微生物的消毒制剂。

8. 低效消毒剂

能杀灭细菌繁殖体和亲脂病毒的消毒制剂。

9. 灭菌

杀灭或清除医疗器械、器具和物品上一切微生物的处理。

10. 灭菌剂

能杀灭一切微生物(包括细菌芽孢),并达到灭菌要求的制剂。

11. 无菌保证水平(SAL)

灭菌处理后单位产品上存在活微生物的概率。SAL 通示为 10^{-n}。医学灭菌一般设定 SAL 为 10^{-6},即经灭菌处理后在 100 万件物品中最多只允许一件物品存在活微生物。

12. 斯伯尔丁分类法

1968 年 E. H. Spaulding 根据医疗器械污染后使用所致感染的危险性大小及在患者使用之前的消毒或灭菌要求,将医疗器械分三类,即高度危险性物品、中度危险性物品和低度危险性物品。

13. 高度危险性物品

进入人体无菌组织、器官、脉管系统,或有无菌体液从中流过的物品或接触破损皮肤、破损黏膜的物品,一旦被微生物污染,具有极高感染风险,如手术器械、穿刺针、腹腔镜、活检钳、心脏导管、植入物等。

14. 中度危险性物品

与完整黏膜相接触,而不进入人体无菌组织、器官和血流,也不接触破损皮肤、破损黏膜的物品,如胃肠道内镜、气管镜、喉镜、肛表、口表、呼吸机管道、麻醉机管道、压舌板、肛门直肠压力测量导管等。

15. 低度危险性物品

与完整皮肤接触而不与黏膜接触的器材,如听诊器、血压计袖带等,病床围栏、床面以及床头柜、被褥，墙面、地面、痰盂（杯）和便器等。

16. 灭菌水平

杀灭一切微生物包括细菌芽孢，达到无菌保证水平。达到灭菌水平常用的方法包括热力灭菌、辐射灭菌等物理灭菌方法，以及采用环氧乙烷、过氧化氢、甲醛、戊二醛、过氧乙酸等化学灭菌剂在规定条件下，以合适的浓度和有效的作用时间进行灭菌的方法。

17. 高水平消毒

杀灭一切细菌繁殖体包括分枝杆菌、病毒、真菌及其孢子和绝大多数细菌芽孢。达到高水平消毒常用的方法包括采用含氯制剂、二氧化氯、邻苯二甲醛、过氧乙酸、过氧化氢、臭氧、碘酊等以及能达到灭菌效果的化学消毒剂在规定的条件下，以合适的浓度和有效的作用时间进行消毒的方法。

18. 中水平消毒

杀灭除细菌芽孢以外的各种病原微生物包括分枝杆菌。达到中水平消毒常用的方法包括采用碘类消毒剂（碘伏、氯己定碘等）、醇类和氯己定的复方、醇类和季铵盐类化合物的复方、酚类等消毒剂，在规定条件下，以合适的浓度和有效的作用时间进行消毒的方法。

19. 低水平消毒

能杀灭细菌繁殖体（分枝杆菌除外）和亲脂病毒的化学消毒方法以及通风换气、冲洗等机械除菌法，如采用季铵盐类消毒剂（苯扎溴铵等）、双胍类消毒剂（氯己定）等，在规定的条件下，以合适的浓度和有效的作用时间进行消毒的方法。

20. 有效氯

与含氯消毒剂氧化能力相当的氯量，其含量用 mg/L 或（g/100mL）浓度表示。

21. 生物指示物

含有活微生物，对特定灭菌过程提供特定的抗力的测试系统。

22. 中和剂

在微生物杀灭试验中，用以消除试验微生物与消毒剂的混悬液中和微生物表面上残留的消毒剂，使其失去对微生物抑制和杀灭作用的试剂。

23. 终末消毒

感染源离开疫源地后进行的彻底消毒。

24. 暴露时间

消毒或灭菌物品接触消毒或灭菌因子的作用时间。

25. 存活时间

在进行生物指示物抗力鉴定时，受试指示物样本经杀菌因子作用不同时间，全部样本培养均有菌生长的最长作用时间（min）。

26. 杀灭时间

在进行生物指示物抗力鉴定时，受试指示物样本经杀菌因子作用不同时间，全部样本培养均无菌生长的最短作用时间（min）。

27. D 值

在设定的条件下，灭活 90% 的试验菌所需的时间（min）。

28. 消毒产品

包括消毒剂、消毒器械（含生物指示物、化学指示物和灭菌物品包装物）和卫生用品。

29. 卫生用品

为达到人体生理卫生或卫生保健目的，直接或间接与人体接触的日常生活用品。

30. 菌落形成单位

在活菌培养计数时，由单个菌体或聚集成团的多个菌体在固体培养基上生长繁殖所形成的集落，称为菌落形成单位，以其表达活菌的数量。

（五）管理要求

（1）临床科室应根据本制度的要求，结合本科室实际情况，制定科学、可操作的科室消毒、灭菌制度与标准操作程序，并具体落实。

（2）感控办定期组织对医务人员及消毒、灭菌工作人员的培训，科室强化培训。培训内容应包括消毒、灭菌工作对预防和控制医院感染的意义、相关法律法规的要求、消毒与灭菌的基本原则与知识、消毒与灭菌工作中的职业防护等。

（3）临床科室使用的诊疗器械、器具与物品，应符合以下要求：

① 进入人体无菌组织、器官、腔隙，或接触人体破损皮肤、破损黏膜、组织的诊疗器械、器具和物品应进行灭菌；

② 接触完整皮肤、完整黏膜的诊疗器械、器具和物品应进行消毒。

（4）医院使用的消毒产品应符合国家有关规定，感控办对消毒产品的相关证明进行审核，存档备案。临床科室禁止自行购置消毒产品并使用。

（5）临床科室应保持诊疗环境表面的清洁与干燥，遇污染应及时进行有效的消毒；感染高风险的科室应每日进行消毒。

（6）从事诊疗器械、器具和物品清洗、消毒与灭菌的工作人员应根据暴露风险选择穿戴相应的防护用品，科室提供的防护用品应满足工作需要，保障医务人员的职业安全。

（7）感控办定期对消毒工作进行检查与监测，及时总结分析与反馈，科室如发现问题应及时纠正。

（8）医务人员应掌握消毒与灭菌的基本知识和职业防护技能。

（9）从事清洁、消毒、灭菌效果监测的人员要经过感控办专业培训，掌握相关消毒灭菌知识，熟悉消毒产品性能，具备熟练的检验技能；按标准和规范规定的方法进行采样、检测和评价。清洁、消毒与灭菌的效果监测执行《医院感染控制监测与报告管理制度》。

（六）消毒、灭菌基本原则

1. 基本要求

（1）重复作用的诊疗器械、器具和物品，使用后应行清洁，再进行消毒灭菌。

（2）被朊病毒、气性坏疽及突发不明原因的传染病病原体污染的诊疗器械、器具和物品，应执行本制度第十条的规定。

（3）耐热、耐湿的手术器械，应首选压力蒸汽灭菌，不应采用化学消毒剂浸泡灭菌。

（4）环境与物体表面，一般情况下先清洁，再消毒；当受到患者的血液、体液等污染时，先去除污染物，再清洁与消毒。

（5）医院使用的消毒产品应经卫生行政部门批准或符合相应标准技术规范，并应遵循批准使用的范围、方法和注意事项。

2. 消毒、灭菌方法的选择原则

（1）根据物品污染后导致感染的风险高低选择相应的消毒或灭菌的方法。

① 高度危险性物品，应采用灭菌方法处理。
② 中度危险性物品，应达到中水平消毒以上效果的消毒方法。
③ 低度危险性物品，宜采用低水平消毒方法，或做清洁处理；遇有病原微生物污染时，针对所污染病原微生物的种类选择有效的消毒方法。

（2）根据物品上污染微生物的种类、数量选择消毒或灭菌方法。
① 对受到致病菌芽孢、真菌孢子、分枝杆菌和经血传播病原体（乙型肝炎病毒、丙型肝炎病毒、艾滋病病毒等）污染的物品，应采用高水平消毒或灭菌。
② 对受到真菌、亲水病毒、螺旋体、支原体、衣原体等病原微生物污染的物品，应采用中水平以上的消毒方法。
③ 对受到一般细菌和亲脂病毒等污染的物品，应采用达到中水平或低水平的消毒方法。
④ 杀灭被有机物保护的微生物时，应加大消毒药剂的使用剂量和/或延长消毒时间。
⑤ 消毒物品上微生物污染特别严重时，应加大消毒药剂的使用剂量和/或延长消毒时间。

（3）根据消毒物品的性质选择消毒或灭菌方法。
① 耐热、耐湿的诊疗器械、器具和物品，应首选压力蒸汽灭菌；耐热的油剂类和干粉类等应采用干热灭菌。
② 不耐热、不耐湿的物品，宜采用低温灭菌方法如环氧乙烷灭菌、过氧化氢低温等离子体灭菌或低温甲醛蒸汽灭菌等。
③ 物体表面消毒，应考虑表面性质，光滑表面宜选择合适的消毒剂擦拭或紫外线消毒器近距离照射；多孔材料表面宜采用浸泡或喷雾消毒法。

3. 职业防护
（1）应根据不同的消毒与灭菌方法，采取适宜的职业防护措施。
（2）在污染诊疗器械、器具和物品的回收、清洗等过程中应预防发生医务人员职业暴露。
（3）处理锐利器械和用具，应采取有效防护措施，避免或减少利器伤的发生。
（4）不同消毒、灭菌方法的防护如下。
① 热力消毒、灭菌：操作人员接触高温物品和设备时应使用防烫的棉手套、着长袖工装；排除压力蒸汽灭菌器蒸汽泄漏故障时应进行防护，防止皮肤的灼伤。
② 紫外线消毒：应避免对人体的直接照射，必要时戴防护镜和穿防护服进行保护。
③ 气体化学消毒、灭菌：应预防有毒有害消毒气体对人体的危害，使用环境应通风良好。对环氧乙烷灭菌应严防发生燃烧和爆炸。环氧乙烷灭菌的工作场所，应定期检测空气中的浓度，并达到国家规定的要求。
④ 液体化学消毒、灭菌：应防止过敏及对皮肤、黏膜的损伤。

（七）清洗与清洁

1. 适用范围
清洗适用于所有耐湿的诊疗器械、器具和物品；清洁适用于各类物体表面。

2. 清洗与清洁方法
（1）清洗：重复使用的诊疗器械、器具和物品应由消毒供应中心（CSSD）及时回收后，进行分类、清洗、干燥和检查保养。手工清洗适用于复杂器械、有特殊要求的医疗器械、有机物污染较重器械的初步处理以及无机械清洗设备的情况等；机械清洗适用于大部分常规器械的清洗。

（2）清洁：治疗车、诊疗工作台、仪器设备台面、床头柜等物体表面使用清洁布巾或消毒布巾擦拭。擦拭不同患者单元的物品之间应更换布巾。各种擦拭布巾及保洁手套应分区域使用，用后统一清洗消毒，干燥备用。

3. 注意事项

（1）有管腔和表面不光滑的物品，应用清洁剂浸泡后手工仔细刷洗或超声清洗。能拆卸的复杂物品应拆开后清洗。

（2）清洗用水、清洁剂等的要求遵循 WS 310.1—2016 的规定。

（3）手工清洗工具如毛刷等每天使用后，应进行清洁、消毒。

（4）内镜、口腔器械的清洗应遵循国家的有关规定。

（5）对于含有小量血液或体液等物质的溅污，可先清洁再进行消毒；对于大量的溅污，应先用吸湿材料去除可见的污染物，然后再清洗和消毒。

（6）用于清洁物体表面的布巾应每次使用后进行清洗消毒，干燥备用。

（八）常用消毒与灭菌方法

常用消毒与灭菌方法应遵照《医疗机构消毒技术规范》的规定，对使用产品应查验相关证件。

（九）高度危险性物品的灭菌

1. 手术器械、器具和物品的灭菌

（1）灭菌前准备：清洗、包装、装载遵循 WS 310.2—2016 的要求。

（2）灭菌方法

① 耐热、耐湿手术器械应首选压力蒸汽灭菌。

② 不耐热、不耐湿手术器械：应采用低温灭菌方法。

③ 不耐热、耐湿手术器械：应首选低温灭菌方法，当低温灭菌不能满足时也可采用灭菌剂浸泡灭菌。

④ 耐热、不耐湿手术器械：可采用干热灭菌方法。

⑤ 外来医疗器械：供应室应要求器械公司提供清洗、包装、灭菌方法和灭菌循环参数，并遵循其灭菌方法和灭菌循环参数的要求进行灭菌。

⑥ 植入物：供应室应要求器械公司提供植入物的材质、清洗、包装、灭菌方法和灭菌循环参数，并遵循其灭菌方法和灭菌循环参数的要求进行灭菌，植入物灭菌应在生物监测结果合格后放行；紧急情况下植入物的灭菌，应遵循 WS 310.3—2016 的要求。

⑦ 动力工具：分气动式和电动式，一般由钻头、锯片、主机、输气连接线、电池等组成。应按照使用说明的要求对各种部件进行清洗、包装与灭菌。

2. 手术敷料的灭菌

（1）灭菌前准备

① 手术敷料灭菌前应存放于温度 18～22℃、相对湿度 35%～70% 的环境。

② 棉布类敷料可采用符合 YY/T 0698.2—2022 要求的棉布包装；棉纱类敷料可选用符合 YY/T 0698.2—2022、YY/T 0698.4—2022、YY/T 0698.5—2022 要求的医用纸袋、非织造布、皱纹纸或复合包装袋，采用小包装或单包装。

（2）灭菌方法
① 棉布类敷料和棉纱类敷料应首选压力蒸汽灭菌。
② 符合 YY/T 0506.1 要求的手术敷料，应根据材质不同选择相应的灭菌方法。
3. 手术缝线的灭菌
（1）手术缝线分类：分为可吸收缝线和非吸收缝线。可吸收缝线包括普通肠线、铬肠线、人工合成可吸收缝线等。非吸收缝线包括医用丝线、聚丙烯缝线、聚酯缝线、尼龙线、金属线等。
（2）灭菌方法：根据不同材质选择相应的灭菌方法。
（3）注意事项：所有缝线不应重复灭菌使用。
4. 其他高度危险性物品的灭菌
应根据被灭菌物品的材质，采用适宜的灭菌方法。

（十）中度危险性物品的消毒

1. 消毒方法
（1）中度危险性物品如口腔护理用具等耐热、耐湿物品，应首选压力蒸汽灭菌，不耐热的物品如体温计（肛表或口表）、氧气面罩、麻醉面罩应采用含有效氯 500mg/L 消毒剂或 75％酒精擦拭或浸泡消毒。
（2）通过管道间接与浅表体腔黏膜接触的器具如氧气湿化瓶、胃肠减压器、吸引器、引流瓶（非一次性的）等的消毒方法如下。
① 耐高温、耐湿的管道与引流瓶应首选湿热消毒；
② 不耐高温的部分可采用中效或高效消毒剂（如含氯消毒剂）等以上的消毒剂浸泡消毒；
③ 呼吸机和麻醉机的螺纹管及配件建议一次性，复用宜采用清洗消毒机进行清洗与消毒或用高效消毒剂（如含氯消毒剂）等以上的消毒剂浸泡消毒。
2. 注意事项
（1）待消毒物品在消毒灭菌前应充分清洗干净。
（2）管道中有血迹等有机物污染时，应采用超声波和医用清洗剂浸泡清洗。清洗后的物品应及时进行消毒。
（3）使用中的消毒剂应监测其浓度，在有效期内使用。

（十一）低度危险性物品的消毒

1. 诊疗用品的清洁与消毒
诊疗用品如血压计袖带、听诊器等，保持清洁，遇有污染应及时先清洁，后采用含有效氯 500mg/L 消毒剂或 75％酒精擦拭或浸泡消毒。
2. 患者生活卫生用品的清洁与消毒
患者生活卫生用品如毛巾、面盆、痰盂（杯）、便器、餐饮具等，保持清洁，个人专用，定期消毒；患者出院、转院或死亡进行终末消毒。消毒方法可采用含有效氯 500mg/L 消毒剂或 75％酒精等擦拭或浸泡消毒；便器可使用含有效氯 2000mg/L 消毒剂进行浸泡消毒。
3. 患者床单元的清洁与消毒
（1）临床科室保持床单元的清洁。
（2）临床科室应对床单元（含床栏、床头柜等）的表面每天进行清洁和（或）消毒，遇污染应及时清洁与消毒；患者出院时应进行终末消毒。消毒方法：用含有效氯 500mg/L 消毒剂擦拭消毒，消毒剂现用现配，24h 内使用，使用前测试浓度，浓度合格方可使用。

（3）直接接触患者的床上用品如床单、被套、枕套等，应一人一更换；患者住院时间长时，应每周更换；遇污染应及时更换。更换后的用品应及时清洗与消毒。

（4）间接接触患者的被芯、枕芯、褥子、病床隔帘、床垫等，应定期清洗与消毒；遇污染应及时更换、清洗与消毒。甲类及按甲类管理的乙类传染病患者、不明原因病原体感染患者等使用后的上述物品按感染性医疗废物处置。

（十二）朊病毒、气性坏疽和突发不明原因传染病的病原体污染物品和环境的消毒

1. 朊病毒

（1）消毒方法

① 感染朊病毒患者或疑似感染朊病毒患者选用一次性使用诊疗器械、器具和物品，使用后应进行双层密闭封装，按照感染性医疗废物处理。

② 可重复使用的被感染朊病毒患者或疑似感染朊病毒患者的高度危险组织（大脑、硬脑膜、垂体、眼、脊髓等组织）污染的中度和高度危险性物品，可选以下方法之一进行消毒灭菌，且灭菌的严格程度逐步递增。

a. 将使用后的物品浸泡于 1mol/L 氢氧化钠溶液内作用 60min，然后按 WS 310.2 中的方法进行清洗、消毒与灭菌，压力蒸汽灭菌应采用 134～138℃、18min，或 132℃、30min，或 121℃、60min。

b. 将使用后的物品采用清洗消毒机（宜选用具有杀朊病毒活性的清洗剂）或其他安全的方法去除可见污染物，然后浸泡于 1mol/L 氢氧化钠溶液内作用 60min，并置于压力蒸汽灭菌器 121℃灭菌 30min；然后清洗，并按照一般程序灭菌。

c. 将使用后的物品浸泡于 1mol/L 氢氧化钠溶液内作用 60min，去除可见污染物，清水漂洗，置于开口盘内，预排气压力蒸汽灭菌器 134℃灭菌 60min，然后清洗，并按照一般程序灭菌。

③ 被感染朊病毒患者或疑似感染朊病毒患者高度危险组织污染的低度危险物品和一般物体表面应用清洁剂清洗，根据待消毒物品的材质采用含有效氯 10000mg/L 的消毒剂或 1mol/L 氢氧化钠溶液擦拭或浸泡消毒，至少作用 15min，并确保所有污染表面均接触到消毒剂。

④ 被朊病毒患者或疑似感染朊病毒患者高度危险组织污染的环境表面应用清洁剂清洗，采用含有效氯 10000mg/L 的消毒剂消毒，至少作用 15min。为防止环境和一般物体表面污染，采用一次性塑料薄膜覆盖操作台，操作完成后双层密闭封装按感染性医疗废物处理。

⑤ 被感染朊病毒患者或疑似感染朊病毒患者低度危险组织（脑脊液、肾、肝、脾、肺、淋巴结、胎盘等组织）污染的中度和高度危险物品，可参照上述措施处理。

⑥ 被感染朊病毒患者或疑似朊病毒患者低度危险组织污染的低度危险物品，一般物体表面和环境表面可只采取相应常规消毒方法处理。

⑦ 被感染朊病毒患者或疑似感染朊病毒患者其他无危险组织污染的中度和高度危险物品，采取以下措施处理：

a. 清洗并按常规高水平消毒和灭菌程序处理；

b. 除接触中枢神经系统的神经外科内镜外，其他内镜按照国家有关内镜清洗消毒技术规范处理；

c. 采用标准消毒方法处理低度危险品和环境表面，可采用含有效氯 1000mg/L 的消毒

剂处理。

(2) 注意事项

① 当确诊患者感染朊病毒时，管床医生立即上报科主任及护士长，由科主任或护士长上报感控办及诊疗涉及的相应临床科室。感控办每年组织培训相关人员朊病毒相关医院感染、消毒处理等知识。

② 感染朊病毒患者或疑似感染朊病毒患者高度危险组织污染的中度和高度危险物品，使用后应立即处理，防止干燥；不应使用快速灭菌程序；没有按正确方法消毒灭菌处理的物品应召回，重新按规定处理。

③ 感染朊病毒患者或疑似感染朊病毒患者高度危险组织污染的中度和高度危险物品，不能清洗和只能低温灭菌的，双层密闭封装按感染性医疗废物处理。

④ 使用的清洁剂、消毒剂应每次更换。

⑤ 每次处理工作结束后，应立即消毒清洗器具，更换个人防护用品，进行手的清洁与消毒。

2. 气性坏疽病原体

(1) 消毒方法

① 伤口的消毒：采用3%过氧化氢溶液冲洗，伤口周围皮肤可选择碘伏原液擦拭消毒。

② 诊疗器械的消毒：应先消毒，后清洗，再灭菌。消毒可采用含有效氯1000mg/L消毒剂浸泡消毒30～45min，有明显污染物时应采用含有效氯5000mg/L消毒剂浸泡消毒≥60min，然后按规定清洗、灭菌。

③ 物体表面的消毒：手术部（室）或治疗室，每例感染患者之间应及时进行物体表面消毒，采用0.5%过氧乙酸或含有效氯1000mg/L消毒剂擦拭。

④ 环境表面消毒：手术部（室）、治疗室、病房环境表面有明显污染时，随时消毒，采用0.5%过氧乙酸或含有效氯1000mg/L消毒剂擦拭。

⑤ 终末消毒：手术结束、患者出院、转院或死亡后应进行终末消毒。终末消毒可采用3%过氧化氢或过氧乙酸熏蒸，3%过氧化氢按照20mL/m^3气溶胶喷雾，过氧乙酸按照1g/m^3加热熏蒸，湿度70%～90%，密闭24h；5%过氧乙酸溶液按照2.5mL/m^3气溶胶喷雾，湿度为20%～40%。

⑥ 织物：患者用过的床单、被罩、衣物等单独收集，需重复使用时应专包密封，标识清晰，压力蒸汽灭菌后再清洗。

(2) 注意事项

① 患者宜使用一次性器械、器具和物品。

② 医务人员应做好职业防护，防护和隔离应遵循《医院隔离管理制度》的要求；接触患者时应戴一次性手套，手卫生应遵循《医务人员手卫生管理制度》的要求。

③ 接触患者创口分泌物的纱布、布垫等敷料，一次性医疗用品，切除的组织如坏死肢体等双层封装，按感染性医疗废物处理。医疗废物应遵循《医院医疗废物处置与管理制度》的要求进行处置。

3. 突发不明原因传染病的病原体

突发不明原因的传染病病原体污染的诊疗器械、器具与物品的处理应符合国家届时发布的规定要求。没有要求时，其消毒的原则为：在传播途径不明时，应按照多种传播途径，确定消毒的范围和物品；按病原体所属微生物类别中抵抗力最强的微生物，确定消毒的剂量

（可按杀光芽孢的剂量确定），医务人员应做好职业防护。

（十三）皮肤与黏膜消毒

1. 皮肤消毒

（1）穿刺部位的皮肤消毒

① 消毒方法

a. 用浸有碘伏消毒液原液的无菌棉球或其他替代物品局部擦拭2遍，作用时间遵循产品的使用说明。

b. 使用碘酊原液直接涂擦皮肤表面2遍以上，作用时间1～3min，待稍干后再用70%～80%酒精（体积分数）脱碘。

c. 使用有效含量≥2g/L氯己定-酒精（70%，体积分数）溶液局部擦拭2～3遍，作用时间遵循产品的使用说明。

d. 使用70%～80%（体积分数）酒精擦拭消毒2遍，作用3min。

e. 使用复方季铵盐消毒剂原液皮肤擦拭消毒，作用时间3～5min。

f. 其他方法及有效的皮肤消毒产品，按照新产品的使用说明书操作。

② 消毒范围：肌肉、皮下及静脉注射、针灸部位、各种诊疗性穿刺等消毒方法主要是涂擦，以注射或穿刺部位为中心，由内向外缓慢旋转，逐步涂擦，共2次，消毒皮肤面积应大于等于5cm×5cm，中心静脉导管如短期中心静脉导管、PICC、植入式血管通路的消毒范围直径应大于15cm，至少应大于敷料面积（10cm×12cm）。

（2）手术切口部位的皮肤消毒

① 清洁皮肤：手术部位的皮肤应先清洁；对于器官移植手术和处于重度免疫抑制状态的患者，术前可用抗菌或抑菌皂液或20000mg/L葡萄糖酸氯己定擦拭洗净全身皮肤。

② 消毒方法

a. 使用浸有碘伏消毒液原液的无菌棉球或其他替代物品局部擦拭2遍，作用时间≥2min。

b. 使用碘酊原液直接涂擦皮肤表面，等稍干后再用70%～80%酒精（体积分数）脱碘。

c. 使用有效含量≥2g/L氯己定-酒精（70%，体积分数）溶液局部擦拭2～3遍，作用时间遵循产品的使用说明。

d. 其他合法、有效的手术切口皮肤消毒产品，按照产品使用说明书操作。

③ 消毒范围：应在手术野及其外扩展≥15cm部位由内向外擦拭。

（3）病原微生物污染皮肤的消毒

① 彻底冲洗。

② 消毒：采用碘伏原液擦拭作用3～5min，或用酒精、异丙醇与氯己定配制成的消毒液等擦拭消毒，作用3～5min。

2. 黏膜、伤口创面消毒

（1）擦拭法

① 使用含有效碘1000～2000mg/L的碘伏擦拭，作用到规定时间。

② 使用有效含量≥2g/L氯己定-酒精（70%，体积分数）溶液局部擦拭2～3遍，作用时间遵循产品的使用说明。

③ 采用1000～2000mg/L季铵盐，作用到规定时间。

(2) 冲洗法

① 使用有效含量≥2g/L氯己定水溶液冲洗或漱洗,至冲洗液或漱洗液变清为止。

② 采用3%(30g/L)过氧化氢冲洗伤口、口腔含漱,作用到规定时间。

③ 使用含有效碘500mg/L的消毒液冲洗,作用到规定时间。

(3) 注意事项

① 其他合法、有效的黏膜、伤口创面消毒产品,按照产品使用说明书进行操作。

② 如消毒液注明不能用于孕妇,则不可用于妊娠女性的会阴部及阴道手术部位的消毒。

(十四)地面和物体表面的清洁与消毒

1. 清洁和消毒方法

(1) 地面的清洁与消毒:地面无明显污染时,采用湿式清洁。当地面受到患者血液、体液等明显污染时,先用吸湿材料去除可见的污染物,再清洁和消毒。

(2) 物体表面的清洁与消毒:室内用品如桌子、椅子、凳子、床头柜等的表面无明显污染时,采用湿式清洁。当受到明显污染时,先用吸湿材料去除可见的污染物,然后再清洁和消毒。

(3) 感染高风险的部门地面和物体表面的清洁与消毒:感染高风险的部门如手术部(室)、导管室、洁净病房、骨髓移植病房、器官移植病房、重症医学科、新生儿科、血液透析病房、感染疾病科、口腔科、检验科、急诊等病房与部门的地面与物体表面,应保持清洁、干燥,每天进行2次消毒,遇明显污染随时去污与消毒,地面消毒采用含有效氯500mg/L消毒剂擦拭,作用30min,物体表面消毒方法同地面或采用1000~2000mg/L季铵盐类消毒剂擦拭。

2. 注意事项

地面和物体表面应保持清洁,当遇到明显污染时,应及时进行消毒处理,所用消毒剂应符合国家相关要求。

(十五)清洁用品的消毒

1. 手工清洗与消毒

(1) 擦拭布巾:清洗干净,在含有效氯500mg/L消毒剂(或其他有效消毒剂)中浸泡30min,冲净消毒液,干燥备用。

(2) 地巾:清洗干净,在含有效氯500mg/L消毒剂中浸泡30min,冲净消毒液,干燥备用。

2. 自动清洗与消毒

使用后的布巾、地巾等物品放入清洗机内,按照清洗器产品使用说明进行清洗与消毒,一般程序包括水洗、洗涤剂洗、清洗、消毒、烘干,取出备用。

3. 注意事项

布巾、地巾应分区使用。

四十二、传染病及特殊感染性疾病终末消毒制度

(一)目的

为了提高临床科室对传染病及特殊传染病终末消毒管理,特制定《传染病及特殊感染性

疾病终末消毒制度》。

（二）适用范围

全院。

（三）参考文件

（1）WS/T 313—2019《医务人员手卫生规范》、WS/T 510—2016《病区医院感染管理规范》、WS/T 311—2023《医院隔离技术标准》、WS/T 512—2016《医疗机构环境表面清洁与消毒管理规范》、WS/T 367—2012《医疗机构消毒技术规范》、WS/T 511—2016《经空气传播疾病医院感染预防与控制规范》、WS/T 508—2016《医院医用织物洗涤消毒技术规范》等相关法律法规。

（2）国家、省、市等上级部门指导意见。

（3）结合医院实际情况。

（四）管理要求

（1）终末消毒是指传染源包括患者和隐性感染者离开有关场所后进行的彻底的消毒处理，应确保终末消毒后的场所及其中的各种物品不再有病原体的存在。

（2）医院发热门诊、感染性疾病科门诊等每日工作结束后，以及普通病区隔离间在患者康复、死亡或离开后，均应做好终末消毒工作，包括室内空气、地面墙壁、桌、椅、床头柜、床架等物体表面，患者衣服、被褥等生活用品及相关诊疗用品等。

（3）终末消毒程序

① 应检查所需消毒用具、消毒剂和防护用品，做好准备工作，确保其性能完好、齐备。

② 发热门诊、感染性疾病科门诊、隔离间需停诊24h，禁止无关人员进入消毒区域内。

③ 消毒人员按照可能被感染的传播途径做好个人防护，包括穿工作衣、隔离服、胶鞋（或鞋套），戴医用防护口罩或面罩、帽子、防护眼镜、一次性乳胶手套等。工作人员在工作中要注意个人防护，严格遵守操作规程和消毒制度，以防受到感染。

④ 根据消毒对象及其污染情况选择适宜的消毒方法、配制消毒液。

⑤ 消毒前应关闭门窗，对室内物体表面进行消毒，应按照先上后下、先左后右的方法，依次进行喷雾消毒或使用消毒剂进行擦拭，作用2h。达到消毒作用时间后开窗通风，再次用清洁擦拭。

⑥ 病人用过的餐饮具、污染的衣物可进行浸泡消毒。

⑦ 疫点消毒工作完毕按防护用品穿脱顺序依次脱下，一次性物品按医疗废物处理，重复使用的防护用品（如护目镜）浸泡消毒。

⑧ 消毒过程中不得随便走出消毒区域，禁止无关人员进入消毒区内。

⑨ 填写终末消毒工作记录。

（4）常见污染对象的消毒方法

① 室内空气：紫外线等消毒方法，或可采用2000mg/L二氧化氯超低容量喷雾，每立方米5mL作用60min后开门窗对流通风。特殊感染按照规范执行。

② 地面、墙壁：可使用喷雾消毒剂消毒或使用消毒剂进行表面擦拭。消毒剂可选用有效氯为500mg/L的消毒剂溶液。

墙面为$100mL/m^2$，地面消毒先由外向内喷雾1次，喷药量$200\sim300mL/m^2$，待室内消毒完毕后，再由内向外重复喷雾1次。以上消毒处理作用时间应不少于30min。衣服、被服等纺织品可用有效氯为500mg/L的消毒剂浸泡30min，再用双层黄色垃圾袋封装集中送洗涤消毒公司处置。床垫、棉被、毛毯、枕芯等阳光下暴晒6h。或按医疗废物焚烧处置。

③ 病人排泄物和呕吐物

a. 患者的排泄物、呕吐物等最好用固定容器盛放，稀薄的排泄物、呕吐物每1000mL可加含有效氯20000mg/L消毒剂溶液2000mL搅匀放置2h。

b. 盛排泄物或呕吐物的容器可用含有效氯2000mg/L消毒剂溶液浸泡30min，浸泡时消毒液要漫过容器。

c. 被排泄物、呕吐物等污染的地面，用含氯消毒剂粉剂覆盖作用60min后清理。

④ 餐饮具等：用有效氯为500mg/L消毒剂溶液浸泡30min后，再用清水洗净。

⑤ 诊疗用品、家用物品、家具等：可用有效氯为500mg/L的消毒剂进行浸泡、喷洒或擦洗消毒，作用30min后清水擦拭干净。

⑥ 工作人员手，先洗手再用含酒精速干手消毒剂进行手消毒，或0.5%氯己定醇溶液涂擦作用1~3min。

⑦ 病人尸体：对病人的尸体用含有效氯2000mg/L的消毒剂溶液浸湿的布单严密包裹后尽快火化。

⑧ 运输工具：可用有效氯为500mg/L的消毒剂溶液擦拭或喷洒至表面湿润，作用30min。也可用卫生消毒湿巾擦拭座椅，用有效氯为500mg/L消毒剂拖擦地面。

⑨ 特殊传染源消毒或传染病疫情暴发期，消毒剂选择及消毒浓度、方法，按照市、区等上级部门管理要求执行。

(5) 所有废弃物均按医疗废物处置，用双层黄色垃圾袋收集。

四十三、空气消毒机使用管理制度

（一）目的

为规范使用空气消毒机，有效落实空气消毒，降低空气传播风险，特制定《空气消毒机使用管理制度》。

（二）适用范围

全院。

（三）参考文件

(1) WS/T 367—2012《医疗机构消毒技术规范》、WS/T 512—2016《医疗机构环境表面清洁与消毒管理规范》、WS/T 368—2012《医院空气净化管理规范》等相关法律法规。

(2) 国家、省、市等上级部门指导意见。

(3) 结合医院实际情况。

（四）管理要求

(1) 科室熟知空气消毒机消毒原理及使用方法。

(2) 科室必须有专人负责空气消毒机的保养和维护，做好记录。

(3) 使用和维护消毒机之前，必须仔细阅读维护与保养说明。

(4) 动态或静态使用空气消毒机时，均要求关闭门窗。

（5）空气消毒机进、出风口不应有影响空气循环的遮挡物。

（6）注意室内物品表面卫生，包括器械柜顶部，避免产生二次扬尘。

（7）工作人员检查空气消毒机的使用性能及运行情况，当发现异常时，立即停机断电，及时报修。

（8）空气消毒机不能与水直接接触或冲洗，用湿布擦抹时必须先切断电源。

（9）维护与保养

① 每周擦拭清洁机器表面及显示屏，特别注意出、入风口处；检查过滤网，有破损及时更换，有积尘及时清洗。

② 每月至少清洗过滤网 1 次，必要时使用中性清洁剂洗涤。当使用场所污染严重时，应增加清洗频次。清洗时根据需要穿戴个人防护用品，如口罩、手套、防水围裙等。

③ 每半年对空气消毒机进行检查、维护与保养。

④ 维护保养时应先切断电源，同时做好必要的防护。

⑤ 科室感控督导员对空气消毒机的日常使用、消毒记录、维护保养至少每周检查 1 次，有记录。

（10）科室应专人进行空气消毒效果微生物学监测，结果不合格立即查找原因，应重新消毒后重新监测，直到合格。

四十四、紫外线消毒管理制度

（一）目的

为了规范各科室紫外线消毒管理，有效落实空气消毒，降低空气传播风险，特制定《紫外线消毒管理制度》。

（二）适用范围

用于室内空气、物体表面紫外线消毒。

（三）参考文件

（1）WS/T 367—2012《医疗机构消毒技术规范》、GB 28235—2020《紫外线消毒器卫生要求》、《消毒管理办法》、GB 15982—2012《医院消毒卫生标准》、WS/T 312—2023《医院感染监测标准》、GB/T 19258—2022《杀菌用紫外辐射源》第 1 部分与第 2 部分等相关法律法规。

（2）国家、省、市等上级部门指导意见。

（3）结合医院实际情况。

（四）管理要求

（1）用于消毒的紫外线灯电压为 220V，消毒适宜温度保持在 20~40℃，相对湿度＜80%，辐射的 253.7nm 紫外线强度（使用中的强度）应不低于 $70\mu W/cm^2$。

（2）空气消毒可采用悬吊式或移动式直接照射消毒。灯管吊装高度一般距地面 1.8~2.2m。一般按 $1m^3$ 空间安装紫外线灯瓦数≥1.5W，照射时间≥30min。

（3）紫外线消毒物体表面时，有效距离不超过 1m。

（4）在使用过程中应保持紫外线灯管表面的清洁，每周用 75% 酒精擦拭 1 次，发现灯管表面有灰尘、油污时应随时擦拭，在空气消毒记录本做好记录。

（5）新灯管使用前应监测，其强度不得低于$90\mu W/cm^2$，使用中灯管每半年监测1次，监测记录要完整。使用中的紫外线灯管辐照强度不得低于$70\mu W/cm^2$。紫外线灯管使用寿命按照说明书或厂家标明的小时数执行。

（6）各科室在紫外线灯管使用到达规定时间时，及时与感控办联系，领取紫外线强度监测卡进行监测，将监测结果记录在空气消毒记录本上，记录内容包括监测日期、时间、检测结果、监测者。

（7）紫外线灯管使用计时方法采取由大到小递减法（例如2000→1），减到0更换灯管。

（五）使用方法

（1）空气消毒：室内无人时进行，关闭门窗，并保持环境清洁干燥，消毒时做好登记，登记项目包括消毒地点、消毒时间、累计时间、清洁（更换）灯管、执行人等。

（2）物体表面消毒：消毒床垫、织物等粗糙表面时，应使照射表面充分暴露于紫外线。有效距离在1m以内，照射时间≥30min，且两面均应受到照射。

（六）强度监测

监测紫外线灯管辐照强度有两种方法：辐照计和指示卡，选择其一即可。

（1）辐照计监测法：开启紫外线灯5min，将调试好的辐照计光盖打开，感光探头置于紫外线灯中央下方垂直1m处照射，待仪表数字相对稳定读值即可。

（2）指示卡监测法：开启紫外线灯5min，将紫外线强度指示卡色块面朝上放置在灯管中央下方垂直1m处照射1min，立刻将反应色块与标准色块进行比较，记录结果。

（3）监测结果判定：新灯管$>90\mu W/m^2$为合格；使用中的灯管$>70\mu W/m^2$为合格。

（七）注意事项

（1）不得使紫外线光源照射到人，以免引起损伤。

（2）用紫外线灯消毒室内空气时，房间内应保持清洁干燥，减少尘埃和水雾，温度低于20℃或高于40℃、相对湿度大于60%时，应适当延长照射时间。

（3）紫外线杀菌灯的平均寿命应根据产品使用说明书确定。使用过程中定期监测消毒紫外线灯的辐照强度，当辐照强度低于要求值以下时，应及时更换。

（4）紫外线强度辐照计每年至少标定1次；紫外线监测指示卡应经国家卫生行政部门批准，并在有效期内使用。

四十五、医用冰箱清洁消毒管理制度

（一）目的

为了加强医院医用冰箱管理，避免交叉感染，特制定《医用冰箱清洁消毒管理制度》。

（二）适用范围

使用医用冰箱的科室或部门。

（三）参考文件

（1）WS/T 367—2012《医疗机构消毒技术规范》、GB 15982—2012《医院消毒卫生标准》、WS/T 510—2016《病区医院感染管理规范》等相关法律法规。

（2）国家、省、市等上级部门指导意见。

（3）结合医院实际情况。

（四）管理要求

（1）科室由护士长指定 1 名护士为冰箱质控员，负责科室冰箱清洁消毒等管理工作。

（2）科室开展相关培训，提高医护人员对冰箱消毒的意识，从而改善病区储物冰箱的卫生状况。

（3）按照《医院消毒卫生标准》的相关要求，需要严格控制冰箱储藏室的带菌情况，降低医源性感染的发生。

（4）开启冰箱前后须进行手卫生。

（5）每天对冰箱进行清洁处理。

（6）严格遵守《医疗机构消毒技术规范》，每周至少对冰箱进行 1 次擦拭消毒处理，切实保证医疗护理质量和安全，遇到有污染随时清洁消毒。

（7）医用冰箱最常用的消毒方式为使用含氯消毒剂擦拭医用冰箱外表面，消毒剂浓度各类科室使用不同。普通病区及 ICU 以使用含有效氯 500mg/L 的消毒剂为主，消毒频率基本为 1 次/周；药房和血库使用含有效氯 1000mg/L 消毒剂，擦拭频率为 1 次/周。对于污染严重的科室可采用含氯或含溴高效消毒剂，浓度为 1000mg/L，污染风险大或经常接触患者的科室消毒频率为每天 1 次。

（8）每周检查冰箱内药品、物品质量，对冰箱负责 1 次完整的保养，包括温度计的检测，冰箱彻底的清洁、消毒、除霜，药物的整理等项目并确认签字。如果条件许可，可使用冰箱除湿剂，防止由于潮湿环境而促使真菌的生长。

（9）冰箱内禁止存放个人物品或非诊疗用品。

四十六、流感流行期间医院感染预防与控制管理制度

（一）目的

为了加强医院在流感流行期间的感染防控管理，特制定《流感流行期间医院感染预防与控制管理制度》。

（二）适用范围

全院。

（三）参考文件

（1）WS/T 511—2016《经空气传播疾病医院感染预防与控制规范》、WS/T 367—2012《医疗机构消毒技术规范》、WS/T 311—2023《医院隔离技术标准》、《中国流感疫苗预防接种技术指南（2023—2024）》、《卫生部办公厅关于印发〈甲型 H1N1 流感医院感染控制技术指南（2009 年修订版）〉的通知》、《医务人员流感培训手册（2019 年版）》、《国家卫生健康委疾控局关于印发〈流感样病例暴发疫情处置指南（2018 年版）〉的通知》等相关法律法规。

（2）国家、省、市等上级部门指导意见。

（3）结合医院实际情况。

（四）患者管理措施

（1）落实门急诊预检分诊制度，做好患者分流。引导有发热或呼吸道症状的患者到发热

门诊或感染性疾病科就诊,并进行流感筛查。

(2) 在门急诊、病区醒目位置向患者和陪同人员宣传流感防控知识,提供手卫生、呼吸道卫生和咳嗽礼仪指导,引导有呼吸道症状的患者及陪同人员佩戴一次性外科口罩,提升自我防护意识(具体宣教由科室负责)。

(3) 门急诊(包括发热门诊)应提供一次性外科口罩与快速手消毒液,方便就诊患者获取。

(4) 住院患者若出现流感疑似症状,及时进行流感筛查,必要时请会诊,并采取有效的隔离措施。

(5) 流感疑似患者和确诊患者分开安置。疑似患者进行单间隔离;确诊患者同病型(同亚型或系)可多人间隔离,不设陪护。隔离患者限制在病室内活动,与患者相关的诊疗活动尽量在病区内进行。患者必须外出检查、转科或转院途中应佩戴一次性外科口罩并告知前往科室,做好防护及消毒,转运后对转运工具或车辆进行消毒。隔离间要求如下。

① 隔离间应具备有效通风条件(至少每 5 分钟空气交换 1 次)。有条件的,可安置在负压病房内进行隔离。

② 若条件不允许时,可以将确诊患者置于同一房间,床间距>1m。

③ 隔离间的门必须随时保持关闭。

④ 尽量减少进入隔离间的医务人员数量。

⑤ 隔离间应设有专用的卫生间、洗手池。

⑥ 医疗设备、器械(如听诊器、温度计、血压计等)实行专人专用。用于其他患者前应当进行彻底清洁和消毒。

⑦ 隔离间门口放置速干手消毒剂。

⑧ 隔离间内放置免触式医疗废物容器及利器盒。

⑨ 尽量减少患者携带个人物品,餐具、杯子等日用品应置于患者伸手可及之处。

⑩ 隔离间门外设专用工作车或者工作台,放置个人防护用品。

⑪ 隔离间门外放置有盖容器,收集需要消毒的物品。

⑫ 隔离间内设置电话或其他通讯设施,尽量减少人员出入隔离病房。

⑬ 隔离间应当设立明确的标识。

(6) 严格探视和陪住管理,避免因探视或陪住人员感染流感或携带流感病毒导致患者感染。

(7) 流感患者体温自行恢复正常超过 24h,或流感抗原或核酸检测阴性,方可解除隔离。

(8) 流感疑似患者和确诊患者同一房间的其他患者应密切观察,若出现发热或流感样症状时立即隔离并及时进行流感筛查。

(9) 对患者应当进行培训和指导。具体内容如下。

① 病情允许时,患者应当佩戴外科口罩。

② 在咳嗽或者打喷嚏时用卫生纸遮掩口鼻,然后将卫生纸丢入医疗废物桶。

③ 在接触呼吸道分泌物后应当使用肥皂洗手或者使用速干手消毒剂消毒双手。

④ 与他人的距离保持 1m 以上。

(10) 患者死亡时,应当对尸体及时进行处理。处理方法为:用含有效氯 3000mg/L 的消毒剂或 0.5% 过氧乙酸棉球或纱布填塞患者口、鼻、耳、肛门等所有开放通道；用双层布单包裹尸体，装入双层尸体袋中，由专用车辆直接送至指定地点火化。甲型 H1N1 流感确诊患者死亡后，应尽早将尸体送往殡仪馆，告知工作人员死者为流感患者。殡葬工作者处理尸体时应当实施标准预防措施。

（五）医务人员管理措施

除医务人员以外，在医院的医学生、实习医生、实习护士、进修生、工勤人员、保洁人员和护工等所有存在流感职业暴露风险的人员均适用以下措施。

（1）在工作期间佩戴医用外科口罩，并严格落实手卫生制度。

（2）依据标准预防原则和暴露风险强度，正确进行个人防护。

（3）医务人员要每日接受体温监测和流感样症状排查。出现发热或流感样症状时，要及时报告感控办并联系医务部进行流感筛查。疑似流感或确诊的医务人员，应居家或住院隔离治疗，避免带病坚持工作。

（4）科室应合理安排医务人员的工作，避免过度劳累。

（5）患流感的人员，在体温恢复正常、症状消失 2d 后方可返回工作岗位。

（六）环境及物品管理措施

（1）注意保暖的同时，加强开窗通风。无通风条件的房间，每日采取其他有效方式进行空气消毒。可增加消毒频次，保证至少 4 次/d。

（2）加强病房、诊室、办公室、值班室等区域物体表面清洁。

（3）流感患者诊疗物品专用，环境清洁消毒 4 次/d，使用后医疗器材单独收集。

（4）流感患者所有废物均按医疗废物处理，双层包装。换洗被服单独包装，减少抖动。

（5）流感患者转出或离院后按流程进行终末消毒，通风换气，重点落实物体表面清洁消毒。

（6）患者住院期间使用的个人物品经消毒后，方可交患者或者家属带回家。

（7）患者出院、转院时必须进行沐浴，更换干净的衣服后方可离开病房。

（七）消毒、隔离

（1）空气消毒：开窗通风，加强空气流通，并根据气候条件适时调节。可采用循环风式空气消毒机进行每日空气消毒。

（2）物体表面、地面的清洁和消毒

① 所有的物体表面、地面都应当进行清洁，受到病原微生物污染时，应当先清洁，再进行消毒。

② 物品表面和地面的消毒按照常规的消毒方法，消毒剂可选用有效氯为 1000mg/L 的消毒剂溶液，每日至少 2 次擦拭消毒。

（3）患者使用的床单、被罩等物品每周定期更换，被血液、体液、分泌物、排泄物等污染后及时更换。用后的上述物品用双层布袋封扎，可煮沸 10min 消毒或者使用含有效氯 500mg/L 的消毒剂浸泡 15min 后送洗衣房，清洗消毒。患者使用物品与医务人员使用物品应当分开清洗、消毒。

（4）呼吸治疗装置在使用前应达到高水平消毒，螺纹管尽可能使用一次性使用物品；若重复使用，用后应当立即用含有效氯 500mg/L 的消毒剂浸泡消毒 30min 后，再清洗消毒；

也可以使用专用清洗机清洗,水温80～93℃清洗10min,烘干备用。氧气湿化瓶应当每24小时进行更换,使用后的湿化瓶浸泡于含有效氯500mg/L消毒剂中30min,无菌水冲洗后干燥备用。呼吸机主机表面清洁后,用含有效氯1000mg/L的消毒剂擦拭消毒。

(5) 接触患者的精密仪器设备,设备表面使用含有效氯1000mg/L的消毒剂擦拭消毒2遍,或整机用环氧乙烷气体消毒。

(6) 患者使用后的体温计,浸泡于75%酒精中15min,或者浸泡于含有效氯500mg/L消毒剂30min或0.2%过氧乙酸中10min后,干燥保存。血压计、听诊器等,每次使用前、后用75%的酒精擦拭消毒。压舌板一人一用一灭菌,或者使用一次性压舌板。

(7) 氧气瓶在移出隔离间前,用含有效氯1000mg/L的消毒剂擦拭消毒外表面。

(8) 病历尽可能不带入污染区,病历(包括各种化验单)一旦被污染时,可以使用甲醛氧化法或加热法熏蒸、环氧乙烷气体消毒或者压力蒸汽灭菌(热敏纸除外)。

(9) 患者使用后的痰杯,应当按照1:1比例向杯中注入含有效氯1000mg/L消毒剂处理痰液60min,然后将痰液倒入厕所。痰杯浸泡于含有效氯1000mg/L消毒剂中,作用30min,清水冲洗,干燥备用,使用的一次性痰杯,用后按医疗废物处理。

(10) 患者复用的餐饮具,采用常规消毒方法即可。

(11) 患者排泄物、分泌物、呕吐物的处理:患者排泄物、分泌物、呕吐物等应当使用专用容器盛放,及时进行无害化处理。可直接入污水池,适当增加污水处理消毒剂的投药量,保证污水处理的余氯含量大于6.5mg/L。

(12) 终末消毒:流感患者出院、转院或者死亡后,患者房间的环境和使用的物品应当进行终末消毒。消毒方法如下。

① 空气消毒:无人条件可用紫外线对空气消毒,也可以用15%过氧乙酸7mL/m^3(即纯过氧乙酸1g/m^3)熏蒸进行消毒;消毒完毕充分通风后方可使用。

② 物体表面和地面:清洁后,使用含有效氯1000mg/L的消毒剂擦拭物体表面和拖地,作用30min。

③ 患者使用物品的消毒,按照上述的要求进行。

(八)医疗废物管理

根据《医疗废物处理条例》和《医疗卫生机构医疗废物管理办法》的有关规定进行处置和管理。

(九)暴露后预防措施

与流感患者发生无有效防护措施的密切接触者(包括患者和医务人员),如存在重症流感高危因素,建议尽早使用奥司他韦进行暴露后预防,最好在暴露后48h内进行,同时密切监测其他密切接触者,一旦出现流感样症状,应及时隔离治疗。

(十)流感流行期间预防

(1) 接种流感疫苗。

(2) 避免去人多、密闭的公共场所。

(3) 养成手卫生、咳嗽礼仪等好的卫生习惯。

(4) 强身健体,增强抵抗力;室内定期开窗通风。

四十七、医院诺如病毒感染性腹泻防控管理制度

（一）目的

为规范医院诺如病毒感染性腹泻聚集性和暴发疫情的防控措施及溯源查因工作，特制定《医院诺如病毒感染性腹泻防控管理制度》。

（二）适用范围

（1）所有收治诺如病毒感染性腹泻的疑似病例、临床诊断病例、实验室确诊病例的病区及为其进行诊疗操作的工作人员。

（2）诊断为疑似病例、临床诊断病例、实验室确诊病例的医院工作人员。

（三）参考文件

（1）中国疾病控制中心《诺如病毒感染暴发调查和预防控制技术指南（2015版）》、WS/T 512—2016《医疗机构环境表面清洁与消毒管理规范》、WS/T 311—2023《医院隔离技术标准》、WS/T 367—2012《医疗机构消毒技术规范》等相关法律法规。

（2）国家、省、市等上级部门指导意见。

（3）结合医院实际情况。

（四）定义

诺如病毒感染性腹泻是由诺如病毒引起的病毒性胃肠道疾病，具有发病急、传播速度快、涉及范围广等特点，是非细菌性感染性腹泻暴发的主要类型。

（五）临床表现与诊断

1. 临床表现

诺如病毒感染性腹泻潜伏期一般在 12~48h。患者急性发病，主要症状为恶心、呕吐、腹痛、腹泻，部分患者还伴有低热。症状通常持续 1~3d，部分病例可持续 4~6d。儿童患者呕吐普遍，成人患者腹泻为多，粪便为稀水便或水样便，无黏液脓血。大便常规镜检白细胞<15/HP，未见红细胞。血常规可见白细胞正常或异常增加。患者通常发病后第 2~5 天排毒量最高，个别感染者排毒期可达 4 周；少数感染者表现为无临床症状但可排毒。

2. 病例诊断

（1）疑似病例：即急性胃肠炎病例，定义为 24h 内出现排便≥3 次且有性状改变（呈稀水样便）和/或 24h 内出现呕吐≥2 次者。

（2）临床诊断病例：在诺如病毒感染引起的聚集性或暴发疫情中，满足疑似病例定义，且与实验室诊断病例有流行病学关联的病例。

（3）实验室确诊病例：疑似病例或临床诊断病例中，粪便、肛拭子或呕吐物标本经诺如病毒核酸检测阳性，或 ELISA 抗原检测阳性者。

（六）病原学

（1）病毒结构：诺如病毒为无包膜单股正链 RNA 病毒。

（2）病毒变异：速度快，每隔 2~3 年即可出现引起全球流行的新变异株理化特性——在 0~60℃的温度范围内可存活，且能耐受 pH 2.7 的环境室温下 3h，20% 乙醚 4℃下 18h，能在普通饮用水中 3.75~6.25mg/L 的氯离子浓度（游离氯 0.5~1.0mg/L）下存活。但使

用 10mg/L 的高浓度氯离子（处理污水采用的氯离子浓度）可灭活诺如病毒。酒精和免冲洗洗手液没有灭活效果；需要使用含次氯酸钠成分的手消毒剂，或者过氧化氢＋高浓度醇类手消毒剂。

(3) 排出规律：诺如病毒主要通过病人的粪便排出，也可通过呕吐物排出。病人在潜伏期即可排出诺如病毒。

（七）流行病学

(1) 传染源：患者、隐性感染者和病毒携带者是主要传染源。

(2) 传播途径：诺如病毒传播途径包括人传人、经食物和经水传播。

① 人传人可通过粪口途径（包括摄入粪便或呕吐物产生的气溶胶）或间接接触被排泄物污染的环境而传播。

② 食源性传播是通过食用被诺如病毒污染的食物进行传播。

③ 牡蛎等贝类海产品和生食的蔬果类是引起暴发的常见原因。

④ 经水传播可由桶装水、市政供水、井水等其他饮用水源被污染所致。一起暴发中可能存在多种传播途径。

(3) 易感性人群：普遍易感。

(4) 季节性：诺如病毒具有明显的季节性，人们常把它称为"冬季呕吐病"。根据 2013 年发表的系统综述，全球 52.7% 的病例和 41.2% 的暴发发生在冬季（北半球是 12 月至次年 2 月，南半球是 6～8 月），78.9% 的病例和 71.0% 的暴发出现在凉爽的季节（北半球是 10 月至次年 3 月，南半球是 4～9 月）。

（八）病例报告

门诊、急诊、病区诊断诺如病毒感染性腹泻病例（包括疑似病例、临床诊断病例、实验室确诊病例），首诊医生第一时间填写"中华人民共和国传染病报告卡"，按"除霍乱、细菌性和阿米巴性痢疾、伤寒和副伤寒以外的感染性腹泻病"（丙类传染病）进行报告。

（九）聚集性及暴发疫情

病区发现 2 例以上（含 2 例）病例，应及时向感控办、疾控部报告。感控办、疾控部接到疫情报告后应立即赴现场调查，病区负责人及护士长应配合调查，根据疫情流行病学、病例临床表现及实验室检测结果等信息对疫情进行核实，确定聚集性或暴发疫情的存在。经核实确认的暴发疫情，立即上报院里及辖区疾控部门。

（十）控制措施

疫情控制重点是早诊断，加强病例管理，落实消毒措施，做好个人防护及健康教育。

1. 病例管理

按肠道传染病进行隔离治疗，医生、护士相对固定。原则上隔离期为症状完全消失后 72h；其中从事食品操作岗位的病例及隐性感染者须连续 2 次粪便/肛拭子诺如病毒核酸检测阴性后方可解除隔离。

2. 消毒

(1) 病例所在病室地面、墙壁及物体表面应使用含有效氯 1000mg/L 的消毒液擦拭消毒。有肉眼可见污染物时应先清除污染物再擦拭消毒。无肉眼可见污染物时，可用消毒液进行浸泡或擦拭消毒，作用 30min 后用清水擦拭干净。

（2）病人呕吐物、粪便用一次性吸水材料（如纱布、抹布等）蘸取含有效氯5000mg/L的消毒液完全覆盖污染物，小心清除干净。清除过程中避免接触污染物，清理的污染物按医疗废物集中处置。厕所马桶或容器内的污染物，可小心倒入干漂白粉或足量的含有效氯5000mg/L的消毒液，作用30min以上，排入医院污水处理系统。清洁中使用的拖把、抹布等工具，盛放污染物的容器都必须用含有效氯5000mg/L消毒剂溶液浸泡消毒30min后彻底冲洗，才可再次使用。厕所、卫生间的拖把应专用。

（3）同病区内未出现急性胃肠道症状患者的病室卫生间，以及清洁区卫生间，以含有效氯1000mg/L消毒剂擦拭消毒。病区内清洁区与污染区的拖把、抹布严格分区使用，不得共用。

（4）同病区内日常清洁消毒所用消毒剂浓度，由含有效氯500mg/L调整为1000mg/L，病房日常消毒每日2次。至连续72h无新发胃肠道症状患者出现时，消毒液浓度调整为正常。

（5）出现恶心、腹泻患者床边备黄色医疗垃圾袋，作为呕吐物盛装袋。呕吐后黄色医疗废物袋中投入干漂白粉或含有效氯5000mg/L消毒剂，双层严密封扎后以医疗废物处理。

（6）病人的衣物、被褥等织物：收拾被污染的衣物、被褥等织物时应避免产生气溶胶。按感染性织物处理方法用双层医疗废物袋包装后送至洗衣房处理（处理方法先将固体污秽物移除后浸在有效氯为500mg/L的消毒剂溶液内30min，然后清洗）。

（7）皮肤、黏膜：皮肤被污染物污染时，应立即清除污染物，然后用一次性吸水材料蘸取0.5%碘伏消毒液擦拭消毒3min以上，使用清水清洗干净；黏膜应用大量生理盐水冲洗或0.05%碘伏冲洗消毒。

（8）室内空气：保持室内空气流通。自然通风或机械通风，也可采用循环风式空气消毒机进行空气消毒，无人的空间也可用紫外线对空气消毒，不可采用喷洒消毒剂的方法对室内空气进行消毒。

（9）建议一次性餐（饮）用具，必须复用的，煮沸消毒30min，也可用有效氯为500mg/L消毒液浸泡或擦拭，作用30min后，再用清水洗净。

（10）医疗废物：患者产生的生活垃圾、一次性诊疗用品采用双层医疗废物袋，按医疗废物集中收集处置。

（11）工作人员日常诊疗操作时佩戴一次性外科口罩，严格落实手卫生，根据暴露风险增加防护用品。清洁消毒时，工作人员应戴一次性外科口罩、一次性橡胶手套，穿一次性隔离衣或围裙、鞋套，室内保持通风换气，打开卫生间排风扇，消毒和清洁过程应尽量避免产生气溶胶或扬尘。处理结束后，轻柔脱去防护用品，用洗手液彻底洗净双手。

附录　食堂诺如病毒感染性腹泻预防控制工作指引

（一）日常预防措施

（1）医院食堂制定本部门诺如病毒感染性腹泻防控预案，建立领导责任制，并将责任分解到个人。开展多种形式的健康宣教，普及防治知识。

（2）保持良好的环境卫生。搞好食堂内外环境清洁卫生，及时清运垃圾废弃物，清除苍蝇、蟑螂滋生地。

（3）工作人员养成良好的个人卫生习惯和饮食习惯，坚持勤洗手、勤剪指甲；进食或处理食物前、如厕后用肥皂（或洗手液）及清水彻底洗净双手；避免裸手直接接触即食食品。

（4）严格按照规章制度进行食品的运送、加工、处理和保存，工作结束后及时清洗和消毒工作用具、柜台、台面抹布等。

（5）食堂餐用具数量与就餐人数相适应，餐用具使用后及时洗净，定位存放，保持清洁。消毒后的餐用具贮存在专用封闭的保洁柜内备用，保洁柜有明显标记。

（6）加强对双壳贝类、沙拉、凉菜、冷加工糕点等高风险食品的烹调加工控制，保证食物彻底煮熟煮透和避免交叉污染。

（7）设置独立工作人员洗手间，完善卫生管理制度及食品加工流程，食堂安排专人严格监控工作人员健康状况，可疑病例及时就医及调离岗位。

（8）应为就餐人员提供足够的洗手设施、肥皂（或洗手液）。

（9）要保证食品加工用水的卫生和安全。

（二）疫情控制措施

食堂工作人员中出现呕吐或腹泻患者或隐性感染者（诺如病毒核酸检测阳性者），除继续做好上述日常预防措施外，还须实施以下内容。

（1）工作人员中的呕吐或腹泻患者或隐性感染者须向食品负责人报告，负责人及时上报医院，对其立即调离岗位并隔离治疗，防止污染食品造成疫情扩散。

（2）患病职工及隐性感染者均应暂停上岗，原则上其隔离期为症状完全消失后72h；其中从事食品操作岗位的病例及隐性感染者须连续2次粪便/肛拭子诺如病毒核酸检测阴性后方可解除隔离。

（3）在疫情流行期间，停止供应凉菜、沙拉、烧腊等高风险食品，必要时可以采取暂停食堂供餐服务的临时控制措施。

（4）加强食堂食品加工处理场所、就餐场所、设备设施和操作台面的消毒工作。

四十八、医院猴痘防控管理制度

（一）目的

为指导医院各科室各部门规范处理猴痘疫情，特制定《医院猴痘防控管理制度》。

（二）适用范围

全院。

（三）参考文件

（1）《中国疾病预防控制中心关于下发〈猴痘防控技术指南（2022版）〉的通知》（中疾控应急发〔2022〕25号）、WS/T 512—2016《医疗机构环境表面清洁与消毒管理规范》、WS/T 311—2023《医院隔离技术标准》、WS/T 367—2012《医疗机构消毒技术规范》等相关法律法规。

（2）国家、省、市等上级部门指导意见。

（3）结合医院实际情况。

（四）定义

猴痘是由猴痘病毒（monkeypox virus，MPXV）感染所致的一种病毒性人兽共患病，临床表现主要为发热、皮疹、淋巴结肿大。其既往主要发生在中非和西非，病死率为1%～

10%,通过接种疫苗可获得有效保护。由于在1980年消灭了天花并随后停止接种天花疫苗,猴痘已成为公共卫生领域最重要的正痘病毒。2022年5月初以来,已有20多个非流行国家发现多例猴痘病例,且已出现人际传播。

(五)病原学

猴痘病毒(MPXV)是全长约为197kb的双链DNA病毒,属于痘病毒科正痘病毒属,该病毒很容易人工培养,在人、猴、鼠、兔等来源的细胞和鸡胚绒毛尿囊膜中都能很好地生长并引起细胞病变。猴痘病毒的形态与其他正痘病毒一致,外形为圆角砖形或卵圆形,大小为200nm×250nm,外周为30nm的外膜,环绕匀质的核心体。猴痘病毒与天花病毒、痘苗病毒和牛痘病毒是正痘病毒中对人类致病的4种病毒,它们都含有可溶性抗原、核蛋白抗原和红细胞凝集素,抗原性质基本相同,彼此之间有交叉免疫性。猴痘病毒存在西非和刚果盆地两个分支,两者具有明确的流行病学和临床转归差异,西非分支猴痘患者的病死率约为3.6%,刚果盆地支猴痘患者病死率可达10.6%。2022年5月以来的猴痘疫情经测序分析,病毒属于西非分支。

猴痘病毒耐干燥和低温,在土壤、痂皮和衣被上可生存数月。该病毒对热敏感,加热至56℃ 30min或60℃ 10min即可灭活,紫外线和一般消毒剂均可使之灭活,对次氯酸钠、氯二甲酚、戊二醛、甲醛和多聚甲醛等敏感。

(六)流行病学

1. 传染源

猴痘病毒的主要宿主为非洲啮齿类(非洲松鼠、树松鼠、冈比亚袋鼠、睡鼠等),灵长类(多种猴类和猿类)由于与感染的啮齿类动物接触偶可感染。感染动物及猴痘病毒感染者是主要传染源。

2. 传播途径

病毒经黏膜和破损皮肤侵入人体。主要通过接触感染动物的呼吸道分泌物、病变渗出物、血液、其他体液,或被感染动物咬伤、抓伤而感染。人与人之间主要通过密切接触传播,亦可在长时间近距离接触时通过飞沫传播,接触病毒污染的物品也有可能感染。病毒还可通过胎盘从孕妇传播给胎儿。

3. 人群易感性

既往接种过天花疫苗者对猴痘病毒存在一定程度的交叉保护力,因此,未接种过天花疫苗的人群对猴痘病毒普遍易感。

(七)临床表现

潜伏期5~21d,多为6~13d。

发病早期出现发热、寒战、头痛、嗜睡、乏力、背部疼痛和肌痛等前驱症状。90%患者出现明显的浅表淋巴结肿大,如颈部、腋窝、腹股沟等。发病后1~3d出现皮疹。首先出现在面部,逐渐蔓延至四肢,手心和脚掌均可出现皮疹。皮疹经历从斑疹、丘疹、疱疹、脓疱疹和结痂几个阶段,不同形态的皮疹可同时存在。疱疹和脓疱疹多为球形,直径约0.5~1cm,质地较硬,可伴明显痒感和疼痛。疱疹数量从几个到数千个不等,多呈离心性分布。可累及口腔黏膜、消化道、生殖器、结膜和角膜等。病程2~4周。

结痂脱落后可遗留红斑或色素沉着,甚至瘢痕,瘢痕持续时间可长达数年。

部分患者可出现并发症,包括皮损部位继发细菌感染、呕吐和腹泻引起的严重脱水、支气管肺炎、脑炎、角膜感染等。

（八）预防

1. 宣传教育

医院工作人员及其家属，有出入境和涉疫地区人员，需关注所在国的猴痘疫情信息。在猴痘病毒流行地区，尽量避免与啮齿类动物和灵长类动物（包括患病或死亡的动物）发生接触，不直接接触动物的血和肉，必须彻底煮熟后才能食用。处理染病动物或感染组织以及在屠宰过程中，应佩戴手套及其他适当的防护用品。同时加强个人手卫生。各科室各部门可采取各种形式，积极、广泛地宣传猴痘病毒病防治知识，使公众及时、有效地采取预防手段；并正确引导舆论，避免社会恐慌。

2. 疫苗接种

由于既往猴痘流行地区局限，且是一种自限性疾病，临床症状通常较轻，猴痘预防一般采取以管理传染源为主的综合性防治措施，但亦有疫苗可以对特定人群进行预防。

由于存在交叉免疫，接种天花疫苗可预防猴痘，我国既往的天花疫苗为复制型组织培养痘苗，暴露前接种可有效保护人群免受感染，而暴露后 2 周内，尤其是最初 4d 内接种者，约 85% 可产生免疫力，减轻症状严重性。

2019 年美国批准了一款可用于职业暴露风险人群的非复制型猴痘疫苗 Jynneos（MVA-BN），国内非复制型痘苗正在研发中。

3. 主动就医和及时报备

疫区归国人员需注意自我健康监测，出现皮疹等症状时，应主动就医，并告知接诊医生疫区旅行史，以助于诊断和治疗。若在国外有过接触史和暴露史，尚未出现症状，可主动联系当地疾控中心进行咨询和报备。上述情况同时报告科室或部门负责人，由科室或部门负责人上报疾控部。

（九）诊断

1. 疑似病例

出现发热、浅表淋巴结肿大伴有皮肤黏膜皮疹表现者，同时具备以下流行病学史中的任何一项。

（1）发病前 21d 内有涉疫国家旅居史（重点关注非洲地方性流行国家和英国、葡萄牙、西班牙、美国、加拿大等已有社区病例报告的国家）。

（2）发病前 21d 内与猴痘确诊病例有密切接触。

（3）发病前 21d 内接触过啮齿类、非人类灵长类等猴痘病毒感染动物的血液、体液和分泌物。

2. 确诊病例

符合疑似病例定义者，经实验室检测，猴痘病毒核酸阳性或病毒分离阳性者。

3. 鉴别诊断

主要和其他发热出疹性疾病鉴别，如水痘、带状疱疹、单纯疱疹、麻疹、登革热等。大部分猴痘病毒感染者伴有明显的浅表淋巴结肿大，皮疹呈离心性分布。此外，还要和皮肤细菌感染、疥疮、梅毒和过敏反应等鉴别。

（十）疾病控制

疾病控制旨在实现早发现、早报告、早诊断、早调查、早处置。其中，病例发现、病例报告、流行病学调查和实验室检测等部分内容，在国家规范要求的基础上进一步细化了工作内容和要求。

1. 病例发现

急诊科、各科室门急诊及病房日常接诊发热伴出疹病人时，应注意询问病例流行病学史，同时进行病原学筛查，排除水痘、风疹、麻疹或其他明确病因引起者。

2. 病例报告

各科室或部门发现疑似或确诊病例后，按照上级疾控部门规定，均按照疑似病例立即上报科室负责人，由科室负责人于2h内上报疾控部。首诊医生填写传染病报告卡时，在填写病种类型时选择在"其他法定管理以及重点监测传染病处"填写"疑似猴痘"，其他项目填写要求不变。

3. 流行病学调查

首诊科室或部门需要协助疾控部完成对疑似病例的流行病学调查，完成病例个案调查表，搜索密切接触者和一般接触者。

4. 病例和密切接触者管理

疑似和确诊病例应由当地卫生行政部门指派的专用交通工具，运送到指定专业传染病治疗机构进行严格隔离观察和治疗。

对疑似和确诊病例应严格单人单间隔离，落实污染物处置，并尽快采样开展实验室病原学检测以明确诊断。对疑似和确诊病例的密切接触者要进行登记、集中隔离和医学观察，医学观察期限为21d。

5. 实验室检测

按照上级部门要求开展实验室检测。

（十一）院内感染控制

疑似病例和确诊病例尽快转至定点诊疗单位。未转出之前，应安置在负压病房，没有负压病房，单间隔离。确诊病例需隔离至结痂完全脱落。

医务人员执行标准预防，如一次性乳胶手套、医用防护口罩、防护面屏或护目镜、一次性隔离衣等，同时做好手卫生。经专家评估后，可考虑为一线诊疗人员及时安排接种天花疫苗。

（十二）消毒

1. 诊疗用品消毒

尽量选择一次性诊疗用品，非一次性诊疗用品应首选压力蒸汽灭菌，不耐热物品可选择化学消毒剂或低温灭菌设备进行消毒或灭菌。

2. 手消毒

严格执行手卫生。有肉眼可见污染物时，应先使用洗手液（或肥皂）在流动水下按照六步洗手法清洗双手，然后再进行手消毒。

3. 皮肤、黏膜

皮肤被污染物污染时，应立即清除污染物，再用一次性吸水材料蘸取0.5%碘伏或过氧化氢消毒剂擦拭消毒3min以上，使用清水清洗干净；黏膜应用大量生理盐水冲洗或0.05%碘伏冲洗消毒。

4. 衣服、床单、毛巾等纺织品

病例使用的衣服、床单、毛巾等纺织品，无肉眼可见污染物时，若需重复使用，可用流通蒸汽或煮沸消毒 30min；或用含有效氯 500mg/L 的消毒剂或 1000mg/L 的季铵盐类消毒剂浸泡 30min 后，按照常规清洗；或其他有效的消毒方法。怕湿的衣物可选用环氧乙烷或干热方法进行消毒处理。

有血液、体液、分泌物、排泄物等污染物时，建议均按医疗废物集中处理。

5. 餐（饮）具

病例用后的碗、盘、筷、杯等餐（饮）具清除食物残渣后，煮沸消毒 30min，或使用含有效氯 500mg/L 的消毒剂浸泡 30min 后，再用清水洗净。

6. 污染物

对病例的血液、体液、分泌物、排泄物等少量污染物，可用一次性吸水材料（如纱布、抹布等）蘸取含有效氯 5000～10000mg/L 的消毒剂（或能达到高水平消毒的消毒湿巾/干巾）小心移除。

对病例的血液、体液、分泌物、排泄物等大量污染物，应使用含吸水成分的消毒粉或漂白粉完全覆盖，或用一次性吸水材料完全覆盖后，用足量的含有效氯 5000～10000mg/L 的消毒剂浇在吸水材料上，作用 30min 以上（或能达到高水平消毒的消毒干巾），小心清除干净。清除过程中避免接触污染物，清理的污染物按医疗废物集中处置。

病例的分泌物等应采用专门容器收集，用含有效氯 20000mg/L 的消毒剂，按粪、药比例 1∶2 浸泡消毒 2h。清除污染物后，应对污染的环境物体表面进行消毒。盛放污染物的容器可用含有效氯 5000mg/L 的消毒剂溶液浸泡消毒 30min，然后清洗干净。

7. 地面、墙壁

有肉眼可见污染物时，应先完全清除污染物再消毒。无肉眼可见污染物时，可用含有效氯 1000mg/L 的消毒剂或 500mg/L 的二氧化氯消毒剂擦拭或喷洒消毒；不耐腐蚀的地面和墙壁，也可用 2000mg/L 的季铵盐类消毒剂喷洒或擦拭；消毒作用时间不少于 30min。

8. 物体表面

诊疗设施设备表面以及床围栏、床头柜、家具、门把手和家居用品等有肉眼可见的污染物时，应先完全清除污染物再消毒。无肉眼可见的污染物时，用含有效氯 1000mg/L 的消毒剂或 500mg/L 的二氧化氯消毒剂进行喷洒、擦拭或浸泡消毒，不耐腐蚀的物体表面也可用 2000mg/L 的季铵盐类消毒剂，作用 30min 后清水擦拭干净。

9. 污水和粪便

具有独立化粪池时，在进入市政排水管网前须进行消毒处理，消毒后污水应当符合 GB 18466—2005《医疗机构水污染物排放标准》。

无独立化粪池时，使用专门容器收集排泄物，消毒处理后排放。用含有效氯 20000mg/L 的消毒剂，按粪、药比例 1∶2 浸泡消毒 2h；若有大量稀释排泄物，应用含有效氯 70%～80% 漂白粉精干粉，按粪、药比例 20∶1 加药后充分搅匀，消毒 2h。

10. 室内空气

室内日常开窗通风，如经科学评估，需对室内进行空气消毒，则在无人情况下，可选择 5000mg/L 过氧乙酸、3% 过氧化氢、二氧化氯（按产品说明书）等消毒剂，按 20mL/m³ 用超低容量（气溶胶）喷雾法进行消毒。也可采用经验证安全有效的其他消毒方法，如紫外线消毒机消毒。

11. 患者生活垃圾

患者生活垃圾按医疗废物处理。

12. 医疗废物

医疗废物的处置应遵循《医疗废物管理条例》和《医疗卫生机构医疗废物管理办法》的要求，规范使用双层黄色医疗废物收集袋封装后按照常规处置流程进行处置。

（十三）治疗和预后

1. 治疗

目前国内尚无抗猴痘病毒药物。其治疗主要包括对症支持治疗和继发性细菌感染的治疗。

2. 预后

猴痘为自限性疾病，大部分预后良好。严重病例常见于年幼儿童、免疫功能低下人群，预后与感染的病毒株、病毒暴露程度、既往健康状况和并发症严重程度等有关。

四十九、医院气性坏疽感染防控管理制度

（一）目的

为了提高医院工作人员对气性坏疽感染的防控能力，特制定《医院气性坏疽感染防控管理制度》。

（二）适用范围

全院。

（三）参考文件

（1）WS/T 367—2012《医疗机构消毒技术规范》、WS/T 311—2023《医院隔离技术标准》、WS 310.2—2016《医院消毒供应中心　第 2 部分：清洗消毒及灭菌技术操作规范》、WS/T 512—2016《医疗机构环境表面清洁与消毒管理规范》、WS/T 508—2016《医院医用织物洗涤消毒技术规范》、《医疗废物管理条例》等相关法律法规。

（2）国家、省、市等上级部门指导意见。

（3）结合医院实际情况。

（四）定义

气性坏疽是厌氧菌感染的一种，即梭状芽孢杆菌所致的肌坏死或肌炎。此类感染因其发展急剧，预后差。致病菌主要为产气荚膜梭菌（70%～80%），其余还有恶性水肿梭菌（40%）、败血梭菌（20%）、溶组织梭菌和产芽孢梭菌等，多为混合感染。

（五）病理生理

产气荚膜梭菌在局部生长繁殖，产生多种外毒素和酶（α毒素、胶原酶、透明质酸酶、溶纤维酶和脱氧核糖核酸酶等），一方面破坏周围组织的胶原纤维，使感染迅速沿肌束和肌肉群扩散，使肌肉色泽变暗红色，失去弹性；另一方面，这些酶具有强大的糖、蛋白质分解作用，产生大量不溶性气体如硫化氢、氮气等，在组织间积聚，蛋白分解，使得组织细胞坏死、渗出，水肿明显。积气和水肿使得局部压力骤升，血管受压引起血运障碍，加重组织缺血缺氧，更有利于细菌繁殖，使病情恶化。大量外毒素的吸收可引起严重的毒血症，直接侵犯心、肝、肾等脏器，引起休克、肾功能不全甚至多脏器功能衰竭。

（六）诊治与预防

1. 诊断

早期诊断是保存患肢、挽救生命的关键。主要依据是早期的局部表现。

早期诊断的3大特征：伤口周围触诊有捻发音；渗液细菌涂片发现粗大的革兰阳性杆菌；X射线平片检查发现肌群中有气体存在，实验室检查血红蛋白（Hb）显著降，白细胞（WBC）通常不超过 $(12\sim15)\times10^9/L$，血清肌酸激酶（CK）水平升高。

伤口渗液细菌培养可确定诊断，但需时较久，故不宜等待培养结果而耽误及时治疗。

2. 治疗原则

气性坏疽发展迅速，如不及时处理，病人常丧失肢体，甚至死亡。一旦伤口怀疑有梭菌性肌坏死，应尽早敞开伤口，以氧化剂大量清洗。同时尽快明确诊断。一经诊断，应紧急手术。

治疗原则是在抢救严重休克或其他严重并发症的同时，须紧急进行局部手术处理，尽快切除无生机的肌肉组织。在病变部位广泛、多处切开，切除已无生活力的肌组织，直到具有正常颜色、弹性和能流出新鲜血的肌肉为止；敞开伤口；用氧化剂冲洗、湿敷，改变其厌氧化环境。清创后若感染仍无法控制，应再次清创。

3. 预防

彻底清创是预防创伤后发生梭菌性肌坏死的最可靠方法。对一切开放性创伤，特别是有泥土污染和损伤严重、肌肉坏死者，均应及时进行彻底的清创术，去除一切失活坏死组织和异物。

对疑有梭菌性肌坏死的伤口，可用3%过氧化氢等冲洗、湿敷；对已缝合的伤口，应拆线敞开伤口。青霉素对预防梭菌性肌坏死有较好的作用，可根据创伤情况在清创前后应用，但不能代替清创术。

应将病人隔离，病人用过的一切衣物、敷料、器材均应单独收集，进行消毒。煮沸消毒应在1h以上，最好用高压蒸汽灭菌，换下的敷料应行销毁，以防交叉感染。

对梭菌性肌坏死患者进行手术时，应严格按照相关隔离消毒要求处理。

（七）标本采集和运送

1. 采样方法

用无菌生理盐水或外科手术方法清除创面分泌物，用一次性无菌注射器抽取足量脓液（最好2mL以上）或切取小块组织。

2. 标本处理和运送

（1）将约1mL脓液（或组织块）加入厌氧菌运送的庖肉培养基（培养基用前应煮沸10min，冷却至室温时方可加入标本），室温条件下尽快送实验室（具备厌氧菌培养条件）做厌氧菌培养。

（2）取0.5mL脓液（或组织块）加入带螺旋口无菌塑料离心管中，旋紧盖子密封，送实验室（具有相应检测条件）进行分子生物学检测。

（3）标本同时送细菌室进行快速革兰染色涂片检查。

3. 注意事项

（1）每份标本都应注明患者姓名、材料来源、具体部位、日期、时间及相关临床信息。

（2）将外送标本放入不易泄漏、破损及能防止潜在性生物危险的坚固容器中。容器外包贴上醒目的生物安全标记。

(八)上报及各部门职责

病区发现确诊或疑似气性坏疽患者,应立即上报相关部门。

(1) 医务部:指导诊疗工作;协调医疗人员安排及床位安排等。

(2) 感控办:指导、督查消毒、隔离等防控措施落实情况。

(3) 护理部:指导护理工作;督导消毒隔离措施落实;协调护理人员安排等。

(4) 后勤部:安排医疗废物收送人员按照"特殊感染"医疗废物处置要求执行,标本运送人员按要求接送标本,被服收送人员按"感染性织物"要求处置。

(5) 消毒供应中心:按照规范要求,处理复用医疗器械。

(6) 手术室:接到病区通知,提前做好手术间、人员和物品准备;手术产生的截肢按照规范处置;术后做好手术间的终末处理。

(九)管理

1. 患者管理

(1) 单间隔离,减少陪护及探视人员。

(2) 需要转运时,使用一次性被服遮盖患者,转运工具使用后使用含有效氯 1000mg/L 消毒液擦拭消毒。

2. 医务人员管理

(1) 尽量安排专医专护为患者进行诊疗工作,减少接触人员。

(2) 落实接触隔离各项防控措施。

(3) 落实好手卫生,有手卫生指征时,应使用流动水洗手。

(4) 在为患者进行诊疗护理操作时,应戴帽子、医用外科口罩、手套,穿一次性隔离衣,进行有可能产生气溶胶的操作时,增加防护面屏。

3. 病室环境物表管理

(1) 加强通风,每天至少开窗通风 2 次;使用空气消毒机进行空气消毒,每日至少 2 次。

(2) 物表和地面使用含有效氯 1000mg/L 消毒液擦拭消毒,作用 30min 后清水擦拭,每日至少 2 次。有污染时随时消毒。

(3) 清洁工具专室专用,做好标识,每次使用后使用含有效氯 1000mg/L 消毒液浸泡消毒 30min 后清洗,晾干备用。

4. 诊疗用品管理

(1) 建议使用一次性诊疗用品。

(2) 可重复使用的医疗器械使用后应先消毒,后清洗,再灭菌,消毒可采用含有效氯 1000mg/L 消毒液浸泡消毒 30min 后;有明显污染物时应使用含有效氯 5000mg/L 消毒剂浸泡消毒至少 60min 后,使用双层黄色医疗垃圾袋盛放,注明"气性坏疽",联系消毒供应中心单独回收处理。

(3) 配备专用血压计、体温计、听诊器等日常诊疗用品,患者出院后进行终末消毒。

(4) 患者使用的床单、被罩、衣物等织物建议选择一次性的,用过的应单独收集,需重复使用时应专包密封,标识清晰,压力蒸汽灭菌后再清洗。

5. 标本管理

(1) 患者需要留取标本,应单独存放,注明"气性坏疽"。运送标本人员做好个人防护。

（2）告知检验科标本情况，检验科做好防护。

6．医疗废物管理

（1）诊疗过程中产生的医疗废物和生活垃圾均按照医疗废物处理。

（2）患者床旁放置"特殊感染"专用医疗废物收集箱，用双层黄色医疗垃圾袋收集。

（3）与医疗废物回收人员做好交接。

7．终末消毒

患者出院或死亡后，应对病室及床单元进行终末消毒。终末消毒可采用3%过氧化氢或过氧乙酸熏蒸，3%过氧化氢按照20mL/m^{3}气溶胶喷雾，过氧乙酸按照1g/m^{3}加热熏蒸，湿度70%～90%，密闭24h；5%过氧乙酸溶液按照2.5mL/m^{3}气溶胶喷雾，湿度为20%～40%。

8．手术室管理

（1）术前及术中的处理

① 手术间挂"隔离手术间"牌。

② 此类手术拒绝参观。

③ 凡参与手术人员进入手术间后不得随意出入。

④ 供应护士应设2名，分手术间内、外供应。手术间内供应护士的手不得有破口，并应戴橡皮手套，穿隔离衣、裤，穿高鞋套。

⑤ 手术用物品尽量准备齐全，术中所需物品由手术间外的供应护士递入。

⑥ 手术间外应具备以下物品：洗手用的0.1%过氧乙酸溶液一盆；手术后更换用的洗手衣、裤子及手术鞋；包污染敷料用的污衣袋或大单及塑料袋；封闭门窗用的胶带纸；过氧乙酸或甲醛溶液、量杯、电炉。

⑦ 接病人的平车上铺一条包裹病人用的大单。

（2）手术后处理

① 敷料处理方法

a. 纱布、纱垫等小敷料放塑料袋内扎口后用含有效氯1000mg/L消毒液喷洒后，再外套一层黄色塑料袋，外贴红色标记封闭转运、焚烧。

b. 布单等大敷料可用0.5%过氧乙酸浸泡或用干净布单包裹送压力蒸汽灭菌，也可经环氧乙烷灭菌，最彻底的方法是用一次性的敷料，术后焚烧。

② 器械、吸引器、手套等的处理

a. 用含有效氯1000mg/L的消毒液浸泡，器械应洗净血迹，打开关节。手套、皮管应灌满溶液，所有物品均应浸于液面以下。

b. 甲醛溶液熏蒸。

c. 环氧乙烷气体灭菌。

d. 压力蒸汽灭菌。

③ 手术鞋处理：浸于0.5%过氧乙酸溶液内消毒或环氧乙烷气体灭菌。

④ 其他处理

a. 镊子罐等物品用布单包裹压力蒸汽灭菌，或环氧乙烷气体灭菌。

b. 手术间墙壁、地面、手术台、托盘、器械桌、坐凳等类物品用0.5%过氧乙酸擦拭。

c. 吸引器瓶及地盆内液体应用水加满，配成含氯1000mg/L消毒溶液浸泡消毒。

d. 送病人用后的手术车推至手术间，用0.5%过氧乙酸擦拭，平车上的被子、单子等进行压力蒸汽灭菌，或环氧乙烷气体灭菌。

e. 切除的组织如坏死肢体等放塑料袋内扎口后用含有效氯 1000mg/L 消毒溶液喷洒后，再外套一黄色塑料袋，外贴红色标记封闭转运、焚烧。

f. 将门窗用纸封闭，手术间空气消毒。用过氧乙酸 $1g/m^3$ 加热熏蒸，湿度 70%～90%，密闭 24h；或用 5% 过氧乙酸溶液 $2.5mL/m^3$ 喷雾，湿度为 20%～40%，密闭 24h 以上；或用甲醛 $36mL/m^3$，加 2～6 倍水混合，加热熏蒸，湿度不低于 75%，密闭 24h 以上。

g. 手术人员出手术间时，将隔离衣裤、口罩、帽子、鞋脱于手术间内，过氧乙酸溶液洗手后方可离去。

h. 手术间开封后，通风，彻底打扫手术间卫生，并做空气培养。

9. 消毒供应中心管理

重复使用的医疗器械使用后应先消毒，后清洗，再灭菌，消毒可采用含有效氯 1000mg/L 消毒液浸泡消毒 30min，有明显污染物时应采用含有效氯 5000mg/L 消毒液浸泡消毒至少 60min 后，再按照常规流程清洗、消毒、灭菌。

五十、水痘医院感染防控管理制度

（一）目的

为了提高全院工作人员对水痘的防控能力，特制定《水痘医院感染防控管理制度》。

（二）适用范围

全院。

（三）参考文件

（1）WS/T 367—2012《医疗机构消毒技术规范》、WS/T 311—2023《医院隔离技术标准》、WS/T 512—2016《医疗机构环境表面清洁与消毒管理规范》、WS/T 511—2016《经空气传播疾病医院感染预防与控制规范》、WS/T 510—2016《病区医院感染管理规范》、《医疗废物管理条例》、《哈里森感染病学》（第 89 章）等。

（2）国家、省、市等上级部门指导意见。

（3）结合医院实际情况。

（四）定义

水痘-带状疱疹病毒（VZV）引起两种不同的临床疾病：水痘和带状疱疹。水痘是一种普遍存在且传染性极强的感染，通常是一种儿童期的良性疾病，其特征是发疹性水疱性皮疹。随着潜伏性 VZV 的再激活（在 60 岁以后最常见），带状疱疹表现为皮肤节段水疱性皮疹，通常伴有剧烈疼痛。

（五）流行病学及临床表现

（1）人类是水痘-带状疱疹病毒唯一已知的贮存者。水痘具有高度传染性，易感（血清阴性）个体中的发病率至少为 90%。人群普遍易感，不受性别和种族的影响。该病毒在人群中普遍存在，在温带的冬末、春初等季节性高峰期易感人群中流行。从历史上看，5～9 岁的儿童最常受累，占所有病例的 50%。其他大多数病例涉及 1～4 岁和 10～14 岁儿童。美国 15 岁以上的人口中约有 10% 易受感染。出生后第 2 年接种 VZV 疫苗极大地改变了感染的流行病学，使水痘的年发病率显著下降。

（2）水痘的潜伏期为10～21d，一般为14～17d。家庭中易感兄弟姐妹的二次发病率为70%～90%。水疱性皮疹发生前48h、水疱形成期间（通常持续4～5d）直至所有水疱结痂，患者均具有传染性。

（3）临床上，水痘表现为皮疹、低热和不适，尽管少数患者在出疹前1～2d出现前驱症状。对于免疫功能正常的患者，水痘通常是一种良性疾病，伴有疲倦，体温37.8～39.4℃，持续3～5d。皮肤损害（感染的标志）包括不同发展阶段的斑丘疹、水疱和结痂。这些损害在数小时至数日内由斑丘疹发展为水疱，出现在躯干和面部，并迅速蔓延累及身体其他部位。与年龄较大的个体相比，年龄较小的儿童往往出现较少的水疱。免疫功能低下患者发生内脏并发症的风险也较大，占30%～50%的病例，在没有抗病毒治疗的情况下死亡率约为15%。

（六）上报及各部门职责

发现确诊或疑似水痘患者、陪护或医院工作人员，应立即按照传染性疾病填写传染病报告卡上报疾控部及相关部门。

（1）疾控部：审核传染病报告卡，完成网络上报。

（2）医务部：指导诊疗工作，协调医疗人员安排及床位安排等。

（3）感控办：指导、督查医院感染消毒隔离等防控措施落实情况。

（4）护理部：指导护理工作，督导消毒隔离措施落实，协调护理人员安排等。

（5）后勤部：安排医疗废物收送人员按照"特殊感染"医疗废物处置要求执行，标本运送人员按要求接送标本，被服收送人员按"感染性织物"要求处置。

（6）其他部门：按照各自职责落实管控措施。

（七）预防

有3种方法用于预防VZV感染。

（1）建议所有1岁以上（12岁以下）未患过水痘的儿童和已知VZV血清阴性的成人接种水痘减毒活疫苗（OKA株）。所有儿童推荐采用2剂次接种：第1次在12～15月龄，第2次在4～6岁时。年龄13岁以上的VZV血清阴性者应至少间隔1个月接种2剂疫苗。该疫苗既安全又有效。突破性病例较轻，可能导致疫苗病毒向易感接触者传播。

（2）对易感人群、水痘并发症的高危人群以及有明确水痘暴露史的人群等使用水痘-带状疱疹免疫球蛋白（VZIG）。本品应在暴露后96h内（最好在72h内）给药。

（3）对于不适合接种疫苗或直接接触后超过96h窗口期的高危个体，可给予抗病毒治疗作为预防。虽然最初的研究使用的是阿昔洛韦，但伐昔洛韦和泛昔洛韦的疗效相似。在强烈暴露7d后开始治疗。此时，宿主正处于潜伏期中。如果不能完全预防疾病，这种方法可以显著降低疾病的严重程度。

（八）暴露标准

1. 接触水痘或带状疱疹患者

（1）家庭：同一住所。

（2）玩伴：面对面室内游戏。

（3）医院：在同一个2～4个床位的病房或大型病房内的相邻床位，与感染性工作人员或患者面对面接触，由被认为具有传染性的人员探视。

（4）新生儿：母亲在产前5d内或产后48h内发生水痘。

2. 易感人群、高危人群（前提是他们有明确的暴露史）

（1）无水痘史或水痘免疫接种史的免疫功能低下易感儿童。

（2）易感孕妇。

（3）母亲在产前5d内或产后48h内发生水痘的新生儿。

（4）住院早产儿（≥28孕周），其母亲缺乏可靠的水痘史或预防水痘的血清学证据。

（5）住院早产儿（<28孕周或出生体重≤1000g），无论其母亲是否有水痘史或VZV的血清学状态如何。

（九）传播方式

水痘病人为主要的传染源，传染性强。优先经空气传播，也可以通过接触传播。

（十）管理

1. 医护等工作人员诊断水痘或疑似水痘

（1）及时进行正规治疗，以防引发脊髓炎、脑膜炎等并发症。

（2）居家隔离，一般应隔离至皮疹全部结痂，经皮肤科诊断已治愈不具有传染性，方可上岗。

（3）居家隔离期间注意避免与其他家庭成员近距离接触；注意保持环境整洁，空气流通；避免外出到人群密集的公共场所，以防感染他人。

（4）同科室其他工作人员密切观察身体状况，一旦发现异常，如皮疹，及时就诊。

2. 陪护人员诊断水痘或疑似水痘

（1）立即停止陪护，及时进行正规治疗。

（2）主治医生及责任护士密切关注该陪护人员护理的患者情况，一旦发现异常，如皮疹，及时明确诊断，若诊断水痘，按照本制度中患者管理要求执行。

（3）科主任及护士长密切关注科内工作人员及患者、陪护等其他人员情况，一旦发现异常，如皮疹，及时明确诊断，若诊断水痘，按照本制度中相关管理要求执行。

3. 患者诊断水痘或疑似水痘

（1）单间隔离，非特殊情况不设陪护，禁止探视。

（2）尽量避免离开房间，必须外出检查时，及时通知检查科室患者情况，做好防护措施。必须使用轮椅或平车等转运工具时，使用一次性被服遮盖患者，转运工具使用后使用含有效氯1000mg/L消毒液擦拭消毒。

（3）尽量安排专医专护为患者进行诊疗工作，减少接触人员。

（4）落实空气隔离、接触隔离各项防控措施

① 落实好手卫生，有手卫生指征时，应使用流动水洗手。

② 在为患者进行诊疗护理操作时，应戴帽子、医用防护口罩、手套，穿一次性隔离衣，进行有可能产生气溶胶的操作时，增加防护面屏。

（5）科主任及护士长密切关注科内工作人员及患者、陪护等其他人员情况，一旦发现异常，如皮疹，及时明确诊断，若诊断水痘，按照本制度中相关管理要求执行。

4. 病室环境物表管理

（1）加强房间有效通风，每天至少开窗通风2次；使用空气消毒机进行空气消毒，每日

至少2次。

(2) 物表和地面使用含有效氯1000mg/L消毒液擦拭消毒，作用30min后清水擦拭，每日至少2次。

(3) 清洁工具专室专用，做好标识，每次使用后使用含有效氯1000mg/L消毒液浸泡消毒30min后清洗，晾干备用。

5. 诊疗用品管理

(1) 建议使用一次性诊疗用品。

(2) 可重复使用的医疗器械使用后应先消毒，后清洗，再灭菌，消毒可采用含有效氯1000mg/L消毒液浸泡消毒30min后，使用双层黄色医疗垃圾袋盛放，注明"水痘"，联系消毒供应中心单独回收处理。

(3) 配备专用血压计、体温计、听诊器等日常诊疗用品，患者出院后进行终末消毒。

(4) 患者被服建议使用一次性。需复用时，科室先使用含有效氯1000mg/L消毒液浸泡消毒30min后，使用感染性织物袋收集，做好"水痘"标识，再交由洗衣房回收处理。

6. 标本管理

(1) 患者需要留取标本，应单独存放，注明"水痘"。运送标本人员做好个人防护。

(2) 告知检验科标本情况，检验科做好防护。

7. 医疗废物管理

(1) 诊疗过程中产生的医疗废物和生活垃圾均按照医疗废物处理。

(2) 患者床旁放置"特殊感染"专用医疗废物收集箱，用双层黄色医疗垃圾袋收集。

(3) 与医疗废物回收人员做好交接。

8. 终末消毒

患者出院或死亡后，应对病室及床单元进行终末消毒。

9. 手术室管理

(1) 安排在隔离手术间（感染手术间），拒绝参观，凡参与手术人员进入手术间后不得随意出入。

(2) 手术用物尽量准备齐全，术中所需物品由手术间外护士递入。

(3) 医护人员注意手部不得有破口，应戴双层橡胶手套，穿隔离衣、裤，穿高鞋套。

(4) 手术产生的组织、器官及肢体，用双层黄色医疗垃圾袋盛装，通知医疗废物回收人员单独携带"特殊感染"专用的医疗废物收集箱收集。

(5) 手术结束后手术间立即进行终末消毒，地面、环境物表使用含有效氯1000mg/L消毒液擦拭消毒，空气消毒至少2h。

10. 消毒供应中心管理

重复使用的医疗器械使用后应先消毒，后清洗，再灭菌，消毒可采用含有效氯1000mg/L消毒液浸泡消毒30min，有明显污染物时应采用含有效氯5000mg/L消毒液浸泡消毒至少60min后，再按照常规流程清洗、消毒、灭菌。

五十一、布鲁菌病医院感染防控管理制度

（一）目的

为了提高医院工作人员对布鲁菌病的防控能力，特制定《布鲁菌病医院感染防控管理制度》。

(二)适用范围

全院。

(三)参考文件

(1) WS/T 367—2012《医疗机构消毒技术规范》、WS/T 311—2023《医院隔离技术标准》、WS 310.2—2016《医院消毒供应中心 第2部分:清洗消毒及灭菌技术操作规范》、WS/T 512—2016《医疗机构环境表面清洁与消毒管理规范》、WS/T 508—2016《医院医用织物洗涤消毒技术规范》、《医疗废物管理条例》等相关法律法规。

(2) 国家、省、市等上级部门指导意见。

(3) 结合医院实际情况。

(四)定义

布鲁菌病被纳为我国乙类传染病。布鲁菌病是由布鲁菌属的细菌侵入机体引起的人兽共患的传染-变态反应性疾病。虽然致死率低,但患病症状多不典型,可累及全身各个系统及器官,危害严重,极易发展成慢性而终生带菌,且目前人用疫苗防护作用有限。

(五)致病机制与临床表现

(1) 病原体:布鲁菌为革兰阴性短小球杆菌,镜下呈"细沙状",专性需氧,营养要求高,生长缓慢。

(2) 致病机制:布鲁菌为细胞内寄生,感染的靶细胞主要是巨噬细胞与胎盘滋养层细胞,也可在树突状细胞中生长繁殖。

(3) 临床表现:以长期发热、多汗、关节痛及全身乏力等为主要特征。

(六)传播环节

(1) 传染源:疫畜是布鲁菌病的主要传染源,我国大部分地区以羊作为主要传染源。

(2) 传播途径:病原体主要通过皮肤黏膜、消化道、呼吸道侵入机体。含有布鲁菌的精液、血液、奶、流产排出物、胚胎等均可成为传播媒介。防护不当亦可导致实验室获得性感染。

(3) 易感人群:人类对布鲁菌普遍易感。布鲁菌病患者可以重复感染布鲁菌。

(4) 潜伏期:一般为1~4周。

(5) 流行病学特点:具有明显的职业性,无性别、年龄差异;四季均可发生,常见于春季和夏季;人类流行性布鲁菌病以绵羊和山羊为主要传染源,散发性布鲁菌病以牛和猪为主要传染源。

(6) 布鲁菌在自然环境中生存力强,可存活2~150d;病畜分泌物、排泄物以及死畜的脏器中能存活达4个月左右。病原菌对湿热抵抗力不强,常用化学消毒剂均敏感,选用常规的中、低效及以上消毒剂进行环境消毒即可。

(七)上报

首诊医生按照传染病上报流程上报。

(八)管理

1. 患者管理

(1) 疑似及确诊患者单间收治,做好接触隔离,标识明确。

（2）病人排泄物、呕吐物消毒处理后方能排放，防止污染水源。使用含有效氯2000mg/L消毒液浸泡30min后，再排放，注意浸泡排放环节动作轻柔，防止喷溅。

（3）需要转运时，转运工具使用后使用含有效氯500mg/L消毒液擦拭消毒。

2．医务人员管理

（1）尽量安排专医专护为患者进行诊疗工作，减少接触人员。

（2）落实接触隔离各项防控措施。

（3）落实好手卫生，有手卫生指征时，应使用流动水洗手。若工作人员手上有伤口时应戴双层手套。

（4）在为患者进行有可能产生血液、体液、分泌物喷溅等有创操作或产生气溶胶的操作时，应戴帽子、医用外科口罩、手套，穿一次性隔离衣，进行有可能产生气溶胶的操作时，增加防护面屏。

3．病室环境物表管理

（1）加强通风，每天至少开窗通风2次；使用空气消毒机进行空气消毒，每日至少2次。

（2）物表和地面使用含有效氯500mg/L的消毒液擦拭消毒，作用30min后用清水擦拭，每日至少2次。

（3）清洁工具专室专用，做好标识，每次使用后用含有效氯500mg/L的消毒液浸泡消毒30min后清洗，晾干备用。

4．诊疗用品管理

（1）建议使用一次性诊疗用品。便器、餐具等生活用品及诊疗用品专用，用后及时消毒处理，使用含有效氯500mg/L消毒液消毒。

（2）可重复使用的医疗器械使用后应先消毒，后清洗，再灭菌，消毒可采用含有效氯1000mg/L消毒液浸泡消毒30min后，使用双层黄色医疗垃圾袋盛放，注明"布鲁菌病"，联系消毒供应中心单独回收处理。

（3）配备专用血压计、体温计、听诊器等日常诊疗用品，患者出院后进行终末消毒。

（4）患者被服建议使用一次性的。需复用时，科室先使用含有效氯1000mg/L的消毒液浸泡消毒30min后，使用感染性织物袋收集，做好"布鲁菌病"标识，再交由洗衣房回收处理。

5．标本管理

（1）患者需要留取标本，应单独存放，注明"布鲁菌病"。运送标本人员做好个人防护。

（2）告知检验科标本情况，检验科做好防护。

6．医疗废物管理

（1）诊疗过程中产生的医疗废物和生活垃圾均按照医疗废物处理。

（2）患者床旁放置"特殊感染"专用医疗废物收集箱，用双层黄色医疗垃圾袋收集。

（3）与医疗废物回收人员做好交接。

7．终末消毒

患者出院或死亡后，应对病室及床单元进行终末消毒。

8．手术室管理

（1）安排在隔离手术间（感染手术间），拒绝参观，凡参与手术人员进入手术间后不得随意出入。

（2）手术用物尽量准备齐全，术中所需物品由手术间外护士递入。

（3）医护人员注意手部不得有破口，应戴双层橡胶手套，穿隔离衣、裤，穿高鞋套。

（4）手术产生的组织、器官及肢体，用双层黄色医疗垃圾袋盛装，通知医废回收人员单独携带"特殊感染"专用的医疗废物收集箱收集。

（5）手术结束后手术间立即进行终末消毒，地面、环境物表使用含有效氯 500mg/L 的消毒液擦拭消毒，空气消毒至少 2h。

9. 消毒供应中心管理

重复使用的医疗器械使用后应先消毒，后清洗，再灭菌，消毒可采用含有效氯 1000mg/L 的消毒液浸泡消毒 30min，有明显污染物时应采用含有效氯 5000mg/L 的消毒液浸泡消毒至少 60min 后，再按照常规流程清洗、消毒、灭菌。

五十二、医院防止疟疾输入再传播管理制度

（一）目的

为了及时发现疟疾输入病例并规范治疗，科学开展疟疾再传播风险评估，有效处置高传播风险疫点，阻断疟疾输入再传播，特制定《医院防止疟疾输入再传播管理制度》。

（二）适用范围

全院。

（三）参考文件

(1)《关于印发〈防止疟疾输入再传播管理办法〉的通知》（国卫办疾控发〔2020〕26号）、《中华人民共和国传染病防治法》、《中国消除疟疾行动计划（2010—2020年)》等相关法律法规。

(2) 国家、省、市等上级部门指导意见。

(3) 结合医院实际情况。

（四）工作原则

防止疟疾输入再传播工作坚持"政府主导、部门合作、快速精准、联防联控"的工作原则，采取"及时发现，精准阻传"的工作策略，以监测工作为重点，执行消除疟疾"1-3-7"工作规范，防止疟疾输入再传播。

（五）首诊负责

各科室应当主动询问不明原因发热病人的境内外旅居史。对 2 年内有境外疟疾流行区旅居史和不明原因发热的病人，应当进行实验室疟疾病原学检测。

（六）诊疗能力

所有医生应当具备疟疾诊断和治疗能力，病情较重或具有重症高危因素的患者应当及时向指定医疗机构转诊。

（七）实验室诊断能力

实验室应当具备疟疾免疫学快速检测、疟疾血涂片检测等实验室诊断能力。

（八）培训考核

急诊科、感染性疾病科、儿科、发热门诊以及血液科、神经内科、肾内科等科室医护人

员和检验科医技人员,医务部应当每年组织开展疟疾诊治知识培训并考核。

(九)传播方式

疟疾的传播媒介是按蚊,经蚊虫叮咬皮肤为主要传播途径,极少数病例可以因为输入带疟原虫的血液后而出现发病。

(十)病例发现与报告

各科室应当对符合下述条件之一的发热病人进行疟原虫实验室检测:2年内有疟疾流行国家或者地区旅居史;有近2周内输血史;有疟疾既往病史;其他不明原因的发热病人。

诊断为疟疾确诊病例、临床诊断病例或疑似病例的,科室在2h内上报疾控部,疾控部在24h内进行网络报告。

(十一)名词解释

(1)疟疾输入再传播:是指疟疾传播被阻断的县,连续3年每年出现3例及以上本地感染且是相同虫种感染的疟疾病例。

(2)潜在再传播风险县:是指存在传播媒介,目前无输入病例,一旦有病例输入就有再传播风险,分潜在多种疟疾再传播风险县(存在大劣、微小、嗜人按蚊,可传播恶性疟和间日疟)和潜在间日疟再传播风险县(存在中华按蚊,可传播间日疟)。

(3)输入病例:是指有发病前有境外疟疾流行区的旅行史,或有明确的境外感染流行病学且没有本地传播证据的疟疾病例,由跨境阳性按蚊导致的蚊传疟疾病例也属于输入病例。

(4)输入继发病例:是指在当地感染的疟疾病例,并有足够的流行病学证据证实其是由输入性疟疾病例经按蚊叮咬传播引起的本地一代继发病例。

(5)本地原发病例:是指没有证据证实为输入或输入性病例直接传播引起的疟疾病例。

(十二)具有疟疾再传播风险地区(根据实际情况调整)

全国有疟疾再传播风险的省、自治区、直辖市包括河北省、山西省、辽宁省、上海市、江苏省、浙江省、安徽省、福建省、江西省、山东省、河南省、湖北省、湖南省、广东省、广西壮族自治区、海南省、重庆市、四川省、贵州省、云南省、西藏自治区、陕西省、甘肃省、新疆维吾尔自治区。

境外疟疾流行最严重的地区包括非洲、中南美洲、印度次大陆、东南亚和太平洋岛国。

五十三、疑似或确诊朊病毒感染医院感染防控制度

(一)目的

为了提高医务人员对朊病毒感染的认识,落实好防控措施,特制定《疑似或确诊朊病毒感染医院感染防控制度》。

(二)适用范围

全院。

(三)参考文件

(1)《医院感染管理办法》、WS/T 313—2019《医务人员手卫生规范》、WS/T 510—2016《病区医院感染管理规范》 WS/T 311—2023《医院隔离技术标准》、WS/T 512—2016

《医疗机构环境表面清洁与消毒管理规范》、WS/T 367—2012《医疗机构消毒技术规范》、WS 310.1—2016《医院消毒供应中心 第1部分：管理规范》、WS 310.2—2016《医院消毒供应中心 第2部分：清洗消毒及灭菌技术操作规范》、WS 310.3—2016《医院消毒供应中心 第3部分：清洗消毒及灭菌效果监测标准》等相关法律法规。

（2）国家、省、市等上级部门指导意见。

（3）结合医院实际情况。

（四）管理规定

（1）患者应尽量单间安置，医护人员相对固定，如无法做到单间安置，应实施床边隔离。

（2）安置患者的病室内应配备医疗垃圾桶，内套双层医疗垃圾袋。使用后的一次性医疗用品，被患者血液、体液污染的纱布、敷料等，以及生活垃圾均应放置于黄色垃圾袋中作为感染性医疗废物处置。

（3）医务人员进行诊疗操作时应严格实施手卫生，做好个人防护，接触患者血液、体液操作时，戴手套、穿隔离衣，在进行吸痰等会产生气溶胶的护理操作时，需佩戴医用外科口罩和防护眼镜或者佩戴防护面罩以保护眼、鼻、口部黏膜。小心操作，避免造成周围环境的污染和自身的职业暴露。

（4）诊疗操作时应尽量使用一次性使用诊疗器械、器具和物品，对重复使用的中、高度危险诊疗器械、器具应使用回收箱密闭封装，箱外应注明感染病原体名称，并告知消毒供应室。

（5）被患者高度危险组织（大脑、硬脑膜、垂体、眼、脊髓等组织）污染的低度危险物品和一般物体表面（环境表面）应用清洁剂清洗，根据待消毒物品的材质采用含有效氯10000mg/L的消毒剂或1mol/L氢氧化钠溶液擦拭或浸泡消毒，至少作用15min，并确保所有污染表面均接触到消毒剂。为防止环境和一般物体表面污染，宜采用一次性塑料薄膜覆盖操作台，操作完成后按感染性医疗废物处置。

（6）被患者低度危险组织（脑脊液、肾、肝、脾、肺、淋巴结、胎盘等组织）污染的低度危险物品、一般物体表面和环境表面可使用含有效氯2000mg/L的消毒剂擦拭消毒，消毒时间30min。

（7）被患者其他无危险组织污染的低度危险性物品和环境表面，可采用含有效氯500～1000mg/L的消毒剂擦拭消毒，消毒时间30min。

（8）检验以及病理检查申请单必须标明诊断，并通知标本接收人做好相应的防护措施。

（9）患者需外出检查、进行手术，应在检查单、手术通知单上注明诊断，通知检查科室、手术室医护人员，检查、手术结束后应对污染的环境物表、共用诊疗设备及时消毒处理。

（10）做好科室医护人员、患者家属、护工及探视人员的宣传教育。

（11）患者出院后，病房无需特殊处理，落实终末消毒。局部污染血液等可用1mol/L氢氧化钠或含有效氯10000mg/L消毒剂溶液擦拭处理，至少作用15min。

（五）注意事项

（1）使用的清洁剂、消毒剂应每次更换。

（2）每次处理工作结束后，应立即清洗消毒器具，更换个人防护用品，进行手的清洁与消毒。

(3)诊疗器械、器具和物品使用后应立即处理,防止干燥。

(4)配制消毒液时,应先放氢氧化钠,然后再缓慢倒入清水;禁止将氢氧化钠直接投入水中,防止溅出及烧伤。

五十四、疥疮感染医院感染防控管理制度

(一)目的

为了提高全院工作人员对疥疮感染预防与控制能力,特制定《疥疮感染医院感染防控管理制度》。

(二)适用范围

全院。

(三)参考文件

(1) WS/T 313—2019《医务人员手卫生规范》、WS/T 510—2016《病区医院感染管理规范》、WS/T 311—2023《医院隔离技术标准》、WS/T 512—2016《医疗机构环境表面清洁与消毒管理规范》、WS/T 367—2012《医疗机构消毒技术规范》、WS/T 508—2016《医院医用织物洗涤消毒技术规范》等相关法律法规。

(2)国家、省、市等上级部门指导意见。

(3)结合医院实际情况。

(四)定义

疥疮是由疥螨在人体皮肤表皮层内引起的接触性传染性皮肤病,通过直接接触(包括性接触)而传染,也可通过病人使用过的衣物而间接传染。

(五)人员管理

(1)感染患者:专人专护,严格落实隔离措施,应单间隔离(隔离间有独立卫生间)(已在院患者,不是单间,应把同病房患者转出),限制家属探视,限制患者活动,非必要则禁止离开病房。硫黄皂洗浴,硫黄软膏涂擦全身,重点涂擦指缝、趾缝、腋窝、下腹部、大腿内侧及会阴区;男性患者还要关注阴囊皮肤。隔离间若无独立卫生间,告知患者禁止离开房间,使用便器(便器一用一消毒,使用含有效氯1000mg/L消毒液浸泡消毒30min,清水冲洗晾干备用);患者陪护外出到卫生间必须脱掉隔离衣,进行手卫生,离开卫生间后,需要对卫生间使用含有效氯1000mg/L消毒剂擦拭消毒,消毒人员做好手卫生。

(2)已感染患者陪护:限制活动,非必要,禁止离开病房。预防用药,硫黄皂洗浴,硫黄软膏涂擦全身。护理患者时穿隔离衣及戴手套,手套需一次一更换,隔离衣需24h更换1次,必须离开病房时需脱掉隔离衣,返回病房后重新按照规范流程穿好隔离衣。摘脱手套前后应进行手卫生。

(3)科内其他在院患者:感染患者同室所有患者转出后统一安排在一个房间,不得与科内其他病房的患者安置在同一房间。感染患者同室患者(包括陪护)预防用药,硫黄皂洗浴、硫黄软膏涂擦全身。科内其他患者加强护理,观察皮肤是否有皮疹等情况。

(4)已感染工作人员:必须自家隔离至少1周,皮疹消失后待皮肤科会诊后允许上班方可上班。硫黄皂洗浴,硫黄软膏涂擦。衣物、床单等被服煮沸消毒、阳光暴晒。

（5）其他医护等工作人员：做好标准预防，加强接触隔离防护措施的落实，做好手卫生，洗手应洗至肘关节以上。由于着短袖工作风险大，建议着长袖工作服。预防使用硫黄皂及硫黄软膏。为感染患者进行诊疗时注意规范操作流程，穿隔离衣，戴手套，隔离衣和手套每次诊疗操作均需进行更换，摘脱手套前后应进行手卫生，复用隔离衣在病房内靠近房门位置脱掉，密闭储存。

（六）织物管理

（1）感染患者及陪护使用过的床单、衣物、被套等织物，密闭打包储存（在病房内储存）2周后再高压灭菌处理（高压灭菌后再按照正常清洗消毒流程处理），送供应室灭菌时做好标识并告知供应室该患者情况。患者出院后房间终末消毒后，对床垫使用一次性薄膜密封包裹至少2周，枕芯及被芯应进行密闭打包储存（在病房内储存）2周后再高压灭菌处理，送供应室灭菌时做好标识并告知供应室该患者情况。

（2）复用的隔离衣等其他织物，使用后在病房内脱下后密闭打包储存（在病房内储存）2周后再高压灭菌处理（高压灭菌后再按照正常清洗消毒流程处理），送供应室灭菌时做好标识并告知供应室该患者情况。

（七）消毒管理

（1）加强病房环境的清洁消毒，病区开窗通风，空气及物表增加消毒频次，使用含有效氯1000mg/L消毒剂擦拭消毒。

（2）患者出院后严格落实终末消毒，终末消毒后病房密闭空置至少2周，方可重新收治患者，重新收治患者前需对病房空气及物表再次进行消毒。

（3）复用器械或设备：直接接触患者的器械或设备尽量选择一次性的，复用的器械或设备可使用保护套，使用后摘掉保护套（保护套按照医疗废物处理），接触面使用含有效氯1000mg/L消毒剂擦拭消毒。

（八）医疗废物管理

病房内所有垃圾均按照感染性医疗废物处理。

（九）其他管理

感染患者必须离开病房进行外出检查或会诊等活动时，给患者穿戴一次性帽子、一次性口罩、一次性隔离衣和一次性手套，同时告知前往科室该患者情况，接触的科室做好患者离开后的终末消毒，患者接触的物表尽量使用一次性铺巾。

（十）培训教育

（1）科主任、护士长组织科内人员（包括保洁员等后勤物业人员）培训教育，加强管理、提高意识，并做好对患者及其家属等陪护人员的宣教。

（2）疥疮排查：对所有新入患者及住院患者注意查看皮肤情况，排查疥疮诊断，及时发现疥疮感染。力争做到"早发现、早隔离、早控制、早治疗"。

（十一）责任追究

科主任及护士长作为科室第一负责人，负责监督科内工作人员及患者（包括陪护）落实执行本规程，若因违反操作规程或管理不当导致疾病蔓延或感染暴发，当事人将按照违反院里规定追责，科主任及护士长负连带责任；导致严重后果，将对当事人、科主任及护士长追究其法律责任。

（十二）疑似感染患者遵照本制度执行。

五十五、医院重大突发新发传染病防控管理制度

（一）目的

为指导全院做好重大突发新发传染病疫情防控工作，全面落实"外防输入、内防反弹"总策略和"动态清零"总方针，特制定《医院重大突发新发传染病防控管理制度》。

（二）适用范围

全院。

（三）参考文件

（1）《医院感染管理办法》、《中华人民共和国传染病防治法》、WS/T 313—2019《医务人员手卫生规范》、WS/T 311—2023《医院隔离技术标准》、WS/T 512—2016《医疗机构环境表面清洁与消毒管理规范》、WS/T 367—2012《医疗机构消毒技术规范》等相关法律法规。

（2）国家、省、市等上级部门指导意见。

（3）结合医院实际情况。

（四）总体要求

坚持"预防为主、防治结合、依法科学、分级分类"的原则，坚持常态化精准防控和局部应急处置相结合，按照"及时发现、快速处置、精准管控、有效救治"的工作要求，坚决防范域外疫情输入和域内疫情反弹。坚持科学精准防控，落实"早预防、早发现、早报告、早隔离、早治疗"措施，进一步加强源头管控，坚持人、物、环境同防，加强重点时段、重点地区、重点人群疫情防控，提高监测预警灵敏性，及时发现散发病例和聚集性疫情，有力、有序、有效处置疫情，做到发现一起扑灭一起，以最短时间、最低代价将疫情控制在最小范围，切实维护人民群众生命安全和身体健康，最大限度统筹疫情防控和经济社会发展。

（五）病原学和流行病学特征

根据实际传染源的病原学及流行病学特征，及时组织全员培训考核，保证人人掌握。

（六）公共措施

1. 宣传教育

充分发挥医院公众号、LED屏、互联网、微博、微信、客户端等新媒体和宣传品等传统媒体作用，全方位、多渠道开展各类传染病防控知识宣传教育，强调每个人是自己健康的第一责任人，倡导公众遵守防疫基本行为准则，坚持勤洗手戴口罩、常通风、公筷制、"一米线"、咳嗽礼仪、清洁消毒等良好卫生习惯和合理膳食、适量运动等健康生活方式，自觉提高健康素养和自我防护能力；疫情期间减少聚集、聚餐和聚会，配合做好流行病学调查，保持自我健康管理意识，提高身体免疫力，出现可疑症状及时就医。加强疫情防控工作人员防控知识和策略措施培训，消除恐慌心理，科学精准落实各项防控措施。

2. 疫苗接种

对于一些可以疫苗干预的传染病，鼓励全院所有职工，无接种禁忌证，应接尽接，完成疫苗接种。

3. 爱国卫生运动

坚持预防为主，由后勤部牵头，在全院深入开展爱国卫生运动，突出门急诊、体检中心等公共聚集场所等重点地区和薄弱环节，创新方式方法，持续推进医院环境整治，不断完善公共卫生设施。倡导文明健康绿色环保的生活方式，开展健康知识普及，树立良好饮食风尚，推广文明健康生活习惯。

（七）疫情监测

1. 疫情发现报告

（1）病例发现报告。职能部门及时发布突发新发传染病诊断标准及鉴别诊断标准，各科室各部门要加强流行病学史采集和临床症状监测，一旦发现可疑患者及时开展实验室检测，发现初筛阳性人员要遵从"逢阳必报、逢阳即报"原则，在出具检测结果后 2h 内进行初筛阳性报告，立即上报疾控部、医务部，经确诊后疾控部应在 2h 内上报区疾控等上级部门，按照疾控等上级部门指示，通过中国疾病预防控制信息系统进行网络直报，并转运至定点医疗机构或方舱医院治疗。加强对判定为密切接触者、密切接触者的密切接触者（以下简称密接的密接）的医院工作人员的健康监测和病例排查，做到早发现。

（2）无症状感染者发现报告。某些传染病会出现无症状感染者，按照具体标准判定无症状感染者。主要通过密切接触者和密接的密接、入境人员、风险职业人群、重点机构和场所人员、纳入社区管理人群等实验室检测、传染源追踪、流行病学调查、区域人群筛查等途径发现。科室或部门发现实验室初筛阳性人员，立即上报疾控部、医务部，诊断为无症状感染者，疾控部应在 2h 内上报区疾控等上级部门，按照疾控等上级部门指示，通过中国疾病预防控制信息系统进行网络直报，并转运至方舱医院进行隔离医学观察。

（3）聚集性疫情发现报告。聚集性疫情是指 1 周内在科室/部门内发现 2 例及以上病例和无症状感染者。聚集性疫情主要通过常规诊疗活动、传染病网络直报数据审核分析、病例或无症状感染者流行病学调查、重点区域人员以及重点人群的健康监测和实验室检测等途径发现。聚集性疫情一旦发生，发生科室或部门应立即上报疾控部、医务部，疾控部应在 2h 内通过突发公共卫生事件报告管理信息系统网络报告。

2. 多渠道监测预警

按照点与面结合、症状监测与实验室检测结合、传染病监测系统与其他部门监测系统结合的原则，开展人、物、环境等多渠道监测。医院疫情防控小组加强部门间信息共享，汇总多渠道监测信息，开展综合分析和风险研判，提出风险评估结果和预警响应建议，及时向医院各部门各科室发布疫情信息和健康风险提示。

（1）就诊人员监测。各科室各部门，特别是预检分诊、发热门诊、肠道门诊、呼吸内科、急诊等重点岗位的医务人员应当提高对传染病的发现和报告意识，当本地区出现突发或新发传染病例，立即按照排查标准对所有患者及其陪护人员开展排查。

（2）风险岗位人员监测。发热门诊、肠道门诊、急诊、预检分诊等高风险岗位工作人员应按照突发新发传染病特点开展健康监测。

如出现本土疫情后，根据疫情扩散风险增加健康监测内容及频次。

(3) 重点区域监测。对医院各个区域环境及设备设施等物表进行微生物学和（或）病原学监测。

(4) 外来物品监测。按照突发新发传染病传播特点，开展对外来物品监测。

（八）疫情处置

疫情发生后，应立即激活医院指挥体系，迅速完成常态和应急机制转换，在医院疫情防控小组指挥下，统筹调度资源，果断采取应对处置措施。

1. 传染源控制

(1) 确诊病例：确诊后应在 2h 内转运至定点医疗机构或方舱医院。

(2) 疑似病例：发现疑似病例，应立即采集标本进行实验室检测复核，其间单人单间隔离，经医院专家组会诊后排除诊断，可排除疑似病例诊断。

(3) 无症状感染者：按照上级部门管理意见执行。

2. 流调与风险区域（人员）划定管控

(1) 流行病学调查。疫情发生后，按照属地化管理原则，由报告病例的科室或部门开展流行病学调查。由疾控部根据工作分工开展初步流调工作，采取现场流调和电话流调相结合的方式，上报区疾控等上级部门，配合疾控等上级部门开展进一步流调。流行病学调查的内容和重点需根据疫情进展和规模动态调整。

对病例在院的活动轨迹进行详细调查，明确病例的感染来源，判定密切接触者、密接的密接、涉疫场所暴露人员等风险人员，划定风险区域等。

当疫情进一步发展，病例数明显增多，出现医院内持续传播，传播链难以理清，且医院已划定为中高风险区实行封管控措施管理，则由疾控部配合区疾控等上级部门开展相关流调。

(2) 密切接触者及其他风险人员判定与管理。根据病例行动轨迹和流调信息，由疾控等上级部门快速精准判定密切接触者、密接的密接及涉疫场所暴露人员等风险人员。优先判定和管理与病例接触频繁、持续时间长等感染风险较高的密切接触者。判定后，按照疾控等上级部门管理要求进行管控。

(3) 风险区域划定及防控。发生医院内疫情后，由疾控等上级部门根据病例和无症状感染者的活动轨迹和疫情传播风险大小划定高、中、低风险区域并指导防控措施。

3. 区域实验室检测

医院出现病例的区域内所有人员，包括医院工作人员、患者及陪护，迅速开展实验室检测，避免检测不及时，造成阳性感染者发现延迟引起疫情传播。合理设置采样点，有序组织实验室采样，防止交叉感染。基于风险评估结果，动态调整实验室检测的范围和频次，防止疫情扩散。

4. 人员转运

发生医院内疫情后，做好转运车辆的调用。原则上是由市里专用转运车辆进行转运。后勤部负责安排专车，司机必须经过穿脱防护用品等防控培训，车辆转运后规范进行终末消毒。确诊病例和无症状感染者发现后应立即转运至定点医疗机构或方舱医院进行治疗或隔离观察，转运时尽可能使用负压救护车（具体要求按照上级部门管理要求执行）。

密切接触者按照上级部门管理要求执行，需要转运，应安排专用车辆在 8h 内转运至集中隔离场所，做到应隔尽隔、应隔快隔。转运前要做好人员的组织管理，按照就近原则，合理分配集中隔离点和调度安排车辆，及时掌握转运进展，坚决杜绝将感染者与密切接触者共同转运。转运过程中做到有序就座，控制同车人员数量，尽量保持间隔，严格落实个人防护及车辆消毒措施，避免交叉感染。到达隔离点后，做好转运人员交接。

5. 隔离管理

按照市里隔离管理要求执行。

6. 溯源调查

针对感染来源不明的病例，配合上级疾控部门迅速开展溯源调查，坚持人、物、环境同查，优先排查"人传"的来源。对有证据提示物品、环境是传染源的，应采用先封控、再采样、后消毒的方式，避免证据丢失。

7. 消毒

病例或无症状感染者转运期间，应对其可能污染的环境和物品进行随时消毒；转移后，应对其居住地、活动地及其他可能被污染场所进行终末消毒。

发现病例或无症状感染者的区域终末消毒应开展现场消毒过程评价，确保消毒过程有效。

具体消毒设备、设施选择、消毒剂浓度选择、消毒频次选择，根据实际突发新发传染病传染源特点执行。

8. 心理健康服务

医院工会制定受疫情影响的工作人员心理干预方案，加强对工作人员的心理健康知识科普宣教。出现聚集性疫情时，加大心理健康科普宣教力度，组织精神卫生和心理健康专业人员对患者及家属、隔离人员、疫情防控一线工作人员等开展针对性心理干预。

9. 疫情信息发布

发生疫情后，任何人禁止通过任何平台发布相关内容。

（九）实验室检测

标本采集、运送、存储和检测应严格按照规定执行。

确诊病例、无症状感染者、密切接触者和密接的密接在住院、隔离医学观察或健康监测期间的实验室采集方法、方式按照上级部门管理要求执行。

（十）加强重点环节防控

1. 重点人群

高暴露风险的发热门诊、肠道门诊、预检分诊、PCR实验室、急诊等重点科室工作人员，结合自身的工作岗位性质、风险等级或所处场所类型做好个人防护。根据突发新发传染病传播方式及上级部门指导意见制定高风险岗位工作人员是否落实闭环管理、健康监测等管控措施。本县（区）发生本土疫情后，尽量避免参加聚会、聚餐、婚丧嫁娶等聚集性活动。

2. 重点场所

对于人员密集、空间密闭等容易发生聚集性疫情的场所，如门急诊公共区域、卫生间、电梯等，要落实通风换气、清洁消毒等常态化防控措施。

（十一）组织保障

1. 健全指挥体系

医院建立重大突发新发传染病疫情防控管理小组，明确部门职责和分工。各科室各部门要落实属地责任，健全科室或部门疫情防控指挥体系。指挥体系要保持24h持续运转，发现疫情后立即转入应急状态，由医院重大突发新发传染病疫情防控管理小组统一指挥，各部门配合协作、信息共享，快速有序处置疫情。

2. 强化信息支撑

依托已有信息平台或单独建设应急处置信息平台，横向整合各科室各部门疫情相关数据，纵向贯通市信息平台，提升监测预警能力。融合实验室检测、大数据、流行病学调查、密切接触者管理、隔离点管理、病例转运和诊疗等信息，实现疫情防控工作和信息的双闭环管理。要逐步完善平台功能应用，为疫情风险研判、防控措施制定和资源统筹调配提供支撑。

3. 加强能力建设

各科室各部门做好防控队伍、实验室检测能力、转运车辆、防疫物资等储备。要坚持平战结合的原则，制定应急预案，高效应对疫情，并定期培训演练，全面提升应急反应和精准防控能力。

4. 加强物资保障

各科室各部门要完善应急预案，做好物资储备和调用机制。根据疫情防控形势及实际需要，及时协调医疗护理人力资源、防护物资等的供应。

5. 强化督导检查

医院重大突发新发传染病疫情防控管理小组要结合本地区疫情形势和防控工作需要，定期组织开展重点场所、重点科室防控、应急处置演练、能力储备及疫情处置等工作的督导检查，及时发现问题和薄弱环节，并督促整改，确保疫情防控和处置各项政策措施规范落地落实。

五十六、抗菌药物治疗前病原学送检管理制度

（一）目的

为了规范医生合理使用抗菌药物，提高治疗用抗菌药物使用前病原学送检率，特制定《抗菌药物治疗前病原学送检管理制度》。

（二）适用范围

全院所有医护人员、检验科人员以及标本送检人员。

（三）参考文件

（1）《抗菌药物临床应用管理办法》、WS/T 640—2018《临床微生物学检验标本的采集和转运》、《临床微生物标本规范化采集和送检中国专家共识》、《关于印发"提高住院患者抗菌药物治疗前病原学送检率"专项行动指导意见的函》（国卫医研函〔2021〕198号）、《关于进一步推进"提高住院患者抗菌药物治疗前病原学送检率"专项行动的函》（国卫医研函〔2023〕126号）等相关法律法规。

（2）国家、省、市等上级部门指导意见。

（3）结合医院实际情况。

（四）定义

（1）病原学检验项目包括：细菌培养、真菌培养；降钙素原检测、白介素-6检测、真

菌 1-3-β-D-葡聚糖检测（G 试验）等。

（2）抗菌药物治疗前送检率≥50％。其中限制级抗菌药物治疗前送检率≥50％；特殊级抗菌药物治疗前送检率≥80％。

（3）发生医院感染的患者，医院感染诊断相关病原学送检率≥90％。

（4）接受 2 个或 2 个以上重点药物联用的住院患者，联合使用前病原学送检率应达到 100％。

（五）管理要求

（1）在抗菌药物使用前采集标本。临床疑似感染的患者，必须先采集微生物标本送检，再使用抗菌药物进行治疗。

（2）抗菌药物治疗前病原学送检率纳入科室绩效考核指标中。抗菌药物治疗前送检率≥50％。其中限制级抗菌药物治疗前送检率≥50％；特殊级抗菌药物治疗前送检率≥80％；发生医院感染的患者，医院感染诊断相关病原学送检率≥90％；接受 2 个及以上重点药物联用的住院患者，联合使用前病原学送检率应达到 100％。科室送检率超过标准值的 20％，给予加分；不达标科室，给予减分。

（3）无菌部位的标本更具有临床价值，有菌部位采集的标本需要清除正常菌群和定植细菌才有意义。应尽量送检无菌部位的标本，尤其是血培养。有菌部位标本应避免"正常菌群导致标本的污染"。人体很多部位，如下呼吸道（痰液标本）、鼻窦、皮肤伤口等处的正常菌群极易污染标本。因此，从这些部位采集标本，要尽可能降低这些部位正常菌群或定植细菌对标本污染的可能性。有菌部位的标本不是最理想的微生物标本。

（4）标本的标签和申请单信息要完整。对于每一份标本，实验室都需要了解该患者和标本的详细信息以及医生的送检目的。医生应在申请单上填写患者完整信息，申请单的内容应包括：①患者信息，姓名、性别、年龄、患者唯一编码（如住院号）等；②申请科室或病区、申请医生；③标本信息，标本类型、采集日期及时间、采集部位、采集方法；④临床诊断；⑤检测目的，尤其是一些特殊检测项目；⑥是否已使用抗菌药物。每份标本上必须贴有标签，无论手工书写、条形码、二维码标签，都应含有以下信息：①患者姓名；②患者唯一编码（如住院号）；③申请医生；④标本采集部位；⑤检测目的；⑥标本采集的日期和时间。

（5）严格无菌操作。应严格执行无菌操作，避免标本被污染。盛放标本的容器须经灭菌处理。灭菌宜采用压力蒸汽等物理灭菌方法，不得使用化学消毒剂灭菌。采集无菌标本时应注意对局部及周围皮肤的消毒。如使用消毒液消毒皮肤，须作用一定时间，待其干燥后采样。

（6）所有标本采集后都应尽快送往实验室，多数标本应在 2h 内送达。有些样本量小的标本应在采样后 15～30min 内送达。实验室应与临床共同设计标本采样和送检的流程，在人力、物力上保证标本可按要求送达实验室。

（7）保证必要的运送条件：不同种类的标本因检测的目标致病微生物不同，对标本保存和运送的环境条件有不同的要求。对温度敏感的细菌如脑膜炎奈瑟菌、淋病奈瑟菌和流感嗜血杆菌等应保温并立即送检。

（8）实验室应拒收质量不合格的标本。实验室要建立标本质量管理要求，制定拒收标准，建立退检机制。实验室应严格执行标本验收和拒收标准，并通过沟通、培训使临床充分掌握标本拒收标准和退检机制。

五十七、抗菌药物治疗前病原学送检情况监测及评价制度

（一）目的

为了加强医院抗菌药物管理，特制定《抗菌药物治疗前病原学送检情况监测及评价制度》。

（二）适用范围

全院临床科室。

（三）参考文件

（1）《抗菌药物临床应用管理办法》、《卫生部多重耐药菌医院感染预防与控制技术指南》（卫办医政发〔2011〕5号）、《关于印发"提高住院患者抗菌药物治疗前病原学送检率"专项行动指导意见的函》（国卫医研函〔2021〕198号）、《关于进一步推进"提高住院患者抗菌药物治疗前病原学送检率"专项行动的函》（国卫医研函〔2023〕126号）等相关法律法规。

（2）国家、省、市等上级部门指导意见。

（3）结合医院实际情况。

（四）监测及评价基本原则

（1）抗菌药物治疗前病原学送检情况的监测及评价，应符合国家抗菌药物管理有关法律、法规、规章、标准和规范等的要求。

（2）医院应鼓励相关科室根据循证医学原则，采用有效的干预并提高抗菌药物治疗前病原学送检率的方法，杜绝不合理用药，遏制细菌耐药的发生。

（3）医院关于抗菌药物治疗前病原学送检管理措施应得当。

（4）医院关于抗菌药物治疗前病原学送检情况监测及评价工作应体现持续质量改进。

（五）监测及评价方法

（1）采取信息软件时时监测的方法，对抗菌药物治疗前病原学送检情况进行监测及评价。

（2）现场评估宜采用个案追踪和系统追踪方法。

（3）医院抗菌药物治疗前病原学送检率宜与同地区同类医院进行比较分析，促进医院抗菌药物治疗前病原学送检管理工作的持续质量改进。

（六）监测及评价内容与要求

（1）监测及评价工作设置专人管理。

（2）监测及评价内容包括所有临床科室治疗用抗菌药治疗前送检情况，抗菌药物使用级别，限制级与特殊级抗菌药物治疗前送检率，标本采集及送检操作情况，检验科对不合格标本的统计情况，细菌耐药情况。

（3）数据采集及验证：通过医院感染软件抗菌药物专项监测系统，自动抓取临床抗菌药物使用及送检数据，抽查电子病历医嘱情况进行相关数据验证。

（4）分析总结：每月按照科室进行抗菌药物治疗前病原学送检情况汇总分析，通过数据，分析和查找影响科室抗菌药物治疗前病原学送检率的因素，提出改进措施并指导临床落实。

（5）质控绩效管理：科室抗菌药物治疗前病原学送检率纳入科室绩效。抗菌药物治疗前

送检率≥50%。其中限制级抗菌药物治疗前送检率≥50%；特殊级抗菌药物治疗前送检率≥80%；发生医院感染的患者，医院感染诊断相关病原学送检率≥90%；接受2个或以上重点药物联用的住院患者，联合使用前病原学送检率应达到100%。科室送检率超过标准值的20%以上，给予加分；不达标科室，给予减分。

五十八、第三方物业服务公司医院感染管理制度

（一）目的

为了切实加强医院感染管理，落实岗位责任，消除安全隐患，防范医院感染风险，特制定《第三方物业服务公司医院感染管理制度》。

（二）适用范围

负责保洁、陪检、保安、陪护等第三方物业公司。

（三）参考文件

(1)《医院感染管理办法》、WS/T 592—2018《医院感染预防与控制评价规范》、《医疗废物管理条例》、WS/T 313—2019《医务人员手卫生规范》、WS/T 311—2023《医院隔离技术标准》、WS/T 512—2016《医疗机构环境表面清洁与消毒管理规范》、WS/T 367—2012《医疗机构消毒技术规范》、WS/T 508—2016《医院医用织物洗涤消毒技术规范》等相关法律法规。

(2) 国家、省、市等上级部门指导意见。

(3) 结合医院实际情况。

（四）管理规定

(1) 成立感控工作小组，第三方物业服务公司负责人（经理）为第三方服务范围医院感染防控第一责任人，担任感控工作小组组长，设置感控督导员（感控督导员名单上报感控办，若有人员调整，及时上报感控办），认真履行感控小组管理、监督、检查、培训职责。

(2) 严格遵守医院感染管理各项法律、法规及医院的各项规章制度。

(3) 院方负责每年至少一次对全体物业等第三方人员进行感控专项知识培训，按照实际工作情况随时增加培训频次。第三方物业服务公司感控小组负责新入职物业人员及调岗物业人员岗前培训，岗前培训内容必须包含院感防控知识，要有考核记录，考试合格人员方可上岗。

(4) 第三方物业服务公司人员必须定岗定编，工作中要做好标准预防，认真落实清洁消毒各项措施，及时完成清洁消毒工作。

(5) 第三方物业服务公司须做好人员防护物资、洗消物资储备，为服务、保洁、工程等人员提供充足、合格的防护用品和洗消产品。

(6) 第三方物业服务公司必须认真履行报告制度，建立人员台账，人员有变动24h内上报感控办。

(7) 第三方物业服务公司应确保物业入职人员身体健康，无肝炎、梅毒、艾滋病、流感等传染性疾病，上岗前应接种相关疫苗。健康体检报告及疫苗接种记录由第三方物业服务公司保存备查。

(8) 建立工作人员健康监测制度，实时掌握在岗工作人员健康情况，有记录可查。凡是

工作人员出现上述异常情况,诊断为经呼吸道传播疾病禁止上岗,同时及时上报后勤部、感控办。

(9)医疗垃圾运送人员、血透、感染性疾病科等特殊岗位人员上岗前物业服务公司应给予乙型肝炎疫苗等疫苗接种,每年要对特殊岗位人员进行体检并向医院感染控制管理办公室报备。

五十九、医院感染不良事件管理制度

(一)目的

为了确保医疗安全,提高医务人员风险意识,及时妥善处理医院感染不良事件及病人安全隐患,减少或避免医疗差错和事故的发生,促进从不良事件和差错中吸取教训,持续提高医疗服务质量,特制定《医院感染不良事件管理制度》。

(二)适用范围

全院。

(三)参考文件

(1)《医院感染管理办法》《医疗安全不良事件报告制度》等相关法律法规。
(2)国家、省、市等上级部门指导意见。
(3)结合医院实际情况。

(四)医院感染不良事件和安全隐患的界定及内容

(1)本规定所称的医院感染不良事件
① 特殊医院感染事件;
② 职业暴露后发生感染后果的事件;
③ 医院感染暴发、疑似医院感染暴发事件;
④ 其他与患者安全相关的医院感染突发事件。
(2)本规定所称的医院感染安全隐患
① 使用不合格的消毒药(器)械,造成消毒无效;
② 环境卫生学监测中同一项目的屡次超常现象;
③ 感染高风险操作环境中未配置必要的合格的个人防护用品;
④ 未按规定对法定传染病人实施有效隔离,将多重耐药菌感染患者与有创患者以及免疫功能低下患者同置一室等;
⑤ 患者对散发医院感染病例有疑义,可能发生纠纷或出现问题的事件;
⑥ 医院建筑布局、工作流程等其他医院感染隐患。

(五)报告要求及流程

1. 医院感染不良事件报告
(1)医院感染不良事件实行强制报告制度。
(2)医院感染不良事件发生的所在科室为当事科室,当事科室和当事人都有按本规定报告的责任。
(3)不良事件发生后,当事科室应当在24h内向感控办书面报告。

(4) 特殊医院感染事件、医院感染暴发、疑似医院感染暴发事件应在事件发生后立即电话报告感控办,并在事件发生后 2h 内向医务部、护理部及相关部门书面报告。

2. 医院感染安全隐患报告

(1) 医院感染安全隐患实行主动报告制度。

(2) 鼓励科室和医务人员主动报告医院感染安全隐患。安全隐患当事人和任何发现安全隐患的人员,都有责任向感控办及相关部门报告。感控办对于收集到的安全隐患信息,只作为工作流程改进,不作为对医疗过失差错当事科室或个人处罚的依据。

(3) 处理流程

① 感控办接到医院感染不良事件和安全隐患报告后,在当日组织专人协同相关科室人员进行调查处理。

② 感控办协同相关管理部门在 1 周内将结果反馈给相关科室,共同提出整改意见。

③ 感控办根据整改意见制定和补充相关医院感染管理制度和服务流程。

(六)奖励与处罚措施

(1) 对发生医院感染不良事件未按照本规定报告者,将追究责任科室和当事人的责任,并根据情节轻重予以处罚。

(2) 对情节严重的事件将追究当事人和科室负责人的行政责任。

(3) 对于主动上报医院感染隐患的科室和个人给予相应的奖励。

附录 医院感染相关不良事件与安全隐患报告表(附表 2-3)

附表 2-3 医院感染相关不良事件与安全隐患报告表

序号	报告时间（精确到分钟）	发现时间（精确到分钟）	报告科室	报告人	报告人岗位（医生/护士等）	不良事件与安全隐患（简述内容）

六十、医务人员呼吸道职业暴露报告及处置制度

(一)目的

为进一步做好医疗机构内经呼吸道传播疾病的预防与控制工作,最大限度降低感染发生,特制定《医务人员呼吸道职业暴露报告及处置制度》。

(二)适用范围

全院。

(三)参考文件

(1) WS/T 367—2012《医疗机构消毒技术规范》、WS/T 511—2016《经空气传播疾病

医院感染预防与控制规范》、WS/T 311—2023《医院隔离技术标准》等相关法律法规。

(2) 国家、省、市等上级部门指导意见。

(3) 结合医院实际情况。

（四）预防原则

预防是职业暴露的最佳处置方式，目前主要是物理预防措施，包括社交距离（>1m）、佩戴口罩、咳嗽礼仪、手卫生、环境清洁与消毒、通风、早期发现和隔离患者。新冠肺炎尚缺乏暴露后预防措施（如预防性使用药物和血清抗体阻断发病等）。

（五）常见呼吸道暴露情形

(1) 缺乏呼吸道防护措施、呼吸道防护措施破坏（如口罩松动、口罩脱落）、使用无效呼吸道防护措施（如不符合规范要求的口罩）时与疑似或确诊经呼吸道传播疾病的患者或无症状感染者密切接触。

(2) 经呼吸道传播的病原体污染的手接触口鼻或眼结膜等。

（六）呼吸道暴露后的处置措施

(1) 发生呼吸道职业暴露时，应即刻采取措施保护呼吸道（用规范实施手卫生后的手捂住口罩或紧急外加一层口罩等），按规定流程撤离污染区。

(2) 进入脱卸区或相对安全区域，按照规范流程脱卸防护用品，根据情况可用清水、0.1%过氧化氢溶液、碘伏等清洁消毒口腔和/或鼻腔，佩戴医用外科口罩后离开。

(3) 尽快报告所在科室主任或护士长、医务部、感控办。

(4) 医务部、感控办接到报告后及时评估暴露风险，必要时医务部组织院内救治专家组进行暴露风险评估，评估内容包括是否需要隔离医学观察、是否预防用药、心理疏导等。若暴露源患者被确定为呼吸道传播疾病感染者则感染风险较高；暴露时所处环境中有呼吸道传播疾病感染者存在时感染风险较高，否则风险较低。

(5) 医务部（疫情防控工作领导小组办公室）及时为高风险暴露者指定隔离地点并实施单间隔离医学观察，后勤部、安保部等相关部门给予积极协助。感控办及时报告区疾控中心，并根据疾控中心指导意见妥善安排暴露者隔离观察事宜。

(6) 暴露者应佩戴医用外科口罩。

(7) 高风险暴露者按照密接人员管理，居家隔离医学观察，观察期间禁止外出或与共同居住人员近距离接触。隔离观察期间若被诊断为呼吸道传播疾病，则到医院进一步诊疗。

(8) 暴露源患者诊断尚未明确的应尽快明确诊断。若暴露源患者排除呼吸道传播病原体感染，暴露者可解除隔离。

(9) 及时填写医护人员呼吸道职业暴露记录表，尤其是暴露原因，认真总结分析，预防类似事件的发生。

（七）注意事项

接触疑似、确诊呼吸道传播疾病的患者或无症状感染者时，呼吸道暴露风险最高，血液、体液暴露及皮肤暴露风险较低。但需要注意的是，发生血液、体液暴露时须同时考虑经血传播疾病风险。

六十一、呼吸机相关性肺炎预防与控制制度

（一）目的

为降低医院内呼吸道感染发病率，提高医疗护理质量，特制定《呼吸机相关性肺炎预防与控制制度》。

（二）适用范围

开展呼吸机诊疗的科室。

（三）参考文件

（1）WS/T 592—2018《医院感染预防与控制评价规范》、WS/T 367—2012《医疗机构消毒技术规范》、WS/T 509—2016《重症监护病房医院感染预防与控制规范》、《呼吸机相关性肺炎诊断、预防和治疗指南（2013）》等相关法律法规。

（2）国家、省、市等上级部门指导意见。

（3）结合医院实际情况。

（四）定义

呼吸机相关性肺炎（ventilator-associated pneumonia，VAP）指气管插管或气管切开患者在接受机械通气48h后发生的肺炎。撤机、拔管48h内出现的肺炎，仍属VAP。

（五）诊断

1. 临床诊断

（1）胸部X射线影像可见新发生的或进展性的浸润阴影是VAP的常见表现。

（2）如同时满足下述至少2项可考虑诊断VAP：①体温＞38℃或＜36℃；②外周血白细胞计数＞10×10^9/L或＜4×10^9/L；③气管支气管内出现脓性分泌物。需除外肺水肿、急性呼吸窘迫综合征、肺结核、肺栓塞等疾病。

2. 微生物学诊断

（1）标本的留取：VAP的临床表现缺乏特异性，早期获得病原学检查结果对VAP的诊断和治疗具有重要意义。疑诊VAP患者经验性使用抗菌药物前应留取标本行病原学检查。

（2）气道分泌物涂片检查：气道分泌物定量培养需要48～72h，耗时较长，不利于VAP的早期诊断与指导初始抗菌药物的选择。分泌物涂片检查（革兰染色法）则是一种快速的检测方法，可在接诊的第一时间初步区分革兰阳性菌、革兰阴性菌和真菌。

（六）感染和定植的鉴别分析

机械通气患者如果出现感染的临床征象（如发热、黄痰、外周血白细胞增多或减少）及肺部渗出的影像学表现，则需行微生物学检查以明确病原菌。下气道分泌物定量培养结果有助于鉴别病原菌是否为致病菌，经ETA分离的细菌菌落计数≥10^5CFU/mL、经气管镜PSB分离的细菌菌落计数≥10^3CFU/mL，或经BAL分离的细菌菌落计数≥10^4CFU/mL可考虑为致病菌；若细菌浓度低于微生物学诊断标准，仍需结合宿主因素、细菌种属和抗菌药物使用情况综合评估。

（七）防控措施

（1）应每天评估呼吸机及气管插管的必要性，尽早脱机或拔管。

(2) 若无禁忌证，应将患者头胸部抬高 30°～45°，并应协助患者翻身拍背及震动排痰。
(3) 应使用有消毒作用的口腔含漱液进行口腔护理，每 6～8 小时进行 1 次。
(4) 在进行与气道相关的操作时应严格遵守无菌技术操作规程。
(5) 宜选择经口气管插管。
(6) 应保持气管切开部位的清洁、干燥。
(7) 宜使用气囊上方带侧腔的气管插管，及时清除声门下分泌物。
(8) 气囊放气或拔出气管插管前应确认气囊上方的分泌物已被清除。
(9) 呼吸机内外管路应按照以下的方法做好清洁消毒。
① 呼吸机外壳及面板应每天清洁消毒 1～2 次。
② 呼吸机外部管路及配件应一人一用一消毒或灭菌，长期使用者应每周更换。
③ 呼吸机内部管路的消毒按照厂家说明书进行。
(10) 应每天评估镇静药使用的必要性，尽早停用。

六十二、外科手术部位感染预防与控制制度

（一）目的

为有效预防外科手术部位感染，降低危险因素，特制定《外科手术部位感染预防与控制制度》。

（二）适用范围

(1) 外科手术科室。
(2) 侵入性操作参照执行。

（三）参考文件

(1) WS/T 592—2018《医院感染预防与控制评价规范》、WS/T 367—2012《医疗机构消毒技术规范》、WS/T 509—2016《重症监护病房医院感染预防与控制规范》、《卫生部办公厅关于印发〈外科手术部位感染预防与控制技术指南（试行）〉等三个技术文件的通知》（卫办医政发〔2010〕187 号）、《关于印发"夯实围术期感染防控，保障手术质量安全"专项行动实施方案的函》（国卫医研函〔2024〕75 号）等相关法律法规。
(2) 国家、省、市等上级部门指导意见。
(3) 结合医院实际情况。

（四）定义

外科手术部位感染分为切口浅部组织感染、切口深部组织感染、器官/腔隙感染。

1. 切口浅部组织感染

手术后 30d 以内发生的仅累及切口皮肤或者皮下组织的感染，并符合下列条件之一。
(1) 切口浅部组织有化脓性液体。
(2) 从切口浅部组织的液体或者组织中培养出病原体。
(3) 具有感染的症状或者体征，包括局部发红、肿胀、发热、疼痛和触痛，外科医师开放的切口浅层组织。
下列情形不属于切口浅部组织感染。
① 针眼处脓点（仅限于缝线通过处的轻微炎症和少许分泌物）。

② 外阴切开术或包皮环切术部位或肛门周围手术部位感染。
③ 感染的烧伤创面，以及溶痂的Ⅱ、Ⅲ度烧伤创面。

2. 切口深部组织感染

无植入物者手术后30d以内、有植入物者手术后90d以内发生的累及深部软组织（如筋膜和肌层）的感染，并符合下列条件之一。

(1) 从切口深部引流或穿刺出脓液，但脓液不是来自器官/腔隙部分。

(2) 切口深部组织自行裂开或者由外科医师开放的切口。同时，患者具有感染的症状或者体征，包括局部发热、肿胀及疼痛。

(3) 经直接检查、再次手术探查、病理学或者影像学检查，发现切口深部组织脓肿或者其他感染证据。

同时累及切口浅部组织和深部组织的感染归为切口深部组织感染；经切口引流所致器官/腔隙感染，无须再次手术者归为深部组织感染。

3. 器官/腔隙感染

无植入物者手术后30d以内、有植入物者手术后90d以内发生的累及术中解剖部位（如器官或者腔隙）的感染，并符合下列条件之一。

(1) 器官或者腔隙穿刺引流或穿刺出脓液。

(2) 从器官或者腔隙的分泌物或组织中培养分离出致病菌。

(3) 经直接检查、再次手术、病理学或者影像学检查，发现器官或者腔隙脓肿或者其他器官或者腔隙感染的证据。

（五）外科手术切口的分类

根据外科手术切口微生物污染情况，外科手术切口分为清洁切口、清洁-污染切口、污染切口、感染切口。

(1) 清洁切口：手术未进入感染炎症区，未进入呼吸道、消化道、泌尿生殖道及口咽部位。

(2) 清洁-污染切口：手术进入呼吸道、消化道、泌尿生殖道及口咽部位，但不伴有明显污染。

(3) 污染切口：手术进入急性炎症但未化脓区域；开放性创伤手术；胃肠道、尿路、胆道内容物及体液有大量溢出污染；术中有明显污染（如开胸心脏按压）。

(4) 感染切口：有失活组织的陈旧创伤手术；已有临床感染或脏器穿孔的手术。

（六）外科手术部位感染预防要点

1. 管理要求

(1) 手术科室应当制定并完善外科手术部位感染预防与控制相关规章制度和工作规范，并严格落实。

(2) 外科手术科室要加强对临床医师、护士、感控兼职人员的培训，掌握外科手术部位感染预防工作要点。

(3) 科室应当开展外科手术部位感染的目标性监测，采取有效措施逐步降低感染率。

(4) 严格按照抗菌药物合理使用有关规定，正确、合理使用抗菌药物。

(5) 管床医生评估患者发生手术部位感染的危险因素，做好各项防控工作。

2. 感染预防要点

(1) 手术前

① 尽量缩短患者术前住院时间。择期手术患者应当尽可能待手术部位以外感染治愈后再行手术。

② 有效控制糖尿病患者的血糖水平。

③ 正确准备手术部位皮肤，彻底清除手术切口部位和周围皮肤的污染。术前备皮应当在手术当日进行，确需去除手术部位毛发时，应当使用不损伤皮肤的方法，避免使用刀片刮除毛发。

④ 消毒前要彻底清除手术切口和周围皮肤的污染，采用卫生行政部门批准的合适的消毒剂以适当的方式消毒手术部位皮肤，皮肤消毒范围应当符合手术要求，如需延长切口、做新切口或放置引流时，应当扩大消毒范围。

⑤ 如需预防用抗菌药物时，手术患者皮肤切开前30min～1h内或麻醉诱导期给予合理种类和合理剂量的抗菌药物。需要做肠道准备的患者，还需手术前一天分次、足剂量给予非吸收性口服抗菌药物。

⑥ 有明显皮肤感染或者患感冒、流感等呼吸道疾病，以及携带或感染多重耐药菌的医务人员，在未治愈前不应当参加手术。

⑦ 手术人员要严格按照《医务人员手卫生规范》进行外科手消毒。

⑧ 重视术前患者的抵抗力，纠正水电解质紊乱、贫血症、低蛋白血症等。

（2）手术中

① 保证手术室门关闭，尽量保持手术室正压通气，环境表面清洁，最大限度减少人员数量和流动。

② 保证使用的手术器械、器具及物品等达到灭菌水平。

③ 手术中医务人员要严格遵循无菌技术原则和手卫生规范。

④ 若手术时间超过3h，或者手术时间长于所用抗菌药物半衰期的，或者失血量大于1500mL的，手术中应当对患者追加合理剂量的抗菌药物。

⑤ 手术人员尽量轻柔地接触组织，保持有效止血，最大限度地减少组织损伤，彻底去除手术部位的坏死组织，避免形成死腔。

⑥ 术中保持患者体温正常，防止低体温。需要局部降温的特殊手术执行具体专业要求。

⑦ 冲洗手术部位时，应当使用温度为37℃的无菌生理盐水等液体。

⑧ 对于需要引流的手术切口，术中应当首选密闭负压引流，并尽量选择远离手术切口、位置合适的部位进行置管引流，确保引流充分。

（3）手术后

① 医务人员接触患者手术部位或者更换手术切口敷料前后应当进行手卫生。

② 为患者更换切口敷料时，要严格遵守无菌技术操作原则及换药流程。

③ 术后保持引流通畅，根据病情尽早为患者拔除引流管。

④ 外科医师、护士要定时观察患者手术部位切口情况，出现分泌物时应当进行微生物培养，结合微生物报告及患者手术情况，对外科手术部位感染进行及时诊断、治疗和监测。

六十三、导管相关血流感染预防与控制制度

（一）目的

为预防和控制导管相关血流感染，保证医疗安全，降低感染事件发生，特制定《导管相

关血流感染预防与控制制度》。

（二）适用范围

全院临床科室。

（三）参考文件

（1）WS/T 592—2018《医院感染预防与控制评价规范》、WS/T 367—2012《医疗机构消毒技术规范》、WS/T 509—2016《重症监护病房医院感染预防与控制规范》、《国家卫生健康委办公厅《关于印发〈血管导管相关感染预防与控制指南（2021年版）〉的通知》（国卫办医函〔2021〕136号）等相关法律法规。

（2）国家、省、市等上级部门指导意见。

（3）结合医院实际情况。

（四）定义

导管相关血流感染（catheter related blood stream infection，CRBSI）是指带有血管内导管或者拔除血管内导管48h内的患者出现菌血症或真菌血症，并伴有发热（体温＞38℃）、寒战或低血压等感染表现，除血管导管外没有其他明确的感染源。实验室微生物学检查显示：外周静脉血培养细菌或真菌阳性；或者从导管段和外周血培养出相同种类、相同药敏结果的致病菌。

（五）导管相关血流感染预防要点

1. 管理要求

（1）科室应当健全规章制度，制定并落实预防与控制导管相关血流感染的工作规范和操作规程，明确相关人员职责。

（2）医务人员应当接受关于血管内导管的正确置管、维护和导管相关血流感染预防与控制措施的培训和教育，熟练掌握相关操作规程。科室定期组织相关培训。

（3）有条件的科室可建立静脉置管专业护士队伍，提高对静脉置管患者的专业护理质量。

（4）医务人员应当评估患者发生导管相关血流感染的危险因素，实施预防和控制导管相关血流感染的工作措施。

（5）科室应当开展导管相关血流感染的目标性监测，持续改进，有效降低感染率。

2. 感染预防要点

（1）置管时

① 严格执行无菌技术操作规程。置管时应当遵守最大限度的无菌屏障要求。置管部位应当铺大无菌单（巾）；置管人员应当戴帽子、口罩、无菌手套，穿无菌手术衣。

② 严格按照《医务人员手卫生规范》，认真洗手并戴无菌手套后，尽量避免接触穿刺点皮肤。置管过程中手套污染或破损应当立即更换。

③ 置管使用的医疗器械、器具等医疗用品和各种敷料必须达到灭菌水平。

④ 选择合适的静脉置管穿刺点，成人中心静脉置管时，应当首选锁骨下静脉，尽量避免使用颈静脉和股静脉。

⑤ 采用卫生行政部门批准的皮肤消毒剂消毒穿刺部位皮肤，自穿刺点由内向外以同心圆方式消毒，消毒范围应当符合置管要求。消毒后皮肤穿刺点应当避免再次接触。皮肤消毒待干后，再进行置管操作。宜使用有效含量≥2g/L氯己定-酒精（70%体积分数）溶液局部

擦拭 2～3 遍进行皮肤消毒，作用时间遵循产品的使用说明。

⑥ 患疖肿、湿疹等皮肤病或患感冒、流感等呼吸道疾病，以及携带或感染多重耐药菌的医务人员，在未治愈前不应当进行置管操作。

⑦ 应根据患者病情尽可能使用腔数较少的导管。

（2）置管后

① 应当尽量使用无菌透明、透气性好的敷料覆盖穿刺点，对于高热、出汗及穿刺点出血、渗出的患者应当使用无菌纱布覆盖。

② 应当定期更换置管穿刺点覆盖的敷料。更换间隔时间为：无菌纱布为 1 次/2d，无菌透明敷料为 1～2 次/周，如果纱布或敷料出现潮湿、松动、可见污染时应当立即更换。

③ 医务人员接触置管穿刺点或更换敷料时，应当严格执行手卫生规范。

④ 保持导管连接端口的清洁，注射药物前，应当用 75% 酒精或含碘消毒剂进行消毒，待干后方可注射药物。如有血迹等污染时，应当立即更换。

⑤ 告知置管患者在沐浴或擦身时，应当注意保护导管，不要把导管淋湿或浸入水中。

⑥ 在输血及输入血制品、脂肪乳剂后的 24h 内或者停止输液后，应当及时更换输液管路。外周及中心静脉置管后，应当用生理盐水或肝素盐水进行常规冲管，预防导管内血栓形成。

⑦ 严格保证输注液体的无菌。

⑧ 紧急状态下的置管，若不能保证有效的无菌原则，应当在 48h 内尽快拔除导管，更换穿刺部位后重新进行置管，并作相应处理。

⑨ 怀疑患者发生导管相关感染，或者患者出现静脉炎、导管故障时，应当及时拔除导管。必要时应当进行导管尖端的微生物培养。

⑩ 医务人员应当每天对保留导管的必要性进行评估，不需要时应当尽早拔除导管。

⑪ 导管不宜常规更换，特别是不应当为预防感染而定期更换中心静脉导管和动脉导管。

六十四、导尿管相关尿路感染预防与控制制度

（一）目的

为加强医院感染控制管理，减少导尿管相关尿路感染的发生，特制定《导尿管相关尿路感染预防与控制制度》。

（二）适用范围

全院临床科室。

（三）参考文件

（1）WS/T 592—2018《医院感染预防与控制评价规范》、WS/T 367—2012《医疗机构消毒技术规范》、WS/T 509—2016《重症监护病房医院感染预防与控制规范》、《卫生部办公厅关于印发〈外科手术部位感染预防与控制技术指南（试行）〉等三个技术文件的通知》（卫办医政发〔2010〕187号）等相关法律法规。

（2）国家、省、市等上级部门指导意见。

（3）结合医院实际情况。

（四）定义

导尿管相关尿路感染主要是指患者留置导尿管后，或者拔除导尿管 48h 内发生的泌尿系

统感染。

(五) 诊断

1. 临床诊断

患者出现尿频、尿急、尿痛等尿路刺激症状，或者有下腹触痛、肾区叩痛，伴有或不伴有发热，并且尿检白细胞计数男性≥5/HP、女性≥10/HP，插导尿管者应当结合尿培养。

2. 病原学诊断

在临床诊断的基础上，符合以下条件之一。

(1) 清洁中段尿或者导尿留取尿液（非留置导尿）培养，革兰阳性球菌菌落数≥10^4CFU/mL，革兰阴性杆菌菌落数≥10^5CFU/mL。

(2) 耻骨联合上膀胱穿刺留取尿液培养的细菌菌落数≥10^3CFU/mL。

(3) 新鲜尿液标本经离心应用相差显微镜检查，在每30个视野中有半数视野见到细菌。

(4) 经手术、病理学或者影像学检查，有尿路感染证据的。

3. 患者虽然没有症状，但在1周内有内镜检查或导尿管置入，尿液培养革兰阳性球菌菌落数≥10^4CFU/mL，革兰阴性杆菌菌落数≥10^5CFU/mL，应当诊断为无症状性菌尿症。

(六) 导尿管相关尿路感染预防要点

1. 管理要求

(1) 科室应当健全规章制度，制定并落实预防与控制导尿管相关尿路感染的工作规范和操作规程，明确相关人员职责。

(2) 医务人员应当接受关于无菌技术、导尿操作、留置导尿管的维护以及导尿管相关尿路感染预防的培训和教育，熟练掌握相关操作规程。感控办定期组织相关培训。

(3) 医务人员应当评估患者发生导尿管相关尿路感染的危险因素，实施预防和控制导尿管相关尿路感染的工作措施。

(4) 科室应开展导尿管相关尿路感染的目标性监测，持续改进，有效降低感染率。

2. 感染预防要点

(1) 置管前

① 严格掌握留置导尿管的适应证，避免不必要的留置导尿。

② 仔细检查无菌导尿包，如导尿包过期、外包装破损、潮湿，不应当使用。

③ 根据患者年龄、性别、尿道等情况选择合适大小、材质等的导尿管，最大限度降低尿道损伤和尿路感染。

④ 对留置导尿管的患者，应当采用密闭式引流装置。

⑤ 告知患者留置导尿管的目的，配合要点和置管后的注意事项。

(2) 置管时

① 医务人员要严格按照《医务人员手卫生规范》，认真洗手后，戴无菌手套实施导尿术。

② 严格遵循无菌操作技术原则留置导尿管，动作要轻柔，避免损伤尿道黏膜。

③ 正确铺无菌巾，避免污染尿道口，保持最大的无菌屏障。

④ 充分消毒尿道口，防止污染。要使用合适的消毒剂棉球消毒尿道口及其周围皮肤黏膜，棉球不能重复使用。男性：先洗净包皮及冠状沟，然后自尿道口、龟头向外旋转擦拭消毒。女性：先按照由上至下、由内向外的原则清洗外阴，然后清洗并消毒尿道口、前庭、两侧大小阴唇，最后会阴、肛门。

⑤ 导尿管插入深度适宜，插入后，向水囊注入 10～15mL 无菌水，轻拉尿管以确认尿管固定稳妥，不会脱出。

⑥ 置管过程中，指导患者放松，协调配合，避免污染，如尿管被污染应当重新更换尿管。

（3）置管后

① 妥善固定尿管，避免打折、弯曲，保证集尿袋高度低于膀胱水平，避免接触地面，防止逆行感染。

② 保持尿液引流装置密闭、通畅和完整，活动或搬运时夹闭引流管，防止尿液逆流。

③ 应当使用个人专用的收集容器及时清空集尿袋中尿液。清空集尿袋中尿液时，要遵循无菌操作原则，避免集尿袋的出口触碰到收集容器。

④ 留取小量尿标本进行微生物病原学检测时，应当消毒导尿管后，在导尿管侧面以无菌操作方法使用无菌注射器抽取标本送检。留取大量尿标本时（此法不能用于普通细菌和真菌学检查），可以从集尿袋中采集，避免打开导尿管和集尿袋的接口。

⑤ 应保持尿液引流系统的密闭性，不应当常规使用含消毒剂或抗菌药物的溶液进行膀胱冲洗或灌注以预防尿路感染。

⑥ 应当保持尿道口清洁，大便失禁的患者清洁后还应当进行消毒。留置导尿管期间，应当每日清洁或冲洗尿道口。

⑦ 患者沐浴或擦身时应当注意对导尿管的保护，不应当把导尿管浸入水中。

⑧ 长期留置导尿管患者，不宜频繁更换导尿管。若导尿管阻塞或不慎脱出时，以及留置导尿装置的无菌性和密闭性被破坏时，应当立即更换导尿管。

⑨ 患者出现尿路感染时，应当及时更换导尿管，并留取尿液进行微生物病原学检测。

⑩ 每天评估留置导尿管的必要性，不需要时尽早拔除导尿管，尽可能缩短留置导尿管的时间。

⑪ 对长期留置导尿管的患者，拔除导尿管时，应当训练膀胱功能。

⑫ 医护人员在维护导尿管时，要严格执行手卫生。

⑬ 置管时间大于 3d 者，宜持续夹闭，定时开放。

（七）注意事项

（1）应保持集尿袋低于膀胱水平，防止反流。

（2）长期留置导尿管宜定期更换，普通导尿管 7～10d 更换，特殊类型导尿管按说明书更换。

（3）更换导尿管时应将集尿袋同时更换。

六十五、非结核分枝杆菌医院感染预防与控制管理制度

（一）目的

为进一步加强医院非结核分枝杆菌医院感染预防与控制工作，保障医疗安全，特制定《非结核分枝杆菌医院感染预防与控制管理制度》。

（二）适用范围

全院各科室。

(三)参考文件

(1)《医院感染管理办法》、WS/T 313—2019《医务人员手卫生规范》、《卫生部办公厅关于加强非结核分枝杆菌医院感染预防与控制工作的通知》(卫办医政发〔2010〕88号)、WS/T 367—2012《医疗机构消毒技术规范》、WS/T 311—2023《医院隔离技术标准》等相关法律法规。

(2)国家、省、市等上级部门指导意见。

(3)结合医院实际情况。

(四)管理要求

1. 科室应高度重视非结核分枝杆菌医院感染预防与控制工作

将预防与控制非结核分枝杆菌医院感染的工作纳入到科室日常管理中,加强组织领导,强化安全意识,严格执行《医院感染管理办法》及有关医院感染控制的技术和标准。针对非结核分枝杆菌流行病学特点及医院感染预防与控制的各个环节,制定并完善相应的规章制度和工作规范,切实从管理及技术等方面采取有效措施,加强管理。

2. 采取有效措施预防和控制非结核分枝杆菌医院感染

(1)重症医学科(ICU)、手术室、血液透析室、腔镜中心(室)、消毒供应中心、新生儿室、治疗室等医院感染重点部门应加强医院感染控制工作,健全规章制度,细化工作规范,落实到位。

(2)各科室应加强手术器械等医疗用品的消毒灭菌工作。消毒灭菌是预防和控制非结核分枝杆菌医院感染的重要措施。切实做好手术器械、注射器具及其他侵入性医疗用品的消毒灭菌工作。对耐高温、耐高湿的医疗器械、器具和用品应当首选压力蒸汽灭菌,尽量避免使用液体化学消毒剂进行浸泡灭菌。使用的消毒药械及一次性医疗器械、器具和用品应当符合国家有关规定。一次性使用的医疗器械、器具和用品不得重复使用。进入人体无菌组织和器官的相关医疗器械、器具及用品必须达到灭菌水平,接触皮肤、黏膜的相关医疗器械、器具及用品必须达到消毒水平。

(3)规范使用医疗用水、无菌液体和液体化学消毒剂等,防止二次污染。氧气湿化瓶、雾化器、呼吸机湿化装置等应当使用无菌水。各种抽吸的输注药液或者溶剂等开启后应当注明时间,规范使用,并避免患者共用。无菌液体开启后超过24h不得使用。需要使用液体化学消毒剂时,要保证其使用方法、浓度、消毒时间等符合有关规定。同时加强对使用中的液体化学消毒剂的浓度监测。

(4)严格执行无菌技术操作规程。医务人员实施手术、注射、插管及其他侵入性诊疗操作技术时,应当严格遵守无菌技术操作规程和手卫生规范,避免因医务人员行为不规范导致患者发生感染,降低因医疗用水、医疗器械和器具使用及环境和物体表面污染导致的医院感染。

(5)加强医院感染监测工作。加强重点部门〔重症监护病房(ICU)、手术室、血液透析室、内镜诊疗中心(室)、消毒供应中心、新生儿室、导管室等〕、重点部位(导管相关血流感染、呼吸机相关性感染、导尿管相关尿路感染、外科手术部位感染等)以及关键环节(各种手术、注射、插管、内镜诊疗操作等)医院感染监测工作,及时发现、早期诊断感染病例。特别是发生聚集性、难治性手术部位或注射部位感染时,应当及时进行非结核分枝杆菌的病原学检测及抗菌药物敏感性、耐药模式的监测,根据监测结果指导临床及时应用抗菌药物，有效控制非结核分枝杆菌医院感染。

(6) 发生非结核分枝杆菌感染暴发时，按照《医院感染暴发报告及处置制度》执行。

3. 加强对医务人员的培训

科室加强对全体医务人员医院感染预防与控制知识的培训，特别要加大对临床医务人员非结核分枝杆菌医院感染预防与控制措施的培训力度，强化防控意识。

第三节　重点部门医院感染管理制度

六十六、手术（部）室医院感染管理制度

（一）目的

为了加强手术室医院感染防控管理，降低医院感染发生风险，特制定《手术（部）室医院感染管理制度》。

（二）适用范围

(1) 手术室（包括住院手术室，门、急诊手术室，日间手术室）。

(2) 介入导管室、种植牙室、人流室参照执行。

（三）参考文件

(1)《医院感染管理办法》、WS/T 313—2019《医务人员手卫生规范》、《卫生部办公厅关于印发〈外科手术部位感染预防与控制技术指南（试行）〉等三个技术文件的通知》（卫办医政发〔2010〕187号）、WS/T 367—2012《医疗机构消毒技术规范》、WS/T 512—2016《医疗机构环境表面清洁与消毒管理规范》、《卫生部关于印发〈医院手术部（室）管理规范（试行）〉的通知》（卫医政发〔2009〕90号）、GB 50333—2013《医院洁净手术部建筑技术规范》、WS/T 311—2023《医院隔离技术标准》等相关法律法规。

(2) 国家、省、市等上级部门指导意见。

(3) 结合医院实际情况。

（四）建筑布局

(1) 手术部（室）应独立成区，出入路线应符合洁污分开、医患分开的管理原则。

(2) 符合功能流程和洁污分开的要求，分非限制区、半限制区、限制区，区域间标识明确，区域间有实际屏障，单向流程，避免交叉污染。各区的门应保持关闭状态，不可同时打开出、入门。

(3) 手术室内应设洁净手术间、一般手术间、隔离手术间；隔离手术间应靠近手术室入口处，每一手术间限制一张手术台。

(4) 每个手术间应限设1张手术床，净使用面积宜不低于30 m^2，净高宜为2.7～3.0 m。

(5) 手术间的电脑终端宜使用触摸屏。应配备维持围手术期患者体温的基本设备与物品。

(6) 外科手消毒方法和洗手设施，应符合WS/T 313的要求。水龙头的配置个数应符合GB 51039的要求。

① 刷手池应设置在手术间附近，2～4个手术间宜配置1个刷手池。其安置高度应便于

手部、手臂清洁,并具有防溅功能,应设置检修门。

② 水龙头应为非触摸式,并在适宜的位置放置洗手液、外科手消毒剂、干手物品和时钟等设施。

(7) 应设污物处理与暂存间以满足污染器具如引流瓶、污物桶的处理及手术后大量废物的暂时存放。

(8) 普通手术间要求如下。

① 墙面应平整,应采用防潮、防霉、不积尘、不产尘、耐腐蚀、易清洁的材料;

② 墙面与地面成一整体,踢脚与地面交界的阴角应做成 $R \geqslant 30\mathrm{mm}$ 的圆角,墙体交界处的阴角应成小圆角;

③ 地面应平整、防水,采用耐磨、耐腐蚀、易清洁、浅色材料,不应有开放的地漏;

④ 吊顶不应采用多缝的石膏板;

⑤ 门窗密闭性好。

(9) 洁净手术间的建筑设施应符合 GB 50333—2013 要求。

(10) 隔离手术间应自成区域。非净化的隔离手术间无法进行有效通风换气时,应根据需要安装空气消毒器。

(11) 负压手术间和隔离手术间在出入口应设准备室作为缓冲室。负压手术间应有独立出入口。

(五)管理要求

1. 科室医院感染管理小组

(1) 要求:应建立职责明确的科室医院感染管理小组,负责手术室医院感染管理工作,小组人员职责明确,并落实。按时完成科室医院感染管理小组工作手册。

(2) 人员构成

① 手术室负责人为科室医院感染管理第一责任人,即为科室医院感染管理小组组长,护士长为副组长,另设置感控医生、感控护士及感控督导员。

② 医院感染管理小组人员包括医师和护士。

③ 医院感染管理小组人员宜为手术室内相对固定人员,医师宜具有主治医师以上职称。

(3) 职责

① 医院感染管理小组负责手术室医院感染管理的各项工作,结合科室医院感染防控工作特点,制定相应的医院感染管理制度,并组织实施。

② 根据手术室主要医院感染特点,如主要病原体及主要侵袭性操作,制定相应的医院感染预防与控制措施及流程,并组织落实。

③ 每月对医院感染监测、防控工作的落实情况进行自查、分析,发现问题及时改进,并做好相应记录。

④ 负责对科室工作人员医院感染管理知识和技能的培训。

⑤ 接受医院对科室医院感染管理工作的监督、检查与指导,落实医院感染管理相关改进措施,评价改进效果,做好相应记录。

2. 人员

(1) 工作人员

① 应积极参加医院感染管理相关知识和技能的培训,熟练掌握医院感染暴发、职业暴

露等各项应急预案、处理流程等。

② 应遵守标准预防的原则，落实标准预防的具体措施，手卫生应遵循《医务人员手卫生管理制度》的要求，隔离工作应遵循《医院隔离管理制度》的要求，消毒灭菌工作应遵循《医院消毒管理制度》的要求。

③ 应遵循医院及本科室医院感染相关制度。

④ 患有急性上呼吸道感染、感染性腹泻、皮肤疖肿、皮肤渗出性损伤等感染期的医务人员不应进入手术部（室）的限制区。严格控制手术室内人员数量，私人物品不得进入限制区。

⑤ 凡进入手术室人员，必须走工作人员通道更换手术衣裤、鞋、帽，戴口罩，不准佩戴装饰品，头发、内衣领及袖边、裤边不得外露；外出必须穿外出衣、鞋。手术完毕，衣裤、鞋等须放到指定地点。

⑥ 严格限制进入手术间的人员数，洁净手术间宜Ⅰ级不超过14人，Ⅱ级不超过12人，Ⅲ、Ⅳ级不超过10人，普通手术间参照执行。手术室的门在手术过程中应当关闭，手术中应限制人员频繁走动和随意出入手术间。

⑦ 手术室人员必须严格遵守无菌操作技术原则。参加手术人员在实施手术前应做好个人的清洁，不应携带手机。

⑧ 保洁员、保安等第三方物业人员应掌握与本职工作相关的清洁、消毒、防护等知识和技能。

⑨ 每个巡回护士同一时间应只负责1台手术的配合。

⑩ 工作人员着装要求

a. 工作人员进入手术部（室），应先进行手卫生，再更换手术部（室）专用刷手服、鞋、帽、医用外科口罩等；遇潮湿污染、破损及使用后应及时更换，并进行清洁或消毒；若使用不掉絮的复用布帽，应每日统一进行清洁消毒处理。

b. 参与手术人员不宜佩戴戒指、手表、手镯等饰物，不应戴假睫毛与美甲等。

c. 刷手服上衣应系入裤装内，手术帽应遮盖全部头发及发际，口罩应完全遮住口鼻，内穿衣物不能外露于刷手服或参观衣外（如衣领、衣袖、裤腿等）。

d. 不宜二次更鞋，不宜穿着手术裙。

e. 手术衣、刷手服和手术专用鞋应在手术部（室）内使用，临时外出时需更换外出鞋和外出衣。

f. 刷手服、手术衣面料宜舒适、透气、防渗透、薄厚适中、纤维不易脱落、不起静电；用后及时清洗、消毒或灭菌。

g. 手术专用鞋应能遮盖足面，保持清洁干燥；每日清洁或消毒，遇污染及时更换。

（2）手术无关人员及外来器械商

① 与手术无关人员及外来医疗器械厂商人员不应上台参与手术，并限制其随意出入手术部（室）；进入限制区的非手术人员应按照人员流动路线要求，在限制范围内活动。

② 外来器械厂商确因手术需要进入手术室指导器械使用，应提供准入证方可允许进入手术间。

（3）手术室参观人员

① 参观人员应在获得手术室护士长批准后由接待人员引导进入，不应互串手术间。

② 每个手术间不应超过3名参观人员，参观人员与术者距离应在30cm以上，脚凳高度

不应超过50cm。

③ 禁止参观已明确感染性疾病患者的感染手术。

（4）手术患者

① 患者术前应彻底清洁手术部位，有条件者应沐浴。进入手术室前应更换清洁的病员服。

② 当患者手术部位的毛发影响手术视野操作时，应选择不损伤皮肤的去毛方式去除毛发，如电动去毛器或剪毛器，并在术日进行。

③ 有开放伤口的急诊患者，应先简单清除污渍、血迹、渗出物，遮盖伤口后再进入手术室限制区。

④ 手术部位皮肤准备应于当日临近手术前，在病房或手术部（室）限制区外［患者准备区（间）］进行。

3. 教育与培训

（1）科室医院感染管理小组应定期组织本科室医务人员学习医院感染管理相关知识，并做好考核。

（2）科室医院感染管理小组应定期考核保洁员的医院感染管理相关知识，如清洁与消毒、手卫生、个人防护等，并根据其知识掌握情况开展相应的培训与指导。

（3）科室医院感染管理小组应对患者、陪护及其他相关人员进行医院感染管理相关知识如手卫生、个人防护、隔离等的宣传及教育。

4. 职业安全防护

（1）手术部（室）应配备具有防止血液、体液渗透和喷溅的个人防护设备，如防渗透手术服、护目镜、面屏及全遮盖式手术帽等，并符合国家相关标准要求。

（2）手术人员使用的医用外科口罩，应符合 YY 0469—2023 的要求。为患有空气传播性疾病患者进行手术，或手术中可能产生气溶胶及大量烟雾时，应佩戴一次性医用防护口罩并符合 GB 19083—2023 的要求。

（3）人员应定期体检及进行必要的免疫接种。

（4）术中工作人员如被血液、体液污染或接触传染病患者后，宜及时沐浴、重新更衣后，方可进行下一台手术。

（5）医务人员应熟练掌握各种穿刺方法及锐利器械的操作方法，遵守操作规程，防止刺伤自己或他人。预防锐器伤操作时应注意以下事项：

① 传递锐器时应采用无接触技术；

② 注射器用后不应手执针帽回套，需回帽时可借助工具或单手操作；

③ 组装拆卸锐器时应借助工具，不应徒手操作；

④ 实施骨科等具有高损伤暴露风险手术时应戴双层手套或专用防护手套，佩戴护目镜；

⑤ 每个手术间应备有利器盒或刀片回收器；

⑥ 手术部（室）宜使用有安全防护装置的手术器械、注射器具、安全型缝合器具及其他安全辅助工具；

⑦ 安装电钻、电锯等动力设备前后应关闭电源，传递设备时应避免锐利端朝向他人；

⑧ 拆卸锯片、克氏针、骨钻和其他尖锐物品时应在安全区域内进行。

5. 无菌技术操作管理

（1）严格执行无菌技术操作原则和外科手消毒规范。

（2）无菌区范围：铺好无菌布单后的器械台及手术台上方、术者手术衣前面（腰以上、肩以下、两侧腋前线），以及手部至肘部视为无菌区，手术中如怀疑无菌区有污染应加盖无菌单或更换手术衣。

（3）器械台和手术床的无菌铺设要求

① 可重复使用的手术器械按 WS 310.3—2016 的要求检查各种无菌包，并可追溯；对包内湿包、可疑污染、包装破损或灭菌不合格的器械、敷料包不应使用，按 WS 310 第一和第二部分的标准重新进行处理。

② 无菌器械台和手术床宜使用性能符合相关规范要求的单层阻菌隔水无菌铺单；若使用棉质铺单则应铺置 4 层以上；铺置时应确保无菌单四周下垂 30cm 以上，距地面 20cm 以上，无菌单潮湿后应视为污染。

③ 铺设无菌器械台和手术床应尽量接近手术开始时间，无菌物品应在最接近手术使用时打开，超过 4h 未用应视为污染，需重新更换。

④ 无菌单的铺设应由外科手消毒后的医护人员完成。

（4）操作管理要求

① 手术区皮肤消毒应以手术切口为中心，清洁切口应由内向外进行消毒，范围 15cm 以上，污染切口应由外向内进行消毒。

② 手术过程中需更换手术衣时，应先脱手术衣再脱手套，更换手术衣及手套前，应先进行外科手消毒。

③ 术中手套破损或可疑破损时，应及时更换，并参照上面②项要求。

④ 手术中对无菌物品的安全性有疑问时，应及时进行更换；手术器械、器具和药品等应一人一用。无菌持物钳及容器使用超过 4h 应视为污染，需重新更换。

⑤ 手术台上接触过与外界相通的空腔脏器或其他污染部位的器械、物品视为污染，应单独放置。

⑥ 术中应保持器械台干燥，传递无菌器械时应避开术野，术者不应自行拿取或从背后传递。

⑦ 麻醉用品（吸痰管、喉镜片等）及术中用药应盛放于无菌治疗盘（巾）内。

6. 预防性抗菌药物使用

术前或手术期间抗菌药物使用应规范合理，应遵循最新的《抗菌药物临床应用指导原则（2015 版）》的要求。

（六）仪器设备管理

（1）应结合手术部（室）的特点制定仪器设备清洁消毒管理制度与操作流程。

（2）手术部（室）使用的仪器设备清洗、消毒、灭菌方法应遵循产品使用说明。

（3）仪器设备应去除外包装、彻底清洁后方可进入手术部（室），每次使用后应检查调试并清洁和/或消毒。

1）麻醉机的清洁与消毒

① 麻醉面罩、管道、接头、湿化器、呼吸袋的人工清洁消毒方法

a. 彻底拆除麻醉机外置回路的各处连接，仔细检查管道内有无痰痂、血渍及其他污物残留；

b. 消毒前应参照 WS 310.2—2016 要求清洗干净；

c. 洗净的管路及附件浸泡在有效的消毒液中，浸泡时要将其全部浸泡在消毒液中，管路不可折曲，中空物品腔内应充满消毒液；

d. 有条件的医院也可在清洗后采用其他低温消毒灭菌方法。

② 麻醉面罩、管道、接头、湿化器、呼吸袋等应用清洗消毒机消毒的方法

a. 将麻醉机外置回路的零配件完全拆卸，若外置回路上有血渍、痰痂等污物，可预先加酶浸泡，再放入清洗消毒机内清洗；按照清洗消毒机厂商的说明选择适宜的程序进行清洗消毒。

b. 清洗、消毒、烘干自动完成后，装入清洁袋内干燥保存备用。

2）手术动力设备的清洁与消毒

① 手术动力设备包括气动式和电动式两种，动力工具使用完毕后应立即清洁。

② 一般没有电路的机械部分拆卸至最小单位后可用清水洗，清洗后应使用无绒软布擦干或用压力低于138kPa的医用级压缩空气干燥；带有电路的部件用清洁湿布擦拭。

③ 宜使用尼龙软毛刷和细轴毛刷刷洗操作柄的细小缝隙及附件连接处；各孔隙宜喷入专用清洗剂，用布擦干。

④ 主机清洁时断开电源，用75％酒精或清水擦拭。

⑤ 脚踏开关的清洁，用75％酒精或清水擦拭，避免用水浸泡，建议用塑料保护套保护脚踏开关，避免血液和液体污染。

⑥ 电池的清洁，清洗时拨动可移动部件，应使用无绒湿软布清洁所有可触及的表面，并使用无绒软布擦干或用压力低于138kPa的医用级压缩空气干燥，不应用水浸泡。

⑦ 手柄的清洗，用专用清洁剂清洗，应使用无绒软布擦干或用压力低于138kPa的医用级压缩空气干燥。

⑧ 器械组件的清洗，拆开各组件，如钻头、锯片、磨头等用流动水清洗，放入酶液中浸泡，再用流动水冲洗、擦干（同一般器械清洗、消毒、灭菌）。

⑨ 动力工具的灭菌参照产品的使用说明书，采用压力蒸汽灭菌、环氧乙烷或过氧化氢等离子等低温灭菌方法。

⑩ 加温输液器、充气升温机和手术间的温箱均可用75％酒精或清水擦拭，一用一清洁消毒。

⑪ 医务人员清洗消毒操作时应按WS 310.2进行防护。

（4）C形臂主机及显示器均应放置在手术间或相邻的设备间内，术中使用时参与手术人员不宜出手术间躲避射线，应配备防射线的铅屏风、铅衣等放射防护用品。

（5）显微镜、C形臂等设备跨越无菌区部分应加铺无菌手术单或使用无菌罩，术中被污染时应及时进行必要的清洁消毒处理并覆以无菌巾。

（6）直接与患者接触的设备管路及附件的清洗、消毒应遵循WS 310.2的规定。

（七）物品管理

（1）手术部（室）应根据医院感染防控的原则管理所用物品。

（2）灭菌物品应存放于手术部（室）限制区，存放有效期应符合WS 310.2的规定。灭菌物品与非无菌物品应分室或分区放置，按照消毒灭菌有效期的先后顺序依次摆放和使用。一次性使用物品应在限制区外去除外层包装。

（3）应专人负责检查无菌物品的有效期限，超过有效期限的灭菌物品需按WS 310.2规定重新处理。

（4）一次性使用的无菌医疗物品（含植入物）应一次性使用。

（5）无菌物品一人一用，手术开始后，摆放到各手术台上的无菌物品不应与其他手术交叉使用。

（6）重复使用物品的清洗消毒和灭菌应符合 WS 310.1—2016《医院消毒供应中心 第1部分：管理规范》、WS 310.2—2016《医院消毒供应中心 第2部分：清洗消毒及灭菌技术操作规范》、WS 310.3—2016《医院消毒供应中心 第3部分：清洗消毒及灭菌效果监测标准》的规定。

（7）重复使用的布类物品，使用后应装入防渗漏的污衣袋中送洗衣部清洗与消毒。具体内容符合 WS/T 508—2016 要求。

（8）手术部（室）应规范使用消毒产品，使用管理符合 WS/T 367—2012 中的要求。

（9）消毒剂应由专人管理，选择适宜的环境并与其他药品分开放置。

（10）非一次性使用的低度危险性用品应一人一用一清洁、消毒，不直接接触患者的用品应一天一用一清洁、消毒。

（11）喉镜等麻醉物品的清洁消毒处理，应参照生产厂家提供的方法，至少达到高水平消毒。

（12）纤维支气管镜、食道超声镜等复用的侵入性器械的清洁消毒处理，应遵循 WS 507—2016 的规定。

（13）手术用铅衣有可见污染物时应及时处理，每周进行全面清洁与消毒处理。

（八）手术器械管理

（1）手术器械应分类进行管理。

（2）重复使用的手术器械（含外来器械）、器具及物品的清洗消毒应遵循 WS 310.1—2016、WS 310.2—2016、WS 310.3—2016 的规定。

（3）精密手术器械和不耐热手术器械应专人管理，使用后的精密手术器械应采取保护措施，不应与普通器械混放。其清洗消毒处理应参照生产厂家的使用说明或指导手册，并符合国家相关要求。

（4）手术部（室）应急备用的灭菌器不应常规使用快速灭菌程序；其清洗消毒、灭菌物品应纳入质量管理，信息可追溯。快速灭菌程序不应作为手术器械的常规灭菌方法。

（九）清洁与消毒

（1）严格执行《医务人员手卫生管理制度》《医院医用织物处理与管理制度》《医院环境表面清洁与消毒管理制度》《医院隔离管理制度》《医院消毒管理制度》等医院相关规定。

（2）每天工作开始前应对手术区域内外环境和物体表面进行有序清洁，遵照由内而外、由上而下的顺序，应用清水擦拭，必要时辅以适合的消毒剂，并至少于手术间使用前 30min 完成。洁净手术室的清洁消毒工作应在每次开机前和手术结束后进行，净化空调系统应连续运行，直至清洁、消毒工作完成。百级用房的运转时间为清洁、消毒工作完成后 10min，千级和万级用房的运转时间为清洁、消毒工作完成后 20min。连台手术时，空气净化系统应连续运行至清洁、消毒工作完成后计算时间，百级手术间不短于 10min，千级和万级手术间不短于 20min，十万级手术间不短于 30min。

（3）手术室严格划分限制区、半限制区、非限制区，拖布及一切卫生用品要分开使用，并有明显标识。用于清洁消毒的拖布、抹布应是不易掉纤维的织物材料。

（4）配备流动水洗手设备，数量和手术房间数相等，严格手卫生管理。

（5）手术间的墙壁、地面光滑、无裂隙，排水系统良好。

（6）每周应对手术间环境及所有物体表面进行全面的清洁与消毒，如回风口、门窗、柜内、天顶、墙壁、无影灯、手术床、多功能塔、麻醉机、输液架、器械车、踏脚凳、污物桶、地面等用清水擦拭后进行消毒处理。在每日开始手术前和手术结束后进行湿式擦拭方法的清洁消毒，墙体表面的擦拭高度为2～2.5m，未经清洁消毒的手术房间不得连续使用。

（7）每日用含有效氯500mg/L的消毒剂溶液擦拭器械车、升降台、麻醉桌、无影灯、窗台等。保持地面、桌面、墙壁及手术间各种物品清洁，无尘，无血迹。非层流手术室每日使用空气消毒机消毒2次，每次2h。每日对室内回风口进行清洁和消毒。

（8）每台手术完毕，及时打扫手术间桌面、地面，物品用含有效氯500mg/L的消毒液擦拭，并进行空气消毒；术中遇有污染时应立即消毒。连台手术之间必须进行空气、物表消毒，达到自净时间后方可进行下一台手术。

（9）督促后勤部负责定期对新风机组，净化机组，初、中、高效过滤网，热交换器，挡水板，排水点等设备进行清洁、消毒或更换，并有记录。

（10）可重复使用的物品、器械、器具使用后应立即去除明显的血液等污染物后密闭包装，做好标识，与消毒供应室交接后集中处置。

（11）无菌物品与非无菌物品分开放置，标识清楚，无菌物品在有效期内。无菌物品一经打开，不得再放回无菌物品存放间。手术包打开后限4h内使用，其他无菌物品打开后24h内使用。

（12）严格执行无菌操作技术，无菌操作应在气流的上风侧进行，对空气产生污染的操作应在回风口侧进行。

（13）手术器械必须经灭菌处理并在有效期内使用，凡疑有污染者应立即更换，重新行灭菌处理。一次性医疗器械、器具不得重复使用。接触患者的麻醉物品应一人一用一消毒。

（14）严格执行手卫生规范，接台手术人员在两台手术之间，应重新进行外科手消毒，更换无菌手术衣、无菌手套等。

（15）获准进入手术室的新设备或者因手术需要外带的仪器、设备，使用前必须对其进行检查，必须是经过医院消毒供应室灭菌后的方可使用。

（16）每季度进行环境卫生学及消毒效果监测，必要时随时监测。

（17）手术间使用原则为先做清洁手术，后做污染手术，特殊感染手术应在专用手术间进行。手术开始后，各手术台一切物品不得交叉使用。

（18）手术台上的各种物品必须一用一灭菌（压力蒸汽或低温等离子灭菌），使用前必须经两人核查灭菌日期和灭菌标识。

（19）手术室平车内外不得交叉使用，并保持清洁，平车上的铺单一人一换。

（20）进入手术室无菌区和清洁区的物品，药品应当拆除外包装后进行存放，获准进入手术室的新设备或外带的仪器、设备，使用前必须进行检查、清洁、消毒灭菌。吸痰装置、雾化吸入器、氧气湿化瓶、麻醉导管及面罩等器具应一人一用一消毒或灭菌，干燥或无菌保存。

（21）患者手术前应做有关传染病筛查，其手术通知单上注明感染情况。实施手术时，应按照《中华人民共和国传染病防治法》有关规定进行，严格按照标准预防原则并根据致病微生物的传播途径采取相应措施，加强医务人员防护，手术结束后，应当对手术间环境及物品、仪器等进行终末消毒。

（22）实施器官移植或关节移植等手术，在洁净手术室进行。

（23）呼吸道传染病、气性坏疽、朊病毒感染及突发原因不明的传染性疾病患者手术结束后，参照 GB 19193—2015 要求进行终末消毒，对回风口、排风口的粗效滤网应进行消毒处理；普通手术间消毒后通风换气时间≥30min；洁净手术间自净时间≥30min。对于完成高感染风险手术的手术间，净化控制系统为全新风全排风的直流系统，术后应更换排风口处高效过滤器，如带部分循环风（即部分回风）的净化系统，术后应更换下排风口的高效过滤器、上排风口的中效过滤器及回风口的中效过滤器。更换过滤器时工作人员需做好个人防护。

（十）医疗废物

（1）按照《医院医疗废物处置与管理制度》执行。做到每台次清理，规范包装，及时转运。

（2）术中产生的污染性医疗废液宜使用预置消毒剂的封闭性负压吸引装置进行收集。术后不应采取剪裁、切割等方式破坏其完整性。宜在收集袋内添加凝固剂，将液体转化为胶状物后，视同感染性废物处理。

（十一）卫生学监测与调查

1. 环境监测

（1）常规监测

① 普通手术间环境常规监测

a. 每日晨间由专人负责监测手术间温度、相对湿度并记录。

b. 术前（包括接台手术）由专人检查手术间、辅助间、内走廊环境，包括地面、台面、墙壁是否清洁。

c. 每周由专人监测空调装置的进风口、回风口的清洁状态并记录。

d. 每季度对空气卫生学效果按手术间数 25% 的比例进行抽测，保证每个洁净手术间每年至少监测 1 次，有问题随时监测，监测方法遵照 WS/T 367。

e. 根据设备的使用周期及频度至少每季度对空气消毒设备的消毒效果进行监测，怀疑手术感染与环境有关时应随时监测。

② 洁净手术部（室）环境常规监测

a. 洁净手术部（室）在建设竣工后应按照 GB 50333 标准进行工程验收。

b. 洁净手术部（室）的空气净化系统除常规监测外，每 1~2 年进行环境污染控制指标的综合性能评价。

c. 在综合性能检测时，应对过滤器及其安装边框的泄漏及密闭性按 GB 50591 的要求进行检测。

d. 空气净化系统卫生学指标监测应在物体表面擦拭清洁消毒后进行，不应对室内空气进行消毒。

e. 宜定期对手术部（室）进行浮游菌的动态抽测，并在 1 年内对所有术间抽测完毕，手术间空气监测。

f. 每日晨间由专人检查手术间温度、相对湿度、静压差并记录。

g. 每日术前（包括接台手术）由专人检查手术间（辅助间、洁净走廊环境）是否清洁，物品设备是否有序。

h. 每周由专人监测手术部（室）空气净化装置的回风口栅栏、网面、管道内壁的清洁度并记录。

i. 每月对非洁净区局部空气净化装置送风口、回风口设备进行清洁状况的检查。

(2) 专项监测

① 普通手术间环境专项监测

a. 如果怀疑术后患者感染与手术室环境相关，应按照 GB 15982—2012 的要求进行空气监测。

b. 空气消毒设备与空调设备检修或更换后，应按照 GB 15982—2012 的要求进行静态空气细菌菌落总数监测。

② 洁净手术部（室）专项监测

a. 如果怀疑术后患者感染与手术部（室）环境相关，可使用浮游菌撞击法或沉降法进行动态空气细菌菌落总数监测。动态浮游菌撞击法细菌菌落总数采样，应于术前、术中、术后进行。

b. 新建洁净手术部或设备更换及检修，应按 GB 50333—2013 标准检测空气洁净度、密封性等。

2. 物体表面监测

怀疑术后患者感染与手术室环境相关时，应按照 GB 15982—2012 方法对手术部（室）的物体表面进行监测。

3. 医务人员手卫生监测

（1）每季度应对手术医护人员进行手卫生效果的抽测，抽测人数应不少于日平均手术量医护人员总数的 1/10。

（2）监测方法应按照 WS/T 313 方法进行。

（十二）洁净手术室维护与保养要求

（1）空气处理机组、新风机组应定期检查，保持清洁。

（2）新风机组粗效滤网宜每 2 天清洁 1 次；粗效过滤器宜 1~2 个月更换 1 次；中效过滤器宜每周检查，3 个月更换 1 次；亚高效过滤器宜每年更换。发现污染和堵塞及时更换。

（3）末端高效过滤器宜每年检查 1 次，当阻力超过设计初阻力 160Pa 或已经使用 3 年以上时宜更换。

（4）排风机组中的中效过滤器宜每年更换，发现污染和堵塞及时更换。

（5）定期检查回风口过滤网，宜每周清洁 1 次，每年更换 1 次。如遇特殊污染，及时更换，并用消毒剂擦拭回风口内表面。

（6）空调系统

① 冷却水塔、空调器内加湿器、表冷器下的水盘：每周清洁除垢并清洗消毒。

② 凝结水排水点：对凝结水排水点应每天检查，每周清洁。

（7）设专门维护管理人员，遵循设备的使用说明进行保养与维护；并制定运行手册，有检查和记录。

（十三）特殊感染手术预防控制措施

（1）特殊感染患者手术（特殊感染指朊病毒感染、气性坏疽及不明原因病原体感染的传染病），各科室应提前与手术室联系，并在手术通知单上注明感染名称，严密隔离，合理安排手术。

（2）手术间挂隔离标识，门口备隔离鞋套。

（3）严禁参观手术。

（4）手术人员要穿手术鞋套（必要时穿一次性手术衣，戴双层手套），不得随意出入手术间，室内外设 2 名巡回护士，所需物品均由室外护士传递。

（5）术后物品的处理原则：选用敏感的消毒液；先消毒，后清洗、灭菌。

① 被服和布料类：放入双层黄色塑料袋中，扎紧袋口、标记，送洗衣房处理。

② 吸引器瓶：用含有效氯 1000mg/L 的消毒液浸泡 30min 后清洗。

③ 一次性用品及废弃物品：放入双层黄色塑料袋中，标记感染名称，统一回收集中处理。

④ 手术间地面、桌椅、器械台、手术床等用消毒液擦拭，空气消毒机消毒 2h。

⑤ 术后器械：按照《医院消毒供应中心技术操作规范》要求，应双层封闭包装并标明感染性疾病名称，由消毒供应中心单独回收处理。

⑥ 手术应在其他手术完毕后开始，并关闭中央空调。

⑦ 手术完毕房间清理、消毒密闭 12h 后方可开放。

六十七、感染手术医院感染管理制度

（一）目的

为了加强感染手术防控能力，降低医院感染发生风险，特制定《感染手术医院感染管理制度》。

（二）适用范围

（1）手术室（包括住院手术室，门、急诊手术室，日间手术室）。

（2）介入导管室、种植牙室、人流室参照执行。

（三）参考文件

（1）《医院感染管理办法》、WS/T 313—2019《医务人员手卫生规范》、《卫生部办公厅关于印发〈外科手术部位感染预防与控制技术指南（试行）〉等三个技术文件的通知》（卫办医政发〔2010〕187 号）、WS/T 367—2012《医疗机构消毒技术规范》、WS/T 512—2016《医疗机构环境表面清洁与消毒管理规范》、《卫生部关于印发〈医院手术部（室）管理规范（试行）〉的通知》（卫医政发〔2009〕90 号）、GB 50333—2013《医院洁净手术部建筑技术规范》、WS/T 311—2023《医院隔离技术标准》等相关法律法规。

（2）国家、省、市等上级部门指导意见。

（3）结合医院实际情况。

（四）管理要求

1）感染手术必须在感染手术间或负压手术间进行。

2）手术人员按照感染病原体传播特点，选择合适的防护用品。在标准预防的基础上增加额外预防。

3）手术科室必须提前告知手术室感染患者的感染情况。

4）手术结束后进行终末消毒处理。

5）感染手术的处理，根据感染程度、细菌种类的不同分别处理。

（1）一般感染手术（如脓肿切除）

① 术中所用一次性物品及敷料，置于双层医疗废物袋内按感染性废物处理；可重复使用的物品、器械密闭包装，由消毒供应中心统一回收处置。

② 更换手术台及推车上的床单、被套等另行消毒处理。
③ 手术结束必须进行室内环境及物体表面彻底消毒和清洁。
(2) 感染范围广泛手术（如急性脓疡等）
① 术前应根据手术的需要尽可能将手术用品准备齐全，以免术中多次外出而引起交叉感染。
② 术中所用的一次性物品及敷料，置于双层医疗废物袋内按感染性废物处理；可重复使用的医疗器械、器具应密闭包装，做好标识，由消毒供应室统一回收处置。
③ 术中尽量送检标本，及时根据微生物培养结果选择合理抗菌药。
④ 手术结束必须进行室内环境及物体表面彻底消毒和清洁。
(3) 特殊感染手术（如朊病毒、气性坏疽及突发原因不明传染病病原体）
① 配备两名巡回护士，室内、外各一名。
② 术前准备用物力求简单，尽量将不需用的物品放到室外；术中尽量少用布类（使用一次性），含有脓血的物品应控制在手术台上，勿随意放置。
③ 术中用过的医疗用品（除贵重器械外）、敷料等全部按感染性废物处理。
④ 尽量选择一次性器械，重复使用的特殊器械、器具、物品应密封包装，由消毒供应中心单独回收，按照规定的方法进行消毒或灭菌后，再清洗、消毒/灭菌。
⑤ 凡术中未用过的物品应集中打包，外面加清洁包布，注明标签后，进行高压灭菌后再按常规处理。
⑥ 手术结束后，可采用3%复方过氧化氢干雾消毒，用含有效氯1000mg/L消毒液对室内物体表面、地面进行擦拭消毒。

六十八、重症医学科医院感染管理制度

(一) 目的

为了加强医院重症医学科医院感染防控能力水平，降低院内感染发生，特制定《重症医学科医院感染管理制度》。

(二) 适用范围

全院所有重症医学科。
重症医学科在遵照执行《病区医院感染管理制度》的基础上，执行本制度。

(三) 参考文件

(1) WS/T 367—2012《医疗机构消毒技术规范》、WS/T 512—2016《医疗机构环境表面清洁与消毒管理规范》、WS/T 510—2016《病区医院感染管理规范》、WS/T 311—2023《医院隔离技术标准》、WS/T 509—2016《重症监护病房医院感染预防与控制规范》等相关法律法规。
(2) 国家、省、市等上级部门指导意见。
(3) 结合医院实际情况。

(四) 定义

1. 重症监护病房（ICU）
医院集中监护和救治重症患者的专业病房，为因各种原因导致一个或多个器官与系统功能

障碍危及生命或具有潜在高危因素的患者,及时提供系统的、高质量的医学监护和救治技术。

2. 空气洁净技术

通过多级空气过滤系统清除空气中的悬浮微粒及微生物、创造洁净环境的手段。

3. 中央导管

末端位于或接近于心脏或下列大血管之一的,用于输液、输血、采血、血流动力学监测的血管导管。这些大血管包括主动脉、肺动脉、上腔静脉、下腔静脉、头臂静脉、颈内静脉、锁骨下静脉、髂外静脉、股静脉。

4. 目标性监测

针对感染高危人群、高发部位、高危因素等开展的医院感染监测,如重症监护病房医院感染监测、血液净化相关感染监测、手术部位感染监测、抗菌药物临床应用与细菌耐药性监测等。

5. 器械相关感染

患者在使用某种相关器械期间或在停止使用某种器械(如呼吸机、导尿管、血管导管等)48h内出现的与该器械相关的感染。如果停止使用相关器械时间超过48h后出现了相关感染,应有证据表明此感染与该器械使用相关,但对器械最短使用时间没有要求。

6. 中央导管相关血流感染

患者在留置中央导管期间或拔除中央导管48h内发生的原发性且与其他部位存在的感染无关的血流感染。

7. 呼吸机相关性肺炎

建立人工气道(气管插管或气管切开)并接受机械通气时所发生的肺炎,包括发生肺炎48h内曾经使用人工气道进行机械通气者。

8. 导尿管相关尿路感染

患者留置导尿管期间或拔除导尿管后48h内发生的尿路感染。

9. 医院感染暴发

在医疗机构或其科室患者中,短时间内发生3例以上同种同源感染病例的现象。

(五)医院感染预防与控制的基本要求

(1) ICU应建立由科主任、护士长与兼职感控人员等组成的医院感染管理小组,全面负责本科室医院感染管理工作,每个月开展科室院感质量自查及侵入性器械(包括腔镜)等处理质量自查。

(2) 应制定并不断完善ICU医院感染管理相关规章制度,并落实于诊疗、护理工作实践中。

(3) 应定期研究ICU医院感染预防与控制工作存在的问题和改进方案。

(4) 感控办每周至少1次对ICU医院感染预防与控制措施落实情况进行督查,做好相关记录,并及时反馈检查结果。

(5) 科室每个月应对ICU医院感染特点开展人员岗位培训和继续教育。所有工作人员,包括医生、护士、进修人员、实习学生、保洁人员等,应接受医院感染预防与控制相关知识和技能的培训。

(6) 抗菌药物的应用和管理应遵循国家相关法规、文件及指导原则。

(7) 医疗废物的处置应遵循《医院医疗废物处置与管理制度》的有关规定。

(8) 医务人员应向患者家属宣讲医院感染预防和控制的相关规定。

（六）建筑布局、必要设施及管理要求

（1）ICU 应位于方便患者转运、检查和治疗的区域。

（2）ICU 整体布局应以洁污分开为原则，医疗区域、医疗辅助用房区域、污物处理区域等应相对独立。

（3）床单元使用面积应不小于 $15m^2$，床间距应大于 $1m$。

（4）ICU 内应至少配备 1 个单间病室（房），使用面积应不少于 $18m^2$。

（5）应具备良好的通风、采光条件。医疗区域内的温度应维持在 $(24±1.5)℃$，相对湿度应维持在 $30\%\sim60\%$。

（6）装饰应遵循不产尘、不积尘、耐腐蚀、防潮防霉、防静电、容易清洁和消毒的原则。

（7）不应在室内摆放干花、鲜花或盆栽植物。

（七）人员管理

1. 医务人员的管理要求

（1）ICU 应配备足够数量、受过专门训练、具备独立工作能力的专业医务人员，ICU 专业医务人员应掌握重症医学的基本理论、基础知识和基本操作技术，掌握医院感染预防与控制知识和技能。护士人数与实际床位数之比应不低于 3∶1。

（2）护理多重耐药菌感染或定植患者时，宜分组进行，人员相对固定。

（3）患有呼吸道感染、腹泻等感染性疾病的医务人员，应避免直接接触患者。

2. 医务人员的职业防护

（1）医务人员应采取标准预防，防护措施应符合 WS/T 311—2023 的要求。

（2）ICU 应配备足量的、方便取用的个人防护用品，如医用外科口罩、帽子、手套、护目镜、防护面罩、隔离衣等。

（3）医务人员应掌握防护用品的正确使用方法。

（4）应保持工作服的清洁。

（5）进入 ICU 可不更鞋，必要时可穿鞋套或更换专用鞋。

（6）乙肝表面抗体阴性者，上岗前宜注射乙肝疫苗。

3. 患者的安置与隔离

（1）患者的安置与隔离应遵循以下原则：①应将感染、疑似感染与非感染患者分区安置；②在标准预防的基础上，应根据疾病的传播途径（接触传播、飞沫传播、空气传播），采取相应的隔离与预防措施。

（2）多重耐药菌、泛耐药菌感染或定植患者，宜单间隔离；如隔离房间不足，可将同类耐药菌感染或定植患者集中安置，并设醒目的标识。

4. 探视者的管理

（1）应明示探视时间，限制探视者人数。

（2）探视者进入 ICU 宜穿专用探视服。探视服专床专用，探视日结束后清洗消毒。

（3）探视者进入 ICU 可不更鞋，必要时可穿鞋套或更换专用鞋。

（4）探视呼吸道感染患者时，探视者应遵循 WS/T 311—2023 的要求进行防护。

（5）应谢绝患有呼吸道感染性疾病的探视者。

(八)医院感染的监测

(1) 应常规监测 ICU 患者医院感染发病率、感染部位构成比、病原微生物等,做好医院感染监测相关信息的记录。监测内容与方法应遵循《医院感染控制监测与报告管理制度》的要求。

(2) 应积极开展目标性监测,包括呼吸机相关性肺炎、导管相关血流感染、导尿管相关尿路感染、多重耐药菌监测,对于疑似感染患者,应采集相应标本做微生物检验和药敏试验。具体方法参照《医院感染控制监测与报告管理制度》的要求。

(3) 早期识别医院感染暴发,实施有效的干预措施,具体如下。

① 应制定医院感染暴发报告制度,医院感染暴发或疑似暴发时应及时报告相关部门。

② 应通过收集病例资料、流行病学调查、微生物检验,分析确定可能的传播途径,据此制定并采取相应的控制措施。

③ 对疑有某种微生物感染的聚集性发生时,宜做菌种的同源性鉴定,以确定是否暴发。

(4) 应每季度对物体表面、医务人员手和空气进行消毒效果监测,当怀疑医院感染暴发、ICU 新建或改建以及病室环境的消毒方法改变时,应随时进行监测,采样方法及判断标准应依照 GB 15982—2012。

(5) 应对监测资料进行汇总,分析医院感染发病趋势、相关危险因素和防控工作存在的问题,及时采取积极的预防与控制措施。

(6) 宜采用信息系统进行监测。

(九)器械相关感染的预防和控制措施

1. 中央导管相关血流感染的预防和控制措施

(1) 应严格掌握中央导管留置指征,每日评估留置导管的必要性,尽早拔除导管。

(2) 操作时应严格遵守无菌技术操作规程,采取最大无菌屏障。

(3) 宜使用有效含量 ≥2g/L 氯己定-酒精(70%体积分数)溶液局部擦拭 2~3 遍进行皮肤消毒,作用时间遵循产品的使用说明。

(4) 应根据患者病情尽可能使用腔数较少的导管。

(5) 置管部位不宜选择股静脉。

(6) 应保持穿刺点干燥,密切观察穿刺部位有无感染征象。

(7) 如无感染征象时,不宜常规更换导管;不宜定期对穿刺点涂抹送微生物检测。

(8) 当怀疑中央导管相关血流感染时,如无禁忌,应立即拔管,导管尖端送微生物检测,同时送静脉血进行微生物检测。

2. 导尿管相关尿路感染的预防和控制措施

(1) 应严格掌握留置导尿指征,每日评估留置导尿管的必要性,尽早拔除导尿管。

(2) 操作时应严格遵守无菌技术操作规程。

(3) 置管时间大于 3d 者,宜持续夹闭,定时开放。

(4) 应保持尿液引流系统的密闭性,不应常规进行膀胱冲洗。

(5) 应做好导尿管的日常维护,防止滑脱,保持尿道口及会阴部清洁。

(6) 应保持集尿袋低于膀胱水平,防止反流。

(7) 长期留置导尿管宜定期更换,普通导尿管 7~10d 更换,特殊类型导尿管按说明书更换。

(8)更换导尿管时应将集尿袋同时更换。

(9)采集尿标本做微生物检测时应在导尿管侧面以无菌操作方法针刺抽取尿液,其他目的采集尿标本时应从集尿袋开口采集。

3.呼吸机相关性肺炎的预防和控制措施

(1)应每天评估呼吸机及气管插管的必要性,尽早脱机或拔管。

(2)若无禁忌证应将患者头胸部抬高30°～45°,并应协助患者翻身拍背及震动排痰。

(3)应使用有消毒作用的口腔含漱液进行口腔护理,6～8h进行1次。

(4)在进行与气道相关的操作时应严格遵守无菌技术操作规程。

(5)宜选择经口气管插管。

(6)应保持气管切开部位的清洁、干燥。

(7)宜使用气囊上方带侧腔的气管插管,及时清除声门下分泌物。

(8)气囊放气或拔出气管插管前应确认气囊上方的分泌物已被清除。

(9)呼吸机管路湿化液应使用无菌水。

(10)呼吸机内外管路应按照要求做好清洁消毒。

(11)应每天评估镇静药使用的必要性,尽早停用。

(十)手术部位感染预防与控制措施

(1)应严格掌握患者出入ICU的指征,缩短住ICU天数。

(2)应符合国家关于外科手术部位医院感染预防与控制的相关要求。

(十一)手卫生要求

(1)应配备足够的非手触式洗手设施和速干手消毒剂,洗手设施与床位数比例应不低于1∶2,单间病房应每床1套。应使用一次性包装的皂液。每床应配备速干手消毒剂。

(2)干手用品宜使用一次性干手纸巾。

(3)医务人员手卫生应符合《医务人员手卫生管理制度》的要求。

(4)探视者进入ICU前后应洗手或用速干手消毒剂消毒双手。

(十二)环境清洁消毒方法与要求

(1)物体表面清洁消毒

① 物体表面应保持清洁,被患者血液、体液、排泄物、分泌物等污染时,应随时清洁并消毒;

② 医疗区域的物体表面应每班次清洁消毒1遍,每日3次以上,达到中水平消毒;

③ 计算机键盘宜使用键盘保护膜覆盖,表面每班次清洁消毒1遍,每日3次以上;

④ 一般性诊疗器械(如听诊器、中诊锤、手电筒、软尺等)宜专床专用;

⑤ 一般性诊疗器械(如听诊器、中诊锤、手电筒、软尺等)如交叉使用应一用一消毒;

⑥ 普通患者持续使用的医疗设备(如监护仪、输液泵、氧气流量表等)表面,应每班次清洁消毒1遍,每日3次以上;

⑦ 普通患者交叉使用的医疗设备(如超声诊断仪、除颤仪、心电图机等)表面,直接接触患者的部分应每位患者使用后立即清洁消毒,不直接接触患者的部分应每周清洁消毒1～2次;

⑧ 多重耐药菌感染或定植患者使用的医疗器械、设备应专人专用,或一用一消毒。

(2) 地面应每班次清洁消毒 1 遍，每日 3 次以上。
(3) 安装空气净化系统的 ICU，空气净化系统出风口、回风口应每周清洁消毒 1~2 次。
(4) 呼吸机及附属物品的消毒
① 呼吸机外壳及面板应每班次清洁消毒 1 遍，每日 3 次以上；
② 呼吸机外部管路及配件应一人一用一消毒或灭菌，长期使用者应每周更换；
③ 呼吸机内部管路的消毒按照厂家说明书进行。

（十三）床单元的清洁与消毒要求

(1) 床栏、床旁桌、床头柜等应每班次清洁消毒 1 遍，每日 3 次以上，达到中水平消毒。
(2) 床单、被罩、枕套、床间隔帘应保持清洁，定期更换，如有血液、体液或排泄物等污染，应随时更换。
(3) 枕芯、被褥等使用时应保持清洁，防止体液浸湿污染，定期更换，如有血液、体液或排泄物等污染，应随时更换。

（十四）便器的清洗与消毒要求

(1) 便盆及尿壶应专人专用，每天清洗、消毒。
(2) 腹泻患者的便盆应一用一消毒。
(3) 有条件的医院宜使用专用便盆清洗消毒机处理，一用一消毒。

（十五）空气消毒方法与要求

(1) ICU 空气应达到 GB 15982—2012 的要求。
(2) 空气消毒可采用以下方法之一，并符合相应的技术要求。
① 医疗区域定时开窗通风。
② 安装具备空气净化消毒装置的集中空调通风系统。
③ 空气洁净技术：应做好空气洁净设备的维护与监测，保持洁净设备的有效性。
④ 空气消毒器：应符合《消毒管理办法》要求。使用者应按照产品说明书正确使用并定期维护，保证空气消毒器的消毒效果。
⑤ 紫外线灯照射消毒：应遵循 WS/T 367—2012 的规定。
⑥ 能够使空气达到卫生标准值要求的合法有效的其他空气消毒产品。

六十九、血液透析室医院感染管理制度

（一）目的

为了加强血液透析室医院感染管理各项措施的有效执行，降低医院感染发生率，特制定《血液透析室医院感染管理制度》。

（二）适用范围

(1) 血液透析室（以下简称血透室）。
(2) 其他科室进行血液透析及血液滤过操作参照本制度执行。

（三）参考文件

(1) WS/T 367—2012《医疗机构消毒技术规范》、WS/T 512—2016《医疗机构环境表面清洁与消毒管理规范》、《血液净化标准操作规程（2021 版）》、WS/T 311—2023《医院隔

离技术标准》等相关法律法规。

（2）国家、省、市等上级部门指导意见。

（3）结合医院实际情况。

（四）相关感染管理的质控指标

（1）新入血液透析患者血源性传染病标志物检验完成率：完成乙型肝炎、丙型肝炎、梅毒及艾滋病标志物检验的新入血液透析患者比例。

（2）维持性血液透析患者血源性传染病标志物定时检验完成率：每6个月完成乙型肝炎、丙型肝炎、梅毒及艾滋病标志物检验的维持性血液透析患者比例。

（3）血液透析治疗室消毒合格率：血液透析室（中心）治疗室消毒合格的月份数量在当年所占的比例。

合格标准为：空气平均细菌菌落数$\leqslant 4CFU/(5min \cdot \phi 9cm$ 平皿），物体表面平均细菌菌落总数应$\leqslant 10CFU/cm^2$。

（4）透析用水微生物污染检验合格率：血液透析室（中心）透析用水微生物污染检验合格的月份/季度在当年所占的比例。合格标准为：透析用水每月检验菌落数$\leqslant 100CFU/mL$，每3个月检验内毒素$\leqslant 0.25EU/mL$，并符合YY 0572—2015《血液透析及相关治疗用水》的标准。

（5）维持性血液透析患者的乙型肝炎和丙型肝炎发病率：每年新发生乙型肝炎和丙型肝炎的维持性血液透析患者比例。

（五）管理要求

1. 科室医院感染管理小组

（1）要求：应建立职责明确的科室医院感染管理小组，负责血透室医院感染管理工作，小组人员职责明确，并落实。按时完成科室医院感染管理小组工作手册。

（2）人员构成

① 血透室负责人为科室医院感染管理第一责任人，即为科室医院感染管理小组组长，护士长为副组长，另设置感控医生、感控护士及感控督导员。

② 医院感染管理小组人员包括医师和护士。

③ 医院感染管理小组人员宜为血透室内相对固定人员，医师宜具有主治医师以上职称。

（3）职责

① 医院感染管理小组负责血透室医院感染管理的各项工作，结合科室医院感染防控工作特点，制定相应的医院感染管理制度，并组织实施。

② 根据血透室主要医院感染特点，如血源性传播的主要病原体及主要侵袭性操作，制定相应的医院感染预防与控制措施及流程，并组织落实。

③ 配合医院感染管理部门进行血透室的医院感染监测，及时报告医院感染病例，并应每个月对医院感染监测、防控工作的落实情况进行自查、分析，发现问题及时改进，并做好相应记录。每个月对侵入性器械处理情况进行质量考核。

④ 结合科室多重耐药菌感染及细菌耐药情况，落实医院抗菌药物管理的相关规定。

⑤ 负责对科室工作人员医院感染管理知识和技能的培训。

⑥ 接受医院对科室医院感染管理工作的监督、检查与指导，落实医院感染管理相关改进措施，评价改进效果，做好相应记录。

2. 工作人员

（1）工作人员上岗前应掌握和遵循医院及本科室医院感染相关制度和规范。在岗期间应积极参加医院感染管理相关知识和技能的培训，熟练掌握医院感染爆发、阴性患者突然转阳性、职业暴露等各项应急预案、处理流程等。

（2）应遵守标准预防的原则，落实标准预防的具体措施，手卫生应遵循《医务人员手卫生管理制度》的要求；隔离工作应遵循《医院隔离管理制度》的要求；消毒灭菌工作应遵循《医院消毒管理制度》的要求。

（3）建立工作人员健康档案，定期（原则上至少1次/年）进行健康体检以及乙型肝炎病毒（HBV）、丙型肝炎病毒（HCV）、梅毒螺旋体和人类免疫缺陷病毒（HIV）标志物检测，并管理保存体检资料。建议HBV标志物全部阴性和仅HBcAb呈阳性者应接种全程乙肝疫苗，HBsAb<10mU/mL者应追加1剂乙肝疫苗加强免疫。

（4）患有血源性传播疾病的医务人员，尽量给予调岗，不从事侵入性操作；在进行所有侵入性操作、接触黏膜组织和破损皮肤、接触患者有戴手套指征时，均应戴双层手套。

（5）医护人员在执行可能暴露于血液、体液的操作（血管穿刺及血管通路连接与断开等操作）时，应遵循标准预防的个人防护装备使用要求，合理选择所需的个人防护装备。处置传染病患者时，在基于标准预防的基础上根据传播途径采取额外的隔离措施，并选择不同防护级别的个人防护装备。

（6）工作人员遇锐器伤后应遵循《医务人员感染性病原体职业暴露预防、处置及上报制度》的要求处理。

① 紧急处理办法：从近心端向远心端挤出伤口部位的血液，避免挤压伤口局部，尽可能挤出损伤处的血液，再用流动水冲洗（黏膜用生理盐水反复冲洗），然后用聚维酮碘（碘伏）或其他消毒液（如75%酒精）进行消毒并用防水敷料包扎伤口。

② 填写"医务人员职业暴露登记表"，上交感控办备案。

③ 锐器伤后传染病预防措施

a. 被HBV阳性患者血液、体液污染的锐器刺伤：未接种乙型肝炎病毒疫苗者，应注射乙型肝炎病毒免疫球蛋白和接种疫苗；接种过疫苗并且HBsAb阳性者，无须处理；接种过疫苗但HBsAb阴性者，应注射乙型肝炎病毒免疫球蛋白和接种疫苗；乙型肝炎病毒感染状况不明确，应注射乙型肝炎病毒免疫球蛋白和接种疫苗，同时检测乙型肝炎病毒血清学标志，根据结果确认是否接种第2、3针乙肝疫苗。建议在最后一剂疫苗接种1~2个月后进行病毒抗体追踪检测。

b. 被HCV阳性患者血液、体液污染的锐器刺伤：目前不推荐采用接触后预防性药物治疗。建议于接触4~6个月后进行丙型肝炎抗体和谷丙转氨酶（又称丙氨酸转氨酶）基线检测和追踪检测。

c. 被HIV阳性患者血液、体液污染的锐器刺伤：应有专业人员对暴露级别进行评估，根据暴露级别和病毒的载量水平，咨询专业医师考虑是否进行预防性治疗。

（7）应开展医院感染的监测，按照医院的要求进行报告。

（8）应了解本科室、本专业相关医院感染特点，包括感染率、感染部位、感染病原体及多重耐药菌感染情况。

（9）在从事无菌技术诊疗操作如上机、下机等时，应遵守无菌技术操作规程。

（10）应遵循国家抗菌药物合理使用的管理原则，合理使用抗菌药物。

(11)保洁员、保安等第三方物业人员应掌握与本职工作相关的清洁、消毒、防护等知识和技能。

3.教育与培训

(1)科室医院感染管理小组应定期组织本科室医务人员学习医院感染管理相关知识,并做好考核。

(2)科室医院感染管理小组应定期考核保洁员的医院感染管理相关知识,如清洁与消毒、手卫生、个人防护等,并根据其知识掌握情况开展相应的培训与指导。

(3)科室医院感染管理小组应对患者、陪护及其他相关人员进行医院感染管理相关知识如手卫生、个人防护、隔离等的宣传及教育。

(六)布局与设施

(1)血透室应遵循环境卫生学和感染控制的原则,做到布局合理、分区明确、标识清楚、功能流程合理,满足工作需要;区域划分应符合医疗机构相关感染控制要求。清洁区域:治疗准备室、水处理间、清洁库房、配液间及医护人员办公室和生活区;潜在感染区域:透析治疗室、专用手术室/操作室、接诊室/区及患者更衣室;污染区域:污物处理室及洁具间。进入潜在感染区域和/或污染区域的被污染物品,未经消毒不得返回清洁区域。

(2)血液透析治疗室应合理设置医务人员手卫生设施,每个分隔透析治疗区域均应配置洗手池、非手触式水龙头、洗手液、速干手消毒剂、干手物品或设备。手卫生设施的位置和数量应满足工作和感染控制的需要。

(3)透析治疗室每个血液透析床/椅间距不小于1m。每个透析单元应当有电源插座组、反渗水供给接口、透析废液排水接口等。

(4)应配备足够的工作人员个人防护设备如手套、口罩、工作服、护目镜/防护面罩等。

(5)透析治疗室应具备通风设施和/或空气消毒装置,光线充足、通风良好,达到GB 15982—2012《医院消毒卫生标准》的Ⅲ类环境。

(6)应设置至少一间隔离透析室,呼吸道传染病等经空气、飞沫传播的传染病患者必须安置在隔离间透析,隔离间管控按照医院规定执行。

(七)血液透析患者治疗前准备

(1)告知患者血液透析可能带来的血源性或呼吸道传染性疾病感染的风险,要求患者遵守血透室消毒隔离、定期监测等传染病控制的相关规定,并签署透析治疗知情同意书。

(2)首次开始血液透析的患者、由其他血液透析室(中心)转入或近期接受血液制品治疗的患者,必须在透析治疗前进行乙型肝炎病毒、丙型肝炎病毒、梅毒螺旋体及人类免疫缺陷病毒标志物(包括抗原和/或抗体)的检测,推荐同时检测HBV-DNA和HCV-RNA。存在乙型肝炎病毒标志物阳性的患者,应进一步行HBV-DNA及肝功能指标的检测;HCV抗体阳性的患者,应进一步行HCV-RNA及肝功能指标的检测;乙型肝炎病毒抗原阴性但存在不能解释的转氨酶异常升高的患者,应进一步行HBV-DNA和HCV-RNA检测。保留原始记录,登记患者检查结果。

(3)首次开始血液透析的患者、由其他血液透析室(中心)转入、既往或现患肺结核的患者,应进行胸部X射线和/或肺部CT,以及结核感染标志物检查。

(4)呼吸道传染病疫情期间,透析前应检测患者体温,发热患者应进行相关呼吸道传染病检查。

（5）建立患者病历档案，在排班表、病历及相关文件上对合并传染性疾病的患者作明确标识。

（八）血液透析治疗过程中的规范化操作

（1）患者进行血液透析治疗时应当严格限制非工作人员进入透析治疗室/区。

（2）以中心静脉导管或移植物内瘘作为血管通路的患者，血管通路的连接和断开均应进行无菌操作技术。

（3）进入患者组织、无菌器官的医疗器械、器具和物品达到灭菌水平。

（4）接触患者完整皮肤、黏膜的医疗器械、器具和物品达到消毒水平。

（5）各种用于注射、穿刺、采血等有创操作的医疗器具一人一用一灭菌。

（6）一次性使用的医疗器械、器具（包括注射器等）不得重复使用。

（7）血透室使用的消毒药械、一次性使用医疗器械和器具应当符合国家有关规定。

（8）治疗药品配制

① 治疗过程中所需的肝素溶液、低分子肝素制剂、红细胞生成刺激剂、铁剂等药品的配制，必须在透析治疗准备室针对每位患者进行配制。

② 配制后的药品直接送至每位患者的透析单元，标识清楚，一人一用。已经进入透析治疗室/区的药品不可返回进入透析治疗准备室。

③ 指定患者配制的、已进入透析单元的未使用药品不能用于其他患者。

（9）对于需要紧急血液透析治疗且血源性传染疾病标志物检测结果尚未回报的患者，可安排用于急诊的血液透析机治疗，透析结束后对血液透析机表面和内部进行严格消毒。

（九）血液透析治疗结束后的消毒

（1）每班次透析结束后，透析治疗室/区应通风，保持空气清新。每日透析结束后应进行有效的空气净化/消毒。

（2）每班次透析结束后，患者使用的床单、被套、枕套等物品应当一人一用一更换。

（3）每次透析结束后，应按照《医院环境表面清洁与消毒管理制度》对透析单元内所有的物品表面（如透析机外部、透析床/椅、小桌板等）及地面进行清洁消毒。对有血液、体液及分泌物污染的区域（地面、墙面），按要求使用消毒液擦拭。

① 血透室环境、物体表面清洁与消毒，应遵循先清洁再消毒的原则，根据环境、物体表面及其污染程度选择有效的清洁剂或消毒剂。

② 采用含有效氯 500mg/L 的消毒剂或其他有效消毒剂对透析机外部等物品表面擦拭消毒；如果有血液污染，应立即用含有效氯 2000mg/L 消毒剂的一次性使用布巾擦拭或者使用可吸附的材料清除血迹后，再用含有效氯 500mg/L 消毒剂擦拭消毒，并做好消毒工作的记录。

（4）每次透析结束后，按照透析机使用说明书要求对机器内部管路进行消毒，消毒液符合国家标准。

（5）透析过程中如发生透析器破膜或传感器渗漏，应在透析结束时立即进行透析机消毒，传感器渗漏至根部时应更换透析机内部传感器，经处理后的透析机方可再次使用。

（6）按照水处理系统的使用说明书要求，定期对水处理系统进行冲洗消毒。

（7）护士站桌面、电话按键、电脑键盘、鼠标等环境物表应保持清洁，每天至少消毒2次。

（8）清洁用具应分区使用，不同区域使用的清洁工具应明确标识，并分别清洗、消毒，分开干燥存放。

（十）医疗废物处理

医疗废物应遵循《医疗废物管理条例》及其配套文件的要求进行分类管理，封闭转运。排出的污水应遵循 GB 18466—2005《医疗机构水污染物排放标准》的要求处理。

（1）遵循医疗废物与生活垃圾分类处理原则。

（2）使用专用包装袋或容器，包装应防渗漏、遗撒和穿漏。医疗废物包装袋及盛放容器应符合《医疗废物专用包装袋、容器和警示标志标准》的要求。

（3）按规定的时间、线路移送到暂时存放的专用设施，并定期清洁消毒。

（4）存放时间不得超过 24h。

（十一）感染控制监测

1. 透析室物体表面和空气监测

（1）每月对透析室空气、物体、机器表面及部分医务人员手抽样进行病原微生物的培养监测，保留原始记录，建立登记表。

（2）空气平均细菌菌落总数应$\leqslant$4CFU/(5min·ϕ9cm 平皿)，物体表面平均细菌菌落总数应$\leqslant$10CFU/cm^2，医务人员卫生手消毒后手表面细菌菌落总数应$\leqslant$10CFU/cm^2。

2. 透析患者传染病病原微生物监测

（1）首次开始血液透析的患者、由其他血液透析室（中心）转入或近期接受血液制品治疗的患者，即使血源性传染疾病标志物检测阴性，至少 3 个月内重复检测传染标志物。

（2）长期透析的患者应每 6 个月检查 1 次乙型肝炎病毒、丙型肝炎病毒、梅毒螺旋体及人类免疫缺陷病毒标志物，保留原始记录并登记。

（3）存在不能解释的肝脏转氨酶异常升高的血液透析患者，应进行 HBV-DNA 和 HCV-RNA 定量检测。

（4）出现乙型肝炎病毒标志物（HBsAg 或 HBV-DNA）或丙型肝炎病毒标志物（HCV 抗体或 HCV-RNA）阳转的患者，应立即对密切接触者（使用同一台血液透析机或相邻透析单元的患者）进行乙型肝炎病毒或丙型肝炎病毒标志物（抗原和/或抗体）检测，包括 HBV-DNA 和 HCV-RNA 检测；检测阴性的患者应 3 个月内重复检测。

（5）建议乙型肝炎病毒易感（HBsAb 阴性）患者接种乙型肝炎病毒疫苗。

（6）建议丙型肝炎患者进行药物治疗。

3. 传染病隔离透析患者的解除隔离标准与实施方案

本院透析室仅接受普通患者透析，禁止接受血源性传播疾病患者透析，若从其他血液透析室（中心）转来的患者，属于阳转阴患者，应按照以下要求执行。

（1）患者解除隔离标准：合并血源性传染疾病、在隔离透析治疗室/区进行血液透析的患者，满足下列全部条件，可考虑解除隔离。

① 乙肝病毒性肝炎患者：HBsAg（－）和 HBV-DNA（－）。

② 丙型病毒性肝炎患者：HCV-RNA（－）。检测 HCV 抗原时，HCV 抗原（－）。

③ 梅毒患者：规范治疗 1 年以上，IgM 抗体（－）、RPR 和 TRUST 阴性或低滴度、暗视野显微镜下无梅毒螺旋体。

（2）满足上述标准的患者，可实施解除隔离透析治疗的方案

① 传染病标志物检测首次转阴之日起 6 个月继续在隔离透析治疗室/区进行血液透析，相对固定透析机位，透析日安排第一个透析。监测传染病标志物，每月 1 次，连续 6 个月。

② 传染病标志物持续阴性达到 6 个月以上患者，可安排在普通透析治疗室/区进行血液透析，相对固定透析机位，透析日安排最后一个透析。转入普通透析治疗室/区后的 1 个月、3 个月和 6 个月各检测 1 次标志物，持续转阴者按普通透析患者每 6 个月监测 1 次标志物。

③ 传染病标志物监测过程中，如果出现传染病标志物阳转，则转回隔离透析治疗室/区进行血液透析；如果持续传染病标志物阴性，则在普通透析治疗室/区进行血液透析。

4. 透析用水和透析液监测

（1）每年每台透析机应至少进行 1 次透析液的细菌和内毒素检测。透析用水和透析液培养方法参照 YY 0572—2015《血液透析及相关治疗用水》标准规范执行，可选择胰化蛋白胨葡萄糖培养基（tryptone glucose extract agar，TGEA）、R2A 营养琼脂培养基或其他确认能提供相同结果的培养基，不能使用血琼脂培养基和巧克力琼脂培养基。推荐 17~23℃ 的培养温度和 7d 的培养时间。

（2）应使用鲎试剂法测定内毒素，或其他确认能提供相同结果的检测方法。

（3）每月 1 次进行透析用水和透析液的细菌检测，保持细菌数量≤100CFU/mL；细菌数量＞50CFU/mL 时应进行干预。

（4）至少每 3 个月进行 1 次内毒素检测，保持透析用水内毒素≤0.25EU/mL 及透析液内毒素≤0.5EU/mL；超过最大允许水平的 50% 应进行干预。

5. 透析用水的细菌或内毒素水平达到干预水平，应对水处理系统进行消毒；透析用水的细菌和内毒素水平合格，而透析液的细菌或内毒素水平超标，应对所有同型号透析机进行透析液细菌和内毒素检测，并校验透析机消毒程序。对于不符合或达到干预标准的水处理系统和/或透析机，必须重新消毒且符合标准后方可使用。

（十二）透析室内感染和传染病上报

按照医院相应管理要求上报。

（十三）手卫生

血透室工作人员进行操作中应严格遵守《医务人员手卫生管理制度》。

(1) 下列情况下医务人员应洗手和/或使用速干手消毒剂进行卫生手消毒。

① 接触患者前。

② 清洁、无菌操作前，包括进行侵入性操作前。

③ 暴露患者体液风险后，包括接触患者黏膜、破损皮肤或伤口、血液、体液、分泌物、排泄物、伤口敷料之后。

④ 接触患者后。

⑤ 接触患者周围环境后，包括接触患者周围的医疗相关器械、用具等物体表面后。

（2）手部没有肉眼可见污染时，宜用速干手消毒剂进行卫生手消毒。

（3）下列情况应洗手，不可单纯使用速干手消毒剂进行卫生手消毒。

① 当手部有血液或其他体液等肉眼可见的污染。

② 可能接触艰难梭菌、肠道病毒等对速干手消毒剂不敏感的病原微生物。

（4）下列情况医务人员应先洗手，然后进行卫生手消毒。

① 接触传染病患者的血液、体液和分泌物以及被传染性病原微生物污染的物品。

② 直接为传染病患者进行检查、护理、治疗或处理传染病患者污物。

（5）戴手套不能代替手卫生，戴手套前和脱手套后应进行手卫生。

（6）戴手套的时机

① 接触透析单元内可能被污染的物体表面时戴清洁手套。

② 注射药物、抽血、处理血标本、处理插管及通路部位、处理或清洗透析机等操作时戴清洁手套。

③ 进入不同治疗单元、清洗不同机器时应洗手或使用速干手消毒剂进行卫生手消毒，并更换清洁手套。

④ 进行深静脉插管、拔管和连接血管通路以及移植物内瘘穿刺时戴无菌手套。

⑤ 处理医疗废物时要戴清洁手套。

（7）不戴手套的时机

① 透析前准备（透析机检测、安装及冲洗管路和透析器）。

② 测量患者血压等体检操作。

③ 离开透析单元时，应脱下手套，并进行洗手或卫生手消毒。

④ 配制各种药品。

⑤ 接触医疗文件。

⑥ 接触门把手、电脑、键盘、电话等公用物品。

⑦ 接触手机等个人用品。

（十四）候诊区和接诊室防控管理

（1）应有良好通风。

（2）使用面积满足实际工作需要，避免人员聚集。在人群集中高峰时段，安排专人进行疏导和管理。

（3）每天保持清洁，必要时进行消毒。

（4）教育患者遵守血透室规章制度，积极配合医护人员工作，保障就诊和治疗有序。

（十五）治疗准备室防控管理

参照《治疗准备室、治疗室、处置室医院感染管理制度》执行。

（1）每班次应设置专职护士进行相关操作，进出该区域的人员应由透析中心的管理人员授权，封闭管理。

（2）医护人员进入治疗准备室，应衣帽整洁、戴口罩，严格执行无菌操作原则。

（3）每次配药前先对治疗台面进行清洁消毒擦拭，确保治疗台干净整洁。

（4）配药时应遵循一药一具，不得交叉使用。

（5）静脉药物现用现配。配制好的药品注明患者姓名、药品名称、剂量及配制时间，放置在专用无菌治疗盘内备用，根据药品说明书要求存放，不能超过2h。

（6）冰箱应使用冰箱温度表持续监测，保持清洁，物品分类摆放整齐。

（7）进入透析治疗区域的物品不得再次进入治疗准备室。

（8）生活垃圾桶加盖，垃圾产生后随时清理；不得放置医疗废物桶。

（9）治疗准备室应达到GB 15982—2012《医院消毒卫生标准》中规定的Ⅲ类环境。

（10）血液透析过程中所需的肝素溶液、低分子肝素制剂、红细胞生成刺激剂、铁剂等药品的配制，必须在治疗准备室对每位患者分别进行配制。出治疗准备室进入患者透析单元的药品,不得再送回治疗准备室。

(11) 指定患者配制的、已进入透析单元的未使用药品,不能用于其他患者。

(12) 各种一次性使用医疗物品应遵循一人、一穿刺针、一注射器和一次性废弃原则。

(13) 所有接触过患者的一次性使用物品直接丢弃,所有接触过患者的可复用物品如治疗车、托盘、仪器等必须经过清洁、消毒后才可再次进入治疗准备室。

(十六) 血液透析治疗室/区防控管理

(1) 透析治疗室/区应禁止摆放鲜花、带土植物及水生植物水族箱,不得存放工作人员的生活用品。

(2) 透析治疗室/区不能存放非本班次、未使用的透析耗材、浓缩液及消毒用品。

(3) 医疗物品与患者生活物品不得混放。

(4) 透析机开机、透析管路安装及预冲期间,患者及其照护人员不能进入透析治疗室/区。

(5) 一个透析单元不能同时放置多个患者的治疗用品。

(6) 在实施有创操作时,正确使用个人防护用具(手套、口罩、护目镜/防护面罩),禁止在非操作区域戴手套。

(7) 打开的透析用医疗物品应封闭保存,注明开包时间,有效期4h。

(8) 每次治疗结束对透析机表面清洁消毒并做好记录,机器表面不得有胶迹、血渍、污渍等。

(9) 监护仪、除颤器、输液泵、理疗仪等公用医疗器械一人一用一消毒。

(10) 一次性使用氧气湿化瓶和氧气管专人专用,应一次性使用。

(11) 复用氧气湿化瓶要一人一用一消毒。

(12) 急救车内喉镜、开口器、舌钳、重复使用简易呼吸气囊等用后送消毒供应中心集中清洗消毒,避污保存。

(13) 透析治疗室/区应达到GB 15982—2012《医院消毒卫生标准》中规定的Ⅲ类环境。

(十七) 水处理间与配液间管理规范

(1) 水处理间、配液间应授权封闭管理。

(2) 保持地面清洁、干燥,不得堆放杂物。

(3) 使用过的透析液桶、消毒液桶等置放在专门存放区,不能与未使用桶装液体混放。

(4) 各种水质监测工具应独立存放,保存完好,效期、功能状态正常。

(5) 透析浓缩液配制前,对透析干粉进行二人查对,现用现配。

(6) 水处理间与配液间应达到GB 15982—2012《医院消毒卫生标准》中规定的Ⅲ类环境。

(十八) 污物处理室防控管理

污物处理室是暂时存放医疗及生活废弃物的场所。

1. 医疗及生活废弃物的管理

各种医疗废弃物处理原则:第一时间、现场(透析治疗区)分类处理,封闭包装,封闭转运,严禁渗漏和遗撒,严禁锐器、生活与医疗废物混放。

(1) 透析穿刺针、注射针头等使用后应即刻放置专用锐器盒中。

(2) 治疗结束后应尽快将透析器膜内、膜外及管路内液体通过污水管道密闭排放。

(3) 透析器、管路及相关用毕的医疗用品（注射器、护理包、棉签、手套等）放于黄色医疗废物袋中。

(4) 生活废弃物品一律放置黑色垃圾袋中。

2. 污物处理室消毒及环境要求

(1) 污物处理室保持干净整齐，通风良好，无异味。

(2) 各种医疗、生活废弃物密闭存放，存放时间不能超过24h。

(3) 污物间台面、地面、门把手和保洁车等，每天至少消毒2遍，用含氯（500mg/L）消毒剂进行消毒。

（十九）洁具间防控管理

洁具间是存放各种保洁工具及其清洗、消毒的场所。

(1) 洁具间保持干净整齐，通风良好，无异味。

(2) 消毒剂应现用现配，监测有效浓度，记录翔实。

(3) 清洁用具应分区使用，各区域使用清洁用具分开放置，并在清洁用具上做清晰标识。

(4) 配置清洁区与污染区（含潜在感染风险区域）分开的水池和拖布清洗池，各区域使用清洁工具分别冲洗、消毒，分开干燥存放。

七十、血液透析室呼吸道传播疾病透析患者医院感染防控管理制度

（一）目的

为了完善医院血液透析患者院感防控管理，加强对呼吸道传播疾病的透析患者管理，特制定《血液透析室呼吸道传播疾病透析患者医院感染防控管理制度》。

（二）适用范围

(1) 血液透析室（以下简称血透室）。

(2) 其他科室进行血液透析及血液滤过操作参照本制度执行。

（三）参考文件

(1)《血液净化标准操作规程（2021版）》、WS/T 313—2019《医务人员手卫生规范》、WS/T 311—2023《医院隔离技术标准》、WS/T 367—2012《医疗机构消毒技术规范》、WS/T 511—2016《经空气传播疾病医院感染预防与控制规范》等相关法律法规。

(2) 国家、省、市等上级部门指导意见。

(3) 结合医院实际情况。

（四）管理规定

1. 患者及家属管理

(1) 呼吸道传播疾病疫情期间应按照市、区等上级部门管理要求，患者及家属做好交通工具和活动轨迹管理。

(2) 呼吸道传播疾病疫情期间患者每次透析前必须提供呼吸道疾病阴性报告，同时透析前进行相关抗原检测，抗原阴性方可以接诊患者；原则上禁止家属进入透析区，安排在独立

等候区等候，若必须进入的，进入前必须进行呼吸道疾病相关指标检测，阴性方可以允许进入。

（3）若疑似呼吸道传播疾病患者，需要转至发热门诊排查，排除后可以进入透析区正常透析；若诊断患有呼吸道传播疾病，则安置在阳性区进行透析或连续性肾脏替代治疗（CRRT）。

（4）若多个患者均诊断同一类型的呼吸道传播疾病，可以将阳性患者调整到一个班次，可以在每天末次班次结束后透析，固定透析机，保证透析时不与其他患者有交集，结束后透析治疗间应终末消毒；若为不同的呼吸道传播疾病患者，应分别隔离透析。

（5）在血液透析期间，若病情允许应全程佩戴符合要求的医用口罩。

（6）医护人员负责宣教患者及家属手卫生及咳嗽礼仪，患者及家属进出血液透析室及更衣前后应洗手，家属在等候区戴好口罩、不聚集、不近距离交谈。

（7）嘱患者透析期间尽量不进食。

（8）若家属疑似或确诊为呼吸道传播疾病，禁止进入透析区，建议更换家属。

2. 岗位人员管理

（1）固定岗位管理：对工作人员实行名单管理，应完成相关疫苗全程接种及加强针接种。

（2）固定人员管理：阳性区安排固定人员，减少接触人员，加强固定人员健康管理。

（3）操作流程规范化：制定人员防护、医疗废物、消毒处理的操作流程制度，定期组织专业培训，督促相关工作人员加强规范操作、养成良好卫生习惯、严格防护措施，尤其在患者上下机过程中必须严格落实个人防护。

（4）严格落实人员健康监测：在岗人员实行每日健康监测；离岗人员（指不再从事本项工作的人员），应该自离岗日继续健康监测直至离岗后14d。在健康监测期间内一旦出现相关症状，需立即向科室/部门负责人报告，并及时到发热门诊排查和开展呼吸道传播疾病相关指标检测，排查时应告知本人所从事的职业。

（5）做好个人防护：上岗期间需正确佩戴帽子、医用防护口罩、隔离衣、防护面屏/护目镜、手套、靴套，根据操作风险，增加防护服和靴套，注意穿脱环节的手卫生，避免用污染的手触摸口、眼、鼻。在固定区域规范穿脱防护用品，原则上医用防护口罩佩戴时间不超过4h，口罩潮湿、脏污、变形、损坏或异味时应立即更换；更换口罩时应同时更换全部防护用品。重复使用的护目镜每次使用后，及时进行消毒干燥备用，可用含有效氯1000mg/L消毒剂或1000～2000mg/L的季铵盐类消毒液浸泡30min消毒。

3. 消毒隔离管理

（1）使用新风系统装置，加强清洁消毒，在患者透析期间增加换气频率。

（2）每日治疗结束后开窗通风至少30min后进行空气消毒，做好监测及消毒记录。

（3）环境物体表面和地面的消毒严格按照《医院消毒管理制度》进行，尤其是门把手、机器、床、餐桌等高频接触的物体表面和地面的消毒，采用含有效氯1000mg/L的消毒液彻底擦拭消毒，并做好记录。

（4）机器、床、餐桌等物体表面及地面如被患者血液、排泄物、分泌物、呕吐物等污染，先用吸湿材料如纸巾去除可见的污染，再用含有效氯2000mg/L消毒液擦拭消毒，终末消毒应做好记录。

（5）家属等候区应在家属离开后进行终末消毒。

（6）原则上使用一次性诊疗物品或器械，必须复用的诊疗物品或器械，应专患专用，做好标识。使用后立即消毒，必要时灭菌。固定存放容器，容器应密闭，每天擦拭消毒。

4. 医疗废物管理

严格按照《医疗废物管理条例》和《医疗卫生机构医疗废物管理办法》有关规定处置和管理医疗废物，参照发热门诊或发热病房医疗废物管理原则，做好标识，双层分层密闭打包，外喷消毒液或加套一层医疗废物袋运送至医疗废物暂存处固定区域。强化口罩、帽子、手套等用物使用后作为医疗废物管理，集中处置，杜绝二次污染。

七十一、新生儿科医院感染管理制度

（一）目的

为了加强新生儿病房医院感染管理，降低新生儿医院感染发生率，杜绝新生儿医院感染暴发事件，特制定《新生儿科医院感染管理制度》。

（二）适用范围

（1）新生儿科。

（2）新生儿科在遵照执行《病区医院感染管理制度》基础上，执行本制度。

（三）参考文件

（1）《新生儿病室建设与管理指南（试行）》（卫医政发〔2009〕123号）、《医疗机构新生儿安全管理制度（试行）》（国卫办医发〔2014〕21号）、《危重孕产妇和新生儿救治中心建设与管理指南》（国家卫生计生委办公厅，2017年12月8日）、T/NAHIEM 87—2023《新生儿病房建设与设备配置标准》、GB 15982—2012《医院消毒卫生标准》、WS/T 512—2016《医疗机构环境表面清洁与消毒管理规范》、WS/T 368—2012《医院空气净化管理规范》、WS/T 510—2016《病区医院感染管理规范》、WS/T 312—2023《医院感染监测标准》、《国家卫生健康委办公厅〈关于进一步加强医疗机构感染预防与控制工作〉的通知》（国卫办医函〔2019〕480号）等相关法律法规。

（2）国家、省、市等上级部门指导意见。

（3）结合医院实际情况。

（四）定义

1. 新生儿

娩出母体并自脐带结扎起，至出生后未满28d的婴儿。

2. 新生儿病房

收治患病新生儿住院的病房。

（五）基本要求

（1）新生儿科应建立由科主任、护士长与兼职感控人员等组成的医院感染管理小组，全面负责科室医院感染管理工作，小组成员宜为科室内相对固定人员，成员应包括医师和护士及其他相关人员，医师应具有主治医师以上职称，医院感染管理小组内成员职责清晰、分工明确。

（2）科室医院感染管理小组应结合新生儿诊疗护理工作的特点，开展医院感染管理工作，制定内部管理制度流程并监督落实，制定新生儿病房医院感染暴发等应急处置预案并组织演练。

（3）科室医院感染管理小组应参照 WS/T 312—2023《医院感染监测标准》建立新生儿病房医院感染监控和报告制度和流程，对监测发现的医院感染病例应主动上报，同时建立并落实感控风险评估制度，及时进行感控个案分析及病房内部感控风险评估，及时发现医院感染的危险因素，通过改进流程等措施，预防新生儿医院感染聚集及暴发。

（4）科室医院感染管理小组应结合本科室新生儿医院感染病例的特点，如主要病原体、感染部位、主要侵入操作类型和多重耐药菌感染类型等，制定相应的医院感染预防与控制措施及流程，并严格落实。

（5）科室医院感染管理小组应当根据 WS/T 512—2016《医疗机构环境表面清洁与消毒管理规范》、WS/T 368—2012《医院空气净化管理规范》建立新生儿病房环境清洁消毒制度及流程，并按照 GB 15982—2012《医院消毒卫生标准》中Ⅱ类环境的卫生标准，监测环境卫生清洁消毒效果。

（6）科室医院感染管理小组应结合本科室医院感染管理工作中发现的薄弱环节，定期（每月）对本科室全体工作人员（包括保洁员、配餐员等辅助工作人员）及轮转实习生、研究生、规培生、进修生等人员进行标准预防、隔离、清洁消毒、手卫生、个人防护、多重耐药菌防控等医院感染相关知识和技能培训及考核。

（7）科室医院感染管理小组应引导科室内全体工作人员践行"人人都是感控实践者"的理念，将感控理念和要求融入诊疗活动全过程、全环节、全要素之中。

（8）科室医院感染管理小组应配合医院感染管理委员会、医院感染管理部门对本科室医院感染管理工作的监督、指导与反馈，落实医院感染管理相关改进措施，评价改进效果，做好相应记录。

（六）建筑布局、必要设施的医院感染管理要求

（1）新生儿病房功能区应包括医疗区、医疗辅助区、办公生活区等。

（2）新生儿病房的分区应做到布局流程合理，洁污分区明确，标识正确清晰，各自独立且联系便利。

（3）新生儿病房床位空间应当满足患儿医疗救治和医院感染控制的需要。无陪护病房每床净建筑面积为抢救单元≥$6m^2$，其他床位≥$3m^2$；床间距应>1m。有陪护病房或家庭参与式病房每床净使用面积不低于 $12m^2$。

（4）新生儿病房应当配备必要的清洁和消毒设施；手卫生设施应当符合《医务人员手卫生规范》的要求，每个房间内至少设置1套洗手设施，包括洗手池、非手触式水龙头、清洁剂、干手设施和洗手流程图等，每床配备速干手消毒剂。

（5）新生儿病房装饰应遵循不产尘、不积尘、耐腐蚀、防潮防霉、防静电、容易清洁和消毒的原则。

（6）不应在新生儿病房室内摆放干花、鲜花或盆栽植物。

（七）器械、器具及物品的医院感染管理要求

（1）手术使用的医疗器械、器具及物品必须达到灭菌标准。

（2）一次性使用的医疗器械、器具应当符合国家有关规定，不得重复使用。

（3）呼吸机湿化瓶、氧气湿化瓶、吸痰瓶应当每日更换清洗消毒，呼吸机管路消毒按照有关规定执行。

（4）蓝光箱和暖箱应当每日清洁并更换湿化液，一人用后一消毒。同一患儿长期连续使用暖箱和蓝光箱时，应当每周消毒一次，用后终末消毒。

（5）接触患儿皮肤、黏膜的器械、器具及物品应当一人一用一消毒，如雾化吸入器、面罩、氧气管、体温表、吸痰管、浴巾、浴垫等。

（6）患儿使用后的奶嘴用清水清洗干净，高温或微波消毒；奶瓶由配奶室统一回收清洗、高温或高压消毒；盛放奶瓶的容器每日必须清洁消毒；保存奶制品的冰箱要定期清洁与消毒。

（7）新生儿使用的被服、衣物等应当保持清洁，每日至少更换1次，污染后及时更换。患儿出院后床单元要进行终末消毒。

（八）工作人员的基本医院感染管理要求

（1）工作人员进入工作区应当更换（室内）工作服、工作鞋。在诊疗过程中应当实施标准预防，并严格执行无菌操作技术和手卫生规范。

（2）医务人员在诊疗与护理操作时应当按照"先早产儿后足月儿、先非感染性患儿后感染性患儿"的原则进行。每接触一次患儿后需洗手方可接触下一名患儿。发现特殊或不明原因感染患儿时，应当严格按照WST 311—2023《医院隔离技术标准》，实施隔离措施。

（3）医务人员发现有医院感染聚集性趋势时，应当立即报告并开展调查，根据调查结果采取切实可行的控制措施，预防医院感染暴发。

（九）配奶间的基本医院感染管理要求

（1）新生儿配奶间应当由专门人员管理，并保持清洁、干净，定期消毒。

（2）按无菌操作要求进行母乳收集和储存。配奶工作应当由经过培训的工作人员负责，并严格手卫生，认真执行配奶流程、奶瓶奶嘴清洗消毒流程等。

（3）配奶应当现配现用，剩余奶液不得再用。

（十）新生儿沐浴间的基本医院感染管理要求

（1）新生儿沐浴间应当保持清洁，定期消毒，适时开窗通风，保持空气清新。

（2）工作人员应当严格手卫生，并按照新生儿沐浴流程，采用淋浴方式对新生儿进行沐浴；沐浴物品专人专用。

（3）新生儿沐浴前后应当放置在不同的区域。

（十一）医疗废物的管理要求

医疗废物管理应当按照《医疗废物管理条例》《医疗卫生机构医疗废物管理办法》及《医疗废物分类目录（2021年版）》的有关规定进行处置。

七十二、产房医院感染管理制度

（一）目的

为了加强产房医院感染防控能力水平，降低院内感染发生，特制定《产房医院感染管理制度》。

（二）适用范围

医院产房、家庭式产房、待产室、分娩室。

（三）参考文件

(1) WS/T 823—2023《产房医院感染预防与控制标准》、WS 310.1—2016《医院消毒供应中心 第1部分：管理规范》、WS 310.2—2016《医院消毒供应中心 第2部分：清洗消毒及灭菌技术操作规范》、WS 310.3—2016《医院消毒供应中心 第3部分：清洗消毒及灭菌效果监测标准》、WS/T 313—2019《医务人员手卫生规范》、WS/T 367—2012《医疗机构消毒技术规范》、GB 15982—2012《医院消毒卫生标准》、WS/T 524—2016《医院感染暴发控制指南》、WS/T 368《医院空气净化管理规范》、WS/T 512—2016《医疗机构环境表面清洁与消毒管理规范》、WS/T 312—2023《医院感染监测标准》、WS/T 311—2023《医院隔离技术标准》、WS/T 511—2016《经空气传播疾病医院感染预防与控制规范》、WS/T 508—2016《医院医用织物洗涤消毒技术规范》等相关法律法规。

(2) 国家、省、市等上级部门指导意见。

(3) 结合医院实际情况。

（四）定义

1. 产房

孕产妇阴道分娩时进行医疗观察和处理的区域，从感染预防控制上分为限制区、半限制区和非限制区，从功能上分为工作区域和辅助区域。

2. 待产室

为孕产妇待产过程中进行医疗观察和处理的房间。

3. 分娩室

孕产妇完成阴道分娩接产的房间。

4. 家庭式产房

位于产房内，为孕产妇提供阴道分娩医疗观察和处理，实施以家庭为中心提供分娩服务的相对独立的房间或区域。

（五）医院感染预防与控制的基本要求

(1) 应在医院感染管理部门的指导下，建立由科主任、护士长与兼职感控人员等组成的产房医院感染管理小组，科主任为第一责任人，全面负责产房医院感染管理工作。

(2) 应制定并不断完善产房医院感染管理相关规章制度，并落实于诊疗、护理工作实践中。

(3) 应制定产房传染病（尤其是呼吸道传染病）疑似或确诊患者接诊的应急预案，有相应的处置流程。

(4) 储备相应的防护用品、隔离标识等，留有相应的腾挪空间，有相关人员知晓并能定期演练和不断完善流程。

(5) 医务管理部门、护理管理部门及医院感染管理部门应对产房医院感染防控措施落实情况至少每季度进行指导和督查，做好相关记录，对督查结果及时总结、分析与反馈，持续质量改进。

(6) 科室应根据产房感染特点建立人员岗位培训和继续教育制度，至少每季度开展1次培训。产房内所有工作人员应接受感染防控相关知识和技能的培训与考核。

(7) 抗菌药物的管理和使用应遵循《抗菌药物临床应用管理办法》《抗菌药物临床应用指导原则（2015版）》。

（8）科室应制定并完善医院感染和传染病的报告与监测制度，配合医院感染管理部门和新生儿科，开展孕产妇及新生儿医院感染监测与流行病学调查工作。

（9）家庭式产房的医院感染预防与控制规范除符合产房的基本要求外，还应符合 WS/T 823—2023 附录 A 的要求。

（六）建筑布局、必要设施及管理要求

（1）产房宜位于邻近产科病房、新生儿科和产科手术室的区域。

（2）产房从功能上分为工作区域和辅助区域。工作区域包括孕产妇接收区、待产室、分娩室、办公室、治疗室、无菌物品存放室等。辅助区域包括更衣室、值班室等。

（3）待产室、分娩室和办公室等工作区域宜采用自然通风，采光良好。还可选用安装空气净化消毒装置的集中空调通风系统、空气洁净技术、空气消毒器、紫外线灯等净化空气。

（4）分娩室设空调系统时，宜采用可全新风运行的空调系统。

（5）用于空气隔离的房间应采用独立的新风空调系统。

（6）每间分娩室宜放置单张产床。

（7）单间分娩室面积至少 $25m^2$，分娩室放置多张产床时，每张产床使用面积至少为 $20m^2$。

（8）两张产床之间应至少相距 1m，并设置可擦拭隔挡，隔挡高度≥1.8m。

（9）分娩室温度宜保持 24～26℃，相对湿度 30%～60%；无菌物品存放室温湿度符合 WS 310.2 要求。

（10）用于隔离的房间应配备独立的卫生间。用于空气隔离的待产室、分娩室应满足洁污分明的要求，并在污染区和清洁区之间设置缓冲区。

（11）设备、设施应符合医疗机构感染防控要求，具体要求如下。

① 医疗设备的配置应满足基本医疗需求，如胎心监护仪、治疗车、婴幼儿电子秤、婴儿复苏设备、婴儿辐射保暖台和心电监护仪等，一人一用一清洁消毒后备用。

② 助产设施一人一用一清洁消毒。

③ 床单元保持清洁，定期消毒。

④ 手卫生设施应符合 WS/T 313—2019 的要求。产房区域应配置工作人员流动水洗手装置。外科手消毒区域应邻近分娩室，并应配置非手触式水龙头开关。

（12）待产室和分娩室宜采用自动门。

（13）墙壁、天花板、地面表面光滑无缝隙，便于清洁和消毒；分娩室内不设地漏。

（七）人员管理

（1）产房工作人员应掌握与自己岗位相适应的感染防控知识和技能，根据操作风险正确选择并使用个人防护用品，落实感染防控措施。

（2）产房应做好工作人员和陪产人员的健康监测属地化管理。工作人员应及时报告自己的异常健康状况，患有呼吸道感染、腹泻等感染性疾病的工作人员应暂停临床工作，避免直接接触孕产妇和新生儿，症状缓解并排除传染性疾病或传染病治愈后方可恢复临床工作。

（3）多重耐药菌管理参照国家相关规定执行，护理多重耐药菌感染或定植等接触隔离的孕产妇，人员相对固定。

（4）医务人员应严格执行陪产管理制度，向孕产妇和陪产人员宣讲感染防控的相关规定。患有呼吸道感染、腹泻等感染性疾病的人员不应陪产孕产妇。患有甲类传染病或按甲类管理传染病的孕产妇不应安排陪产人员。

（5）对孕产妇开展传染病症状监测和传染病（艾滋病、梅毒、乙型肝炎等）的筛查，对筛查出的孕产妇采取的感染防控措施，执行 WS/T 823—2023 的要求。

（6）在标准预防的基础上，根据孕产妇感染性疾病的特点和操作风险进行规范防护。一旦发生职业暴露，立即按规定处理、上报。

（八）物品管理

（1）应配置数量充足、方便取用的医疗、卫生用品。物品的使用应符合 WS/T 367—2012 和 WS 310.2—2016 的要求。

（2）一次性使用的医疗、卫生用品应在有效期内一次性使用。

（3）重复使用的诊疗器械、器具和物品应遵循 WS 310.1—2016、WS 310.2—2016、WS 310.3—2016 的要求进行清洗、消毒或灭菌。

（4）应配置专门的储物柜或储物架放置清洗消毒或灭菌后的诊疗器械、器具和物品。清洁的物品、消毒后的物品与灭菌后的物品应分柜、分架或分层放置。

（5）消毒产品的选择和使用应遵循产品使用说明书，并符合国家相关规定。

（6）孕产妇、新生儿的个人生活用品应个人专用，重复使用的治疗和护理用品应一人一用一消毒或一人一用一灭菌。

（九）医院感染监测与报告

（1）应遵循 WS/T 312—2023 的要求开展孕产妇及新生儿医院感染监测。

（2）应每季度对物体表面、工作人员手和空气进行清洁消毒效果监测，当怀疑医院感染暴发、产房新建或改建以及环境的消毒方法改变时，应随时进行监测，采样方法及判断标准应遵循 GB 15982—2012。

（3）疑似或确认的医院感染暴发的报告和调查应遵循 WS/T 524—2016。

（十）医院感染预防与控制措施

（1）空气净化应符合 WS/T 368—2012 的要求。

（2）环境物体表面应保持清洁、干燥，遇污染应及时清洁与消毒。清洁与消毒方法遵循 WS/T 512—2016 和 WS/T 367—2012 要求执行，并定期监测。产床应一人一用一清洁消毒，直接接触母婴的用品（瑜伽球等）均应一人一用一清洁消毒。隔挡定期清洁消毒，遇可见污染时应及时清洁消毒。

（3）工作人员手卫生应符合 WS/T 313—2019 的要求，并应定期进行工作人员手卫生依从性的监测与反馈。

（4）工作人员刷手服应集中清洗消毒，一人一天一换，遇污染时及时更换。

（5）产房专用鞋应能遮盖足面，保持清洁干燥，每日清洁或消毒，遇污染及时更换。

（6）阴道检查与宫腔操作应符合以下要求。

① 阴道检查应洗手或执行卫生手消毒，戴无菌手套；摘手套后进行手卫生。

② 人工破膜及宫腔填塞、接产、手取胎盘、产后刮宫等宫腔操作前应严格执行外科手消毒，穿无菌手术衣，戴无菌手套；摘手套后进行手卫生。

③ 宜使用防渗透无菌手术衣，手术衣不能防渗透的宜在外科手消毒前穿防渗透围裙。

④ 无菌手术衣和防渗透围裙应一人一用一换。

（7）对来院疑似或确诊的传染性疾病以及多重耐药菌感染或定植的孕产妇，应根据其传播途径，在标准预防的基础上，做好隔离待产和隔离分娩，要求如下。

① 隔离标识应明显清晰。

② 用于隔离待产的房间，应配置医用外科口罩、医用防护口罩、清洁手套、无菌手套、隔离衣等。

③ 用于隔离分娩的房间，应配置医用外科口罩、医用防护口罩、无菌手套、隔离衣、一次性防水围裙、护目镜/防护面屏、防水鞋套、防护服等。

④ 用于隔离房间内的设备设施应专用。

⑤ 孕产妇的隔离及医护人员的防护措施应符合 WS/T 311—2023 和/或 WS/T 511—2016 的要求。

⑥ 孕产妇离开房间后，应对房间进行终末消毒。

（8）新生儿在产房内的医院感染预防与控制应符合以下要求。

① 评估新生儿医院感染的高风险因素，针对高风险因素（如体重极低或超低、胎龄小于37周等）制订相应措施。

② 新生儿使用的被服、衣物等应清洁，污染后及时更换。

③ 断脐用器械应专用。

④ 接触新生儿皮肤、黏膜的器械、器具或物品应一人一用一清洁消毒或一人一用一清洁消毒与灭菌。用于新生儿的吸耳球、吸痰管、气管插管导管等应一次性使用。婴儿辐射保暖台、吸引器、吸引瓶及吸引管等可重复使用的设备，每次使用后均应清洁后消毒或灭菌。

⑤ 脐静脉插管等血管导管相关操作应符合《血管导管相关感染预防与控制指南（2021版）》的要求。

⑥ 疑似或确诊多重耐药菌感染的产妇，母乳喂养前应严格进行手卫生和相应的隔离措施。产房工作人员应告知新生儿接收单位。

⑦ 可疑宫内感染时，应进行病原学检测。

（9）家庭式产房医院感染预防与控制应符合以下要求。

① 宜设于产房的一侧。

② 产房内分区相对独立，宜划分为临床诊疗区、临床辅助区和家庭区。临床诊疗区应放置多功能产床。便捷的非手触式洗手装置宜设置在临床诊疗区或临床辅助区。

③ 产房内面积不小于 $28m^2$，内设独立的卫生间（含浴室）。多功能产床床尾距墙应不小于 1.2m，床两侧空间应不小于 1.5m。

④ 产房内温度宜 24~26℃，相对湿度 30%~60%。

⑤ 应配备方便取用的速干手消毒剂。

⑥ 生活设施、装饰装修应便于清洁消毒。

⑦ 新生儿沐浴用品应个人专用。重复使用的被服和衣物应清洁消毒后使用，处置应符合 WS/T 508—2016 的要求。

⑧ 孕产妇离开后，应对家庭式产房进行终末消毒。

（十一）医疗废物的管理与处置

（1）医疗废物的管理应遵循《医疗废物管理条例》和相关配套文件的要求。

（2）隔离管理的孕产妇产生的医疗废物应当使用双层包装袋，采用鹅颈结式封口，分层封扎并及时密封。甲类或按甲类管理传染病孕产妇产生的所有废物均属于医疗废物。包装袋外做好标识并做好交接登记。

(3) 16周胎龄以下或重量不足500g的胚胎组织等按病理性医疗废物管理。

(4) 产妇分娩后胎盘应归产妇所有。确诊、疑似传染病产妇或携带传染病病原体产妇的胎盘应按照病理性医疗废物管理，使用双层包装袋盛装，并记录。

七十三、人流室医院感染管理制度

(一) 目的

为了加强人流室医院感染管理，降低感染风险，特制定《人流室医院感染管理制度》。

(二) 适用范围

人流室。

(三) 参考文件

(1)《国家卫生计生委办公厅关于印发〈基层医疗机构医院感染管理基本要求〉的通知》（国卫办医发〔2013〕40号）、WS/T 313—2019《医务人员手卫生规范》、WS/T 311—2023《医院隔离技术标准》、WS/T 367—2012《医疗机构消毒技术规范》、WS/T 511—2016《经空气传播疾病医院感染预防与控制规范》等相关法律法规。

(2) 国家、省、市等上级部门指导意见。

(3) 结合医院实际情况。

(四) 管理规定

(1) 人流室归属妇科属地化管理，在《病区医院感染管理制度》基础上执行本制度。

(2) 人流室同时应执行《门、急诊医院感染管理制度》和《手术（部）室医院感染管理制度》。

(3) 人员管理

① 医务人员应严格执行手卫生制度。手术前，认真洗手并进行外科手消毒，戴医用外科口罩、帽子和无菌手套，穿隔离衣。

② 连续进行人流手术操作的医生，如手部无可见污染，连台间先摘掉污染的手套，外科手消毒后更换新的无菌手套；如手部有可见污染物，需重新进行洗手及外科手消毒。

③ 如为传染病患者或其他需采取隔离措施的患者进行手术时，工作人员应针对疾病的传播途径，采取适宜有效的防护措施。

(4) 环境管理

① 布局合理，符合功能流程和洁污区域分开的原则。应设手术室、准备室、更衣室、术后观察室和污物间。人流室使用面积不少于$20m^2$。

② 建筑材料应满足易清洁、耐腐蚀的要求。

③ 手卫生设施符合要求，配备外科手消毒设施。

(5) 消毒隔离

① 室内应保持清洁、空气清新。选用适当的空气净化方法进行消毒，每日1~2次。

② 在无明显污染情况下，物体表面采取湿式擦拭，每日1~2次，地面每日湿式拖擦2次，必要时加入清洁剂。

③ 每周对室内外环境卫生进行彻底清洁，按照产品说明书对空气净化设施进行清洁维护。

④ 术中被手术患者血液或体液污染的物体表面和地面，应先去除污染，再进行清洁与消毒。

⑤ 负压吸管应做到一人一用一灭菌。负压引流瓶应做到一人一用一清洗消毒，达到中等以上消毒水平。

⑥ 窥器应一次性使用或一人一用一灭菌。

⑦ 医疗废物分类收集，人流组织按病理性废物处置。

七十四、消毒供应中心医院感染管理制度

（一）目的

为了加强消毒供应中心医院感染防控管理，降低医院感染发生风险，特制定《消毒供应中心医院感染管理制度》。

（二）适用范围

（1）消毒供应中心（以下简称供应室）。

（2）自行医疗器械清洗、消毒、灭菌的科室参照执行。

（三）参考文件

（1）WS 310.1—2016《医院消毒供应中心　第1部分：管理规范》、WS 310.2—2016《医院消毒供应中心　第2部分：清洗消毒及灭菌技术操作规范》、WS 310.3—2016《医院消毒供应中心　第3部分：清洗消毒及灭菌效果监测标准》、WS/T 367—2012《医疗机构消毒技术规范》、WS/T 512—2016《医疗机构环境表面清洁与消毒管理规范》、WS/T 311—2023《医院隔离技术标准》等相关法律法规。

（2）国家、省、市等上级部门指导意见。

（3）结合医院实际情况。

（四）管理要求

1. 科室医院感染管理小组

（1）要求：应建立职责明确的科室医院感染管理小组，负责供应室医院感染管理工作，小组人员职责明确，并落实。按时完成科室医院感染管理小组工作手册。

（2）人员构成

① 供应室负责人为科室医院感染管理第一责任人，即为科室医院感染管理小组组长，另设置感控督导员。

② 医院感染管理小组人员宜为供应室内相对固定人员。

（3）职责

① 医院感染管理小组负责供应室医院感染管理的各项工作，结合科室医院感染防控工作特点，制定相应的医院感染管理制度，并组织实施。

② 根据供应室工作特点，如器械去污处理环节、灭菌环节等，制定相应的医院感染预防与控制措施及流程，并组织落实。

③ 定期对科室医院感染监测、防控工作的落实情况进行自查、分析，发现问题及时改进，并做好相应记录。

④ 负责组织科室工作人员进行医院感染管理知识和技能的培训考核及职业暴露等应急演练。

⑤ 接受医院对科室医院感染管理工作的监督、检查与指导，落实医院感染管理相关改进措施，评价改进效果，做好相应记录。

2. 工作人员

（1）上岗前应参加供应室相关规范培训，在岗期间应积极参加医院感染管理相关知识和技能的培训，熟练掌握医院感染爆发、职业暴露等各项应急预案、处理流程等。其中消毒员应定期参加市级培训，获得培训合格证方可上岗。

（2）应遵守标准预防的原则，落实标准预防的具体措施，手卫生应遵循《医务人员手卫生管理制度》的要求；隔离工作应遵循《医院隔离管理制度》的要求；消毒灭菌工作应遵循《医院消毒管理制度》的要求。

（3）应遵循医院及本科室医院感染相关规章制度。

（4）应开展医院感染的监测，按照医院的要求进行报告。

（5）应了解本科室、本专业相关医院感染风险，包括器械清洗、消毒、灭菌处理流程等。

（6）保洁员、保安等第三方物业人员应掌握与本职工作相关的清洁、消毒、防护等知识和技能。

（7）进入消毒供应室的人员必须更换专用工作衣、鞋、帽；进入工作区，应着相应区域专用服装和防护用品；外出时必须更换外出服及外出鞋。

（8）定期进行健康体检，必要时进行预防接种。

3. 教育与培训

（1）科室医院感染管理小组应定期组织本科室医务人员学习医院感染管理相关知识，并做好考核。

（2）科室医院感染管理小组应定期考核保洁员的医院感染管理相关知识，如清洁与消毒、手卫生、个人防护等，并根据其知识掌握情况开展相应的培训与指导。

（3）科室医院感染管理小组应对外来器械及植入物厂家相关人员进行医院感染管理相关要求的宣传及教育。

4. 环境管理

（1）布局合理，流程符合功能要求，工作区设去污区、检查包装灭菌区、无菌物品存放区，各区域间有实际屏障，并设缓冲间。

（2）内部通风、采光良好，空气流向由洁到污，温度、湿度、机械通风的换气次数应达到 WS 310.1—2016《医院消毒供应中心 第1部分：管理规范》、WS 310.2—2016《医院消毒供应中心 第2部分：清洗消毒及灭菌技术操作规范》、WS 310.3—2016《医院消毒供应中心 第3部分：清洗消毒及灭菌效果监测标准》的要求。

（3）工作区地面、墙面、物体表面保持清洁无尘，每日用清水擦拭；如有污染随时擦拭消毒。

（4）不同区域及不同工作用房的清洁、消毒物品应当分开使用。用于清洁、消毒的拖布、抹布应当是不易掉纤维的织物材料。

（5）下收、下送车"污"、"洁"分开使用、标记明显，工作完毕清洁与消毒。

（6）配备足够的手卫生设施，使用非手接触式水龙头，工作区内配备速干手消毒剂。

5. 物品回收、分类

（1）工作人员回收可重复使用后的医疗器械时，应做好个人防护，戴口罩、帽子、手套。供应中心物品交换清单记录回收日期、科室、物品名称、数量等。

（2）按照规定的路线由专人用污物回收车或密闭容器等进行回收；用具每日清洁、消毒后备用。

（3）分类应在去污区的分类台上进行，不得出现洁污交叉或物品逆流。及时更换手套，洗手或手消毒。

（4）回收或接收被朊病毒、气性坏疽及突发原因不明的传染病病原体污染的诊疗器械、器具和物品，应双层包装，严格按照 WS/T 367—2012《医疗机构消毒技术规范》的有关规定做特殊处理。其余污染物品按常规流程处理。

（5）卸载污染器械、物品后，应及时对回收箱及回收车进行清洗、消毒、干燥保存备用。每次污染器械清点后应及时清洗消毒分类台。

（6）每日工作结束前及时清洁消毒地面，清洗结束后应对清洗设备及区域内物品进行清洁和消毒。

（7）人员离开去污区必须洗手，脱防护用品后进入缓冲间换鞋，再次洗手方可离开。

（8）有明确的质量管理和监测措施，对购进的原材料、消毒洗涤剂、试剂、设备、一次性使用无菌医疗用品等进行质量监督，杜绝不合格产品进入消毒供应室。对消毒剂的浓度、清洗用水的质量进行监测。

6. 物品清洗

（1）手工清洗

① 做好个人防护，戴防护手套、眼罩或面罩，穿防水衣或围裙，戴套袖、帽子，穿防护鞋。

② 在去污区专用的清洗池清洗，对于可拆卸的器械尽量拆开再冲洗。

③ 污染重或污染物已干的器械先用酶洗液浸泡 2min 以上后刷洗，仔细刷洗螺纹、缝隙等处。刷子须在水面下操作，以免水滴飞溅形成气溶胶污染环境。

④ 刷子的大小必须符合清洗器械的通道、零件、轴节和齿槽的尺寸。

⑤ 清洗剂应选用无泡或低泡型酶洗液，以免水下刷洗时操作人员的视线被挡住。

⑥ 手工清洗后用自来水漂洗，接着用软水漂洗。干燥后通过传递窗进入清洁包装区。

⑦ 清洗后摘下手套立即洗手。

（2）清洗机清洗：分类后的物品应放在清洗架上或篮筐内清洗，不得摞放，器械轴节必须充分打开，容器类物品放在专用冲洗架上清洗，器械表面和容器内面必须充分接触水流。

（3）超声波清洗：主要清洗细小管腔、针头和具较深沟槽的器械，清洗前用冲洗或擦拭的方法尽可能地将器械上大的污染物去除，清洗液要完全覆盖器械，清洗后的器械需漂洗和精洗，干燥后通过传递窗进入清洁包装区。

（4）清洗人员在去污区内操作时应严格执行标准预防措施。

（5）按照操作流程在指定范围内处理相关器械和物品，避免环境污染。

7. 器械质量检查

（1）目测：每日有专人在放大镜灯下检查器械清洗质量，登记，不合格器械重新清洗。

（2）护士长每月至少随机抽查 3~5 个待灭菌包内清洗物品的质量，并记录，不合格器械重新清洗。

（3）各类器械清洗后，烘干或擦干，禁止采用放置在空气中自然干燥的方法。

（4）器械须经过清洗消毒后方可进入检查包装及灭菌区。

（5）器械包装前应严格质检其洁净度，不合格物品必须重新去污处理方可打包。

8. 器械的包装

（1）包装前检查包布有无破洞，新包布使用前需洗涤去浆处理，重复使用的包布必须一用一清洗，干燥后利于蒸汽穿透。

（2）盘、盆、碗类物品，应单个包装，包装时应打开盖子，多个包装时，所有器皿的开口应朝向同一个方向；摆放时，器皿间用吸湿毛巾、纱布或医用吸水纸隔开，以利于蒸汽的穿透。

（3）需要拆卸的器械应拆卸，剪刀和血管钳等轴节类器械必须撑开；管腔类物品盘绕放置，不可打折，接头的开关应打开，保持管腔通畅，以利灭菌因子接触所有物体表。

（4）器械包的重量不得超过 7kg，敷料包重量不超过 5kg，脉动压力蒸汽灭菌器的物品包装体积不得超过 30cm×30cm×50cm。

（5）灭菌物品包必须包装严密，松紧适度，包外用化学指示胶带贴封，高度危险性物品包内放置化学指示卡。

（6）灭菌包外应注明物品名称、数量、灭菌日期、有效日期、打包人或代号、查对人或代号、灭菌器编号和批次。

9. 物品装载

（1）各类物品应按要求摆放，器械类包应平放，盆、盘、碗类物品应斜放或倒立，纺织类物品应竖放，自动启闭式筛孔容器应平放，并打开筛孔；玻璃瓶等底部无孔的器皿物品应倒立或侧放；灭菌包内容器开口应一致，以利于蒸汽进入和空气排出；灭菌包之间应间隔一定距离（≥2.5cm），以利蒸汽置换空气；物品不能接触灭菌器的内壁及门，以防止产生冷凝水。

（2）尽量将同类物品同锅灭菌，不同类物品同锅灭菌时，则以最难达到灭菌物品所需的温度和时间为准，纺织类物品应放在上层，金属类物品应放在下层。

（3）装载时消毒员记录灭菌时间、锅号、锅次、科室名称、灭菌包种类、数量等。

10. 无菌物品的卸载

（1）卸载时，首先清洁双手，从压力蒸汽灭菌器取出后的物品应放置于无菌物品储存区，远离空调或冷空气入口处冷却。物品没完全冷却前，不要放到冷的台面上，防止产生冷凝水，冷却过程中不得用手触碰灭菌物品。

（2）关闭启封式容器筛孔：检查包外化学指示胶带变色情况，未达到或有疑问时，应重新灭菌。

（3）检查灭菌包装的完整性、干燥情况，湿包和有明显水渍的包应视为灭菌失败。

（4）灭菌包掉落在地或误放不洁处，应视为污染。

11. 灭菌物品的储存管理

（1）灭菌物品存放区应由专人管理，按规定着装，并注意手的卫生，其他无关人员不得入内。

（2）所有灭菌物品存放前应仔细检查，符合要求才能进入灭菌物品存放区储存。

（3）灭菌物品应放在洁净的橱柜内或存放架上；存放架（橱）必须离地面 20～25cm，离天花板 50cm，离墙 5cm。

（4）灭菌物品存放区应清洁、干燥，温度应在 20～24℃，相对湿度 70%。

（5）灭菌物品分类放置、位置固定、标识清楚，按有效期顺序排列，严禁过期。

（6）灭菌物品存放的有效期：在温度 20～24℃、湿度低于 70% 的存放条件下，棉布包装材料的无菌物品有效期为 14d；未达到温湿度要求的为 7d；医用一次性纸袋包装的无菌物品有效期为 1 个月；纸塑包装、医用无纺布、一次性医用皱纹纸及硬质容器的无菌物品有效期为 6 个月。

(7) 一次性使用无菌医疗物品须去除外包装后方能进入无菌物品存放区；入库时检查并应记录入库日期、产品名称、规格、数量、生产厂家、生产批号、灭菌日期、失效日期等。

(8) 已灭菌物品不得与未灭菌物品混放。

12. 灭菌物品的发放

根据使用科室的需要，按照规定的路线由专人、封闭运送车或容器或加防尘罩进行发放，并做好发放时的记录，包括物品发放日期、科室、物品名称、规格、数量、发放者、接受者等内容，发放灭菌物品时应注意。

（1）发放前工作人员先洗手或手消毒，首先检查包装的完整性，包外化学指示胶带变色情况，有效期或是否湿包。有疑问时，应重新进行清洗包装和灭菌处理。

（2）发放灭菌物品的运送车、容器等工具应每日清洁，有污染时消毒干燥后备用。

（3）从灭菌物品存放区发出的物品不能再退回存放区，可暂存于无菌物品发放处，尽快发放。过期灭菌物品须从存放区取出，重新进行清洗包装和灭菌处理。

13. 监测

（1）压力蒸汽灭菌器三大监测

① 物理监测（工艺监测）：每锅进行，记录灭菌物品类别，连续记录灭菌温度、压力、时间等，应记录临界点的时间、温度与压力值。

② 化学监测：化学指示胶带；化学指示卡；B-D试验。

③ 生物监测：每周常规监测1次，移植物的灭菌每锅次进行生物监测，合格发放。采用嗜热脂肪杆菌芽孢对灭菌器的灭菌质量进行生物监测。

（2）环氧乙烷（EO）灭菌效果监测

① 每次灭菌均应进行程序监测。

② 每锅应做生物监测，采用枯草杆菌黑色变种芽孢（ATCC 9372）对环氧乙烷灭菌器的灭菌质量进行生物监测。

（3）过氧化氢低温等离子体灭菌器灭菌效果监测：生物监测每周至少1次。

（4）环境质量监测

① 每月进行空气、工作人员手、物体表面的细菌监测1次，有污染发生待监测合格方可使用。

② 质量标准：检查包装、灭菌区空气培养细菌数应≤$4CFU/cm^2$（5min·ϕ9cm 平皿），物体表面菌落数≤$10CFU/cm^2$，工作人员手的菌落数≤$10CFU/cm^2$；无菌存放区空气培养细菌数应≤$4CFU$/(5min·ϕ9cm 平皿)，物体表面菌落数≤$5CFU/cm^2$，工作人员手的菌落数≤$5CFU/cm^2$。

七十五、植入物及外来手术器械医院感染管理制度

（一）目的

为加强医院对外来手术器械（含植入物）管理，特制定《植入物及外来手术器械医院感染管理制度》。

（二）适用范围

所有外来器械，包括植入物。

（三）参考文件

（1）WS 310.1—2016《医院消毒供应中心　第 1 部分：管理规范》、WS 310.2—2016《医院消毒供应中心　第 2 部分：清洗消毒及灭菌技术操作规范》、WS 310.3—2016《医院消毒供应中心　第 3 部分：清洗消毒及灭菌效果监测标准》、《国家卫生健康委医政医管局关于加强医疗器械临床使用安全管理工作的函》（国卫医安全便函〔2022〕74 号）、《医疗器械临床使用管理办法》等相关法律法规。

（2）国家、省、市等上级部门指导意见。

（3）结合医院实际情况。

（四）定义

（1）外来手术器械主要是指由医疗器械生产厂家、公司租借或免费提供给医院可重复使用的医疗器械。

（2）植入物是指放置于外科操作造成的或者生理存在的体腔中，留存时间为 30d 或者以上的可植入型物品。

（五）管理规定

（1）所有外来手术器械及植入物的采购必须严格按照《医疗器械监督管理条例》《医疗器械临床使用安全管理规范（试行）》及医院招标管理程序进行，严禁临床科室擅自使用招标范围外的手术器械及产品。

（2）外来手术器械厂家经使用科室、采购办、物资办审核确认后应相对固定，便于使用和管理。外来手术器械必须证件齐全、资质合格，所有证件原件交物资科备案，复印件交使用科室存档。不得使用未经注册、过期失效或淘汰的医疗器械。

（3）所有外来手术器械（含非无菌植入物）必须在院消毒供应室集中清洗、消毒和灭菌后方可使用。手术室和手术科室一律不得使用未经院消毒供应室处理的外来手术器械，任何科室和个人如擅自使用，一经发现医院将严肃处理，手术室将负连带责任。

（4）定期由专业人员对手术医生、手术室护士进行外来手术器械使用的专业培训，以掌握器械的基本性能和操作方法。

（5）器械商管理

① 外来手术器械厂家或植入物厂家必须于规定时间内将器械送至消毒供应室，并提供详细的器械名称、数量、清洗消毒灭菌参数和注意事项，并负责对消毒供应中心人员进行培训。

② 器械商原则上不允许进入手术室，如为技术人员、必须现场指导器械使用时，应事先经过手术室、感控办培训后获得准入证方可进入手术室，准入证只能本人使用，不得转借他人。

③ 负责对手术医生、手术室人员、消毒供应室人员进行相关培训。

（6）使用外来器械的择期手术应提前制订手术计划，由手术医师通知相应供应商，于手术前 48h（急诊手术必须提前 4h）将器械送至消毒供应室，消毒供应室必须对外来手术器械及植入物进行规范的清洗、消毒、包装、灭菌、监测及发放。

（7）消毒供应室管理

① 严格交接手续，查对无误后进行器械登记，双方签字，记录完善，资料留存。对于生锈或缺损的器械不予清洗和消毒灭菌，严禁手术室使用。

② 消毒供应室接到器械后，按照厂家提供的参数进行清洗、消毒、灭菌处理，并进行

物理、化学、生物监测，待监测结果合格后方可发放手术室使用，记录翔实。

③ 建立规范的操作流程、质量控制和追溯机制，发现问题立即启动追溯系统。

④ 负责对使用后的外来器械进行清洗消毒，做好记录。

（8）手术室管理

① 手术室使用前，再次检查器械包的完整性，包内包外指示卡的情况是否符合灭菌要求，符合要求的才能使用。并保存灭菌指示卡于病历中，以备查验。

② 手术室应加强出入人员管理，外来器械跟台手术人员必须具有相应医学资质，经感控办及手术室培训考核合格，在感控办备案并发给准入证后方可进入手术室，并要在服装上与工作人员有明显区别。

③ 在植入物使用前，使用人员应严格核对，检查其包装的完好性、有效性、标识齐全清楚，方可使用。

④ 手术护士应接受培训，熟练掌握外来手术器械的操作配合方法。

⑤ 负责对外来器械跟台手术人员进行手术室基础专业相关知识培训及考核。

⑥ 建立外来器械目录与进出登记制度，与供应商、消毒供应室之间形成完善的交接流程。

⑦ 外来器械及植入物使用情况要能追溯，病例中留存相关证明资料。

⑧ 使用后的外来器械要返回消毒供应室消毒处理后方可由供应室取走。

（9）临床科室管理

① 使用外来器械的择期手术应提前制订手术计划，由手术医师通知相应供应商，于手术前48h（急诊手术必须提前4h）将器械送至消毒供应室。

② 手术医生应对植入物使用者进行密切观察，发生或可疑发生医院感染时，应及时向感控办报告。

（10）急诊手术须使用外来器械时，必须履行上述手续，手术室、消毒供应室和手术科室人员严格遵守本制度，并记录全面。否则后果自负。

（11）手术室或消毒供应室不负责保管厂家手术器械，手术结束，对器械进行初步处理后交于器械供应者并有交接手续。

七十六、麻醉科医院感染管理制度

（一）目的

为加强医院手术室管理及麻醉医院感染管理，特制定《麻醉科医院感染管理制度》。

（二）适用范围

麻醉科。

（三）参考文件

（1）《医院感染管理办法》、WS/T 313—2019《医务人员手卫生规范》、WS/T 311—2023《医院隔离技术标准》、WS/T 367—2012《医疗机构消毒技术规范》、《卫生部办公厅关于印发〈外科手术部位感染预防与控制技术指南（试行）〉等三个技术文件的通知》（卫办医政发〔2010〕187号）、《卫生部关于印发〈医院手术部（室）管理规范（试行）〉的通知》（卫医政发〔2009〕90号）等相关法律法规。

（2）国家、省、市等上级部门指导意见。

（3）结合医院实际情况。

（四）管理要求

1. 科室医院感染管理小组

（1）要求

应建立职责明确的科室医院感染管理小组，负责手术室及麻醉科医院感染管理工作，小组人员职责明确，并落实。按时完成科室医院感染管理小组工作手册。

（2）人员构成

① 麻醉科负责人为科室医院感染管理第一责任人，即为科室医院感染管理小组组长，护士长为副组长，另设置感控医生、感控护士及感控督导员。

② 医院感染管理小组人员包括麻醉医师和护士。

③ 医院感染管理小组人员宜为麻醉科内相对固定人员，医师宜具有主治医师以上职称。

（3）职责

① 医院感染管理小组负责手术室和麻醉科医院感染管理的各项工作，结合科室医院感染防控工作特点，制定相应的医院感染管理制度，并组织实施。

② 根据手术室主要医院感染特点，如医院感染的主要部位、主要病原体、主要侵袭性操作，制定相应的医院感染预防与控制措施及流程，并组织落实。

③ 配合医院感染管理部门进行手术室和麻醉的医院感染监测，并应定期对医院感染监测、防控工作的落实情况进行自查、分析，发现问题及时改进，并做好相应记录。

④ 负责组织科室工作人员进行医院感染管理知识和技能的培训考核及职业暴露等应急演练。

⑤ 接受医院对科室医院感染管理工作的监督、检查与指导，落实医院感染管理相关改进措施，评价改进效果，做好相应记录。

2. 工作人员

（1）应积极参加医院感染管理相关知识和技能的培训，熟练掌握医院感染暴发、职业暴露等各项应急预案、处理流程等。

（2）应遵守标准预防的原则，落实标准预防的具体措施，手卫生应遵循《医务人员手卫生管理制度》的要求；隔离工作应遵循《医院隔离管理制度》的要求；消毒灭菌工作应遵循《医院消毒管理制度》的要求。

（3）应遵循医院及本科室医院感染相关规章制度。

（4）应开展医院感染的监测，按照医院要求报告。

（5）应了解本科室、本专业相关医院感染特点，包括感染率、感染部位、感染病原体等情况。

（6）在从事无菌技术诊疗操作时，应遵守无菌技术操作规程。

（7）保洁员等第三方物业人员应掌握与本职工作相关的清洁、消毒、防护等知识和技能。

（8）工作人员每年体检，患有急性呼吸道传染病、腹泻感染性疾病时应避免直接接触患者。

3. 教育与培训

（1）科室医院感染管理小组应定期组织本科室医务人员学习医院感染管理相关知识，并做好考核。

（2）科室医院感染管理小组应定期考核保洁员的医院感染管理相关知识，如清洁与消毒、手卫生、个人防护等，并根据其知识掌握情况开展相应的培训与指导。

（3）科室医院感染管理小组应对手术患者及其他相关人员进行医院感染管理相关知识如手卫生、个人防护、隔离等的宣传及教育。

4. 麻醉环节相关防控要求

（1）麻醉师进入手术间前应洗手，更换手术衣裤、鞋、帽，戴口罩，外出时更换外出服及鞋等。

（2）麻醉操作前应使用快速手消毒剂消毒双手，必要时用消毒液刷手并戴无菌手套，严格执行各项无菌操作规则。

（3）麻醉监测系统、麻醉机及其他相关设备的表面应保持清洁。所有设备每次使用后，必须按规定或说明书进行清洗、消毒或灭菌。

（4）麻醉用具若复用，应在每次使用后清洗、消毒/灭菌、干燥，密闭保存备用，有标识。

（5）麻醉机应定期消毒，凡呼吸道感染的患者使用麻醉机应加用细菌过滤器，并在使用后立即进行麻醉机消毒，有记录。

（6）一次性物品应拆除外包装后方可放入手术间内。麻醉中使用的一次性麻醉器具（一次性喉镜、面罩、螺纹管）不得复用，用后按照医疗废物处置。

（7）麻醉用药以小包装为好，有开启时间，抽出的静脉药液 2h 内必须用于患者，否则弃去。

（8）严格执行无菌技术操作。

（9）麻醉复苏室应保持清洁、整齐，每床应配有快速手消毒剂。铺单应一患一更换。

（10）遇有特殊感染患者，麻醉人员严格执行标准预防，根据暴露风险选择额外预防，正确选择且规范穿脱防护用品。

七十七、介入导管室医院感染管理制度

（一）目的

为了加强介入导管室医院感染防控管理，降低医院感染发生风险，特制定《介入导管室医院感染管理制度》。

（二）适用范围

介入导管室（以下简称导管室）。

（三）参考文件

（1）WS/T 367—2012《医疗机构消毒技术规范》、WS/T 512—2016《医疗机构环境表面清洁与消毒管理规范》、WS/T 311—2023《医院隔离技术标准》、《卫生部办公厅关于印发〈外科手术部位感染预防与控制技术指南（试行）〉等三个技术文件的通知》（卫办医政发〔2010〕187 号）等相关法律法规。

（2）国家、省、市等上级部门指导意见。

（3）结合医院实际情况。

（四）管理要求

1. 科室医院感染管理小组

（1）要求

应建立职责明确的科室医院感染管理小组，负责导管室医院感染管理工作，小组人员职

责明确，并落实。按时完成科室医院感染管理小组工作手册。

（2）人员构成

① 导管室负责人为科室医院感染管理第一责任人，即为科室医院感染管理小组组长，另设置感控督导员。

② 医院感染管理小组人员宜为导管室内相对固定人员。

（3）职责

① 医院感染管理小组负责导管室医院感染管理的各项工作，结合科室医院感染防控工作特点，制定相应的医院感染管理制度，并组织实施。

② 根据导管室主要医院感染特点，如介入操作，制定相应的医院感染预防与控制措施及流程，并组织落实。

③ 定期对医院感染监测、防控工作的落实情况进行自查、分析，发现问题及时改进，并做好相应记录。

④ 负责组织科室工作人员进行医院感染管理知识和技能的培训考核及职业暴露等应急演练。

⑤ 接受医院对科室医院感染管理工作的监督、检查与指导，落实医院感染管理相关改进措施，评价改进效果，做好相应记录。

⑥ 协助疾控部完成放射线设备设施及环境的评估。

2. 工作人员

（1）应积极参加医院感染管理相关知识和技能的培训，熟练掌握医院感染暴发、职业暴露等各项应急预案、处理流程等。

（2）应遵守标准预防的原则，落实标准预防的具体措施，手卫生应遵循《医务人员手卫生管理制度》的要求；隔离工作应遵循《医院隔离管理制度》的要求；消毒灭菌工作应遵循《医院消毒管理制度》的要求。

（3）应遵循医院及本科室医院感染相关规章制度。

（4）应开展医院感染的监测，按照医院的要求进行报告。

（5）应了解本科室、本专业相关医院感染特点，包括感染率、感染部位、感染病原体等情况。

（6）在从事介入操作时，应遵守无菌技术操作规程。

（7）应遵循规范要求合理使用放射线防护用品并正确佩戴剂量计；定期完成工作人员体检。

（8）保洁员、保安等第三方物业人员应掌握与本职工作相关的清洁、消毒、防护等知识和技能。

（9）根据检查部位，为患者提供放射线防护用品。

3. 教育与培训

（1）科室医院感染管理小组应定期组织本科室医务人员学习医院感染管理相关知识，并做好考核。

（2）科室医院感染管理小组应定期考核保洁员的医院感染管理相关知识，如清洁与消毒、手卫生、个人防护等，并根据其知识掌握情况开展相应的培训与指导。

（3）科室医院感染管理小组应对患者、陪护及其他相关人员进行医院感染管理相关知识如手卫生、个人防护、隔离等的宣传及教育。

4. 布局设施

(1) 按照手术室要求划分区域，各区域之间有实际隔离屏障，标识明确。

(2) 划分医疗区和辅助区。医疗区包括手术间、监控操作室、无菌物品存放间、洗手间；辅助区包括更衣区、换鞋区、污洗区、值班室、办公室、库房等。

(3) 手卫生设施符合要求，配备外科手消毒设施。

(4) 配备放射线防护用品，如铅衣、铅帘、铅板等。

5. 消毒、隔离

(1) 工作人员进入手术间必须更换手术室衣裤、拖鞋、帽子和口罩，内衣、头发不得外漏。外出必须穿外出衣和鞋。

(2) 进入导管室必须更换拖鞋，严禁外人进入，控制人员流动，手术间严格控制入室人员，家属不得入内。

(3) 工作人员患呼吸道感染如必须进手术间时应戴双层口罩，面部、颈部和手有感染者不得进入手术间，私人物品不得放入手术间。

(4) 严格执行无菌操作原则及消毒、隔离制度，操作时禁止跨越无菌区，污染物品及时更换，保证周围环境无污染。手术器械及物品必须一人一用一消毒/灭菌。重复使用的各种器械、器具，集中在消毒供应室进行处置。

(5) 坚持每日的清洁制度，湿式擦洗，保持手术室地面、物品、机器清洁，无尘、无血迹，手术结束后及时清扫。每日对室内的回风口进行清洁和消毒。

(6) 手术间应有空气消毒设备，每日空气消毒至少2次，每次1h。

(7) 每日开始手术前和手术结束后，应对室内环境和物体表面进行清洁、消毒。连台手术之间必须进行空气环境物表消毒，达到消毒时间后方可进行下一台手术。

(8) 铅衣、铅帘等防护用品，应一用一清洁，有可见污染时进行消毒。

(9) 手术间的使用应按照先清洁手术后感染手术的顺序。感染性疾病患者的手术通知单上必须用红笔标注疾病名称，术中严格执行消毒隔离技术操作，手术结束后，对手术间进行终末消毒。

(10) 清洁工具分区使用，用后清洗、消毒、晾干备用。

(11) 手术间每周大扫除1次，地面、窗台等物体表面，用含有效氯500mg/L的消毒液擦拭，拖布和其他卫生用品分开并有明显标志，拖布洗净悬挂放置。

(12) 无菌物品与非无菌物品分开放置，标志清晰，无菌物品应有灭菌标记及灭菌时间，每日进行检查以防止过期，手术包内放指示剂。

(13) 无菌持物钳干式保存有效时间为4h，过期重新更换灭菌；碘伏及棉签缸每周更换2次。

(14) 医疗器械及引流瓶等使用后及时清洗、消毒、灭菌。术后房间物体表面进行擦拭消毒。

(15) 一次性器械禁止复用。每周检查一次性物品1次，防止过期物品出现。

(16) 医疗废物严格按《医院医疗废物处置与管理制度》分类收集，交接记录齐全。

七十八、输血科医院感染管理制度

(一) 目的

为了加强输血科医院感染防控管理，降低医院感染发生风险，特制定《输血科医院感染管理制度》。

（二）适用范围

输血科。

（三）参考文件

（1）WS/T 367—2012《医疗机构消毒技术规范》、WS/T 512—2016《医疗机构环境表面清洁与消毒管理规范》、WS/T 311—2023《医院隔离技术标准》等相关法律法规。

（2）国家、省、市等上级部门指导意见。

（3）结合医院实际情况。

（四）管理要求

1. 科室医院感染管理小组

（1）要求

应建立职责明确的科室医院感染管理小组，负责输血科医院感染管理工作，小组人员职责明确，并落实。按时完成科室医院感染管理小组工作手册。

（2）人员构成

① 输血科负责人为科室医院感染管理第一责任人，即为科室医院感染管理小组组长，另设置感控督导员。

② 医院感染管理小组人员宜为输血科内相对固定人员。

（3）职责

① 医院感染管理小组负责输血科医院感染管理的各项工作，结合科室医院感染防控工作特点，制定相应的医院感染管理制度，并组织实施。

② 根据输血科主要医院感染特点，如血液制品污染风险，制定相应的医院感染预防与控制措施及流程，并组织落实。

③ 定期对医院感染监测、防控工作的落实情况进行自查、分析，发现问题及时改进，并做好相应记录。

④ 负责组织科室工作人员进行医院感染管理知识和技能的培训考核及职业暴露等应急演练。

⑤ 接受医院对科室医院感染管理工作的监督、检查与指导，落实医院感染管理相关改进措施，评价改进效果，做好相应记录。

2. 工作人员

（1）应积极参加医院感染管理相关知识和技能的培训，熟练掌握医院感染暴发、职业暴露等各项应急预案、处理流程等。

（2）应遵守标准预防的原则，落实标准预防的具体措施，手卫生应遵循《医务人员手卫生管理制度》的要求；隔离工作应遵循《医院隔离管理制度》的要求；消毒灭菌工作应遵循《医院消毒管理制度》的要求。

（3）应遵循医院及本科室医院感染相关规章制度。

（4）应了解本科室、本专业相关医院感染风险，包括血制品污染、储血冰箱污染等风险。

（5）严格遵守无菌技术操作规程。

（6）应注射乙肝疫苗，检测乙肝抗体，并建立定期体检制度。

（7）非输血科工作人员，未经许可不得进入工作区。

3. 教育与培训

（1）科室医院感染管理小组应定期组织本科室医务人员学习医院感染管理相关知识，并做好考核。

（2）科室医院感染管理小组应定期组织科室人员进行职业暴露等应急演练。

4. 消毒隔离

（1）输血科周围无污染源（如传染病房、细菌室、卫生间），有储血室、配血室、发血室，储血房间每日进行空气消毒至少 2 次，每次 1h。各区洁净度的要求：血液的储存、发放应分室，在Ⅱ类环境中进行，并配备有相应的隔离设施。

（2）进入输血科的血液均由地方血液中心供应。输血科所使用的试剂必须有国家卫生行政部门和国家药品监督管理部门颁发的许可证。

（3）必须严格按《医疗机构临床用血管理办法（试行）》和《临床输血技术规范》规定的程序进行管理和操作。

（4）储血冰箱严禁存放其他物品，4h 观察 1 次温度并记录。储血冰箱每周消毒 1 次，用含有效氯 500mg/L 消毒液擦拭。每月做细菌培养 1 次，无霉菌生长或空气培养细菌数应≤4CFU/(5min·φ9cm 平皿)。

（5）保持环境清洁，台面、地面每日清洁 2 次，每天开始工作前进行湿式清扫，禁用干抹干扫，抹布和拖布等清洁工具各室专用，不得混用，用后浸泡消毒清洗晾干（台面：用含有效氯 500mg/L 消毒液擦拭。地面：用含有效氯 1000mg/L 消毒液拖擦）。

① 若被明显污染，如具传染性的标本或培养物外溢、溅泼或器皿打破、洒落于表面，应立即用消毒液消毒，用含有效氯 2000mg/L 消毒液洒于污染表面，并使消毒液浸过污染物表面，保持 30～60min，再擦，拖布用后浸于含有效氯 2000mg/L 消毒液内 1h。

② 若被肝炎病毒或结核杆菌污染，应用含有效氯 2000mg/L 消毒液擦拭，消毒 30min。

（6）工作人员严格执行"实验室安全程序"和"生物安全防护制度"。接触血液必须戴手套，脱手套后，按"六步洗手法"洗手。一旦发生体表污染或锐器刺伤，应及时处理。

（7）血样由输血科工作人员收回，统一处理。

（8）血液在送出之前，必须确保未受细菌污染，如疑有污染时应废弃。

（9）医疗废物处理按照《医疗卫生机构医疗废物管理办法》等有关规定执行。

七十九、检验科医院感染管理制度

（一）目的

为了加强检验科医院感染防控管理，降低医院感染发生风险，特制定《检验科医院感染管理制度》。

（二）适用范围

（1）检验科（包括微生物室）。

（2）PCR 实验室按照《PCR 实验室医院感染管理制度》执行，本制度参照执行。

（三）参考文件

（1）WS/T 367—2012《医疗机构消毒技术规范》、WS/T 512—2016《医疗机构环境表面清洁与消毒管理规范》、WS/T 311—2023《医院隔离技术标准》等相关法律法规。

（2）国家、省、市等上级部门指导意见。

（3）结合医院实际情况。

（四）管理要求

1. 科室医院感染管理小组

（1）要求

应建立职责明确的科室医院感染管理小组，负责检验科医院感染管理工作，小组人员职责明确，并落实。按时完成科室医院感染管理小组工作手册。

（2）人员构成

① 检验科负责人为科室医院感染管理第一责任人，即为科室医院感染管理小组组长，另设置感控督导员。

② 医院感染管理小组人员宜为检验科内相对固定人员。

（3）职责

① 医院感染管理小组负责检验科医院感染管理的各项工作，结合科室医院感染防控工作特点，制定相应的医院感染管理制度，并组织实施。

② 根据检验科主要医院感染特点，如检验标本污染风险，制定相应的医院感染预防与控制措施及流程，并组织落实。

③ 定期对医院感染监测、防控工作的落实情况进行自查、分析，发现问题及时改进，并做好相应记录。

④ 负责组织科室工作人员进行医院感染管理知识和技能的培训考核及职业暴露等应急演练。

⑤ 接受医院对科室医院感染管理工作的监督、检查与指导，落实医院感染管理相关改进措施，评价改进效果，做好相应记录。

2. 工作人员

（1）应积极参加医院感染管理相关知识和技能的培训，熟练掌握医院感染暴发、职业暴露等各项应急预案、处理流程等。

（2）应遵守标准预防的原则，落实标准预防的具体措施，手卫生应遵循《医务人员手卫生管理制度》的要求；隔离工作应遵循《医院隔离管理制度》的要求；消毒灭菌工作应遵循《医院消毒管理制度》的要求。

（3）应遵循医院及本科室医院感染相关规章制度。

（4）应了解本科室、本专业相关医院感染风险，包括标本污染、标本处理等风险。

（5）严格遵守无菌技术操作规程。

（6）工作人员应注射乙肝疫苗，检测乙肝抗体，并建立定期体检制度。

3. 教育与培训

（1）科室医院感染管理小组应定期组织本科室医务人员学习医院感染管理相关知识，并做好考核。

（2）科室医院感染管理小组应定期组织科室人员进行职业暴露等应急演练。

4. 消毒、隔离

（1）布局合理，工作区与生活区分开，设有流动水、洗眼器、非手触式洗手设备、手消毒用品，操作结束后及时进行手的清洁与消毒。

（2）病原微生物实验室、艾滋病实验室需配备生物安全柜、高压灭菌设备等；入口处有生物危险标志，限制与实验室无关人员的进入。

（3）实验室配备空气消毒设备，每日按时进行空气消毒，并按要求记录。

（4）保持环境清洁，台面、地面每日清洁2次，每天开始工作前用湿布抹擦1次，需用湿拖布擦1次，禁止用干抹干扫，抹布和拖布等清洁工具各室专用，不得混用，用后洗净晾干。下班前台面用含有效氯500mg/L消毒液擦拭1次。地面的消毒：用含有效氯1000mg/L消毒液拖擦。

① 若被明显污染，如具传染性的标本或培养物外溢、溅泼或器皿打破、洒落于表面，应立即用含有效氯2000mg/L消毒液喷洒于污染表面，并使消毒液浸过污染物表面，保持30～60min，再擦，拖布用后浸于含有效氯2000mg/L消毒液内1h，清洗晾干备用。

② 若被肝炎病毒或结核杆菌污染，应用含有效氯2000mg/L消毒液擦拭，消毒30min。

（5）使用中消毒液保持有效浓度，根据其性能定期监测；定期对消毒灭菌效果进行监测。

（6）工作人员严格执行《实验室安全程序》和《生物安全防护制度》。

（7）对于明显产生传染性气溶胶的操作，特别是可通过呼吸道传播又含有高度传染性微生物的操作，必须在生物安全柜内进行。

（8）除已知无传染性器材外，凡直接接触或间接接触过临床检验标本的器材均视为具有传染性，必须用含有效氯2000mg/L消毒液浸泡或擦拭消毒。

（9）当手可能接触感染性材料、污染的表面或设备时应戴手套。如可能发生感染性材料的溢出或溅出时，宜戴两副手套；不得戴着手套离开实验室，工作完全结束后方可除去手套；一次性手套不得清洗和再次使用。

（10）进行各种检验操作时应避免污染，进行特殊传染病或耐药菌检验后，应及时进行消毒，遇有操作台面、地面等污染时，应立即处理，防止污染扩散。

（11）检验后的血液、尿液、体液和所有微生物的标本、培养基、废弃物运出实验室前必须进行灭活（如高压或化学消毒处理）；用过的针头必须直接放入防穿透的容器中。各种检验用一次性物品，使用后按医疗废物处理，不得重复使用。

（12）一次性医疗器械、物品禁止复用。

（13）医疗废物按照《医院医疗废物处置与管理制度》等有关规定执行。

八十、PCR实验室医院感染管理制度

（一）目的

为了提高PCR实验室防控能力，降低医院感染发生风险，特制定《PCR实验室医院感染管理制度》。

（二）适用范围

PCR实验室。

（三）参考文件

（1）《国家卫生健康委办公厅关于进一步加强疫情期间医疗机构感染防控工作的通知》（国卫办医函〔2020〕226号）、《新型冠状病毒实验室生物安全指南（第2版）》（国卫办科

教函〔2020〕70号）、《2019新型冠状病毒肺炎临床实验室生物安全防护专家共识》、《医疗机构新型冠状病毒核酸检测工作手册（试行第二版）》、RB/T 040—2020《病原微生物实验室生物安全风险管理指南》、《病原微生物实验室生物安全管理条例（2024年修订版）》等相关法律法规。

（2）国家、省、市等上级部门指导意见。

（3）结合医院实际情况。

（四）定义

PCR实验，即临床基因扩增实验，是专门用来检验艾滋病、乙型肝炎、禽疫病等病毒感染性疾病的一种检测手段。它可以通过将病毒体内所含的基因进行扩增的方法，测出一些病毒含量不高的感染者体内是否含有特定的病毒。

（五）建设及人员要求

（1）建设要求：PCR实验室的建设需要设置标准的"四区"：试剂准备区、标本制备区、PCR扩增检测区和扩增产物检测区。每个独立实验区设置有缓冲区，各区通过气压调节，使整个PCR实验过程中试剂和标本免受气溶胶的污染，并降低扩增产物对人员和环境的污染。

（2）人员要求：进入PCR实验室，需要经过从基础理论、实验原理、规范操作、质量保证到注意事项等规范的培训，并获取PCR上岗证。

（六）污染来源

（1）样本间交叉污染：收集样本的容器被污染或样本密封不严导致外溢；不同样本移液时忘记更换枪尖或未使用带滤芯枪尖；移液器等实验器具及耗材未及时消毒灭菌；不同样本同时开盖或样本剧烈震荡、反复吹吸导致气溶胶形成扩散，相互交叉污染。

（2）实验试剂污染：主要是在PCR组分试剂加样过程中，由于移液器、容器、阴性对照及其他试剂被核酸模板或阳性对照污染。加样过程中，因为PCR试剂对温度十分敏感，需要通过冰浴使得PCR试剂和PCR板/管处于0℃，但这个过程也充满污染风险。

（3）扩增产物污染：大量拷贝的产物泄漏或扩增后的PCR反应管意外开盖，这是PCR反应中最主要、最常见的污染问题。因为PCR产物拷贝量大，远远高于PCR检测数个拷贝的极限，所以极微量的PCR产物污染，就可形成假阳性。

（4）克隆质粒污染：作为阳性质控品的克隆质粒外溢。

（七）防控措施

1. 防护要求

从事经空气传播或飞沫传播的病毒检测标本采集的技术人员及实验室工作人员应采用生物安全三级实验室级别的个人防护。严格岗前培训，人人熟练掌握穿脱防护用品流程。

2. 标本管理

（1）接收：实验室接收人员用含有效氯2000mg/L消毒液或75%酒精对转运箱消毒后方可打开，再用含有效氯2000mg/L消毒液或75%酒精对自封袋进行消毒，自封袋在生物安全柜内打开，取出标本，详细核对标本信息，做好交接登记。

（2）检测

① 标本的离心需在通风橱内进行，离心后静置15min方可打开离心机盖。

注意：离心机要用具有密封盖的转头，严防离心管意外破碎形成气溶胶。

② 标本的开盖要在生物安全柜内操作。

注意：生物安全柜需要有CMA资质的第三方检测机构出具的检测合格证明，每次开机要用烟雾法或丝线检测操作口的气流方向；试验前用75%酒精对生物安全柜进行擦拭消毒（禁止喷洒），作用30min后，紫外线消毒30~60min，生物安全柜风机运行至少5min后方可开始操作；操作结束后风机运行5min，用75%酒精对生物安全柜进行擦拭消毒（禁止喷洒），作用30min后，紫外线消毒30~60min，方可关机。

③ 专机专用检测，在上机操作时应避免溢洒，检测结束后及时加盖封闭。

3. 环境物表消毒

（1）空气消毒

① 临床基因扩增检验实验室的空气流向应按：试剂准备区→标本制备区→PCR扩增检测区→扩增产物检测区，应时刻防止扩增产物顺空气气流进入扩增前区域。可按照上述顺序区域空气压力递减的方式进行，也可通过安装排风扇、负压排风装置或其他可行方式实现。

② PCR室内的消毒应防止扬尘（减少人员走动）、杀灭DNA或RNA的基因片段。实验室应配备充足的空气消毒机或紫外线灯，每天试验前后常规消毒（空气消毒机1h/次，紫外线灯60min/次）。

③ 当出现实验室污染时，应按要求立即撤出相关人员，在无人情况下可使用化学消毒剂进行终末消毒，如熏蒸法：过氧乙酸$1g/m^3$加热熏蒸（湿度70%~90%），密闭24h；气溶胶喷雾：3%过氧化氢$20mL/m^3$气溶胶喷雾，5%过氧乙酸$2.5mL/m^3$气溶胶喷雾（湿度20%~40%）。

（2）物体表面消毒

① 基本原则：由清洁区向污染区进行，洁具不可交叉。

② 清洁消毒方向：试剂准备区→标本制备区→PCR扩增检测区→扩增产物检测区。

③ 每天试验前后使用含有效氯2000mg/L的消毒液进行桌面、台面及地面消毒。

④ 所用门把手、电话等公共设施每天使用含有效氯2000mg/L消毒液或75%酒精消毒3次。

⑤ 每天用含有效氯2000mg/L的消毒液对医疗废物暂存间地面消毒2次。

⑥ 核酸提取仪去污染：每天多批次检测时，在每一批次检测完以后必须用75%酒精和核酸去除剂对仪器进行去污染。

⑦ 生物安全柜的消毒

a. 每天试验前后用75%酒精对生物安全柜进行擦拭消毒，禁止喷洒。

b. 工作结束：柜内物品全部消毒后移出。消毒剂擦拭台面四周，以及玻璃内侧灯部位。

c. 消毒剂应选择能够杀死生物安全柜里可能发生的任何微生物（75%酒精、0.2%含氯消毒剂）。在使用漂白剂等腐蚀性消毒剂后，还应用无菌水再次进行擦拭。

d. 停用生物安全柜前，运行5min以净化内部空气。

⑧ PCR扩增检测区去污染：PCR反应管必须盖紧，避免扩增后的核酸对环境的污染。

⑨ 医疗废物运送结束后，用含有效氯2000mg/L的消毒液对运送工具进行清洁和消毒。

⑩ 转运及存放标本的容器使用前后用含有效氯2000mg/L的消毒液或75%酒精进行擦拭消毒。

⑪ 防护用品消毒：防护用品均为一次性使用，使用后需经压力蒸汽灭菌处理后方可按

照感染性医疗废物处理。

⑫ 清洁消毒工具（抹布、拖布、消毒湿巾等）按照颜色分区配备，使用过程中禁止跨区域使用，防止交叉污染。

4. 手卫生

严格落实手卫生，配备完善的手卫生设施。正确佩戴手套：手套未紧密贴合拇指、示指和中指，在进行开盖操作时容易发生交叉污染。摘脱手套前后应进行手卫生。

5. 医疗废物处置

（1）废弃物处置

① 医疗废物专用包装袋、利器盒的外表面应当有警示标识，在盛装医疗废物前，应当进行认真检查，确保其无破损、无渗漏。医疗废物收集桶应为带盖脚踏式。每个包装袋、利器盒应当系有或粘贴中文标签，标签内容包括医疗废物产生单位、产生部门、产生日期、类别。

② 医疗废物分类收集。咽拭子等呼吸道标本检测后置于含有效氯2000mg/L消毒液的容器中，其他感染性废物弃置于带有双层黄色医疗垃圾袋的专用医疗垃圾桶，3/4满时双层黄色医疗垃圾袋鹅颈包扎后，用含有效氯2000mg/L消毒液或75%酒精喷洒医疗垃圾袋表面，实验过程中如使用锐器（包括针头、小刀、金属和玻片等）直接弃置于锐器盒内，以上所有医疗废物经压力蒸汽灭菌处理后方可离开实验室。压力蒸汽灭菌效果需监测并记录。

③ 对压力蒸汽灭菌处理后的医疗废物进行严格登记。登记内容包括医疗废物的来源、种类、重量或者数量、交接时间、最终去向以及经办人签名，特别注明"病毒名称"，登记资料保存3年。

④ 应当由经过适当培训的人员使用适当的个人防护装备和设备处理危险废弃物。

（2）废液处理：标本检测后产生的废液，用含有效氯2000mg/L的消毒液彻底灭活后，应经过污水处理系统处理后倒入医院污水处理通道。

6. 其他情况

（1）病毒毒株或其他潜在感染性材料污染生物安全柜的操作台造成局限感染：使用含有效氯5000mg/L的消毒液，消毒液需要现用现配，24h内使用。

（2）含病毒培养皿碎裂或倾覆造成实验室污染：保持实验室空间密闭，避免污染物扩散，使用浸含有效氯5000mg/L消毒液的毛巾覆盖污染区。必要时（大量溢洒时）可用过氧乙酸加热熏蒸实验室，剂量为$2g/m^3$，熏蒸过夜；或20g/L过氧乙酸消毒液用气溶胶喷雾器喷雾，用量$8mL/m^3$，作用1~2h；或用高锰酸钾-甲醛熏蒸：高锰酸钾$8g/m^3$，放入耐热耐腐蚀容器（陶罐或玻璃容器），然后加入甲醛（40%）$10mL/m^3$，熏蒸4h以上。熏蒸时室内湿度60%~80%。

八十一、生物安全医院感染管理制度

（一）目的

为了提高生物安全医院感染管理能力，降低医院感染发生风险，特制定《生物安全医院感染管理制度》。

（二）适用范围

所有涉及生物安全的科室。

(三)参考文件

(1)《国家卫生健康委办公厅关于进一步加强疫情期间医疗机构感染防控工作的通知》(国卫办医函〔2020〕226号)、《新型冠状病毒实验室生物安全指南(第二版)》(国卫办科教函〔2020〕70号)、《2019新型冠状病毒肺炎临床实验室生物安全防护专家共识》、《医疗机构新型冠状病毒核酸检测工作手册(试行第二版)》、RB/T 040—2020《病原微生物实验室生物安全风险管理指南》、《病原微生物实验室生物安全管理条例(2024年修订版)》等相关法律法规。

(2)国家、省、市等上级部门指导意见。

(3)结合医院实际情况。

(四)管理要求

1. 个人防护

(1)着装

① 进入实验室前要摘除首饰,修剪指甲,以免刺破手套。长发应束在脑后,戴好帽子,禁止在实验室内穿露脚趾的鞋。

② 在实验室里工作时,要始终穿着防护服,实验室外禁止穿防护服。皮肤破损时应以防水敷料覆盖。

③ 当有必要保护眼睛和面部以防实验对象喷溅或紫外线辐射时,必须佩戴护目镜或防护面屏或其他防护用品。

(2)实验室工作区不允许吃、喝、化妆和操作隐形眼镜,禁止在实验室工作区内的任何地方贮存人用食品及饮料。

(3)实验室防护服不应和日常服饰放在同一柜子。个人物品、服装和化妆品不应放在可能发生污染的区域。

(4)手卫生

① 实验室工作人员在实际或可能接触了血液、体液或其他污染材料后,即使戴有手套也应立即洗手。

② 摘除手套后、如厕前后、离开实验室前均应洗手。

③ 洗手池不得用于其他目的,在限制使用洗手池的地点,应用速干手消毒剂替代洗手。

④ 当实验过程可能涉及直接或意外接触到血液、有传染性的材料或被感染的动物时,必须戴手套,脱手套后必须洗手。

2. 操作准则

(1)所有样本、培养物均可能有传染性,操作时均应戴手套。在认为手套已被污染时应脱掉手套,立即洗净双手,重新再换新手套。

(2)不得用戴手套的手触摸自己的头面部,尤其是眼、口、鼻或其他暴露的黏膜或皮肤。不得戴手套离开实验室或在实验室来回走动。

(3)严禁用口吸液。

(4)所有样本、培养物和废弃物应被视为具有传染性,应以安全方式处置。

(5)所有的实验步骤都应尽可能使气溶胶或气雾的形成控制在最小程度。任何可形成气溶胶的危险性上升的操作都必须在生物安全柜内进行。有害气溶胶不得直接排放。

(6)使用后的针头、载玻片、一次性手术刀等利器应在使用后立即放入利器盒中,达到容器 3/4 满时应及时有效封口。

（7）所有溅出事件、意外事故和明显或潜在的暴露于感染性材料，都应向实验室负责人报告。此类事故的书面材料应存档。

（8）实验室应保持整洁，工作结束后，所有操作台面、离心机、加样枪、试管架必须消毒。

（9）所有弃置的实验室生物样本、培养物和被污染的废弃物在从实验室中取走之前，应使其达到生物学安全。

八十二、生物实验室意外事故紧急处理管理制度

（一）目的

为了提高生物实验室工作人员处理意外事故的应对能力，降低职业暴露及环境污染，特制定《生物实验室意外事故紧急处理管理制度》。

（二）适用范围

从事生物安全工作的个人及科室。

（三）参考文件

（1）《国家卫生健康委办公厅关于进一步加强疫情期间医疗机构感染防控工作的通知》（国卫办医函〔2020〕226号）、《新型冠状病毒实验室生物安全指南》（第二版）（国卫办科教函〔2020〕70号）、《2019新型冠状病毒肺炎临床实验室生物安全防护专家共识》、《医疗机构新型冠状病毒核酸检测工作手册（试行第二版）》、RB/T 040—2020《病原微生物实验室生物安全风险管理指南》、《病原微生物实验室生物安全管理条例（2024年修订版）》等相关法律法规。

（2）国家、省、市等上级部门指导意见。

（3）结合医院实际情况。

（四）管理要求

（1）工作人员应熟练掌握操作规程。

（2）熟知所有防护用品的使用指征和方法。

（3）工作人员在操作过程中发生意外，如针刺和切伤、皮肤污染、感染性标本喷溅口鼻眼内等视为安全事故。出现生物危害物的溢出、事故以及明显或可能暴露于高传染性物质时，应向部门负责人报告。实验室必须保存事件或事故的书面报告。

（4）生物危害物溢出处理措施

① 潜在危害性气溶胶的释放（在生物安全柜以外）

a. 所有人员必须立即撤离相关区域；为了使气溶胶排出，1h内严禁人员入内。

b. 立即报告部门负责人。

c. 门口张贴"禁止进入"的标志，过了相应时间后，在负责人的指导下清除污染。

② 生物危害物溢出清除程序

a. 戴手套、口罩，穿防护服，必要时进行头面部和眼睛防护。

b. 用浸有含有效氯2000mg/L消毒液的吸湿布覆盖并吸附溢出物，从溢出区域的外围向中心进行处理，作用60min后，清理污物；如有碎玻璃或其他锐器，置于利器盒中，处理过程防止损伤，必要时再次消毒处理。

c. 污染材料及用于清理的吸湿布和抹布放入感染性废物袋内。

d. 对污染的表册，应将信息复制后，置于感染性废物袋内。

③ 潜在危害性气溶胶的释放（在生物安全柜内）

a. 在生物安全柜处于工作状态下立即进行清理。

b. 使用有效浓度为含有效氯 2000mg/L 的消毒液，并在处理过程中尽可能减少气溶胶的生成，作用 60min，用清水擦拭干净。

c. 所有接触溢出物品的材料要用 75％酒精消毒和/或高压灭菌。

④ 未装可封闭离心桶的离心机内盛有潜在感染性物质的离心管发生破裂

a. 关闭机器电源，让机器密闭 30min 使气溶胶沉积。

b. 通知生物安全负责人。

c. 戴厚橡胶手套操作。

d. 破碎的离心管、离心桶、十字轴和转子都放在 75％酒精内消毒。

e. 未破损的带盖离心管应放在另一个有 75％酒精的容器中，然后回收。

f. 离心机内腔用 75％酒精擦拭。

g. 清理时所使用的全部材料都按感染性废弃物处理。

（5）锐器伤或擦伤处理措施

① 在伤口近心端轻轻挤压，尽可能挤出损伤处的血液，再用肥皂液和流动水进行冲洗；禁止进行伤口的局部挤压。

② 用 0.5％碘伏或 75％酒精进行消毒，必要时包扎伤口。

③ 记录受伤原因和污染的微生物，及时上报相关部门，保留完整的医疗记录。

（6）职业暴露处理措施：按照《医务人员感染性病原体职业暴露预防、处置及上报制度》《医务人员呼吸道职业暴露报告及处置制度》执行。

八十三、实验室医疗废物管理制度

（一）目的

为了提高实验室医疗废物管理质量，特制定《实验室医疗废物管理制度》。

（二）适用范围

实验室。

（三）参考文件

（1）《国家卫生健康委办公厅关于进一步加强疫情期间医疗机构感染防控工作的通知》（国卫办医函〔2020〕226 号）、《新型冠状病毒实验室生物安全指南》（第二版）（国卫办科教函〔2020〕70 号）、《2019 新型冠状病毒肺炎临床实验室生物安全防护专家共识》、《医疗机构新型冠状病毒核酸检测工作手册》（试行第二版）、RB/T 040—2020《病原微生物实验室生物安全风险管理指南》、《病原微生物实验室生物安全管理条例（2024 年修订版）》等相关法律法规。

（2）国家、省、市等上级部门指导意见。

（3）结合医院实际情况。

（四）管理要求

（1）实验室医疗废物处理原则：感染性物品出实验室之前，必须进行无害化处理。

(2) 病原体的培养基、标本、菌种、毒种保存液等高危险废物的处理

① 置于医疗废物袋内高压灭菌；无条件时用含有效氯 2000mg/L 的消毒剂处置。

② 无害化处理后再装入医疗废物袋内，按感染性废物处置，由专职人员负责清运。

③ 运送前应检查医疗废物收集袋或容器封口是否严密，如有破损、泄漏应加套一层医疗废物袋，确保运送途中安全。

(3) 体液标本的处理：有完善的污水处理系统的可直接将体液倒入污水池。

(4) 固体废物（废弃标本盒、塑料试管、手套等）置于医疗废物袋按感染性废物收集，有效封口、密闭转运。

(5) 锐器盒处理：锐器应使用利器盒收集，盛装废物至 3/4 满时有效封口，贴好标识。

(6) 运送前必须检查医疗废物收集袋或容器封口是否严密，有无破损、泄漏等，如有破损、泄漏应加套一层包装袋，确保运送途中安全。

八十四、腔镜中心（室）医院感染管理制度

（一）目的

为了加强腔镜中心医院感染防控措施落实，特制定《腔镜中心（室）医院感染管理制度》。

（二）适用范围

(1) 腔镜中心（室）。

(2) 支气管镜等其他软式内镜参照执行。

(3) 不包括灭菌软式内镜。

（三）参考文件

(1) WS 507—2016《软式内镜清洗消毒技术规范》、《医院感染管理办法》、《消毒管理办法》、WS/T 367—2012《医疗机构消毒技术规范》、WS/T 311—2023《医院隔离技术标准》、《医疗废物管理条例》、《医疗卫生机构医疗废物管理办法》、《医疗废物分类目录（2021年版）》、WS/T 313—2019《医务人员手卫生规范》等相关法律法规。

(2) 国家、省、市等上级部门指导意见。

(3) 结合医院实际情况。

（四）定义

1. 软式内镜

用于疾病诊断、治疗的可弯曲的内镜。

2. 清洗

使用清洗液去除附着于内镜的污染物的过程。

3. 漂洗

用流动水冲洗清洗后内镜上残留物的过程。

4. 终末漂洗

用纯化水或无菌水对消毒后的内镜进行最终漂洗的过程。

5. 清洗液

按照产品说明书，将医用清洗剂加入适量的水配制成使用浓度的液体。

（五）管理要求

1. 科室医院感染管理小组

（1）要求：应建立职责明确的科室医院感染管理小组，负责腔镜中心医院感染管理工作，小组人员职责明确，并落实。按时完成科室医院感染管理小组工作手册。

（2）人员构成

① 腔镜中心负责人为本科室医院感染管理第一责任人，即科室医院感染管理小组组长，护士长为副组长，另设置感控督导员。

② 医院感染管理小组人员包括操作医师和护士。

③ 医院感染管理小组人员宜为腔镜中心内相对固定人员。

（3）职责

① 医院感染管理小组负责腔镜中心医院感染管理的各项工作，结合中心内医院感染防控工作特点，建立健全岗位职责、清洗消毒操作规程、质量管理、监测、设备管理、器械管理、职业安全防护、继续教育和培训等管理制度和突发事件的应急预案并组织落实，加强监测。

② 每月对腔镜中心清洗、消毒、灭菌工作和质量监测进行指导和监督，进行检查与评价，做好自查记录。

③ 配合医院感染管理部门进行中心内的医院感染监测，可疑内镜相关感染时，组织、协调腔镜中心配合感控办等相关部门进行调查分析，提出改进措施。

④ 负责对中心内工作人员医院感染管理知识和技能的培训。

⑤ 接受医院对中心医院感染管理工作的监督、检查与指导，落实医院感染管理相关改进措施，评价改进效果，做好相应记录。

2. 工作人员

（1）应积极参加医院感染管理相关知识和技能的培训，熟练掌握医院感染暴发、突发传染病、职业暴露等各项应急预案、处理流程等。

（2）应遵守标准预防的原则，落实标准预防的具体措施，手卫生应遵循《医务人员手卫生管理制度》的要求；隔离工作应遵循《医院隔离管理制度》的要求；消毒灭菌工作应遵循《医院消毒管理制度》的要求。

（3）应遵循医院及本中心医院感染相关制度。

（4）应开展医院感染的监测，按照医院的要求进行报告。

（5）应了解本中心、本专业相关医院感染特点，包括感染率、感染部位、感染病原体等情况。

（6）在从事诊疗操作时，应遵守无菌技术操作规程。

（7）应熟练掌握腔镜处理流程，规范操作。

（8）保洁员等第三方物业人员应掌握与本职工作相关的清洁、消毒、防护等知识和技能。

3. 教育与培训

（1）腔镜中心医院感染管理小组应定期组织中心内医务人员学习医院感染管理相关知识，并做好考核。

（2）腔镜中心医院感染管理小组应定期考核保洁员等物业第三方人员的医院感染管理相

关知识，如清洁与消毒、手卫生、个人防护等，并根据其知识掌握情况开展相应的培训与指导。

（3）腔镜中心医院感染管理小组应对患者、陪护及其他相关人员进行医院感染管理相关知识如手卫生、个人防护、隔离等的宣传及教育。

（4）腔镜清洗消毒人员必须完成岗前培训并考核合格后方可上岗，定期参加市级等上级部门组织的消毒员培训并应考核合格。

（5）腔镜中心的工作人员应接受与其岗位职责相应的岗位培训和继续教育，正确掌握以下知识与技能。

① 内镜及附件的清洗、消毒、灭菌的知识与技能；
② 内镜构造及保养知识；
③ 清洗剂、消毒剂及清洗消毒设备的使用方法；
④ 标准预防及职业安全防护原则和方法；
⑤ 医院感染预防与控制的相关知识。

4. 设专人

应有相对固定的专人从事内镜清洗消毒工作，其数量与医院的工作量相匹配。

5. 质量监督

应指定专人负责质量监测工作。

6. 其他

工作人员进行内镜诊疗或者清洗消毒时，应遵循标准预防原则和《医院隔离管理制度》的要求做好个人防护，穿戴必要的防护用品。不同区域人员防护着装要求根据操作风险选择。

（六）布局及设施、设备要求

1. 基本要求

（1）腔镜中心（室）应设立办公区、患者候诊室（区）、诊疗室（区）、清洗消毒室（区）、内镜与附件储存库（柜）等，其面积应与工作需要相匹配。应有隔离诊疗室，满足隔离防护要求。

（2）应根据开展的内镜诊疗项目设置相应的诊疗室。

（3）不同系统（如呼吸、消化系统）软式内镜的诊疗工作应分室进行。

2. 诊疗室

（1）诊疗室内的每个诊疗单位应包括诊查床1张、主机（含显示器）、吸引器、治疗车等。

（2）软式内镜及附件数量应与诊疗工作量相匹配。

（3）灭菌内镜的诊疗环境至少应达到非洁净手术室的要求。

（4）应配备手卫生装置，采用非手触式水龙头。

（5）应配备口罩、帽子、手套、护目镜或防护面罩等。

（6）注水瓶内的用水应为无菌水，每天更换。

（7）宜采用全浸泡式内镜。

（8）宜使用一次性吸引管。

3. 清洗消毒室

（1）应独立设置。

（2）应保持通风良好。

（3）机械通风时，采取"上送下排"方式，换气次数≥10次/h，最小新风量宜达到2次/h。

（4）清洗消毒流程应做到由污到洁，应将操作规程以文字或图片方式在清洗消毒室适当的位置张贴。

（5）不同系统（如呼吸、消化系统）软式内镜的清洗槽、内镜自动清洗消毒机应分开设置和使用。

（6）应配有以下设施、设备。

① 清洗槽：手工清洗消毒操作还应配备漂洗槽、消毒槽、终末漂洗槽。

② 全管道灌流器。

③ 各种内镜专用刷。

④ 压力水枪。

⑤ 压力气枪。

⑥ 测漏仪器。

⑦ 计时器。

⑧ 内镜及附件运送容器。

⑨ 低纤维絮且质地柔软的擦拭布、垫巾。

⑩ 手卫生装置，采用非手触式水龙头。

（7）配备动力泵（与全管道灌流器配合使用）、超声波清洗器。

（8）配备内镜自动清洗消毒机。

（9）内镜自动清洗消毒机相关要求应符合GB 30689—2014《内镜自动清洗消毒机卫生要求》的规定，主要包括：

① 应具备清洗、消毒、漂洗、自身消毒功能；

② 宜具备测漏、水过滤、干燥、数据打印等功能。

（10）灭菌设备：需要灭菌的器械或镜子均由供应室灭菌处理。

（11）清洗消毒室的耗材应满足以下要求。

① 水：应有自来水、纯化水、无菌水。自来水水质应符合GB 5749—2022《生活饮用水卫生标准》的规定。纯化水应符合GB 5749—2022的规定，并应保证细菌总数≤10CFU/100mL；生产纯化水所使用的滤膜孔径≤0.2μm，并定期更换。无菌水为经过灭菌工艺处理的水。必要时对纯化水或无菌水进行微生物学检测。

② 压缩空气：应为清洁压缩空气。

③ 医用清洗剂应满足以下要求。

a. 应选择适用于软式内镜的低泡医用清洗剂。

b. 可根据需要选择特殊用途的医用清洗剂，如具有去除生物膜作用的医用清洗剂。

c. 医用润滑剂：应为水溶性，与人体组织有较好的相容性，不影响灭菌介质的穿透性和器械的机械性能。

④ 消毒剂应满足以下要求。

a. 应适用于内镜且符合国家相关规定，并对内镜腐蚀性较低。

b. 选用过氧乙酸或戊二醛。

c. 部分消毒剂使用方法见说明书。

⑤ 灭菌剂应满足以下要求。

a. 应适用于内镜且符合国家相关规定，并对内镜腐蚀性较低。

b. 可选用戊二醛、过氧乙酸，也可选用其他灭菌剂。

c. 部分灭菌剂使用方法见说明书。

⑥ 消毒剂浓度测试纸：应符合国家相关规定。

⑦ 干燥剂：应配备75%～95%酒精或异丙醇。

（12）个人防护用品：应配备防水围裙或防水隔离衣、医用外科口罩、护目镜或防护面罩、帽子、手套、专用鞋等。

4. 内镜与附件储存库（柜）

储存库（柜）内表面应光滑、无缝隙，便于清洁和消毒，应通风良好，保持干燥。

（七）清洗消毒操作规程

1. 基本原则

（1）所有软式内镜每次使用后均应进行彻底清洗和高水平消毒或灭菌。

（2）软式内镜及重复使用的附件、诊疗用品应遵循以下原则进行分类处理：

① 进入人体无菌组织、器官，或接触破损皮肤、破损黏膜的软式内镜及附件应进行灭菌；

② 与完整黏膜相接触，而不进入人体无菌组织、器官，也不接触破损皮肤、破损黏膜的软式内镜及附属物品、器具，应进行高水平消毒；

③ 与完整皮肤接触而不与黏膜接触的用品宜低水平消毒或清洁。

（3）内镜清洗消毒应遵循规范要求。

（4）注意事项

① 内镜使用后应按以下要求测漏。

a. 应每次清洗前测漏。

b. 条件不允许时，应至少每天测漏1次。

② 内镜消毒或灭菌前应进行彻底清洗。

③ 清洗剂和消毒剂的作用时间应遵循产品说明书。确诊或疑似分枝杆菌感染患者使用过的内镜及附件，其消毒时间应遵循产品的使用说明。

④ 消毒后的内镜应采用纯化水或无菌水进行终末漂洗，浸泡灭菌的内镜应采用无菌水进行终末漂洗。

⑤ 内镜应储存于清洁、干燥的环境中。

⑥ 每日诊疗工作开始前，应对当日拟使用的消毒类内镜进行再次消毒、终末漂洗，干燥后，方可用于患者诊疗。

2. 手工操作流程

（1）预处理流程

① 内镜从患者体内取出后，在与光源和视频处理器拆离之前，应立即用含有清洗液的湿巾或湿纱布擦去外表面污物，擦拭用品应一次性使用；

② 反复送气与送水至少10s；

③ 将内镜的先端置入装有清洗液的容器中，启动吸引功能，抽吸清洗液直至其流入吸引管；

④ 盖好内镜防水盖；

⑤ 放入运送容器，送至清洗消毒室。

（2）测漏流程

① 取下各类按钮和阀门。

② 连接好测漏装置，并注入压力。

③ 将内镜全浸没于水中，使用注射器向各个管道注水，以排出管道内气体。

④ 首先向各个方向弯曲内镜先端，观察有无气泡冒出；再观察插入部、操作部、连接部等部分是否有气泡冒出。

⑤ 如发现渗漏，应及时保修送检。

⑥ 测漏情况应有记录。

⑦ 也可采用其他有效的测漏方法。

（3）清洗流程

① 在清洗槽内配制清洗液，将内镜、按钮和阀门完全浸没于清洗液中。

② 用擦拭布反复擦洗镜身，应重点擦洗插入部和操作部。擦拭布应一用一更换。

③ 刷洗软式内镜的所有管道，刷洗时应两头见刷头，并洗净刷头上的污物；反复刷洗至没有可见污染物。

④ 连接全管道灌流器，使用动力泵或注射器将各管道内充满清洗液，浸泡时间应遵循产品说明书。

⑤ 刷洗按钮和阀门，适合超声清洗的按钮和阀门应遵循生产厂家的使用说明进行超声清洗。

⑥ 每清洗 1 条内镜后清洗液应更换。

⑦ 将清洗刷清洗干净，高水平消毒后备用。

（4）漂洗流程

① 将清洗后的内镜连同全管道灌流器、按钮、阀门移入漂洗槽内；

② 使用动力泵或压力水枪充分冲洗内镜各管道至无清洗液残留；

③ 用流动水冲洗内镜的外表面、按钮和阀门；

④ 使用动力泵或压力气枪向各管道充气至少 30s，去除管道内的水分；

⑤ 用擦拭布擦干内镜外表面、按钮和阀门，擦拭布应一用一更换。

（5）消毒（灭菌）流程

① 将内镜连同全管道灌流器，以及按钮、阀门移入消毒槽，并全部浸没于消毒液中；

② 使用动力泵或注射器，将各管道内充满消毒液，消毒方式和时间应遵循产品说明书；

③ 更换手套，向各管道至少充气 30s，去除管道内的消毒液；

④ 使用灭菌设备对软式内镜灭菌时，应遵循设备使用说明书。

（6）终末漂洗流程

① 将内镜连同全管道灌流器，以及按钮、阀门移入终末漂洗槽；

② 使用动力泵或压力水枪，用纯化水或无菌水冲洗内镜各管道至少 2min，直至无消毒剂残留；

③ 用纯化水或无菌水冲洗内镜的外表面、按钮和阀门；

④ 采用浸泡灭菌的内镜应在专用终末漂洗槽内使用无菌水进行终末漂洗；

⑤ 取下全管道灌流器。

(7) 干燥流程

① 将内镜、按钮和阀门置于铺设无菌巾的专用干燥台。无菌巾应每 4h 更换 1 次。

② 用 75%～95% 酒精或异丙醇灌注所有管道。

③ 使用压力气枪,用洁净压缩空气向所有管道充气至少 30s,至其完全干燥。

④ 用无菌擦拭布、压力气枪干燥内镜外表面、按钮和阀门。

⑤ 安装按钮和阀门。

3. 内镜清洗消毒机操作流程

(1) 使用内镜清洗消毒机前应先遵循 2.(1)～2.(4) 的规定对内镜进行预处理、测漏、清洗和漂洗。

(2) 清洗和漂洗可在同一清洗槽内进行。

(3) 内镜清洗消毒机的使用应遵循产品使用说明。

(4) 无干燥功能的内镜清洗消毒机,应遵循 2.(7) 的规定进行干燥。

4. 复用附件的清洗消毒与灭菌

(1) 附件使用后应及时浸泡在清洗液里或使用保湿剂保湿,如为管腔类附件应向管腔内注入清洗液。

(2) 附件的内外表面及关节处应仔细刷洗,直至无可见污染物。

(3) 采用超声清洗的附件,应遵循附件的产品说明书使用医用清洗剂进行超声清洗。清洗后用流动水漂洗干净,干燥。

(4) 附件的润滑应遵循生产厂家的使用说明。

(5) 根据 1.(2) 选择消毒或灭菌方法。

① 耐湿、耐热附件的消毒

a. 可选用热力消毒,也可采用消毒剂进行消毒;

b. 消毒剂的使用方法应遵循产品说明书;

c. 使用消毒剂消毒后,应采用纯化水或无菌水漂洗干净,干燥备用。

② 耐湿、耐热附件的灭菌首选压力蒸汽灭菌;不耐热的附件应采用低温灭菌设备或化学灭菌剂浸泡灭菌,采用化学灭菌剂浸泡灭菌后应使用无菌水漂洗干净,干燥备用。

5. 储存

(1) 内镜干燥后应储存于内镜与附件储存库(柜)内,镜体应悬挂,弯角固定钮应置于自由位,并将取下的各类按钮和阀门单独储存。

(2) 内镜与附件储存库(柜)应每周清洁消毒 1 次,遇污染时应随时清洁消毒。

(3) 灭菌后的内镜、附件及相关物品应遵循无菌物品储存要求进行储存。

6. 设施、设备及环境的清洁消毒

(1) 每日清洗消毒工作结束,应对清洗槽、漂洗槽等彻底刷洗,并采用含氯消毒剂、过氧乙酸或其他符合国家相关规定的消毒剂进行消毒。

(2) 每次更换消毒剂时,应彻底刷洗消毒槽。

(3) 每日诊疗及清洗消毒工作结束后,应对腔镜中心(室)的环境进行清洁和消毒处理。

(八)监测与记录

1. 内镜清洗质量监测

(1) 应采用目测方法对每件内镜及其附件进行检查。内镜及其附件的表面应清洁、无污渍。清洗质量不合格的，应重新处理。

（2）采用 ATP 生物荧光测定等方法，定期监测内镜的清洗效果。

2. 使用中的消毒剂或灭菌剂监测

（1）浓度监测

① 应遵循产品使用说明书进行浓度监测。

② 产品说明书未写明浓度监测频率的，一次性使用的消毒剂或灭菌剂应每批次进行浓度监测；重复使用的消毒剂或灭菌剂配制后应测定一次浓度，每次使用前进行监测；消毒内镜数量达到规定数量的一半后，应在每条内镜消毒前进行测定。

（2）染菌量监测：每季度应监测 1 次，监测方法应遵循 WS/T 367—2012 的规定。

3. 内镜消毒质量监测

（1）消毒内镜应每季度进行生物学监测。监测采用轮换抽检的方式，每次按 25% 的比例抽检。内镜数量≤5 条的，应每次全部监测；多于 5 条的，每次监测数量应不低于 5 条。

（2）监测方法应遵循 GB 15982—2012 的规定，消毒合格标准：每件菌落总数≤20CFU。

（3）当怀疑医院感染与内镜诊疗操作相关时，应进行致病性微生物检测，方法应遵循 GB 15982—2012 的规定。

4. 内镜清洗消毒机的监测

（1）内镜清洗消毒机新安装或维修后，应对清洗消毒后的内镜进行生物学监测，监测合格后方可使用。

（2）内镜清洗消毒机的其他监测，应遵循国家的有关规定。

5. 手卫生和环境消毒质量监测

（1）感控办每季度对医务人员手消毒效果进行监测。

（2）每季度应对诊疗室、清洗消毒室的环境消毒效果进行监测。

6. 质量控制过程的记录与可追溯要求

（1）应记录每条内镜的使用及清洗消毒情况，包括诊疗日期、患者标识与内镜编号（均应具唯一性）、清洗消毒的起止时间以及操作人员姓名等。

（2）应记录使用中消毒剂浓度及染菌量的监测结果。

（3）应记录内镜的生物学监测结果。

（4）宜留存内镜清洗消毒机运行参数打印资料。

（5）应记录手卫生和环境消毒质量监测结果。

（6）记录应具有可追溯性，消毒剂浓度监测记录的保存期应≥6 个月，其他监测资料的保存期应≥3 年。

（九）医疗废物

规范处理医疗废物。

八十五、口腔科医院感染管理制度

（一）目的

为了加强口腔科医院感染防控管理，降低医院感染发生风险，特制定《口腔科医院感染管理制度》。

（二）适用范围

（1）口腔科。

（2）口腔科在执行《病区医院感染管理制度》基础上，执行本制度。

（三）参考文件

1. WS/T 367—2012《医疗机构消毒技术规范》、WS/T 512—2016《医疗机构环境表面清洁与消毒管理规范》、T/CHSA 019—2023《口腔印模清洗消毒技术规范》、T/WSJD 40—2023《口腔综合治疗台水路清洗消毒技术规范》、WS 506—2016《口腔器械消毒灭菌技术操作规范》、WS/T 311—2023《医院隔离技术标准》等相关法律法规。

2. 国家、省、市等上级部门指导意见。

3. 结合医院实际情况。

（四）管理要求

1. 科室医院感染管理小组

（1）要求：应建立职责明确的科室医院感染管理小组，负责口腔科医院感染管理工作，小组人员职责明确，并落实。按时完成科室医院感染管理小组工作手册。

（2）人员构成

① 口腔科负责人为科室医院感染管理第一责任人，即科室医院感染管理小组组长，护士长为副组长，另设置感控医生、感控护士及感控督导员。

② 医院感染管理小组人员包括医师和护士。

③ 医院感染管理小组人员宜为口腔科内相对固定人员，医师宜具有主治医师以上职称。

（3）职责

① 医院感染管理小组负责科室医院感染管理的各项工作，结合科室医院感染防控工作特点，制定相应的医院感染管理制度，并组织实施。

② 根据口腔科主要医院感染特点，如医院感染的主要部位、主要病原体、主要侵袭性操作和多重耐药菌感染，制定相应的医院感染预防与控制措施及流程，并组织落实。

③ 配合医院感染管理部门进行科室内的医院感染监测，及时报告医院感染病例，并应定期对医院感染监测、防控工作的落实情况进行自查、分析，发现问题及时改进，并做好相应记录。

④ 结合科室多重耐药菌感染及细菌耐药情况，落实医院抗菌药物管理的相关规定。

⑤ 负责组织科室工作人员进行医院感染管理知识和技能的培训考核及职业暴露等应急演练。

⑥ 接受医院对科室医院感染管理工作的监督、检查与指导，落实医院感染管理相关改进措施，评价改进效果，做好相应记录。

2. 工作人员

（1）从事口腔工作的医务人员，应当接受口腔诊疗器械消毒及个人防护等医院感染相关知识的培训，消毒员应考取消毒证，持证上岗；熟练掌握医院感染暴发、职业暴露等各项应急预案、处理流程等。

（2）应遵守标准预防的原则，落实标准预防的具体措施，手卫生应遵循《医务人员手卫生管理制度》的要求；隔离工作应遵循《医院隔离管理制度》的要求；消毒灭菌工作应遵循

《医院消毒管理制度》的要求。

(3) 应遵循医院及本科室医院感染相关规章制度。

(4) 应开展医院感染的监测,按照医院的要求进行报告。

(5) 应了解本科室、本专业相关医院感染特点,包括感染率、感染部位、感染病原体及多重耐药菌感染情况。

(6) 应遵守无菌技术操作规程。

(7) 应遵循国家抗菌药物合理使用的管理原则,合理使用抗菌药物。

(8) 保洁员、保安等第三方物业人员应掌握与本职工作相关的清洁、消毒、防护等知识和技能。

3. 教育与培训

(1) 科室医院感染管理小组应定期组织本科室医务人员学习医院感染管理相关知识,并做好考核。

(2) 科室医院感染管理小组应定期考核保洁员的医院感染管理相关知识,如清洁与消毒、手卫生、个人防护等,并根据其知识掌握情况开展相应的培训与指导。

(3) 科室医院感染管理小组应对患者、陪护及其他相关人员进行医院感染管理相关知识如手卫生、个人防护、隔离等的宣传及教育。

4. 消毒、隔离

(1) 保持室内清洁,每天操作前后应对工作台面、牙科综合治疗台及其配套设施进行清洁和消毒,遇有污染时随时消毒。有明显污染的先以含有效氯1000mg/L消毒剂擦拭,再以清洁水彻底清洁。每周彻底清洁处理1次;各种设备、仪器表面,每天用含有效氯500mg/L消毒剂擦拭,保持物品清洁无尘;诊疗区域、清洗消毒区域每天定时开窗通风,保持空气清新。

(2) 每间诊室、清洗消毒室必备流动水洗手设施和手消毒剂。医务人员严格执行手卫生制度,戴手套操作时,应一人一更换,每次操作前后严格洗手或卫生手消毒。

(3) 医务人员进行诊疗操作时,应严格执行标准预防的原则,戴医用外科口罩、帽子、手套,如有可能出现病人血液、体液喷溅时,应穿隔离衣、戴护目镜或防护面屏。

(4) 控制照相室拍片过程的交叉污染,夹片器应一用一消毒,干燥保存备用,一人一片,手套一人一换。

(5) 凡接触患者体液、血液的修复、正畸模型(印模材取膜,未灌注前的模型)等物品,灌注前及送技工室操作前必须进行消毒。

(6) 棉球、敷料等无菌物品,一经打开,使用时间24h;瓶装麻醉药品开封后,使用时间不得超过2h,抽出的药液保存时间不得超过2h,一次性使用医疗用品不得重复使用。

(7) 牙科综合治疗台及其配套设施应每日清洁、消毒,遇污染应及时清洁、消毒。

(8) 对口腔诊疗器械进行清洗、消毒或者灭菌的工作人员,在操作过程中严格执行无菌操作原则,穿戴帽子、口罩、手套、防护衣、防护镜,做好个人防护工作。

(9) 可重复使用的牙科手机、器械等使用后密闭容器转运、清洗、消毒和灭菌。

(10) 破伤风梭菌、炭疽杆菌、朊病毒、产气荚膜梭菌等特殊病原体污染的器械,应置于专用容器中,密闭运送至消毒供应室处置。

(11) 棉球、敷料等无菌物品,一经打开,使用时间最长不得超过24h。麻醉剂及其他药品开封后,使用时间不得超过2h。

(12) 一次性器械禁止复用。

(13) 医疗废物按照《医院医疗废物处置与管理制度》执行。

5. 复用器械消毒、灭菌

(1) 应设立独立的器械处理区。

(2) 应根据口腔诊疗服务工作量配备专职或兼职口腔器械消毒灭菌工作人员。消毒灭菌的工作人员应参加岗前培训和继续教育。

(3) 器械处理区

① 应与口腔诊疗服务的范围和工作量相匹配，布局符合医院感染预防与控制的要求。

② 区域内分为回收清洗区、保养包装及灭菌区、物品存放区。

a. 回收清洗区承担器械回收、分类、清洗、干燥工作。

b. 保养包装及灭菌区承担器械保养、检查、包装、消毒和/或灭菌工作。

c. 物品存放区存放消毒、灭菌后物品，以及去除外包装的一次性卫生用品等。

③ 回收清洗区与保养包装及灭菌区间应有物理屏障。

④ 工作流程设计应由污到洁，装饰材料应耐水、易清洁，并按照所配设备预留水、电、气等管线。

(4) 设备、设施

① 应根据口腔诊疗服务的实际情况合理配置设备、设施，并应符合国家相关标准或规定。

② 应配有污物回收器具、手工清洗池、工作台、超声清洗器及灭菌设备。

③ 宜配备机械清洗消毒设备、牙科手机专用自动注油养护机、医用热封机、干燥设备等。

(5) 耗材

① 清洁剂：应符合国家相关标准或规定。根据器械的材质、污染物种类，选择适用口腔器械的清洁剂。

② 消毒剂：应选择合法有效的消毒剂。

③ 润滑剂：牙科手机宜选择专用清洁润滑油，使用时宜遵循生产厂家或供应商提供的说明书。其他口腔器械可选水溶性润滑剂。

④ 包装材料：一次性医用皱纹纸、纸塑袋、纸袋、纺织品、无纺布等应符合 GB/T 19633 的要求；牙科器械盒应具有微生物屏障作用，适合各类型车针、根管器具等器械的放置。

⑤ 消毒灭菌监测材料：应合法有效，并在有效期内使用。

(6) 口腔器械处理基本原则

① 口腔器械应一人一用一消毒和/或灭菌。

② 高度危险口腔器械应达到灭菌水平。

③ 中度危险口腔器械应达到灭菌水平或高水平消毒。

④ 低度危险口腔器械应达到中或低水平消毒。

⑤ 口腔器械危险程度分类与消毒灭菌要求见 WS 506—2016《口腔器械消毒灭菌技术操作规范》。

(7) 口腔器械处理操作流程

① 回收

a. 口腔器械使用后应与废弃物品分开放置，及时回收。

b. 口腔器械应根据器械材质、功能、处理方法的不同进行分类放置。具体如下。Ⅰ.

结构复杂不易清洗的口腔器械（如牙科小器械、刮匙等）宜保湿放置，保湿液可选择生活饮用水或醇类清洁剂；Ⅱ.牙科手机、电动牙洁治器和电刀应初步去污，存放于干燥回收容器内；Ⅲ.其他器械可选择专用回收容器放置。

c. 回收容器应于每次使用后清洗、消毒、干燥备用。

② 清洗

a. 口腔器械清洗方法包括手工清洗和机械清洗（含超声波清洗）。手工、超声清洗操作方法应符合 WS 506—2016《口腔器械消毒灭菌技术操作规范》要求；机械清洗方法应遵循生产厂家的使用说明或指导手册。

b. 非电源口腔器械可选择机械清洗方法。

c. 带电源口腔器械、精密复杂口腔器械宜选择手工清洗。

Ⅰ.可拆的器械应拆开后分别清洗，如电动牙洁治器。

Ⅱ.电动牙洁治器手柄宜选择手工清洗方法。

d. 牙科小器械及其他结构复杂的器械宜首选超声清洗，清洗方法见 WS 506—2016《口腔器械消毒灭菌技术操作规范》。

e. 牙科手机清洗应符合 WS 506—2016《口腔器械消毒灭菌技术操作规范》。

③ 干燥

a. 宜选用干燥设备对器械、器具进行干燥处理。根据器械、器具的材质选择适宜的干燥温度：金属类干燥温度 70～90℃；塑料类干燥温度 65～75℃。

b. 无干燥设备和不耐热的器械、器具，可使用低纤维絮擦布进行干燥处理。

④ 检查与保养

a. 应采用目测或使用带光源放大镜对干燥后的口腔器械进行检查。器械表面、螺旋结构处、关节处应无污渍、水渍等残留物质和锈斑。对清洗质量不合格的器械应重新处理；损坏或变形的器械应及时更换。

b. 牙科手机的保养见 WS 506—2016《口腔器械消毒灭菌技术操作规范》。

⑤ 消毒方法选择

a. 物理消毒方法应首选湿热消毒，湿热消毒参数符合 WS 310.2 要求；清洗消毒器消毒方法见 WS 506—2016《口腔器械消毒灭菌技术操作规范》。

b. 化学消毒方法应符合 WS/T 367—2012 的要求。

⑥ 包装

a. 应根据器械特点和使用频率选择包装材料。

b. 低度、中度危险的口腔器械可不包装，消毒或灭菌后直接放入备用清洁容器内保存。

c. 牙科小器械宜选用牙科器械盒盛装。

d. 封包要求如下：包外应有灭菌化学指示物，并标有物品名称、包装者、灭菌器编号、灭菌批次、灭菌日期及失效期，如只有 1 个灭菌器时可不标注灭菌器编号。口腔门诊手术包的包内、包外均应有化学指示物。纸塑袋包装时应密封完整，密封宽度≥6mm，包内器械距包装袋封口处距离≥2.5cm。纸袋包装时应密封完整。医用热封机在每日使用前应检查参数的准确性。

⑦ 灭菌方法选择

a. 口腔器械应首选压力蒸汽灭菌，选择小型灭菌器灭菌应符合规范要求。

b. 碳钢材质的器械宜选干热灭菌。

c. 其他灭菌方法应符合 WS 310.2—2016 要求。

⑧ 监测要求

a. 消毒监测

Ⅰ. 湿热消毒：每次应监测温度、时间，并记录。

Ⅱ. 化学消毒：应根据消毒剂种类定期监测化学消毒剂的浓度、消毒时间，并记录。

Ⅲ. 消毒效果监测：消毒后直接使用的物品宜至少每季度监测 1 次，监测方法及结果判读符合 WS/T 367—2012 的要求。

b. 灭菌监测

Ⅰ. 小型灭菌器监测应符合 WS 506—2016《口腔器械消毒灭菌技术操作规范》。

Ⅱ. 其他灭菌器灭菌方法的监测应符合 WS 310.3—2016 相关规定。

Ⅲ. 每个灭菌周期运行均应形成文件记录，文件记录应保存 3 年，记录格式内容见 WS 506—2016《口腔器械消毒灭菌技术操作规范》。

⑨ 消毒与灭菌物品放行

a. 消毒物品放行

Ⅰ. 机械热力消毒应检查额定参数（温度、时间），所得参数符合要求时，消毒物品方可放行。

Ⅱ. 用化学消毒剂消毒物品时应检查其消毒时间、浓度，符合 WS/T 367—2012 的要求时，物品方可放行。

b. 灭菌物品放行

Ⅰ. 每一灭菌周期结束后应检查所有物理参数、化学指示物，所得数据、指示物的显示与规定灭菌参数一致时，灭菌物品方可放行。

Ⅱ. 灭菌周期的各种监测或参数不合格时不应放行，应查找灭菌失败原因，重新调整后再进行物理、化学监测，合格后灭菌器方可再次使用，必要时做生物监测，并应记录全过程。

⑩ 器械储存

a. 储存区应配备物品存放柜（架）或存放车，并应每周对其进行清洁消毒。并注意以下事项。

Ⅰ. 灭菌物品和消毒物品应分开放置，并有明显标识。

Ⅱ. 采用灭菌包装的无菌物品储存有效期见表 2-8。

表 2-8　包装材料无菌有效期

包装类型	纺织材料和牙科器械盒	一次性纸袋	一次性皱纹纸和医用无纺布	一次性纸塑袋
有效期/d	7	30	180	180

Ⅲ. 裸露灭菌及一般容器包装的高度危险口腔器械灭菌后应立即使用，最长不超过 4h。

Ⅳ. 中、低度危险口腔器械消毒或灭菌后置于清洁干燥的容器内保存，保存时间不宜超过 7d。

b. 储存室内环境应符合 GB 15982—2012 要求。

6. 口腔综合治疗台及用水

（1）口腔综合治疗台宜设置具有各管道水路排空功能的装置，水路材质应选择耐腐蚀的材料。

（2）输入水的源水至少应符合 GB 5749—2022，宜使用符合《中华人民共和国药典》（二部，2020 版）要求的纯化水。独立储水罐应使用纯化水，连续使用时间≤24h。

（3）诊疗用水的菌落总数≤500CFU/mL（R2A 琼脂培养基）或≤100CFU/mL（营养琼脂培养基）。有条件的医疗机构宜选用 R2A 琼脂培养基，两种方法均不应检出致病菌。

（4）口腔外科手术、种植牙操作应使用无菌水。

（5）口腔综合治疗台污水排放管道应接入医疗机构污水处理系统，其他排放方式应符合 GB 18466—2005。

（6）每日诊疗工作结束后，应对水路进行消毒；口腔综合治疗台停用时间≥72h，应对水路进行消毒，宜监测合格后使用。

（7）宜选择对水路连续消毒的消毒产品。

（8）对传染病患者进行口腔操作后可能导致水路污染时，应在操作后对该患者使用的水路进行清洗消毒。

（9）日常维护

① 每日开诊前，应对诊疗用水的出水管路冲洗至少 3min，冲洗痰盂下水管道，对吸唾管道抽吸冲洗不少于 30s。

② 每次诊疗结束后，应冲洗手机等口腔器械的连接软管至少 30s，并应冲洗吸唾管道和痰盂。

③ 每日诊疗结束，应冲洗消毒吸唾管道、痰盂，冲洗吸唾管道的污物过滤网、痰盂下水管道的污物收集器。漱口水过滤器应遵循设备说明书定期清洗。

④ 每日诊疗结束，水路应冲洗至少 3min。非连续消毒的水路宜将管路中的余水排空。使用独立储水罐供水的口腔综合治疗台，应取下独立储水罐，清洗消毒干燥后存放。

八十六、发热门诊医院感染管理制度

（一）目的

为提高发热门诊工作人员医院感染防控能力，阻断病原体在医疗机构内传播，降低感染发生风险，有效控制传染病疫情，保障人民群众和医务人员生命健康安全，特制定《发热门诊医院感染管理制度》。

（二）适用范围

发热门诊。

（三）参考文件

（1）《医院感染管理办法》、WS/T 313—2019《医务人员手卫生规范》、WS/T 311—2023《医院隔离技术标准》、WS/T 512—2016《医疗机构环境表面清洁与消毒管理规范》、WS/T 367—2012《医疗机构消毒技术规范》、WS/T 511—2016《经空气传播疾病医院感染预防与控制规范》、WS/T 508—2016《医院医用织物洗涤消毒技术规范》、WS 310.1—2016《医院消毒供应中心 第 1 部分：管理规范》、WS 310.2—2016《医院消毒供应中心 第 2 部分：清洗消毒及灭菌技术操作规范》、WS 310.3—2016《医院消毒供应中心 第 3 部分：清洗消毒及灭菌效果监测标准》、GB 15982—2012《医院消毒卫生标准》、《关于印发〈发热门诊设置管理规范》〈新冠肺炎定点救治医院设置管理规范》的通知》(联防联控机制医疗发〔2021〕80 号)等相关法律法规。

(2) 国家、省、市等上级部门指导意见。

(3) 结合医院实际情况。

(四) 选址及布局

(1) 发热门诊应设置于医院独立区域的独立建筑，标识醒目，具备独立出入口。医院门口、门诊大厅和院区内相关区域要设立醒目的指示标识，内容包括发热门诊方位、行走线路、接诊范围及注意事项等。发热门诊硬件设施要符合呼吸道传染病防控要求，与普通门(急)诊及医院其他区域间设置严密的硬隔离设施，不共用通道，通道之间不交叉，人流、物流、空气流严格物理隔离。

(2) 发热门诊内要规范设置污染区和清洁区，并在污染区和清洁区之间设置缓冲间。各区和通道出入口应设有醒目标识。各区之间有严密的物理隔断，相互无交叉。患者专用通道、出入口设在污染区一端，医务人员专用通道、出入口设在清洁区一端。

(3) 分区设置

① 污染区：主要包括患者专用通道、预检分诊区(台)、候诊区、诊室(含备用诊室)、留观室、污物间、患者卫生间；挂号、收费、药房、护士站、治疗室、抢救室、输液观察室、检验及 CT 检查室、辅助功能检查室、标本采集室、污物保洁和医疗废物暂存间等。

候诊区：候诊区应独立设置，按照候诊人员间距不小于 1m 的标准设置较为宽敞的空间，应可容纳不少于 30 人同时候诊，发热门诊患者入口外预留空间用于搭建临时候诊区，以满足疫情防控需要。

诊室：每间诊室均应为单人诊室，并至少设有 1 间备用诊室，每间诊室净使用面积不少于 $8m^2$，诊室面积应尽可能宽敞，至少可以摆放 1 张工作台、1 张诊查床、1 个非手触式流动水洗手设施，每间诊室安装至少 1 个 X 射线灯箱，配备可与外界联系的通讯工具。

留观室：留观室应不少于 10~15 间，留观室应按单人单间收治患者，每间留观室内设置独立卫生间。

② 清洁区：主要包括办公室、值班室、休息室、示教室、穿戴防护用品区、清洁库房、更衣室、浴室、卫生间等。清洁区要设置独立的工作人员专用通道，并根据工作人员数量合理设置区域面积。

③ 潜在污染区：主要包括医护办公室、治疗准备室、洁具间等。

④ 缓冲间：污染区、潜在污染区和清洁区之间应至少分别设置 2 个缓冲间，分别为个人防护用品第一穿脱卸间和第二穿脱卸间。每个缓冲间应至少满足 2 人同时穿脱个人防护用品。缓冲间房门密闭性好且彼此位置错开，不宜正面相对，开启方向应由清洁区开向污染区。

(五) 设备配置

1. 医疗设备

(1) 基础类设备：应配置病床、转运平车、护理车、仪器车、治疗车、抢救车、输液车、污物车、氧气设备、负压吸引设备等。

(2) 抢救及生命支持类设备：应配置输液泵、注射泵(配置工作站)、电子血压计、电子体温计、血糖仪、手持脉搏血氧饱和度测定仪、心电监护仪(配置工作站)、心电图机、除颤仪、无创呼吸机、心肺复苏仪等。有条件的发热门诊配置气管插管、有创呼吸机、雾化泵、负压担架等,对需要抢救的发热患者开展抢救。

(3) 检验类设备:应配置病毒核酸快速检测设备、化学发光免疫分析仪、全自动生化分析仪、全自动血细胞分析仪、全自动尿液分析仪、全自动尿沉渣分析仪、全自动粪便分析仪、血气分析仪、生物安全柜等。可配置全自动血凝分析仪、特定蛋白分析仪。

(4) 放射类设备:应配置独立的CT。

(5) 药房设备:有条件的应配置24h自动化药房。

(6) 辅助设备:电脑、监控、电话通信设备、无线传输设备、自动挂号缴费机、口罩售卖机和污洗设备等。

2. 通风排风及空调

(1) 发热门诊的空调系统应独立设置,设新风系统。当空调通风系统为全空气系统时,应当关闭回风阀,采用全新风方式运行。

(2) 禁止使用的空调系统:循环回风的空气空调系统、水-空气空调系统、绝热加湿装置空调系统,以及其他既不能开窗、又无新风和排风系统的空调系统。

(3) 设中央空调系统的,各区应独立设置。每周应对空调回风滤网清洗消毒1~2次,对空调冷凝水集中收集,消毒后排放。如发现病例,应在病例转出后,及时对空调进行彻底消毒。

(4) 发热门诊所有业务用房的窗户应可开启,保持室内空气流通。候诊区和诊室要保持良好通风,必要时可加装机械通风装置。通风不良的,可通过不同方向的排风扇组织气流方向从清洁区→缓冲间→污染区。

3. 消毒隔离设备

所有功能空间均应设手卫生设施,洗手设施应使用非手触式洗手装置。应配置空气或气溶胶消毒设施和其他有效的清洁消毒措施,以及符合消毒产品卫生安全评价标准的消毒器械。

4. 信息化设备

具备与医院信息管理系统互联互通的局域网设备、电子化病历系统、非接触式挂号和收费设备、可连接互联网的设备、可视对讲系统等。

(六)人员配备和培训

(1) 所有工作人员,首次进入发热门诊前要开展身体健康和心理状况评估,做好记录;应完成相关疫苗接种,应完成岗前院感考核并成绩合格。

(2) 发热门诊应配备具有呼吸道传染病或感染性疾病诊疗经验的医务人员,并根据每日就诊人次、病种等合理配备医师,传染病疫情期间可根据实际诊疗量增配医师数量。发热门诊医师应熟练掌握相关疾病流行病学特点、诊断标准、鉴别诊断要点、治疗原则,以及医院感染控制、消毒隔离、个人防护和传染病报告要求等。

(3) 在发热门诊工作的护士应具备一定临床经验,熟悉相关疾病护理要点,以及传染病分诊、各项护理操作、医院感染控制、消毒隔离、个人防护等各项要求。发热门诊应根据患者数量及隔离床位数量配备相应数量的护士,疫情期间根据实际患者数量酌情增加护士数量。

(4) 合理安排医务人员轮换班次,及时监测健康状况。每天上岗前、岗位中、换岗时均要开展健康监测,有记录。常态化情况下,发热门诊工作人员每6~8小时一个班次;发生疫情时，发热门诊工作人员每 4~6 小时一个班次。每天测量 2 次体温，出现发热、咳嗽等身体不适症状，及时向科室负责人报告，由科室负责人及时向疾控部报告。保洁员、保安等后勤人员等同于医护人员管理。

（5）发热门诊应定期组织对所有工作人员开展感染控制、个人防护等知识和技能培训及应急演练，特别是个人防护用品穿脱培训。所有工作人员须经穿脱防护用品、手卫生等知识和技能考核合格后上岗。在此基础上，医务人员要进行传染病诊治等相关业务培训，切实提高疾病早期识别和规范化诊疗水平。加强对保洁工作培训，清洁区、缓冲间、污染区的清洁用品不能混用。

（七）工作人员个人防护

（1）发热门诊应配备符合标准、数量充足（至少可供 2 周使用）、方便可及的个人防护用品。所有工作人员应当遵循《医院感染管理办法》相关要求。

（2）发热门诊所有工作人员须规范穿脱防护用品（一次性外科或医用防护口罩、一次性帽子、隔离衣、防护服、手套、防护面屏、鞋套等），呼吸道传播疾病疫情期间，非清洁区工作人员必须佩戴医用防护口罩，每次进入发热门诊前要进行医用防护口罩密合性测试，合格后方可进入。污染区工作人员对留观患者进行诊疗时，对不同的患者应根据岗位风险选择防护用品。

（3）进出发热门诊，要正确穿脱个人防护用品。在穿脱防护服、医用防护口罩等时，应有科室感控督导员现场或通过视频进行监督，避免交叉感染，有督导记录。

（4）发热门诊工作人员要相对固定，定期轮值，避免不同科室之间共用工作人员。上岗前、岗位中、换岗时均要开展健康监测。疫情期间，所有工作人员要点对点管理，按照居住地与发热门诊两点一线出行，禁止聚集、聚会及聚餐；当接诊入境、国内疫情中高风险地区以及集中隔离点发热患者等高风险人群时，所有工作人员要严格闭环管理，工作期间安排单人单间集中居住，所有人员按照居住地与发热门诊两点一线出行，并安排交通车做好保障。

（八）管理

（1）发热门诊经院办公会讨论通过，直接由分管医疗工作的副院长负责。

（2）科室医院感染管理小组

① 要求：应建立职责明确的科室医院感染管理小组，负责发热门诊医院感染管理工作，小组人员职责明确，并落实。按时完成科室医院感染管理小组工作手册。

② 人员构成

a. 发热门诊负责人为科室医院感染管理第一责任人，即科室医院感染管理小组组长，护士长为副组长，另设置感控医生、感控护士及感控督导员。

b. 医院感染管理小组人员包括医师和护士。

c. 医院感染管理小组人员宜为发热门诊内相对固定人员，医师宜具有主治医师以上职称。

（3）职责

① 科室医院感染管理小组负责发热门诊医院感染管理的各项工作，结合科室医院感染防控工作特点，制定相应的医院感染管理制度，并组织实施。

② 根据发热门诊主要医院感染特点，如医院感染的主要部位、主要病原体和主要侵袭性操作，制定相应的医院感染预防与控制措施及流程，并组织落实。

③ 配合医院感染管理部门进行发热门诊的医院感染监测，及时报告医院感染病例，并应定期对医院感染监测、防控工作的落实情况进行自查、分析，发现问题及时改进，并做好相应记录。

④ 结合医院多重耐药菌感染及细菌耐药情况，落实医院抗菌药物管理的相关规定。

⑤ 负责组织科室工作人员进行医院感染管理知识和技能的培训考核及职业暴露等应急演练。

⑥ 接受医院对科室医院感染管理工作的监督、检查与指导，落实医院感染管理相关改进措施，评价改进效果，做好相应记录。

（4）要安排经验丰富的医务人员承担预检分诊工作，对所有患者及其陪同人员测量体温、询问流行病学史、症状等，指导患者及其陪同人员对其流行病学史有关情况的真实性签署承诺书，并将患者合理有序分诊至低危或高危等不同就诊区域（或诊室）。

（5）发热门诊医务人员要指导患者及其陪同人员在健康条件允许的情况下，规范佩戴医用防护口罩、做好手卫生、保持 1m 安全距离。

（6）发热门诊要 24h 开诊，并严格落实首诊负责制，医务人员不得以任何理由推诿患者。

（7）要尽早对就诊患者进行传染病排查。

（8）发热门诊要采取全封闭就诊流程，挂号、就诊、交费、标本采集、检验、辅助检查、取药、输液等所有诊疗活动在发热门诊独立完成。若特殊情况需要标本外送，标本转运环节严格按照转运流程执行。

（9）接诊医生发现可疑病例须立即向科室负责人报告，由科室负责人向医务部、疾控部报告，医务部接到报告应立即组织院内专家组会诊，按相关要求进行登记、隔离、报告，不得允许患者自行离院或转院。所有患者在传染病排查结果反馈前，均应留观。当留观室数量不能满足临床诊疗需要时，需上报医务部，按照医院规定执行。

（10）确诊传染病患者，立即按照传染病上报并联系医务部，患者尽快转送至定点医院。

（11）发热门诊区域的医疗设备、物体表面、织物、地面、空气及空调通风系统的消毒和医疗废物的处置等严格按照下面"（九）消毒"部分、《发热门诊复用隔离衣、床单等织物清洗消毒流程》、《发热门诊感染病房污染区终末清洁消毒流程》等医院相关制度、规定、流程内容执行，做好各种记录。

（九）消毒

1. 空气消毒

（1）开窗通风，每日至少开窗通风 4 次，加强空气流通；有机械通风的区域，保证 24h 持续通风。

（2）每日空气消毒或紫外线消毒至少 4 次，空气消毒机每次 2h（具体参考设备使用说明书），紫外线灯每次 30min。有人情况下可采用人机共存的空气消毒机，操作方法、注意事项等应遵循产品的使用说明；无人情况下可以使用紫外线灯消毒，用紫外线消毒时，可适当延长照射时间到 1h 以上。

2. 污染物（患者血液、分泌物、呕吐物和排泄物）处理

（1）环境表面一旦发生患者体液、血液、排泄物、分泌物等污染时应立即实施污点清洁与消毒。

（2）采用浸含有效氯 5000mg/L 消毒液的抹布覆盖在污染物上，用覆盖物吸附清除污染物，后采用含有效氯 1000mg/L 消毒液浸泡的布巾，以污染表面为中心，由外向内擦拭物体表面，作用 30min。

（3）患者的排泄物、分泌物、呕吐物等应有专门容器收集，用含有效氯 20000mg/L 消毒液，按物、药比例 1∶2 浸泡消毒 2h。

（4）清除污染物后，应对污染的环境物体表面进行消毒。盛放污染物的容器可用含有效氯 5000mg/L 的消毒剂溶液浸泡消毒 30min，然后清洗干净。

3．地面、墙壁的消毒

（1）有肉眼可见污染物时应先使用一次性吸水材料完全清除污染物后消毒。

（2）无明显污染物时可用含有效氯 1000mg/L 消毒液擦拭或喷洒消毒，每天至少 4 次。遇污染随时消毒。地面消毒先由外向内擦拭消毒，待室内消毒完毕后，再由内向外擦拭消毒。消毒作用时间应不少于 30min。

4．物体表面的消毒

（1）患者直接接触的诊查床、治疗床使用一次性铺巾，一患一巾。

（2）诊疗设施、设备表面以及高频接触卫生表面，如床栏、床边桌、呼叫按钮、监护仪、微泵、门把手、计算机、诊桌等物体表面，每日消毒至少 4 次，使用含有效氯 1000mg/L 消毒液擦拭消毒，不耐腐蚀的使用 75％酒精擦拭消毒（至少 2 遍）。遇污染随时消毒。有肉眼可见污染物时应先使用一次性吸水材料清除污染物，然后常规消毒。清理的污染物可按感染性医疗废物集中处置。

5．诊疗用品消毒

（1）应当尽量选择一次性使用的诊疗用品。听诊器、温度计、血压计等非一次性的诊疗用品应实行专人专用。每个留观室、诊室固定专用听诊器、温度计、血压计等非一次性的诊疗用品，做好标识。

（2）重复使用的诊疗用品一患一消毒，除颤仪电极板、B 超探头等，使用后立即使用 75％的酒精擦拭消毒（2 遍）；需要灭菌处理的重复用诊疗用品，按照"特殊病原体"中"突发原因不明的传染病病原体"污染的诊疗器械、器具和物品双层密闭运送至消毒供应中心处理，并做好标记。

（3）呼吸机、吸痰器、吸氧装置、雾化装置等复用设备，外管路必须一次性使用，设备使用后内部及外部必须消毒后方可用于下一位患者。外部消毒使用含有效氯 1000mg/L 消毒液或 75％的酒精擦拭消毒（2 遍），每日至少 2 次，遇污染随时消毒。

（4）餐（饮）具使用一次性餐（饮）具。

6．衣服、被褥等织物消毒

（1）在收集时应避免产生气溶胶，均按医疗废物集中处理。

（2）无肉眼可见污染物时，若需重复使用，可煮沸消毒 30min；或先用含有效氯 1000mg/L 的消毒液浸泡 30min，然后按常规清洗。

（3）贵重衣物可选用环氧乙烷方法进行消毒处理。

（4）患者用过的床单、被套、枕套等织物使用后用含有效氯 1000mg/L 的消毒液浸泡至少 30min，双层医疗垃圾袋密闭封存，做好标识，通知洗涤公司回收，严格按照规范进行清洗、消毒。

（5）医护人员的复用织物使用后用含有效氯 1000mg/L 的消毒液浸泡至少 30min，双层医疗垃圾袋密闭封存,做好标识,逐区传递至织物回收点,通知洗涤公司回收,严格按照规范进行清洗、消毒。

7. 皮肤、黏膜消毒

(1) 皮肤消毒:使用醇类消毒剂涂擦皮肤表面 2 遍,作用 3min。

(2) 皮肤被污染物污染时,应立即清除污染物,再用一次性吸水材料蘸取 0.5% 碘伏或过氧化氢消毒剂擦拭消毒 3min 以上,使用清水清洗干净。

(3) 黏膜应用大量生理盐水冲洗或 0.05% 碘伏冲洗消毒。

8. 手卫生

(1) 有肉眼可见污染物时使用洗手液在流动水下洗手,然后用速干手消毒剂消毒。

(2) 严格按照手卫生指征落实手卫生。

(3) 卫生手消毒:均匀喷雾手部或涂擦揉搓手部 1~2 遍,作用 1min。

9. 尸体处理

用含有效氯 5000mg/L 消毒剂或 0.5% 过氧乙酸棉球或纱布填塞患者口、鼻、耳、肛门等所有开放通道;用双层布单包裹尸体,装入双层尸体袋中,由专用车辆直接送至指定地点火化。患者住院期间使用的个人物品经消毒后方可让患者或家属带回家。

10. 卫生间消毒

(1) 卫生间便器内每天至少 4 次使用含有效氯 2000mg/L 的消毒剂或漂白粉作用 30min,嘱患者冲便器时,若有盖子,需要关上盖子再冲厕,做好手卫生。多位患者嘱其不能同时如厕。

(2) 患者如厕后立即对卫生间进行空气物表的消毒,同时对排泄物使用含有效氯 2000mg/L 的消毒剂或漂白粉作用 30min,关上便器盖子再冲厕,做好手卫生。

11. 终末消毒

(1) 空气采用空气消毒机或紫外线消毒,物表、地面采用含有效氯 1000mg/L 的消毒液擦拭消毒,作用至少 1h。

(2) 留观室终末消毒后,至少空置 1h 后方可收治下一位患者。

(3) 进行 CT 检查、血标本采集、核酸采集的患者离开后对 CT 室、血标本采集室、核酸采集室进行空气、物表、地面终末消毒。

(4) 患者离开诊室后,对诊室进行空气、物表、地面终末消毒,空气使用人机共存的空气消毒机,物表和地面使用含有效氯 1000mg/L 的消毒剂擦拭或喷洒消毒。

12. 转运工具消毒

转运车、轮椅、转运床、担架等转运工具一患一消毒,使用含有效氯 1000mg/L 的消毒剂擦拭或喷洒消毒,作用 30min 后用清水擦拭干净。

(十)医疗废物管理

患者所有的废弃物应当视为感染性医疗废物,严格依照《医院医疗废物处置与管理制度》执行。污水需要经过消毒处理后方可排入医院污水管网。

八十七、感染性疾病科医院感染管理制度

(一)目的

为了加强感染性疾病科医院感染防控管理,降低医院感染发生风险,特制定《感染性疾

病科医院感染管理制度》。

（二）适用范围

（1）感染性疾病科。

（2）感染性疾病科在执行《病区医院感染管理制度》基础上，执行本制度。

（三）参考文件

（1）WS/T 367—2012《医疗机构消毒技术规范》、WS/T 512—2016《医疗机构环境表面清洁与消毒管理规范》、WS/T 311—2023《医院隔离技术标准》等相关法律法规。

（2）国家、省、市等上级部门指导意见。

（3）结合医院实际情况。

（四）管理要求

1. 科室医院感染管理小组

（1）要求：应建立职责明确的科室医院感染管理小组，负责感染性疾病科医院感染管理工作，小组人员职责明确，并落实。按时完成科室医院感染管理小组工作手册。

（2）人员构成

① 感染性疾病科负责人为科室医院感染管理第一责任人，即科室医院感染管理小组组长，护士长为副组长，另设置感控医生、感控护士及感控督导员。

② 医院感染管理小组人员包括医师和护士。

③ 医院感染管理小组人员宜为科室内相对固定人员，医师宜具有主治医师以上职称。

（3）职责

① 科室医院感染管理小组负责科室医院感染管理的各项工作，结合科室医院感染防控工作特点，制定相应的医院感染管理制度，并组织实施。

② 根据科室主要医院感染特点，如医院感染的主要部位、主要病原体、主要侵袭性操作和多重耐药菌感染，制定相应的医院感染预防与控制措施及流程，并组织落实。

③ 配合医院感染管理部门进行科室医院感染监测，及时报告医院感染病例，并应定期对医院感染监测、防控工作的落实情况进行自查、分析，发现问题及时改进，并做好相应记录。

④ 结合科室多重耐药菌感染及细菌耐药情况，落实医院抗菌药物管理的相关规定。

⑤ 负责组织科室工作人员进行医院感染管理知识和技能的培训考核及职业暴露等应急演练。

⑥ 接受医院对科室医院感染管理工作的监督、检查与指导，落实医院感染管理相关改进措施，评价改进效果，做好相应记录。

2. 工作人员

（1）应积极参加医院感染管理相关知识和技能的培训，熟练掌握医院感染暴发、职业暴露等各项应急预案、处理流程等。

（2）应遵守标准预防的原则，落实标准预防的具体措施，手卫生应遵循《医务人员手卫生管理制度》的要求；隔离工作应遵循《医院隔离管理制度》的要求；消毒灭菌工作应遵循《医院消毒管理制度》的要求。

（3）应遵循医院及本科室医院感染相关规章制度。

（4）应开展医院感染的监测，按照医院的要求进行报告。

（5）应了解本科室、本专业相关医院感染特点，包括感染率、感染部位、感染病原体及多重耐药菌感染情况。

（6）应遵守无菌技术操作规程。

（7）应遵循国家抗菌药物合理使用的管理原则，合理使用抗菌药物。

（8）保洁员、保安等第三方物业人员应掌握与本职工作相关的清洁、消毒、防护等知识和技能。

3. 教育与培训

（1）科室医院感染管理小组应定期组织本科室医务人员学习医院感染管理相关知识，并做好考核。

（2）科室医院感染管理小组应定期考核保洁员的医院感染管理相关知识，如清洁与消毒、手卫生、个人防护等，并根据其知识掌握情况开展相应的培训与指导。

（3）科室医院感染管理小组应对患者、陪护及其他相关人员进行医院感染管理相关知识如手卫生、个人防护、隔离等的宣传及教育。

4. 布局设施

（1）感染性疾病的预检分诊工作应由门诊、急诊、感染性疾病科等部门共同负责完成。

（2）感染性疾病科的呼吸道传染病区域和非呼吸道传染病区域均应独立成区，自成一体。呼吸道传染病区域遵循三区两通道原则；非呼吸道传染病区域可按照平、疫结合原则设置三区两通道。各区域应分别设置独立通道。各区应配备符合要求、数量充足的防护用品。

（3）在感染性疾病科就诊或住院的患者需要进行手术的，应有安全便捷方式运送至手术部隔离手术间。

5. 消毒、隔离

（1）患者安置原则：不同类感染患者分开安置，同类感染患者相对集中，传染病患者应按国家有关规定收治。

（2）保持环境清洁卫生，加强通风，每天常规进行空气、物体表面、地面的清洁和消毒，遇污染时随时消毒。

① 空气消毒

a. 开窗通风，有防蝇设施，如纱窗、纱门。

b. 无人时可采用紫外线照射消毒，有人时可采用动态空气消毒机消毒，必要时采用3%过氧化氢进行干雾消毒。

② 物体表面、地面消毒

a. 室内所有物体表面、地面每日消毒至少2次，遇血液、体液污染时，先去除污染，再用含有效氯1000mg/L消毒液进行局部擦拭消毒。

b. 清洁工具应分区使用，颜色标识，用后清洗消毒，悬挂晾干，分类放置。

（3）手卫生要求

① 手卫生设施符合要求，为非手接触式水龙头，配备干手纸巾和手消毒剂。

② 诊疗、护理患者前后、接触污染物品后应洗手或卫生手消毒，必要时戴手套，脱手套后应洗手。

③ 在下列情况时应先洗手，然后进行卫生手消毒。

a. 接触患者的血液、体液和分泌物以及被传染性致病微生物污染的物品后。

b. 直接为传染病患者进行检查、治疗、护理或处理传染患者污物之后。

（4）患者使用物品消毒

① 血压计、听诊器等表面用75%酒精擦拭消毒。血压计袖带有可见污染时，应先清洗干净，再用含有效氯500mg/L消毒液浸泡消毒30min。

② 体温计、止血带等医疗用品一人一用一消毒或专人专用。

③ 运送患者的轮椅、推车使用后，应用含有效氯500mg/L消毒液擦拭消毒备用。

④ 传染性疾病患者使用的器械、物品专人专用，尽量选择一次性器械、物品，复用的器械、物品按照《医院消毒管理制度》执行。

（5）患者出院、转院、死亡后，严格落实终末消毒。

（6）医疗废物按照《医院医疗废物处置与管理制度》执行。

6. 预防控制措施

（1）在标准预防措施基础上执行额外预防。

（2）接诊呼吸道传播疾病患者时应戴医用防护口罩，并提醒患者戴口罩。

（3）疑似传染病患者按下列途径管理。

① 发现甲类传染病患者，在第一时间内通知医务部及感控办。

② 根据传染源的传播途径，立即采取相应的隔离措施。

（4）传染性疾病患者限制活动，避免转科，并且尽可能减少不必要的外出检查，必须外出或专科，必须告知前往科室，做好防护及消毒。

（5）诊疗和护理传染性疾病患者的医护人员相对固定，监测体温等健康情况。

7. 医务人员防护

（1）医务人员应穿戴相应的个人防护用品（帽子、手套、口罩等），根据传播风险选择防护用品并正确穿脱。

（2）严格执行手卫生。

8. 健康宣教

（1）做好患者及陪护的卫生宣教工作，包括手卫生、咳嗽礼仪。

（2）指导患者注意饮食卫生，不互串病房或随意外出，防止医院内交叉感染。

9. 传染病报告

按照《医院传染病报告管理制度》执行。

八十八、肠道门诊医院感染管理制度

（一）目的

为了加强肠道门诊医院感染管理，提高工作人员医院感染防控能力，特制定《肠道门诊医院感染管理制度》。

（二）适用范围

肠道门诊，肠道诊室参照执行。

（三）参考文件

（1）《二级以上综合医院肠道门诊设置规范》、《医院感染管理办法》、WS/T 313—2019《医务人员手卫生规范》、WS/T 311—2023《医院隔离技术标准》、WS/T 512—2016《医疗机构环境表面清洁与消毒管理规范》、WS/T 367—2012《医疗机构消毒技术规范》等相关法律法规。

(2) 国家、省、市等上级部门指导意见。

(3) 结合医院实际情况。

(四) 设置要求

(1) 肠道门诊应设在医院内相对独立的区域，与普通门（急）诊有一定距离，标识醒目，建筑规范，符合医院感染预防与控制的有关要求，并便于患者就诊。

(2) 肠道门诊分设病人通道和医务人员专用通道，应设有清洁区、半污染区和污染区。清洁区包括医务人员值班室、更衣室、储藏室等；半污染区包括医务人员办公室、治疗室、护士站等；污染区包括挂号收费处、候诊区、诊室、隔离留观室、化验室、输液室、药房、专用厕所等。要求三区划分明确，并有醒目标志，三区之间应当有物理隔离屏障（如隔离门），做到相互无交叉，从挂号到发药实行"一条龙"操作。

(3) 肠道门诊应合理配置诊疗桌椅、诊疗床、观察床、体温计、听诊器、血压计、固定或移动式紫外线灯、灭菌消毒器材等医疗设备，配备采样器材、样品保存液或增菌液等，各有病人专用登记本。

(4) 门诊所有业务用房安装纱门纱窗等防蝇、防蚊设施，配备非手触式（肘式、脚踏式、感应式）洗手装置，配备痰盂、医疗废弃物收集箱等卫生设施。

(五) 管理要求

(1) 科室医院感染管理小组

① 要求：应建立职责明确的科室医院感染管理小组，负责肠道门诊医院感染管理工作，小组人员职责明确，并落实。按时完成科室医院感染管理小组工作手册。

② 人员构成

a. 肠道门诊负责人为科室医院感染管理第一责任人，即科室医院感染管理小组组长，护士长为副组长，另设置感控督导员。

b. 医院感染管理小组人员宜为肠道门诊内相对固定人员。

③ 职责

a. 科室医院感染管理小组负责肠道门诊医院感染管理的各项工作，结合肠道门诊医院感染防控工作特点，制定相应的医院感染管理制度，并组织实施。

b. 根据肠道门诊主要医院感染特点，如医院感染的主要部位、主要病原体和主要侵袭性操作，制定相应的医院感染预防与控制措施及流程，并组织落实。

c. 配合医院感染管理部门进行肠道门诊的医院感染监测，及时报告肠道传染病病例，并应定期对医院感染监测、防控工作的落实情况进行自查、分析，发现问题及时改进，并做好相应记录。

d. 结合肠道感染病原菌情况，落实医院抗菌药物管理的相关规定。

e. 负责组织肠道门诊内工作人员进行医院感染管理知识和技能的培训考核及肠道传染病暴发、职业暴露等应急演练。

f. 负责开展食源性病例监测工作。

g. 接受医院对肠道门诊医院感染管理工作的监督、检查与指导，落实医院感染管理相关改进措施，评价改进效果，做好相应记录。

（2）工作人员

① 应积极参加医院感染和传染病管理相关防控知识和技能的培训，熟练掌握霍乱等肠道传染病暴发、职业暴露等各项应急预案、处理流程等。

② 应遵守标准预防的原则，落实标准预防的具体措施，手卫生应遵循《医务人员手卫生管理制度》的要求；隔离工作应遵循《医院隔离管理制度》的要求；消毒灭菌工作应遵循《医院消毒管理制度》的要求。

③ 应遵循医院及本科室医院感染相关规章制度。

④ 应开展医院感染和传染病的监测，按照医院的要求进行报告。

⑤ 应了解本科室、本专业相关医院感染特点，包括感染率、感染部位及感染病原体情况。

⑥ 在从事无菌技术诊疗操作时，应遵守无菌技术操作规程。

⑦ 应遵循国家抗菌药物合理使用的管理原则，合理使用抗菌药物。

⑧ 保洁员、保安等第三方物业人员应掌握与本职工作相关的清洁、消毒、防护等知识和技能。

（3）教育与培训

① 肠道门诊内医护、保洁、检验等工作人员应当经过肠道传染病防治知识系统培训，持证上岗。

② 科室医院感染管理小组应定期组织肠道门诊内医务人员学习医院感染管理相关知识，并做好考核。

③ 科室医院感染管理小组应定期考核保洁员的医院感染管理相关知识，如清洁与消毒、手卫生、个人防护等，并根据其知识掌握情况开展相应的培训与指导。

④ 科室医院感染管理小组应对患者、陪护及其他相关人员进行医院感染管理相关知识如手卫生、个人防护、隔离等的宣传及教育。

（4）肠道门诊应设置醒目的"工作流程示意图"和"病人就诊须知"，做好就诊引导和告知工作。

（5）肠道门诊开设期间，腹泻病人实行归口管理，肠道门诊不得拒收腹泻病人，其他医护人员和诊室不得诊治腹泻病例（未满14周岁的轻症腹泻病人可在儿科门诊就诊，儿科内应设置腹泻病专用诊室，并按肠道门诊要求做好登记、采样和隔离消毒措施）。

（6）建立健全病人登记制度、消毒隔离制度、疫情报告制度等各项规章制度和人员岗位责任制，并认真贯彻执行。

（7）肠道门诊科室医院感染管理小组每月自查1次肠道门诊工作，并有检查的记录备查，以规范肠道门诊管理。

（六）工作要求

1. 开设时间

每年5月1日至10月31日为肠道门诊常规开设时间，特殊情况根据上级部门要求提前或延长开设时间。

2. 病例登记

所有就诊腹泻病例（包括初诊和复诊病例）必须登记，应按统一的肠道门诊登记表登记，规定项目必须填写完整，包括姓名、性别、年龄、工作单位、职业、详细住址、发病日期、就诊日期、主要症状、体征、流行病学史（病前5d内的旅游史、可疑接触史、可疑饮食史等）、初步诊断、治疗方法等。对抢救治疗及留床观察的病人应另做详细病历记录。如遇外地病人，应登记原省市县详细住址、单位以及现时投宿地址。必须防止因登记不详、字迹不清延误疫情处理。

3. 采样检测

对所有就诊病人进行便常规检测及细菌培养，疑似霍乱、痢疾病人，要对其进行霍乱细菌培养。对症状典型或流行病学指征明确的病人，应尽量做到逢泻必检，并严格执行操作规程，防止标本污染。

4. 病人处置

疑似病例隔离治疗，尽快明确诊断。凡诊断不明确的重症腹泻病人，在排除霍乱前，应在肠道门诊隔离室或单独病房隔离治疗，严禁转院或送入普通病房。

5. 疫情报告

肠道门诊发现的各类法定传染病（包括丙类传染病）均需按要求填报传染病报告卡，并在24h内上报到疾控部，由疾控部专干按照时限通过国家疾病监测信息系统进行网络直报。

6. 消毒与个人防护

（1）肠道门诊污水排放应纳入医院的污水处理系统，医院污水排放时的总余氯不得低于2mg/L。

（2）公用诊疗器械在腹泻病人使用后应及时消毒，工作人员要严格落实手卫生，医院门诊厕所进行随时消毒，有专人负责肠道门诊的消毒，并做好消毒记录，具体消毒方法参见《肠道门诊消毒隔离制度》。诊疗过程中产生的医疗废物应根据《医疗废物管理条例》和《医疗卫生机构医疗废物管理办法》的有关规定进行处置和管理。

（3）严格执行标准预防，工作人员穿隔离衣，佩戴一次性外科口罩和帽子等接诊患者。根据操作风险选择增加防护用品。需接触患者呕吐物、排泄物等污物时应戴手套；处理频繁呕吐患者时，建议在隔离衣外穿戴防水围裙并戴防护面屏。

7. 督查

疾控部每月2次对肠道门诊进行登记情况督查，及时反馈存在问题，肠道门诊按照存在问题及时整改，疾控部追踪整改效果。

第四节 其他科室医院感染管理制度

八十九、门、急诊医院感染管理制度

（一）目的

为了加强医院门、急诊医院感染防控措施的有效落实，降低交叉感染风险，特制定《门、急诊医院感染管理制度》。

（二）适用范围

门、急诊区域。

(三)参考文件

(1) WS/T 367—2012《医疗机构消毒技术规范》、WS/T 512—2016《医疗机构环境表面清洁与消毒管理规范》、WS/T 311—2023《医院隔离技术标准》、WS/T 591—2018《医疗机构门急诊医院感染管理规范》等相关法律法规。

(2) 国家、省、市等上级部门指导意见。

(3) 结合医院实际情况。

(四)定义

1. 医疗保健相关感染

就诊者在诊断、治疗和预防等医疗保健活动中所获得的感染。

2. 呼吸道卫生

呼吸道感染患者佩戴医用外科口罩、在咳嗽或打喷嚏时用纸巾盖住口鼻、接触呼吸道分泌物后实施手卫生,并与其他人保持1m以上距离的一组措施。

3. 安全注射

对接受注射者无害,使实施注射操作的医护人员不暴露于可避免的危险,注射后的废弃物不对环境和他人造成危害。

4. 安全注射装置

用于抽取动静脉血液、其他体液或注射药物的无针或有针的装置,通过内在的设计使其在使用后能屏蔽锐器,降低职业暴露的风险。

(五)管理要求

1. 医院感染管理组织

(1) 门、急诊应成立医院感染管理小组,全面负责门、急诊的医院感染管理工作,明确小组及其人员的职责并落实。小组由门、急诊负责人担任组长,护士长担任副组长,人员应包括医师和护士,小组成员为本区域内相对固定人员,应至少配备医院感染管理兼职人员一名。

(2) 门、急诊医院感染管理小组应依据医疗保健相关感染特点和门、急诊医疗工作实际,制定门、急诊医院感染管理相关制度、计划、措施和流程,并依据医院颁布的相关制度、规定等及时更新,开展医院感染管理工作。

门、急诊医院感染管理相关制度包括但不限于以下内容:

① 门、急诊医院感染管理小组及其职责;
② 门、急诊医院感染管理制度;
③ 门、急诊医疗保健相关感染病例报告制度;
④ 门、急诊医务人员培训制度;
⑤ 医务人员手卫生制度;
⑥ 门、急诊清洁和消毒制度;
⑦ 门、急诊预检分诊制度;
⑧ 门、急诊隔离制度;
⑨ 门、急诊个人防护制度;
⑩ 门、急诊医疗废物管理制度;

⑪ 门、急诊职业暴露报告处置制度。

（3）门、急诊医院感染管理小组负责组织工作人员开展医院感染管理知识和技能的培训，宜对患者及陪同人员开展相应的宣传教育。

（4）门、急诊医院感染管理小组应接受感控办的监督、检查与指导，落实医院感染管理相关改进措施，评价改进效果，做好相应记录。

2. 工作人员

（1）应参加医院感染管理相关知识和技能的培训。

（2）应掌握并遵循医院感染管理的相关制度及流程，特别是落实标准预防的具体措施，手卫生应符合《医务人员手卫生管理制度》的要求，隔离工作应符合《医院隔离管理制度》的要求，消毒灭菌工作应符合《医院消毒管理制度》的要求。

（3）注射、穿刺、治疗、换药、手术、清创等无菌诊疗操作时，应遵守无菌技术操作规程。

3. 设备设施

门、急诊应配备合格、充足的感染预防与控制工作相关的设施和物品，包括体温计（枪）、手卫生设施与用品、个人防护用品、卫生洁具、清洁和消毒灭菌产品和设施等。

（六）宣教和培训

1. 门、急诊工作人员的培训

（1）门、急诊医院感染管理小组应每年制订培训计划，并依据工作人员岗位特点每个月开展有针对性的培训。

（2）培训内容

① 门、急诊医疗保健相关感染预防与控制工作的特点；

② 医院感染管理相关制度；

③ 基本的感染预防与控制措施，如手卫生、血源性病原体职业防护、个人防护用品的正确选择和使用等标准预防措施以及清洁消毒的方法和频率、医疗废物管理等；

④ 有疫情发生时，培训内容应包括相应的预防与控制知识及技能；

⑤ 对兼职人员培训还应包括手卫生依从性观察、医疗保健相关感染病例监测、多重耐药菌管理等。

（3）培训要求

① 新到门、急诊工作的人员均应参加岗前培训；

② 在岗人员应定期接受培训，每年至少 2 次，并做好记录；

③ 根据传染病疫情发生情况，在岗人员应及时接受针对性培训。

（4）培训效果评估要求

① 宜每次培训后进行考核或考查；

② 形式包括现场抽问、填写考卷、现场操作等。

2. 患者和家属、陪同人员的宣教

（1）门、急诊可利用折页、宣传画、宣传海报、宣传视频等开展多种形式的感控宣教。

（2）宣教内容宜包括手卫生、呼吸道卫生/咳嗽礼仪和医疗废物的范围等。

（3）对确诊或疑似经空气或飞沫传播疾病的患者，应进行正确使用口罩的培训；对确诊或疑似经接触传播疾病的患者，应宣教相应的隔离措施。

（4）宜对留置透析导管、经外周静脉穿刺中心静脉置管、导尿管等侵入性装置的患者和家属宣教相应的感染预防和控制措施。

（七）监测与报告

1. 监测内容与频率

（1）可根据《医院感染控制监测与报告管理制度》的要求，结合科室实际情况，设计并开展医疗保健相关感染病例的综合监测和目标监测，如导管相关血流感染、手术部位感染等。

（2）每个月开展手卫生依从性的监测。手卫生依从性的监测方法宜参照《医务人员手卫生管理制度》和《医院感染控制监测与报告管理制度》执行。

（3）应按照《医院感染控制监测与报告管理制度》等开展环境卫生学监测。

2. 医疗保健相关感染暴发或疑似暴发的流行病学调查

门、急诊短时间内出现3例及以上的症候群相似的医疗保健相关感染病例时，应参照《医院感染暴发报告及处置制度》的要求及时开展医疗保健相关感染病例的流行病学调查，并采取针对性的控制措施。

3. 医疗保健相关感染病例报告

（1）发现医疗保健相关感染病例应遵照《医院感染控制监测与报告管理制度》的要求进行报告。

（2）工作人员工作期间出现感染症状，应立即上报科室负责人，同时遵照《医院感染控制监测与报告管理制度》的要求及时报告。

（3）应按照《医院感染暴发报告及处置制度》的要求及时报告医疗保健相关感染暴发和疑似暴发病例。

（八）预检分诊

（1）门、急诊应严格执行《传染病预检分诊管理制度》的管理规定，根据科室的服务特性建立相应的预检分诊制度。

（2）门、急诊应根据传染病的流行季节、周期、流行趋势和医院的要求，加强特定传染病的预检、分诊工作。

（3）门、急诊可通过挂号时询问、咨询台咨询和医师接诊时询问等多种方式对患者开展传染病的预检；在必要时，可建立临时预检点（处）进行预检。

（4）预检、分诊点（处）应配备体温计（枪）、手卫生设施与用品、个人防护用品和消毒产品等，以便随时取用。

（5）所有医师在接诊过程中，应注意询问患者有关的流行病学史、职业史，结合患者的主诉、病史、症状和体征等对来诊的患者进行传染病的预检。

（6）经预检为需要隔离的传染病患者或者疑似患者的，应将患者分诊至感染性疾病科或分诊点就诊，同时对接诊处采取必要的消毒措施。

（7）门、急诊应设置醒目标识、告示、指引牌等，指引需要隔离的确诊或疑似传染病患者至感染性疾病科门诊或分诊点就诊。本院不具备传染病救治能力时，应及时将患者转诊到具备救治能力的医疗机构诊疗。

（8）从事预检、分诊的工作人员接诊患者时，应采取标准预防措施。如怀疑其患有传染病时，应依据其传播途径选择并使用适宜的防护用品，并正确指导患者使用适宜的防护用品。防护用品应符合国家相关标准要求。

（九）预防和控制感染的基本措施

1. 手卫生

（1）手卫生设施应符合以下要求。

① 门、急诊每间诊室均应设置手卫生设施，包括流动水洗手设施、洗手液、干手设施或速干手消毒剂。

② 可能高频率接触血液、体液、分泌物的诊疗室如治疗室、皮肤科、耳鼻喉科、妇科、口腔科、感染性疾病科等应设置流动水洗手设施和干手设施。新建、改建的门、急诊，每间诊室均应设置流动水洗手设施和干手设施。

（2）手卫生指征、方法和注意事项应符合《医务人员手卫生管理制度》的要求。

2. 个人防护用品的选用

（1）根据标准预防的原则选用个人防护用品（手套、外科口罩、医用防护口罩、护目镜或防护面屏、隔离衣和防护服等）。

（2）使用个人防护用品的注意事项

① 工作人员应掌握个人防护用品使用方法和注意事项，具体穿脱方法参照《医院隔离管理制度》执行。

② 在进行任何一项诊疗、护理操作之前，工作人员应评估人体被血液、体液、分泌物、排泄物或感染性物质暴露的风险，根据评估结果选择适宜的个人防护用品，注意使用适合个体型号的个人防护用品。

③ 摘除个人防护用品时应避免污染工作服和皮肤。

④ 如需戴手套和穿隔离衣，在不同患者诊疗操作间应更换手套和隔离衣。

⑤ 使用医用防护口罩前应进行密合性测试。

3. 安全注射

（1）医务人员应掌握治疗和用药的指征。

（2）注射应使用一次性的灭菌注射装置。

（3）对患血源性传播疾病的患者实施注射时宜使用安全注射装置。

（4）尽可能使用单剂量注射用药。多剂量用药无法避免时，应保证"一人一针一管一用"，不应使用用过的针头及注射器再次抽取药液。

（5）使用后的注射针头等锐器应及时放入符合规范的锐器盒内。

4. 医用物品的管理

（1）进入人体无菌组织、器官、腔隙，或接触人体破损黏膜、组织的诊疗器械、器具和物品应进行灭菌；接触完整皮肤、完整黏膜的诊疗器械、器具和物品应进行消毒。

（2）一次性使用医疗用品禁止复用，用后应及时按医疗废物处理。

（3）按照规定可以重复使用的诊疗器械、器具和物品使用后应按照产品说明书、技术规范等要求选择适宜的方法进行清洁、消毒或灭菌，并符合《医院消毒管理制度》的要求。

5. 环境及物体表面清洁消毒

（1）应遵循《医院环境表面清洁与消毒管理制度》对不同污染程度的区域环境及物体表面进行清洁与消毒。门、急诊环境按污染程度可分为以下三区。

① 轻度环境污染风险区域，包括门急诊办公室、门急诊药房内部、挂号室内部等区域。

② 中度环境污染风险区域，包括门急诊大厅、挂号和缴费窗口、候诊区、普通诊室、

心电图室、超声科和其他功能检查室等区域。

③ 高度环境污染风险区域,包括采血室、治疗室、穿刺室、注射室、耳鼻喉科诊室、妇科诊室、感染性疾病诊室、肠道门诊、发热门(急)诊、门急诊手术室、口腔科、血液透析室、内镜室等区域。

(2) 卫生间环境及物体表面的清洁和消毒,工作人员在开始清洁、消毒前,应穿戴好必要的个人防护用品。保持卫生间的环境卫生,至少每日清洁或消毒2次,遇污染时随时清洁和消毒。

(3) 可使用《医院环境表面清洁与消毒管理制度》描述的方法对环境清洁、消毒的依从性进行评估。环境微生物评估方法按 GB 15982—2012 执行。

6. 空气净化

(1) 空气净化措施应符合 WS/T 368—2012 的要求。

(2) 普通诊室首选自然通风,自然通风不良的可采用机械通风、集中空调通风系统、循环风紫外线空气消毒器或其他合格的空气消毒器。应根据产品特性、使用区域空间大小配置适宜的消毒器。

(3) 诊治经空气或飞沫传播疾病的患者时,其诊室宜采用安装空气净化消毒装置的集中空调通风系统,或使用空气净化消毒设备。

7. 呼吸道卫生

(1) 宜在就诊和等候就诊区域张贴呼吸卫生宣传画,发放或播放宣传资料。

(2) 对有呼吸道症状的患者,当其能够耐受时,应指导其戴口罩。

(3) 应避免与有呼吸道症状患者的不必要近距离(<1m)接触。

(4) 有呼吸道症状的工作人员在工作期间需戴外科口罩。

(十)基于传播途径的预防措施

(1) 宜早期识别有呼吸道症状、腹泻、皮疹、引流伤口或皮肤损伤等可能有活动性感染的患者。

(2) 应在标准预防的基础上,遵循《医院隔离管理制度》的规定,根据疾病的传播途径,采取以下相应的隔离与防护措施。

① 接触传播的隔离与预防:对经接触传播疾病如肠道感染、多重耐药菌感染、皮肤感染,存在大小便失禁、伤口引流、分泌物、压疮、安置引流管或引流袋以及有皮疹的患者,应采取接触传播的隔离与预防措施。

② 飞沫传播的隔离与预防:对《医院隔离管理制度》中规定的情况及A群链球菌感染治疗的最初24h内,应采取飞沫传播的隔离与预防措施。宜将患者安置于房门可关闭的诊室,特别是剧烈咳嗽和痰多的患者;患者病情容许且能耐受时应戴外科口罩,并执行呼吸道卫生/咳嗽礼仪。

③ 空气传播的隔离和预防:对《医院隔离管理制度》中规定的情况及播散性带状疱疹等疾病的患者或免疫缺陷并局部患有带状疱疹的患者,应做好空气传播的隔离和预防措施。接诊此类患者的诊室宜与普通诊室分开,并将患者安置于房门可关闭的单间。患者病情容许且能耐受时应戴外科口罩,并执行呼吸道卫生/咳嗽礼仪。

(十一)医疗废物处置

(1) 应符合《医院医疗废物处置与管理制度》的要求,对医疗废物进行分类、密闭运送,相关登记保存3年。

(2)门急诊公共区域应放置生活垃圾桶,内装黑色垃圾袋。但特殊科室如采血室、注射室等患者可能丢弃医疗废物的区域应放置医疗废物桶,内装黄色医疗废物袋。

(3)门急诊治疗室、采血室、注射室、耳鼻喉科诊室、妇科诊室、感染性疾病科诊室、普外科诊室、泌尿外科诊室等可能进行诊疗操作的房间应放置医疗废物桶,内装黄色医疗废物袋。

(4)普通诊室宜放置生活垃圾桶。

(5)放置生活垃圾桶或医疗废物桶的区域应有醒目、清晰的标识。

九十、治疗准备室、治疗室、处置室医院感染管理制度

（一）目的

为了加强对治疗准备室、治疗室及处置室的医院感染管理,特制定《治疗准备室、治疗室、处置室医院感染管理制度》。

（二）适用范围

医院所有的治疗准备室、治疗室、处置室。

（三）参考文件

(1) WS/T 527—2016《医疗机构内通用医疗服务场所的命名》、WS/T 367—2012《医疗机构消毒技术规范》、WS/T 512—2016《医疗机构环境表面清洁与消毒管理规范》、《国家卫生计生委办公厅关于印发〈基层医疗机构医院感染管理基本要求〉的通知》（国卫办医发〔2013〕40号）等相关法律法规。

(2)国家、省、市等上级部门指导意见。

(3)结合医院实际情况。

（四）定义

(1)治疗准备室:是医务人员为患者实施治疗前的准备工作的场所,包括存放无菌物品、清洁物品、药品、配制药液等。

(2)治疗室:为患者实施治疗操作（如关节内注射、鞘内注射、骨穿刺、腰穿刺、胸腹穿刺、换药等）、存放无菌物品和清洁物品（消毒后药杯、管路等）的场所。

(3)处置室:实施皮肤准备、清洁灌肠等操作、临时存放治疗产生的医疗废物及需要浸泡消毒的医疗物品的场所。

（五）管理要求

1. 人员管理

(1)科室应设专人管理治疗准备室、治疗室及处置室。

(2)医护人员进入室内,应衣帽整洁,严格执行无菌技术操作规程。治疗准备室仅允许本科室医务人员佩戴口罩进入。

(3)严格执行各项无菌技术操作规程及手卫生制度。

2. 环境管理

(1)室内环境整洁,布局合理,进行配药等操作前半小时应停止清扫地面等工作,避免

不必要的人员进出。

（2）洗手设施符合要求。

（3）治疗准备室、治疗室、处置室各室内清洁区、有菌区分区明确，洁污分明，室内放置医疗废物桶（和/或锐器盒）和非医疗废物桶，有明显标识，桶盖及时盖严，仅供室内使用，不允许与病区共用，禁止将处置车上的锐器盒或医疗废物桶放置在室内；日常保持清洁干燥，通风良好。每日紫外线灯或空气消毒器消毒至少两次，消毒时间≥30min，并有记录。每年空气培养至少1次，按Ⅲ类环境管理，细菌菌落总数≤4CFU/皿·5min。洁具分室使用，规范清洗消毒复用。

（4）各室外均设有缓冲间（处置室），临时存放治疗产生的医疗废物及非医疗废物、浸泡消毒的医疗物品等，手卫生设施配备完善，锐器盒需要标明使用时间。

3. 环节管理

（1）进行各项诊疗操作前后严格执行手卫生，摘手套后应执行手卫生。

（2）操作前评估是否有接触血液、体液、分泌物、排泄物的风险，根据可能的暴露风险选择适宜的防护用品，包括医用外科口罩、手套、隔离衣、护目镜等。

（3）清洁性治疗与感染性治疗应分室或分时段进行，换药应遵循先清洁伤口、再污染伤口、后感染伤口、最后隔离伤口。

（4）无菌物品与非无菌物品分开存放，物品定位放置。灭菌物品包外标识六项信息清楚、准确，按灭菌日期依次放入专柜，过期物品统一集中消毒供应室重新清洗、灭菌。无菌敷料罐每天更换并灭菌，置于无菌容器中的灭菌物品（棉球、纱布等）应注明开启时间，一经打开使用，不得超过24h，提倡使用小包装。

（5）一次性使用无菌物品存放时应去除外包装，分类码放在无菌柜内，使用前应检查包装完好性，有无污损，并在有效期内使用，使用后按医疗废物分类处置，不得重复使用。

（6）每周对冰箱除霜清洁1次，冰箱不得放置私人物品。

（7）止血带做到一人一带，用后浸泡消毒，流水冲洗晾干，清洁保存。

（8）使用中消毒液保持有效浓度，根据其性能定期监测并有记录，使用含氯消毒剂配制的消毒液，应每次使用前监测有效浓度，24h更换。

（9）碘酒、酒精应密闭保存，容器应每周更换2次，更换的容器应达到灭菌水平；抽出的药液、配制好的静脉输入无菌液体，放置时间应不超过2h；各种启封抽吸的瓶装溶剂不应超过24h。

（10）凡侵入性诊疗操作用物必须一人一用一灭菌；与病人完整皮肤黏膜直接接触物品必须一人一用一消毒，密闭干燥保存，有消毒标签，标签应注明物品名称、消毒时间、消毒人员、失效期等。

（11）治疗车上物品应排放有序，上层放置清洁与无菌物品，下层放置使用后物品；治疗车、换药车上应配有速干手消毒剂；每次使用后及时清洁与消毒，遇污染时及时清洁与消毒。

（12）应根据药品说明书的要求配制药液，现用现配。抽出的药液和配制好的静脉输注用无菌液体，放置时间不应超过2h，启封抽吸的各种溶剂不应超过24h。

（13）严格执行一人一针一管一用，尽可能使用单剂量注射用药；多剂量用药无法避免时，严禁使用用过的针头及注射器再次抽取药物。

（14）换药用的溶液打开后应注明开启时间，外用生理盐水打开后24h内使用。

（15）取用无菌物品时，应使用无菌持物钳或镊子。持物钳（镊子）与容器配套使用，一容器一器械。干罐储存无菌持物钳（镊）使用时间不应超过4h，注明开启时间。

（16）为特殊感染患者换药时应戴手套，换药应使用一次性的物品，污染敷料应使用双层医疗废物袋分两次密闭包装。使用后的复用的医疗器械密闭运送至消毒供应室集中处置，并做好交接。

（17）严格执行《医疗废物管理条例》，医疗废物桶/袋、锐器盒不应超过3/4满，认真做好医疗废物的分类、收集、交接、登记等工作。

九十一、病区医院感染管理制度

（一）目的

为了加强医院各病区医院感染管理各项防控措施的有效执行，特制定《病区医院感染管理制度》。

（二）适用范围

所有有病区的临床科室，包括重症医学科、发热门诊、感染性疾病科等特殊科室。

（三）参考文件

（1）WS/T 367—2012《医疗机构消毒技术规范》、WS/T 512—2016《医疗机构环境表面清洁与消毒管理规范》、WS/T 510—2016《病区医院感染管理规范》、WS/T 311—2023《医院隔离技术标准》等相关法律法规。

（2）国家、省、市等上级部门指导意见。

（3）结合医院实际情况。

（四）定义

1. 病区

由一个护士站统一管理的多个病室（房）组成的住院临床医疗区域，与住院部公用区域或公用通道由门分隔。一般包括病室（房）、护士站、医生办公室、医务人员值班室、治疗室、污物间等。

2. 病室（房）

病区内住院患者接受医学观察、诊疗及睡眠、休息和就餐的房间，一般配备床单元、隔离帘、座椅、呼叫系统、氧源、负压吸引系统、手卫生设施、卫生间、非医疗废物桶等。

3. 床单元

病室（房）内为每位住院患者配备的基本服务设施，一般包括病床及床上用品、床头柜、床边治疗带等。

（五）管理要求

1. 病区医院感染管理小组

（1）要求：各病区应建立职责明确的病区医院感染管理小组，负责病区医院感染管理工作，小组人员职责明确，并落实。按时完成科室医院感染管理小组工作手册。

（2）人员构成

① 病区负责人为本病区医院感染管理第一责任人，即病区医院感染管理小组组长，护

士长为副组长，另设置感控医生、感控护士及感控督导员。

② 医院感染管理小组人员包括医师和护士。

③ 医院感染管理小组人员宜为病区内相对固定人员，医师宜具有主治医师以上职称。

（3）职责

① 医院感染管理小组负责本病区医院感染管理的各项工作，结合本病区医院感染防控工作特点，制定相应的医院感染管理制度，并组织实施。

② 根据本病区主要医院感染特点，如医院感染的主要部位、主要病原体、主要侵袭性操作和多重耐药菌感染，制定相应的医院感染预防与控制措施及流程，并组织落实。

③ 配合医院感染管理部门进行本病区的医院感染监测，及时报告医院感染病例，并应定期对医院感染监测、防控工作的落实情况进行自查、分析，发现问题及时改进，并做好相应记录。

④ 结合本病区多重耐药菌感染及细菌耐药情况，落实医院抗菌药物管理的相关规定。

⑤ 负责对本病区工作人员医院感染管理知识和技能的培训。

⑥ 接受医院对本病区医院感染管理工作的监督、检查与指导，落实医院感染管理相关改进措施，评价改进效果，做好相应记录。

2. 工作人员

（1）应积极参加医院感染管理相关知识和技能的培训，熟练掌握医院感染暴发、突发传染病、职业暴露等各项应急预案、处理流程等。

（2）应遵守标准预防的原则，落实标准预防的具体措施，手卫生应遵循《医务人员手卫生管理制度》的要求，隔离工作应遵循《医院隔离管理制度》的要求，消毒灭菌工作应遵循《医院消毒管理制度》的要求。

（3）应遵循医院及本病区医院感染相关制度。

（4）应开展医院感染的监测，按照医院的要求进行报告。

（5）应了解本病区、本专业相关医院感染特点，包括感染率、感染部位、感染病原体及多重耐药菌感染情况。

（6）在从事无菌技术诊疗操作如注射、治疗、换药等时，应遵守无菌技术操作规程。

（7）应遵循国家抗菌药物合理使用的管理原则，合理使用抗菌药物。

（8）保洁员、陪检员、保安等第三方物业人员应掌握与本职工作相关的清洁、消毒、防护等知识和技能。

3. 教育与培训

（1）病区医院感染管理小组应定期组织本病区医务人员学习医院感染管理相关知识，并做好考核。

（2）病区医院感染管理小组应定期考核保洁员的医院感染管理相关知识，如清洁与消毒、手卫生、个人防护等，并根据其知识掌握情况开展相应的培训与指导。

（3）病区医院感染管理小组应对患者、陪护及其他相关人员进行医院感染管理相关知识如手卫生、个人防护、隔离等的宣传及教育。

（六）布局与设施

（1）病区内病房（室）、治疗室等各功能区域内的房间应布局合理，洁污分区明确。

（2）各病区均要设置至少1间隔离间，用于收治需要隔离诊疗的患者，隔离间内要有卫生间，房间内通风良好。

（3）设施、设备应符合医院感染防控要求，应设有符合 WS/T 313 要求的手卫生设施。

（4）治疗室、治疗准备室等诊疗区域内应分区明确，洁污分开，配备手卫生设施；应保持清洁干燥，通风良好。没有与室外直接通风条件的房间应配置空气净化装置。

（5）新建、改建病房（室）宜设置独立卫生间，多人房间的床间距应大于 0.8m，床单元之间可设置隔帘，病室床位数单排不应超过 3 床，双排不应超过 6 床。

（七）医院感染监测与报告

1. 医院感染病例监测

（1）病区医务人员应按照医院要求配合医院感染管理部门开展医院感染及其相关监测，包括医院感染病例监测、医院感染的目标性监测、医院感染暴发监测、多重耐药菌感染的监测等，监测方法应遵循 WS/T 312—2023 的要求。

（2）病区医务人员应按照医院要求报告医院感染病例，对监测发现的感染危险因素进行分析，并及时采取有效控制措施。

（3）病区医务人员应根据本病区医院感染防控主要特点开展针对性风险因素监测。怀疑医院感染暴发时，应及时报告医院感染管理部门，并配合调查，认真落实感染控制措施。

（4）如发现传染病疫情或者发现其他传染病暴发、流行以及突发原因不明的传染病时，应当遵循疫情报告属地管理原则，按照国务院或者卫生计生行政部门规定的内容、程序、方式和时限逐级报告。

2. 消毒相关监测

（1）应根据病区采用的消毒方法，按照 WS/T 367—2012 要求开展相应监测。使用不稳定消毒剂如含氯消毒剂、过氧乙酸等时，应现配现用，并在每次配制后进行浓度监测，符合要求后方可使用。

（2）采用紫外线灯进行物体表面及空气消毒时，应按照 WS/T 367—2012 的要求，监测紫外线灯辐照强度。

（3）怀疑医院感染暴发与空气、物体表面、医务人员手、消毒剂等污染有关时，应对空气、物体表面、医务人员手、消毒剂等进行监测，并针对目标微生物进行检测。

（八）医院感染预防与控制

1. 标准预防措施

（1）进行有可能接触患者血液、体液的诊疗、护理、清洁等工作时应戴清洁手套，操作完毕，脱去手套后立即洗手或进行卫生手消毒。

（2）在诊疗、护理操作过程中，有可能发生血液、体液飞溅到面部时，应戴医用外科口罩、防护眼镜或防护面罩；有可能发生血液、体液大面积飞溅或污染身体时，应穿戴具有防渗透性能的隔离衣或者围裙。

（3）在进行侵袭性诊疗、护理操作过程中，如在置入导管、经椎管穿刺等时，应戴医用外科口罩等医用防护用品，并保证光线充足。

（4）使用后针头不应回套针帽，确需回帽应单手操作或使用器械辅助，不应用手直接接触污染的针头、刀片等锐器。废弃的锐器应直接放入耐刺、防渗漏的专用锐器盒中；重复使用的锐器，应放在防刺的容器内密闭运输和处理。

（5）接触患者黏膜或破损的皮肤时应戴无菌手套。

（6）应密封运送被血液、体液、分泌物、排泄物污染的被服。

（7）有呼吸道症状（如咳嗽、鼻塞、流涕等）的患者、探视者、医务人员等应采取呼吸道卫生（咳嗽礼仪）相关感染控制措施。

2. 手卫生

（1）应配备符合 WS/T 313—2019 要求的设施，包括洗手池、清洁剂、干手设施如干手纸巾、速干手消毒剂等，设施位置应方便医务人员、患者和陪护人员使用；应有醒目、正确的手卫生标识，包括洗手流程图或洗手图示等。

（2）清洁剂、速干手消毒剂宜为一次性包装。

（3）科室应有医务人员手卫生正确性和依从性的自查和监督检查，发现问题，及时改进。

3. 清洁与消毒

（1）应保持病区内环境整洁、干燥，无卫生死角。

（2）应按照《医院消毒管理制度》，执行医疗器械、器具的消毒工作技术规范，所使用物品应达到以下要求。

① 进入人体无菌组织、器官、腔隙，或接触人体破损皮肤、破损黏膜及组织的诊疗器械、器具和物品应进行灭菌。

② 接触完整皮肤、完整黏膜的诊疗器械、器具和物品应进行消毒。

③ 各种用于注射、穿刺、采血等有创操作的医疗器具应一用一灭菌。

④ 使用的消毒药械、一次性医疗器械和器具应符合国家有关规定。

⑤ 一次性使用的医疗器械、器具应一次性使用。

（3）诊疗用品的清洁与消毒

① 重复使用的器械、器具和物品如弯盘、治疗碗等，应遵循 WS 310.1~310.3 的规定进行清洗、消毒或灭菌；接触完整皮肤的医疗器械、器具及物品如听诊器、监护仪导联、血压计袖带等应保持清洁，被污染时应及时清洁与消毒。

② 湿化水应为无菌水，24h 一更换；湿化瓶一患一更换，使用后进行消毒，晾干后密闭容器保存备用，超过 7d 需要重新消毒；呼吸机管路、呼吸机等的清洁、消毒与更换，应遵循有关标准的规定。

③ 治疗车上物品应摆放有序，上层放置清洁与无菌物品，下层放置使用后物品；治疗车应配备速干手消毒剂，每天进行清洁与消毒，遇污染随时进行清洁与消毒。

（4）患者生活卫生用品的清洁与消毒

① 生活卫生用品如毛巾、面盆、痰盂（杯）、便器、餐饮具等，应保持清洁，个人专用，定期消毒；患者出院、转院或死亡后应对其使用过的生活卫生用品进行终末消毒。

② 有条件的病区污物间可配置便器清洗消毒器。

③ 对传染病患者及其用物应按传染病管理的有关规定，采取相应的消毒、隔离和管理措施。

（5）床单元的清洁与消毒

① 应进行定期清洁和/或消毒，遇污染应及时清洁与消毒；患者出院时应进行终末消毒。

② 床单、被套、枕套等直接接触患者的床上用品，应一人一更换；患者住院时间超过 1 周时，应每周更换；被污染时应及时更换。更换后的用品应及时清洗与消毒。

③ 被芯、枕芯、褥子、病床隔帘、床垫等间接接触患者的床上用品，应定期清洗与消毒；被污染时应及时更换、清洗与消毒。

④ 甲类及按甲类管理的乙类传染病患者、不明原因病原体感染的患者，使用后的床上用品及患者尸体等应按照 GB 19193—2015 相关要求处理。

⑤ 消毒方法应合法、有效，其使用方法与注意事项等应遵循产品的使用说明。

（6）物体表面、地面的清洁与消毒

① 物体表面（包括监护仪器、设备等的表面）应每天湿式清洁，保持清洁、干燥；遇污染时应及时清洁与消毒。

② 擦拭物体表面的布巾，不同患者之间和洁污区域之间应更换，擦拭地面的地巾不同病房及区域之间应更换，用后集中清洗、消毒，干燥保存。

（7）应保持通风良好，发生呼吸道传染病（麻疹除外）时应进行空气消毒，消毒方法应遵循 WS/T 368—2012 的相关要求。

4. 隔离

（1）隔离措施应遵循《医院隔离管理制度》的要求。

（2）应根据疾病传播途径的不同，采取接触隔离、飞沫隔离或空气隔离措施，标识正确、醒目。

（3）隔离的确诊或疑似传染病患者或隔离的非传染病感染患者，除确诊为同种病原体感染之外，应安置在单人隔离房间。

（4）隔离患者的物品应专人专用，定期清洁与消毒，患者出院或转院、死亡后应进行终末消毒。

（5）接触隔离患者的工作人员，应按照隔离要求，穿戴相应的隔离防护用品，如穿隔离衣、戴医用外科口罩、手套等，并进行手卫生。

5. 呼吸机相关性肺炎、导管相关血流感染、导尿管相关尿路感染、手术部位感染、多重耐药菌感染等的预防与控制应遵循本院有关制度的规定。

6. 抗菌药物的使用管理

（1）应遵照《抗菌药物临床应用管理办法》进行抗菌药物使用的管理。

（2）应对感染患者及时采集标本送检，并参考临床微生物标本检测结果，结合患者的临床表现等，合理选用抗菌药物。

（3）应对抗菌药物临床应用实行分级管理。

（4）使用特殊使用级抗菌药物应掌握用药指征，经抗菌药物管理工作组指定的专业技术人员会诊后，由具有相应处方权的医师开具处方。

（5）手术预防使用抗菌药物时间应控制在术前 30min～2h（剖宫产手术除外），抗菌药物品种选择和使用疗程应合理。

7. 消毒物品与无菌物品的管理

（1）应根据药品说明书的要求配制药液，现用现配。

（2）抽出的药液和配制好的静脉输注用无菌液体，放置时间不应超过 2h；启封抽吸的各种溶剂不应超过 24h。

（3）无菌棉球、纱布的灭菌包装一经打开，使用时间不应超过 24h；干罐储存无菌持物钳使用时间不应超过 4h。

（4）碘伏、复合碘消毒剂、季铵盐类、氯己定类、碘酒、醇类皮肤消毒剂应注明开瓶日期或失效日期，开瓶后的有效期应遵循厂家的使用说明，无明确规定使用期限的应根据使用频次、环境温湿度等因素确定使用期限，确保微生物污染指标低于 100CFU/mL。连续使用最长不应超过 7d；对于性能不稳定的消毒剂如含氯消毒剂，配制后使用时间不应超过 24h。

（5）盛放消毒剂进行消毒与灭菌的容器，应达到相应的消毒与灭菌水平。

8. 一次性医疗器械的管理

（1）一次性医疗器械应一次性使用。

（2）一次性医疗器械应由医院统一购置，妥善保管，正确使用。

（3）使用前应检查包装的完好性，有无污损，并在有效期内使用。

（4）使用过程中密切观察患者反应，如发生异常，应立即停止使用，做好留样与登记，并及时按照医院要求报告；同批未用过的物品应封存备查。

（5）用后的一次性医疗器械的处理，应按"9. 医疗废物及污水的管理"中的要求管理。

9. 医疗废物及污水的管理

（1）应做好医疗废物的分类。

（2）医疗废物的管理应遵循《医院医疗废物处置与管理制度》及其配套文件的要求。正确分类与收集，感染性医疗废物置黄色废物袋内，锐器置于锐器盒内。

（3）少量的药物性废物可放入感染性废物袋内，但应在标签上注明。

（4）医疗废物容器应符合要求，不遗洒；标识明显、正确，医疗废物不应超过包装物或容器容量的 3/4。应使用有效的封口方式，封闭包装物或者容器的封口。

（5）隔离的（疑似）传染病患者或隔离的非传染病感染患者产生的医疗废物应使用双层包装物包装，并及时密封。

（6）不应取出放入包装物或者容器内的医疗废物。

（7）应有具体措施防止医疗废物的流失、泄漏、扩散，一旦发生前述情形时，应按照本院的规定及时采取紧急处理措施。

（8）患者的引流液、体液、排泄物等，可直接排入污水处理系统；发热门诊、肠道门诊等特殊区域的污水应经过消毒处理后再排放到污水处理系统。

（9）科室应与医院内转运人员做好交接登记并双签字，记录应保存 3 年。

（九）职业防护

（1）科室应配备足量的、合格的个人防护用品，满足工作需要，保证在效期内使用。

（2）医务人员

① 应遵循标准预防的原则，在工作中执行标准预防的具体措施。

② 存在职业暴露风险者，如无免疫史且有相关疫苗可供使用，宜接种相关疫苗。

③ 发生职业暴露后，应及时进行局部处理，并按要求和流程进行报告。

④ 发生职业暴露后应根据现有信息评估被传染的风险，现有信息包括源患者的液体类型（例如血液、可见体液、其他潜在的传染性液体或组织和浓缩的病毒）和职业暴露类型（即经皮伤害、经黏膜或破损皮肤和叮咬）。

⑤ 对于乙型肝炎病毒职业暴露者，应通过乙肝疫苗接种史和接种效果对职业暴露者评估乙肝病毒感染的免疫状况，并针对性采取相应预防措施。

⑥ 职业暴露后应追踪检测相关指标。

⑦ 具体评估、处理、预防及检测流程应遵循 GBZ/T 213—2018 及《卫生部关于印发

〈医务人员艾滋病病毒职业暴露防护工作指导原则（试行）〉的通知》（卫医发〔2004〕108号）。

（3）其他工作人员：其他工作人员的职业防护参照医务人员职业防护执行。

九十二、感控督导员管理制度

（一）目的

为了加强医院各科室、各部门医院感染管理各项防控措施的有效执行，特制定《感控督导员管理制度》。

（二）适用范围

全院感控督导员。

（三）参考文件

（1）《关于进一步加强医疗机构感染预防与控制工作的通知》（国卫办医函〔2019〕480号）、《关于进一步强化医疗机构秋冬季疫情防控工作的通知》（大卫办发〔2020〕152号）、《关于建立医院感控督导员制度的通知》（大卫函〔2020〕147号）、《关于进一步完善医疗机构感染预防与控制工作机制的通知》（联防联控机制医疗发〔2021〕71号）、WS/T 510—2016《病区医院感染管理规范》、WS/T 311—2023《医院隔离技术标准》等相关法律法规。

（2）国家、省、市等上级部门指导意见。

（3）结合医院实际情况。

（四）定义

感控督导员是指经过相关培训，参与医院、科室感染防控的监督与管理工作，能发现并纠正科室感控工作中存在的问题以及医疗活动中个人防护、操作等存在的感染隐患，指导处理职业暴露风险，增强医护人员感染防控意识，保障医疗质量和安全的医务人员。

（五）队伍建设

（1）各科室各部门（包括临床科室，影像、心电、超声、供应室、药剂部等辅助科室，医技科室，食堂、安保部、物资办等后勤科室/部门）均需配备1名感控督导员。

（2）临床科室、辅助科室、医技科室感控督导员，原则上从科室医院感染管理小组中的感控医生、感控护士中选取，经培训合格后开展工作。

（六）人员要求

（1）具有一定的医疗、感染防控及相关医学专业技术背景。

（2）经医疗机构感染防控专业知识培训并考核合格后上岗。

（3）具有较强的业务素质、能力，熟悉掌握感染防控各项工作制度和标准。

（4）熟知各项防控措施、医用防护用品的使用方法、穿脱流程，知晓发生职业暴露后的处置流程。

（5）有较高的工作热情，工作认真细致，有较强的社会责任感。

（七）主要职责

（1）在医院感染控制管理办公室和科室医院感染管理小组领导下开展科室医院感染管理质控工作。

（2）根据医院感染管理相关规定，负责监督指导科内医院感染防控中各项规章制度、措施的具体落实，协助完成本部门本科室医院感染日常管理工作。

（3）负责对照医院管理规定，对科室医院感染管理小组的工作进行督查，督促其履职尽责。

（4）负责在感控办的组织下，根据医院感染防控薄弱环节，定期开展医院感染防控工作巡查督导，并向感控办提交巡查整改报告，报告内容至少包括存在问题、原因分析、整改措施及上次问题整改效果等。

（5）负责通过实时观察、指导科室的工作人员正确穿戴和摘脱防护用品，发现问题及时纠正。

（6）负责指导科室工作人员按要求做好安全防护，督促工作人员做好手卫生。

（7）负责实时观察、监督和纠正科室人员进行各项操作行为时的危险因素。定期或不定期进入病区隔离室，现场检查工作。

（8）负责监测科室工作人员职业暴露情况，发生职业暴露时及时干预，指导医护人员紧急进行有效处理，评估暴露风险并及时上报。

（9）负责随时与科内隔离的医护人员（集中隔离、居家隔离）保持联系，观察医护人员的行为和精神状态，及时缓解医护人员的紧张情绪。

（10）负责督导落实空气、物表、环境消毒、医疗废物处理和传染源隔离等医院感染防控措施的落实情况。

（11）负责按照国家卫生健康委办公厅《关于进一步加强医疗机构感染预防与控制工作的通知》（国卫办医函〔2019〕480号）文件精神，在感控办组织下，对各科室各部门进行交叉巡查督导，尤其是对重症医学科、肾移植病房、血透室、感染性疾病科、手术室、急诊科、口腔科、介入手术室、输血科、内镜室、消毒供应中心、新生儿科、预检分诊、发热门诊、肠道门诊、隔离病房等重点科室、重点环节医院感染防控措施落实情况进行督导。

（12）完成医院感染控制管理办公室和科室医院感染管理小组交办的其他任务。

（八）组织保障

（1）感控办对感控督导员进行岗前考核，成绩合格者方能上岗。

（2）感控办定期对感控督导员开展相关知识培训及考核，定期组织应急演练活动，不断提高疫情防控督导员知识能力水平。

（3）感控督导员尽量保证工作岗位稳定，充分发挥其监督作用。医院将不断完善人员能力评价制度，探索与院内绩效考核制度紧密衔接、不断提高医疗机构整体感染防控能力。

（4）建立感控督导员会议和活动机制，至少每月组织召开会议或座谈会，畅通感染防控监督结果的沟通与反馈渠道，总结成效，分享工作经验。

九十三、感控督导员巡查整改制度

（一）目的

为了加强医院各科室、各部门医院感染管理各项防控措施的有效执行，提高感控督导员防控能力，特制定《感控督导员巡查整改制度》。

（二）适用范围

全院感控督导员。

(三)参考文件

(1)《关于进一步加强医疗机构感染预防与控制工作的通知》(国卫办医函〔2019〕480号)、《关于进一步强化医疗机构秋冬季疫情防控工作的通知》(大卫办发〔2020〕152号)、《大卫函(2020)147号关于建立医院感控督导员制度的通知》、《关于进一步完善医疗机构感染预防与控制工作机制的通知》(联防联控机制医疗发〔2021〕71号)、WS/T 510—2016《病区医院感染管理规范》、WS/T 311—2023《医院隔离技术标准》等相关法律法规。

(2)国家、省、市等上级部门指导意见。

(3)结合医院实际情况。

(四)管理要求

(1)各科室各部门均需设置感控督导员1名,原则上从科室医院感染管理小组中的感控医生、感控护士中选取,影像、心电、超声、供应室等辅助科室、医技科室,食堂、安保部等后勤科室/部门也需要设置,感控督导员需经培训合格后开展工作(详见《感控督导员管理制度》)。

(2)感控督导员必须有较高的工作热情、认真细致的工作作风和较强的社会责任感,熟悉并认真履行感控督导工作职责,依照制度要求按时参加督导工作。

(3)感控督导员积极参加传染病防控各项培训考核,认真学习传染病防控相关制度、流程、应急预案等知识内容,熟悉掌握感染防控各项工作制度和标准、相关内容与要求。

(4)各部门和各科室在人员安排上要给予大力支持。普通科室/部门的感控督导员至少每周科内督导1次;预检分诊、发热门诊、核酸采集室、PCR实验室、呼吸内科、急诊等重点岗位的感控督导员每日科内督导1次;所有感控督导员根据医院安排(详见督导排班表)进行各科室之间交叉督导,至少每月1次,根据医院管理要求对门诊、急诊、住院病区、预检分诊等区域开展督导检查(督导频次根据实际情况需要随时调整)。

(5)感控督导范围和内容

① 检查范围:预检分诊工作;发热门诊设置与管理;分区分级科学防护;防护用品使用情况;清洁消毒措施落实情况;重点科室/重点环节医院感染防控;核酸检测工作;病房管理;预防人员聚集措施;全员培训;医疗废物及医疗污水管理等。

② 检查内容及反馈:按照检查标准重点对各层级人员防护、预检分诊、发热门诊、陪护管理、防护物资、手卫生、教育培训、清洁消毒、医疗废物管理等方面进行检查指导,每日、每周、每月及时反馈存在问题及建议,由感控办汇总进行全院通报,对屡教不改的科室与个人,按照《医院感染控制质量绩效考评制度》给予绩效处罚。

(6)感控督导方式

① 通过现场观察、指导发热门诊、核酸采集室、预检分诊、隔离病区的工作人员正确穿戴和摘脱防护用品,发现问题及时纠正。指导科室医务人员按要求做好安全防护,督促医务人员做好手卫生。

② 通过现场观察,监督和纠正医务人员各项操作行为时的危险因素。

③ 监测指导工作人员职业暴露情况,发生职业暴露时及时干预,指导工作人员紧急进行有效处理,并及时上报。

④ 通过对讲机、监控视频等随时与发热门诊、核酸采集室、隔离病区(房)、PCR实验室等重点岗位的工作人员保持联系,观察工作人员的行为和精神状态。指导工作人员正确穿脱

防护用品，指导工作人员操作，尽量减少感控督导员进入高风险区域，降低医务人员暴露风险。

⑤ 现场检查督导落实空气、物表、环境消毒和医疗废物处理等工作。检查 ICU 负压病房负压值参数记录。

⑥ 对各科室工作人员防护情况、感染防控危险因素进行监督和巡查，针对存在的问题，提出改进意见和建议并追踪整改成效。

⑦ 检查各科室培训计划落实情况，查看培训台账记录及清单、应急演练、考试考核等相关记录。

(7) 感控督导员管理

① 感控督导员队伍在感控办直接领导下开展工作，组长由感控办主任兼任，并选派感控办专人负责感控督导员管理考核工作。

② 感控办负责感控督导员的选拔、培训、考核、排班等日常管理工作并保持队伍的相对稳定。制定感控督导员考核办法，每月的考核评价结果与感控督导员津贴挂钩。

③ 感控办每月组织召开感控督导专题会议，讨论感染防控巡查工作遇到的困难与问题；问题整改情况，协调解决问题。每月至少 1 次对感控督导员进行防控知识培训、考核，方式可以为线下授课或网络培训考核。

④ 建立问题台账，定期向医院反馈督导情况。

a. 感控办制定检查评价标准及检查表，将检查结果分项进行记录。

b. 感控办每周汇总存在的问题，反复出现的问题与相关科室沟通，跟踪检查改进情况，不能改进的问题，分析原因，记录在案，与绩效挂钩。

c. 每月汇总不良问题条目数、改进项目数及改进率，建立通报和处罚制度。

九十四、病区聚集性发热及呼吸道感染病例防控管理制度

（一）目的

为防止各病区在收治聚集性的发热及呼吸道感染病例时造成疫情的迅速传播和扩散，保护患者和医务人员的健康，特制定《病区聚集性发热及呼吸道感染病例防控管理制度》。

（二）适用范围

全院各科室。

（三）参考文件

(1) WS/T 524—2016《医院感染暴发控制指南》、《国家卫生健康委办公厅〈关于进一步加强医疗机构感染预防与控制工作〉的通知》（国卫办医函〔2019〕480 号）、《突发公共卫生事件应急条例》、《突发公共卫生事件与传染病疫情监测信息报告管理办法》、《医院感染管理办法》、WS/T 367—2012《医疗机构消毒技术规范》等相关法律法规。

(2) 国家、省、市等上级部门指导意见。

(3) 结合医院实际情况。

（四）管理规定

1. 病例定义

在 48h 内同一病区累计新发达到 2 例及以上的发热（腋温≥38℃）及呼吸道感染病例视为"聚集性病例"。入院时已发热或诊断为呼吸道感染病例不计入本定义，非呼吸道感染病

例引起的发热病例不计入本定义，但不明原因发热计入本定义。

2. 报告程序

（1）各病区加强监测，确保"聚集性病例"早发现、早报告、早隔离、早诊治。

（2）一旦确定为"聚集性病例"，应在12h内由科室负责人电话上报感控办，并积极采取防控措施。

（3）感控办专干接到报告，协助科室查找发病原因，必要时由科室申请医务部组织院内专家组会诊明确诊断，尽早排查传染病例。

（4）确定为传染性呼吸道病例，立即单间隔离诊疗或转诊至感染性疾病科隔离病房观察诊疗。

（5）"聚集性病例"实行专人报告：由该病区感控护士认真填写"聚集性病例报告表"（见表2-9），感控医师如实填写"聚集性病例基本情况调查表"（见表2-10）。表2-9和表2-10院内网上传至感控办文件夹并电话上报感控办。

（6）科室负责人为第一责任人，由于漏报、延报导致传染病播散，按照医院相关规定追究其管理责任。

3. 消毒隔离

（1）患者安置：发热患者集中收治在病区一端，采取分类隔离的方式进行管理：腋温≥38℃的病人可隔离收治在同一间病房，体温恢复正常者在另一间病房隔离观察，2d后无明显不适症状者解除隔离；隔离病房外贴粉色隔离警示标识。

（2）严格体温监测："聚集性病例"发生期间，病区每天给普通患者监测体温2次，发热病例按护理文书的要求监测体温（每日至少测温4次）。

（3）做好病区环境卫生清洁工作，保持室内通风良好，通风不良时进行空气消毒。

（4）隔离病房每日循环风空气消毒机或人机共存的空气消毒机消毒2次，每次2h；地面和物表用含有效氯1000mg/L消毒液消毒3次，并做好相关消毒记录。

（5）医务人员诊疗过程中做好标准预防，戴外科口罩，做好手卫生，必要时穿戴医用防护口罩、隔离衣或防护服、面屏。

（6）医务人员（含护工）当日上、下班前在病区测温，并做好记录。建议体温≥38℃的人员休息，体温正常后方能上班。

（7）做好患者及家属的沟通与宣教工作：食品、物品不混用，不互串病房或随意外出。

（8）减少探视，对探视人员要进行红外线体温监测，体温≥38℃的探视人员原则上不得探视病人。探视人员佩戴外科口罩，离开病房前做好手卫生。

表2-9 聚集性病例报告表

科室：_____ 监测时间点：___年___月___日___点——___年___月___日___点
报告人：_____

报告日期	在院发热总人数	新增发热人数	明确呼吸道感染人数	是否隔离诊疗（√或×）	备注

表 2-10　聚集性病例基本情况调查表

科室：_____　　　填报时间：　　年　　月　　日　　　填报人：_____

序号	姓名	性别	年龄	住院号	主要诊断	开始发热时间	最高体温	主要相关临床症状及体征	处理措施	病原学结果	医师	备注

九十五、眼科医院感染管理制度

（一）目的

为加强眼科医院感染管理，特制定《眼科医院感染管理制度》。

（二）适用范围

（1）眼科病区及门诊。

（2）眼科门诊同时应执行《门、急诊医院感染管理制度》。

（3）眼科病区在执行《病区医院感染管理制度》基础上执行本制度。

（三）参考文件

（1）《我国眼科手术管理、感染控制、消毒灭菌指南》（2016 版）、《医院感染管理办法》、WS/T 311—2023《医院隔离技术标准》、WS/T 512—2016《医疗机构环境表面清洁与消毒管理规范》、WS/T 367—2012《医疗机构消毒技术规范》等相关法律法规。

（2）国家、省、市等上级部门指导意见。

（3）结合医院实际情况。

（四）管理要求

1. 科室医院感染管理小组

（1）要求：应建立职责明确的科室医院感染管理小组，负责眼科病区和门诊医院感染管理工作，小组人员职责明确，并落实。按时完成科室医院感染管理小组工作手册。

（2）人员构成

① 眼科负责人为科室医院感染管理第一责任人，即为科室医院感染管理小组组长，护士长为副组长，另设置感控医生、感控护士及感控督导员。

② 医院感染管理小组人员包括医师和护士。

③ 医院感染管理小组人员宜为科室内相对固定人员，医师宜具有主治医师以上职称。

（3）职责

① 医院感染管理小组负责眼科门诊和病区医院感染管理的各项工作，结合科室医院感染防控工作特点，制定相应的医院感染管理制度，并组织实施。

② 根据眼科主要医院感染特点，如医院感染的主要部位、主要病原体、主要侵袭性操作和多重耐药菌感染，制定相应的医院感染预防与控制措施及流程，并组织落实。

③ 配合医院感染管理部门进行眼科的医院感染监测，及时报告医院感染病例，并应定期对医院感染监测、防控工作的落实情况进行自查、分析，发现问题及时改进，并做好相应记录。

④ 结合科室多重耐药菌感染及细菌耐药情况，落实医院抗菌药物管理的相关规定。

⑤ 负责组织科室工作人员进行医院感染管理知识和技能的培训考核及职业暴露等应急演练。

⑥ 接受医院对科室医院感染管理工作的监督、检查与指导，落实医院感染管理相关改进措施，评价改进效果，做好相应记录。

2. 工作人员

（1）应积极参加医院感染管理相关知识和技能的培训，熟练掌握医院感染爆发、职业暴露等各项应急预案、处理流程等。

（2）应遵守标准预防的原则，落实标准预防的具体措施，手卫生应遵循《医务人员手卫生管理制度》的要求，隔离工作应遵循《医院隔离管理制度》的要求，消毒灭菌工作应遵循《医院消毒管理制度》的要求。

（3）应遵循医院及本科室医院感染相关规章制度。

（4）应开展医院感染的监测，按照医院的要求进行报告。

（5）应了解本科室、本专业相关医院感染特点，包括感染率、感染部位、感染病原体及多重耐药菌感染情况。

（6）在从事无菌技术诊疗操作时，应遵守无菌技术操作规程。

（7）应遵循国家抗菌药物合理使用的管理原则，合理使用抗菌药物。

（8）保洁员、保安等第三方物业人员应掌握与本职工作相关的清洁、消毒、防护等知识和技能。

3. 教育与培训

（1）科室医院感染管理小组应定期组织本科室医务人员学习医院感染管理相关知识，并做好考核。

（2）科室医院感染管理小组应定期考核保洁员的医院感染管理相关知识，如清洁与消毒、手卫生、个人防护等，并根据其知识掌握情况开展相应的培训与指导。

（3）科室医院感染管理小组应对患者、陪护及其他相关人员进行医院感染管理相关知识如手卫生、个人防护、隔离等的宣传及教育。

（五）人员及环境管理

（1）工作人员衣着整洁，操作时戴口罩。进行各项诊疗操作时应严格执行标准预防和无菌操作规范。

（2）手卫生设施符合要求，干手设施避免二次污染。医护人员严格执行手卫生制度。

（3）室内保持整洁，定时开窗通风，保持空气清新。

（六）消毒、隔离

（1）保持室内环境整洁，每日对物体表面和地面湿式清洁，遇明显污染应随时去除污染并消毒。

（2）诊室及治疗室的诊疗仪器表面每日清洁2次，患者高频接触的表面用含有效氯500mg/L消毒液擦拭消毒，每日2次。

(3)复用的诊疗器械、器具等使用后由消毒供应中心统一回收处置。

(4)遮眼板和眼压计一人一用一消毒,可用75%酒精或消毒湿巾擦拭消毒。

(5)直接镜、间接镜、裂隙灯、眼压计、同视机等保持清洁,有污染时擦拭消毒。

(6)受水器或弯盘用后清洗干净,再用含有效氯500mg/L消毒液浸泡消毒30min后清洗晾干备用。

(7)三面镜、房角镜、超声探头使用后用碘伏擦拭消毒;激光探头的消毒遵循使用说明。

(8)含氯消毒剂应现配现用,每次使用前测试浓度,连续使用不超过24h,盛放消毒液的容器每日彻底刷洗。

(9)无菌物品的管理符合要求,严禁一次性物品重复使用。

(10)用于注射的各种针剂应一人一份,剩余的药品及时清理。

(11)医疗废物与生活垃圾不得混放,医疗废物分类收集,密闭转运,交接有记录。

九十六、病理科医院感染管理制度

(一)目的

为了加强医院病理科医院感染管理各项措施的有效执行,特制定《病理科医院感染管理制度》。

(二)适用范围

病理科。

(三)参考文件

(1)WS/T 367—2012《医疗机构消毒技术规范》、WS/T 512—2016《医疗机构环境表面清洁与消毒管理规范》、WS/T 510—2016《病区医院感染管理规范》、WS/T 311—2023《医院隔离技术标准》等相关法律法规。

(2)国家、省、市等上级部门指导意见。

(3)结合医院实际情况。

(四)布局与设施

(1)建筑布局符合要求,流程合理,严格区分清洁区和污染区。

(2)设有流动水洗手设施,手卫生设施符合要求,为非手触水龙头。

(3)实验室加强通风,配备洗眼器等合格的防控用品及设施,工作人员做好防护。

(五)管理要求

1. 科室医院感染管理小组

(1)要求:科室应建立职责明确的病区医院感染管理小组,负责本科室医院感染管理工作,小组人员职责明确,并落实。按时完成科室医院感染管理小组工作手册。

(2)人员构成

① 科室负责人为本科室医院感染管理第一责任人,即为科室医院感染管理小组组长,另设置感控督导员。

② 医院感染管理小组人员宜为科室内相对固定人员,医师宜具有主治医师以上职称。

（3）职责

① 医院感染管理小组负责本科室医院感染管理的各项工作，结合本科室医院感染防控工作特点，制定相应的医院感染管理制度，并组织实施。

② 根据本科室主要医院感染特点，如职业暴露风险、标本污染等制定相应的医院感染预防与控制措施及流程，并组织落实。

③ 配合感控办进行本科室的医院感染监测，及时报告医院感染情况，并应定期对医院感染监测、防控工作的落实情况进行自查、分析，发现问题及时改进，并做好相应记录。

④ 负责对本科室工作人员医院感染管理知识和技能的培训。

⑤ 接受医院对本科室医院感染管理工作的监督、检查与指导，落实医院感染管理相关改进措施，评价改进效果，做好相应记录。

2. 工作人员

（1）应积极参加医院感染管理相关知识和技能的培训，熟练掌握医院感染暴发、突发传染病、职业暴露等各项应急预案、处理流程等。

（2）应遵守标准预防的原则，落实标准预防的具体措施，手卫生应遵循《医务人员手卫生管理制度》的要求，隔离工作应遵循《医院隔离管理制度》的要求，消毒灭菌工作应遵循《医院消毒管理制度》的要求。

（3）应遵循医院及本科室医院感染相关制度。

（4）应开展医院感染的监测，按照医院的要求进行报告。

（5）应了解本科室、本专业相关医院感染特点，包括感染率、感染部位及感染病原体情况。

（6）在从事无菌技术诊疗操作时，应遵守无菌技术操作规程。

（7）根据暴露风险，正确选择防护用品使用，并规范处理。

3. 教育与培训

（1）科室医院感染管理小组应定期组织本科室工作人员学习医院感染管理相关知识，并做好考核。

（2）科室医院感染管理小组应定期考核保洁员等第三方物业人员的医院感染管理相关知识，如清洁与消毒、手卫生、个人防护等，并根据其知识掌握情况开展相应的培训与指导。

4. 防控措施

（1）工作人员工作时，应着工作服、戴圆帽、口罩，拿取病理标本前须戴手套，操作时不得触摸检查台以外的器具和物品。操作完毕，脱去手套后立即洗手，必要时进行手消毒。离开实验室或到污染区以外的区域必须脱掉手套，按照感染性医疗废物处理。

（2）在操作过程中，有可能发生血液、体液飞溅到医务人员的面部时，应戴一次性外科口罩、护目镜或防护面屏。有可能发生血液、体液大面积飞溅或有可能污染到身体时，还应当穿戴具有防渗透性能的隔离衣。

（3）病理切片室应配备空气消毒设备，每日至少进行2次空气消毒，并按要求记录。每次取材后清洁、消毒室内物表、地面，掌握消毒剂的性能、使用范围及配制方法。

（4）保持环境清洁，台面、地面每日清洁2次，每天开始工作前用湿布抹擦1次，需用湿拖布擦1次，禁止用干抹干扫，抹布和拖布等清洁工具各室专用，不得混用，用后洗净晾干。下班前台面用含有效氯500mg/L消毒液擦拭1次。地面的消毒：含有效氯1000mg/L消毒液拖擦。

（5）若被明显污染，如具传染性的标本或器皿打破、洒落于表面，应立即用含有效氯

2000mg/L消毒液,喷洒于污染表面,并使消毒液浸过污染物表面,保持30~60min,再擦,拖布用后浸于含有效氯2000mg/L消毒液内1h,清洗晾干备用。

(6) 若被肝炎病毒或结核杆菌等传染性疾病的患者标本污染,应用含有效氯2000mg/L消毒液擦拭,消毒30min。

(7) 使用中的消毒液保持有效浓度,根据其性能定期监测;定期对消毒灭菌效果进行监测。

(8) 工作人员应注射乙肝疫苗,检测乙肝抗体,并建立定期体检制度;工作人员严格执行操作规程。

(9) 对于明显产生传染性气溶胶的操作,特别是可通过呼吸道传播又含有高度传染性微生物的操作,必须做好标准预防。

(10) 除已知无传染性器材外,凡直接或间接接触过标本的器材均视为具有传染性,必须用含有效氯2000mg/L消毒液浸泡或擦拭消毒。

(11) 化学试剂应存放在通风良好、远离火源的地方,试剂存放地应贴有警示标识。工作人员在搬运、分装或使用试剂时,做到轻拿轻放,处理试剂时,做好防护措施,戴防护镜及乳胶手套。

(12) 清理的暂留标本、取材后的样本、病理蜡块按病理性废物收集,运出病理室前必须进行灭活(如高压或化学消毒处理);废弃的二甲苯、甲醛等液体按化学性废物统一收集,交有资质的部门回收处理,严禁随意倒入下水道;用过的针头必须放入锐器盒内;各种病理用一次性物品,使用后按医疗废物处理,不得重复使用。

(13) 接收胎盘、脏器、肢体等标本时应有登记,以便核查。

九十七、影像科医院感染管理制度

(一) 目的

为加强影像科医院感染管理,特制定《影像科医院感染管理制度》。

(二) 适用范围

(1) 影像科。

(2) 影像科同时应执行《门、急诊医院感染管理制度》。

(3) 介入导管室、手术室等涉及放射线相关工作的科室参照执行本制度。

(三) 参考文件

(1)《医院感染管理办法》、WS/T 311—2023《医院隔离技术标准》、WS/T 512—2016《医疗机构环境表面清洁与消毒管理规范》、WS/T 367—2012《医疗机构消毒技术规范》、《中华人民共和国职业病防治法》、《放射性同位素与射线装置安全和防护条例》、《放射诊疗管理规定》等相关法律法规。

(2) 国家、省、市等上级部门指导意见。

(3) 结合医院实际情况。

(四) 管理要求

1. 科室医院感染管理小组

(1) 要求:应建立职责明确的科室医院感染管理小组,负责影像科医院感染管理工作,小组人员职责明确，并落实。按时完成科室医院感染管理小组工作手册。

（2）人员构成

① 影像科负责人为科室医院感染管理第一责任人，即为科室医院感染管理小组组长，护士长为副组长，另设置感控督导员。

② 医院感染管理小组人员宜为科室内相对固定人员。

（3）职责

① 医院感染管理小组负责影像科医院感染管理的各项工作，结合科室医院感染防控工作特点，制定相应的医院感染管理制度，并组织实施。

② 根据影像科主要医院感染特点，如主要感染源、传播途径、主要侵袭性操作，制定相应的医院感染预防与控制措施及流程，并组织落实。

③ 配合医院感染管理部门进行影像科的医院感染监测，及时报告医院感染病例，并应定期对医院感染监测、防控工作的落实情况进行自查、分析，发现问题及时改进，并做好相应记录。

④ 负责组织科室工作人员进行医院感染管理知识和技能的培训考核及职业暴露等应急演练。

⑤ 接受医院对科室医院感染管理工作的监督、检查与指导，落实医院感染管理相关改进措施，评价改进效果，做好相应记录。

2. 工作人员

（1）应积极参加医院感染管理相关知识和技能的培训，熟练掌握医院感染暴发、职业暴露等各项应急预案、处理流程等。

（2）应遵守标准预防的原则，落实标准预防的具体措施，手卫生应遵循《医务人员手卫生管理制度》的要求，隔离工作应遵循《医院隔离管理制度》的要求，消毒灭菌工作应遵循《医院消毒管理制度》的要求。

（3）应遵循医院及本科室医院感染相关规章制度。

（4）应开展医院感染的监测，按照医院的要求进行报告。

（5）应了解本科室、本专业相关医院感染特点，包括感染部位、感染病原体及传播途径。

（6）在从事无菌技术诊疗操作时，应遵守无菌技术操作规程。

（7）保洁员、保安等第三方物业人员应掌握与本职工作相关的清洁、消毒、防护等知识和技能。

3. 教育与培训

（1）科室医院感染管理小组应定期组织本科室医务人员学习医院感染管理相关知识，并做好考核。

（2）科室医院感染管理小组应定期考核保洁员的医院感染管理相关知识，如清洁与消毒、手卫生、个人防护等，并根据其知识掌握情况开展相应的培训与指导。

（3）科室医院感染管理小组应对患者、陪护及其他相关人员进行医院感染管理相关知识如手卫生、个人防护、隔离等的宣传及教育。

（五）人员及环境管理

（1）室内环境保持清洁，手卫生设施符合要求，方便取用。配备符合要求的个人防护用品，如一次性外科口罩、医用防护口罩、鞋套、护目镜或防护面屏等。

（2）医务人员应根据可能的暴露风险，穿戴合适的防护用品。为经飞沫/空气传播疾病的患者检查时（直接接触时），应佩戴医用外科口罩或医用防护口罩，并尽量与患者保持≥1m 的距离。

（3）呼吸道感染患者接受诊疗检查时，应嘱患者遵守呼吸道卫生/咳嗽礼仪，病情允许时，佩戴医用外科口罩。

（4）进行介入治疗操作时，应遵循外科手术操作管理要求。

（5）为患者提供放射防护用品。

（六）消毒、隔离

（1）严格落实手卫生及消毒、隔离制度，防止检查过程中的交叉感染。

（2）室内保持清洁，桌、椅、门把手、检查台每日清洁 2 次。遇污染时用含有效氯 500mg/L 消毒液擦拭消毒。地面湿式清洁，避免扬尘，如遇血液、体液、呕吐物污染时，应先去除污染，局部用含有效氯 1000mg/L 消毒液擦拭消毒，必要时 30min 后去除消毒剂残留。

（3）保持检查室候诊区空气清新，通风良好。为呼吸道传染病患者检查时，工作人员应戴医用防护口罩，在病情允许的情况下患者戴一次性外科口罩，必要时疏散工作场所无关检查人员，避免交叉感染。检查后对室内空气及患者接触过的环境表面进行消毒。空气消毒装置应正确使用、定期维护。

（4）检查时，如需接触患者的黏膜或破损皮肤时，应戴无菌手套，并严格执行无菌操作。

（5）为患有接触传播疾病如多重耐药菌感染等患者进行检查后，应对患者接触过或可能被污染的仪器、设备、物体表面进行清洁消毒后方可接诊下一位检查患者，有记录。

（6）进行注射操作时，应一人一针一管，包括高压注射器注射造影剂时。各种静脉、肌内注射药品应尽量做到单剂量注射，多剂量无法避免时应确保一人一针一管用。

（7）铅衣管理

① 日常可用清水擦拭，保持清洁。

② 被血液、体液污染时可用软布蘸取清洁剂擦拭干净，再用消毒剂擦拭消毒或使用铅衣消毒柜消毒。

③ 含醇或含氯的消毒剂通常不适用于铅衣消毒。一般铅衣禁止浸泡消毒。日常清洁消毒推荐使用含季铵盐类消毒剂湿巾进行擦拭消毒。

九十八、中医科医院感染管理制度

（一）目的

为加强中医科医院感染管理，特制定《中医科医院感染管理制度》。

（二）适用范围

（1）中医科。

（2）中医科门诊同时应执行《门、急诊医院感染管理制度》。

（3）中医科病区在执行《病区医院感染管理制度》基础上执行本制度。

(三)参考文件

(1)《医院感染管理办法》、WS/T 311—2023《医院隔离技术标准》、WS/T 512—2016《医疗机构环境表面清洁与消毒管理规范》、WS/T 367—2012《医疗机构消毒技术规范》、《中医医疗技术相关性感染预防与控制指南(试行)》(2017)等相关法律法规。

(2)国家、省、市等上级部门指导意见。

(3)结合医院实际情况。

(四)管理要求

1. 科室医院感染管理小组

(1)要求:应建立职责明确的科室医院感染管理小组,负责中医科门诊和病区医院感染管理工作,小组人员职责明确,并落实。按时完成科室医院感染管理小组工作手册。

(2)人员构成

① 中医科负责人为科室医院感染管理第一责任人,即为科室医院感染管理小组组长,护士长为副组长,另设置感控医生、感控护士及感控督导员。

② 医院感染管理小组人员包括医师和护士。

③ 医院感染管理小组人员宜为科室内相对固定人员,医师宜具有主治医师以上职称。

(3)职责

① 医院感染管理小组负责中医科门诊和病区医院感染管理的各项工作,结合科室医院感染防控工作特点,制定相应的医院感染管理制度,并组织实施。

② 根据中医科主要医院感染特点,如主要感染源、传播途径、主要侵袭性操作,制定相应的医院感染预防与控制措施及流程,并组织落实。

③ 配合医院感染管理部门进行中医科的医院感染监测,及时报告医院感染病例,并应定期对医院感染监测、防控工作的落实情况进行自查、分析,发现问题及时改进,并做好相应记录。

④ 负责组织科室工作人员进行医院感染管理知识和技能的培训考核及职业暴露等应急演练。

⑤ 接受医院对科室医院感染管理工作的监督、检查与指导,落实医院感染管理相关改进措施,评价改进效果,做好相应记录。

2. 工作人员

(1)应积极参加医院感染管理相关知识和技能的培训,熟练掌握医院感染暴发、职业暴露等各项应急预案、处理流程等。

(2)应遵守标准预防的原则,落实标准预防的具体措施,手卫生应遵循《医务人员手卫生管理制度》的要求,隔离工作应遵循《医院隔离管理制度》的要求,消毒灭菌工作应遵循《医院消毒管理制度》的要求。

(3)应遵循医院及本科室医院感染相关规章制度。

(4)应开展医院感染的监测,按照医院的要求进行报告。

(5)应了解本科室、本专业相关医院感染特点,包括感染部位、感染病原体及传播途径。

(6)在从事无菌技术诊疗操作时,应遵守无菌技术操作规程。

(7)保洁员、保安等第三方物业人员应掌握与本职工作相关的清洁、消毒、防护等知识和技能。

3. 教育与培训

（1）科室医院感染管理小组应定期组织本科室医务人员学习医院感染管理相关知识，并做好考核。

（2）科室医院感染管理小组应定期考核保洁员的医院感染管理相关知识，如清洁与消毒、手卫生、个人防护等，并根据其知识掌握情况开展相应的培训与指导。

（3）科室医院感染管理小组应对患者、陪护及其他相关人员进行医院感染管理相关知识如手卫生、个人防护、隔离等的宣传及教育。

4. 其他

建立科室侵入性操作目录及侵入性器械目录，操作环境、区域、器械处理等均按照《中医医疗技术相关性感染预防与控制指南（试行）》（2017）执行。

（五）人员管理及保洁措施

（1）有明显皮肤感染或患急性呼吸道传染病、感染性腹泻的医务人员不应参与诊疗工作。

（2）微创手术时，工作人员应严格执行无菌操作，戴帽子、医用外科口罩、无菌手套，穿无菌手术衣。施治部位应铺大小适宜的无菌单。参观人员应戴帽子、口罩，人数不应超过5人。

（3）保持室内整洁，空气清新，必要时进行空气消毒。

（4）室内环境表面如桌面、椅、治疗床及地面每日清洁消毒1～2次。

（六）消毒、隔离

（1）操作前严格执行手卫生，进行侵入性操作时，还应进行卫生手消毒。

（2）进行微创操作、针刺、针罐时，应对针刺、穿刺部位用75%酒精或碘伏棉球进行消毒。消毒棉球/棉签一穴一换，不得用同一个消毒棉球/棉签擦拭一个以上部位。

（3）针灸治疗时严格执行无菌操作原则：一人一针一灭菌，穴位注射一人一针一筒。

（4）一次性诊疗器械应一人一用一丢弃（按医疗废物处置），不得重复使用。可复用的诊疗器械、针具一人一用一消毒/灭菌，用后送消毒供应室集中处置。

（5）无菌物品如棉球、棉签、纱布等一经打开24h内有效，过期应重新灭菌。

（6）无菌持物钳及罐应高压灭菌，有效期为4h；碘伏、酒精瓶每周更换2次，容器应高压灭菌，一次性小包装皮肤消毒剂启用后有效期为7d。

（7）拔火罐一人一用一消毒，每日工作结束后用含有效氯500mg/L消毒液浸泡消毒30min后，清洗晾干备用。

（8）治疗床上的枕套、床单、毛巾、治疗巾等，每日更换，遇污染时随时更换。

九十九、超声科医院感染管理制度

（一）目的

为加强超声科医院感染管理，特制定《超声科医院感染管理制度》。

（二）适用范围

（1）超声科。

(2)超声科同时应执行《门、急诊医院感染管理制度》。

(三)参考文件

(1)《医院感染管理办法》、WS/T 311—2023《医院隔离技术标准》、WS/T 512—2016《医疗机构环境表面清洁与消毒管理规范》、WS/T 367—2012《医疗机构消毒技术规范》、《中华人民共和国职业病防治法》等相关法律法规。

(2)国家、省、市等上级部门指导意见。

(3)结合医院实际情况。

(四)管理要求

1. 科室医院感染管理小组

(1)要求:应建立职责明确的科室医院感染管理小组,负责超声科医院感染管理工作,小组人员职责明确,并落实。按时完成科室医院感染管理小组工作手册。

(2)人员构成

① 超声科负责人为科室医院感染管理第一责任人,即为科室医院感染管理小组组长,另设置感控督导员。

② 医院感染管理小组人员宜为科室内相对固定人员。

(3)职责

① 医院感染管理小组负责超声科医院感染管理的各项工作,结合科室医院感染防控工作特点,制定相应的医院感染管理制度,并组织实施。

② 根据超声科主要医院感染特点,如主要感染源、传播途径、主要侵袭性操作,制定相应的医院感染预防与控制措施及流程,并组织落实。

③ 配合医院感染管理部门进行超声科的医院感染监测,及时报告医院感染病例,并应定期对医院感染监测、防控工作的落实情况进行自查、分析,发现问题及时改进,并做好相应记录。

④ 负责组织科室工作人员进行医院感染管理知识和技能的培训考核及职业暴露等应急演练。

⑤ 接受医院对科室医院感染管理工作的监督、检查与指导,落实医院感染管理相关改进措施,评价改进效果,做好相应记录。

2. 工作人员

(1)应积极参加医院感染管理相关知识和技能的培训,熟练掌握医院感染暴发、职业暴露等各项应急预案、处理流程等。

(2)应遵守标准预防的原则,落实标准预防的具体措施,手卫生应遵循《医务人员手卫生管理制度》的要求,隔离工作应遵循《医院隔离管理制度》的要求,消毒灭菌工作应遵循《医院消毒管理制度》的要求。

(3)应遵循医院及本科室医院感染相关规章制度。

(4)应开展医院感染的监测,按照医院的要求进行报告。

(5)应了解本科室、本专业相关医院感染特点,包括感染部位、感染病原体及传播途径。

(6)在从事无菌技术诊疗操作时,应遵守无菌技术操作规程。

(7)保洁员等第三方物业人员应掌握与本职工作相关的清洁、消毒、防护等知识和技能。

3. 教育与培训

（1）科室医院感染管理小组应定期组织本科室医务人员学习医院感染管理相关知识，并做好考核。

（2）科室医院感染管理小组应定期考核保洁员的医院感染管理相关知识，如清洁与消毒、手卫生、个人防护等，并根据其知识掌握情况开展相应的培训与指导。

（3）科室医院感染管理小组应对患者、陪护及其他相关人员进行医院感染管理相关知识如手卫生、个人防护、隔离等的宣传及教育。

（五）人员及环境管理

（1）从事超声诊疗工作的医务人员，须接受相关的医院感染管理知识与技能培训，具备与超声诊疗环节相关的清洁、消毒或灭菌、职业安全防护等医院感染预防与控制方面的知识，遵循标准预防的原则，严格遵守并落实与超声诊疗相关的规章制度。

（2）按照医务人员手卫生制度的要求，根据超声诊疗环境的不同，配备适宜的手卫生设施和用品，操作前后进行手卫生。

（3）检查室内保持清洁整齐，超声仪、检查床等物体表面和地面每日擦拭清洁。窗帘、隔帘定期清洗，遇污染时随时清洗消毒。

（4）被患者血液、体液等污染的耦合剂擦拭纸巾和探头保护套/膜按感染性废物处置。

（六）消毒、隔离

（1）不同超声诊疗室的消毒隔离要求

① 一般超声诊疗室（经皮肤、黏膜或经食管、阴道、直肠等体腔进行超声检查）须做到防尘、通风、干燥，保持物体表面的清洁及诊疗床清洁，每日更换床单、枕套等，如被污染应及时更换。

② 经皮肤黏膜穿刺、活检、置管、注射药物等介入超声诊疗室应达到Ⅱ级环境标准，并按照手术室的管理要求对人员和器械进行管理。

③ 对多重耐药菌患者进行超声检查时，需做好各项防护，检查结束立即更换床单、枕套，对超声探头进行消毒。工作人员洗手和卫生手消毒。

（2）根据超声诊疗器械的危险程度及材质特点，选择适宜的消毒或灭菌方法，超声探头须做到一人一用一清洁一消毒或灭菌，并遵循以下原则。

① 经皮肤超声检查的探头可采用具耦合功能的消毒凝胶或75%酒精进行探头消毒。

② 接触患者破损皮肤、黏膜或经食管、阴道、直肠等体腔进行超声检查的探头，可使用具耦合功能的消毒凝胶，并采用薄膜隔离技术，一用一换。检查完毕须对探头进行有效的清洁和消毒。

③ 手术中超声探头可采用低温灭菌方法灭菌。使用消毒耦合凝胶外套无菌膜。

④ 每班次检查结束后，须对超声探头等进行彻底清洁、消毒处理，干燥保存。

⑤ 对完整皮肤患者进行超声检查时，无须进行皮肤消毒。对有开放性伤口、皮肤病、皮肤感染性疾病患者或多重耐药菌感染患者进行超声检查时，应对患者的受检部位进行皮肤消毒。

（3）每班工作结束后，对超声主机操作表面频繁接触的按键、手柄和电缆线等部位进行清洁，必要时进行消毒。

（4）选择的消毒剂、具耦合功能的消毒凝胶应取得卫生行政部门的相关有效证件。不推荐使用阳离子表面活性剂、无机抗菌剂纳米银和对人体有一定毒性的乙二醇等，禁止使用含有纤维素的消毒凝胶。

（5）耦合剂的使用与管理

① 所有侵入性操作或探头接触无菌组织、破损皮肤、手术切口时均应使用无菌耦合剂，且耦合剂为独立包装，在有效期内使用。

② 对婴儿进行超声诊断、治疗时，应使用无菌耦合剂。

③ 挤压耦合剂时，瓶口不能接触探头。

④ 不宜对耦合剂进行分装。

⑤ 耦合剂应保存于清洁、干燥、通风处，温度＜40℃。

（七）其他

超声诊疗过程中产生的医疗废物按照医院《医院医疗废物处置与管理制度》相关要求进行分类收集，做好交接及转运。

一百、急救转运医院感染管理制度

（一）目的

为加强急救转运过程中的医院感染防控管理，特制定《急救转运医院感染管理制度》。

（二）适用范围

（1）急诊科。

（2）涉及急救设备、急救转运车辆及转运设备的科室。

（3）涉及转运患者的科室。

（三）参考文件

（1）《医院感染管理办法》、WS/T 311—2023《医院隔离技术标准》、WS/T 512—2016《医疗机构环境表面清洁与消毒管理规范》、WS/T 367—2012《医疗机构消毒技术规范》等相关法律法规。

（2）国家、省、市等上级部门指导意见。

（3）结合医院实际情况。

（四）管理要求

（1）急救转运车辆（包括转运担架等转运设备）归属后勤部管理，后勤部负责监督车辆的消毒工作落实情况。

（2）涉及急救设备、急救转运车辆及转运设备的科室负责对本科室管辖范围内的急救设备、转运设备的消毒、处理情况进行监督。

（3）科室对传染病患者进行转运时需提前告知转运人员，做好防护。

（4）环境管理

① 急救车辆内座椅、担架、车载仪器、地面等进行清洁消毒，每天至少2次；遇有污染时及时清洁消毒，有记录。

② 急救车内宜配备血液（体液）溅污处理箱，便于及时进行污点清洁与消毒。

③ 抢救仪器及物品表面每次使用后清洁消毒。
④ 转运传染病患者后根据病原体传播特点进行适宜的终末处理。

(5) 消毒、隔离

① 急救车内和出诊箱内配备速干手消毒剂。戴手套不能代替手卫生，手套被污染时避免触摸车内环境表面。

② 配备专用急救防护用物箱，备齐防护用品，包括护目镜或防护面屏、医用外科口罩及医用防护口罩、手套、隔离衣，方便医护人员随时取用。

③ 在标准预防的基础上，应根据病原体的传播途径采取额外预防措施。

④ 转运过程中进行心肺复苏、气管插管等可能受到患者血液、体液、分泌物等物质飞溅及引发气溶胶的操作时，应戴医用外科口罩或医用防护口罩、护目镜或防护面屏等。

⑤ 所有诊疗器械、器具应一人一用一消毒/灭菌，喉镜使用后，应彻底清洁，镜片应达到高水平消毒或灭菌，镜柄应达到中水平消毒，有条件时，可选择一次性喉镜套、喉镜片。

⑥ 简易呼吸器一人一用一消毒，应达到中水平以上消毒。

⑦ 除颤仪、心电监护仪、呼吸机等设备应保持清洁，污染时及时消毒，消毒方法应循产品说明书，消毒剂或消毒方法应与设备材质兼容。

（五）经空气传播疾病患者的转运管理

(1) 有条件时，应使用负压转运车，非负压转运车应保持转运途中通风良好。
(2) 病情允许时，患者应戴医用外科口罩。
(3) 指导患者遵循呼吸道卫生。
(4) 转运中避免进行产生气溶胶的操作。
(5) 转运结束后，及时对车辆进行终末消毒。

一百零一、医院候诊区医院感染管理制度

（一）目的

为加强医院候诊区医院感染防控管理，特制定《医院候诊区医院感染管理制度》。

（二）适用范围

医院各个区域的候诊区（包括门诊、各诊区及住院部各候诊区）。

（三）参考文件

(1)《医院感染管理办法》、WS/T 311—2023《医院隔离技术标准》、WS/T 512—2016《医疗机构环境表面清洁与消毒管理规范》、WS/T 367—2012《医疗机构消毒技术规范》等相关法律法规。

(2) 国家、省、市等上级部门指导意见。

(3) 结合医院实际情况。

（四）管理要求

(1) 公共区域的候诊区归属后勤部负责清洁消毒管理工作；各科室的候诊区归属各科室负责清洁消毒管理工作。

(2) 候诊区随时保持清洁，湿式清扫每日至少 2 次，人流量多时应增加清洁与消毒

频次。

（3）候诊区应有通风设施，保持空气新鲜，在冬春季节呼吸道疾病流行时，应加强空气消毒。

（4）候诊区内的物体表面如候诊椅、窗口及台面、门把手、水龙头等公共设施每日擦拭清洁2次，遇有传染病流行时期，用含有效氯500mg/L消毒液擦拭消毒。消毒剂的选择应考虑其对物体表面的腐蚀性等因素。

（5）如遇有血液、体液、排泄物等污染时，应先去除污染，局部用含有效氯1000mg/L（1∶50）消毒液消毒。

（6）卫生间应随时保持清洁。在夏秋季节肠道传染病流行期间，应加强消毒，每日用含有效氯1000mg/L（1∶50）消毒液喷洒、擦洗便池。

（7）候诊区内禁止吸烟及从事污染环境的其他活动，不得在候诊区内出售商品和食物。

一百零二、膳食部医院感染管理制度

（一）目的

为切实加强医院膳食感染管理，落实岗位责任，消除安全隐患，防范医院感染风险，特制定《膳食部医院感染管理制度》。

（二）适用范围

膳食部。

（三）参考文件

（1）《医院感染管理办法》、WS/T 592—2018《医院感染预防与控制评价规范》、《医疗废物管理条例》、WS/T 313—2019《医务人员手卫生规范》、WS/T 311—2023《医院隔离技术标准》、WS/T 512—2016《医疗机构环境表面清洁与消毒管理规范》、WS/T 367—2012《医疗机构消毒技术规范》、WS/T 511—2016《经空气传播疾病医院感染预防与控制规范》等相关法律法规。

（2）国家、省、市等上级部门指导意见。

（3）结合医院实际情况。

（四）组织管理

（1）成立膳食部感染管理控制小组，膳食部负责人为膳食部医院感染防控第一责任人，担任感控小组组长，设立感控督导员（感控督导员名单上报感控办，若有人员调整，及时上报感控办），在组长领导下开展工作。感控小组认真履行感控小组管理、监督、检查、培训职责。

（2）建立膳食部感染质控制度，至少每月自查1次，做好感染质控记录。

（3）严格遵守执行医院感染防控各项规章制度、流程、预案。

（4）膳食部需做好人员防护物资、洗消物资储备，为工作人员提供充足、合格的防护用品和洗消产品。

（5）膳食部感染管理控制小组负责每月对全体工作人员进行感控专项知识培训；对新上岗人员进行岗前培训，岗前培训内容必须包含医院感染防控知识，要有考核记录考试合格人员方可上岗。

（五）人员管理（含食品加工人员、销售人员、配餐员、送餐员等）

（1）确保工作人员持健康证上岗，并在有效期内。每年体检一次，身体健康，无肝炎、梅毒、艾滋病等传染性疾病、无消化道传染病及化脓性皮肤病等。上岗前应接种相关疫苗。健康证、健康体检报告及疫苗接种记录由膳食部自行保存备查。

（2）有发热、腹泻、皮肤有伤口或感染、咽部炎症等有碍食品卫生病症的，应立即脱离工作岗位，病愈后，方可重新上岗。

（3）必须定岗定编，工作中要做好标准预防。工作时应穿戴清洁的工作服、工作帽，戴口罩，头发不得外露。

（4）膳食部建立人员台账，随时掌握人员变动情况。

（5）膳食部建立人员健康监测制度，应掌握当天所有在岗人员健康情况，凡是异常人员，尤其是发热或腹泻症状，需要到相关门诊排除传染性疾病后方可上岗。

（6）工作中不得留长指甲、涂指甲油、佩戴饰物，接触食品前后须进行手卫生。

（7）个人衣物及私人物品不得带入食品处理区。

（六）食品卫生管理

（1）保留购货凭据并记录，采购食品时需索取食品卫生许可证、检验（检疫）合格证明等。

（2）入库前进行验收，出库时做好登记，全程做好记录。

（3）保持食品运输工具的清洁，至少每周进行1次消毒，遇污染随时消毒。

（4）储存食品的场所、设备保持清洁，无霉斑、鼠迹、苍蝇、蟑螂，不得存放有毒、有害物品（如杀鼠剂、杀虫剂、洗涤剂、消毒剂等）及个人生活用品。

（5）食品应分类、分架存放，距离墙壁、地面距离均在10cm以上。

（6）食品使用遵循先进先出的原则，变质和过期食品应及时清除。

（7）食品冷藏、冷冻贮藏的温度应分别符合冷藏和冷冻的温度要求。

（8）有腐败变质迹象或其他感官异常的食品原料，不得加工食用。

（9）动物性食品、植物性食品应分池清洗，水产在专用水池清洗，禽蛋类使用前应对外壳进行清洗。

（10）易腐食品应尽量缩短常温下存放时间，加工后及时使用或冷藏。

（11）切配好的半成品与原料分开存放，并根据性质分类存放。

（12）切配好的食品按加工操作规程，在规定时间内使用。

（13）已盛装食品的容器不得直接置于地上。

（14）生、熟食品的加工工具及容器需要不同款式以区分使用。

（15）不得将回收后的食品（包括辅料）经烹调加工后再次供应。

（16）熟制加工的食品应烧熟煮透，加工食品中心温度不低于70℃。

（17）加工后的成品与半成品、原料分开存放。

（18）需要冷藏的熟制品，应尽快冷却后再冷藏。

（19）备餐及供餐前要洗手。

（20）操作时避免食品污染。

（21）菜肴分配、造型、整理的用具应经过消毒。

（22）菜肴装饰原料使用前应清洗干净，不得反复使用。

（23）烹饪后至食用前存放超过 2h 的食品，应放置在高于 60℃或低于 10℃条件下。

（七）环境卫生管理

（1）加工经营场所内环境（包括地面、排水沟、墙壁、天花板、门窗及防蝇、防鼠、洗涤设施等）应保持清洁。

（2）餐厅内桌、椅、台等应保持清洁。

（3）废弃物每日清除 1~2 次，清除后容器及时清洗，消毒。

（4）废弃物放置场所不得有不良气体或有害气体放出，防止有害昆虫滋生，防止污染食品、食品接触面、水源及地面。

（5）定期进行除虫灭害工作，除虫害时不能在食品加工操作时进行，实施时对各种食品应有保护措施。

（八）清洗消毒

（1）制定食品加工及工具清洗和消毒制度。

（2）使用的洗涤剂、消毒剂无杂质、无异味，液体产品不分层，无悬浮或沉淀，颗粒及粉状产品不结块。

（3）疑似和确诊传染病患者选用一次性餐具，普通患者或家属可使用可循环消毒餐具。

（4）餐具彻底清洗再消毒，消毒后的餐具清洁、干爽、无油垢、无异味等。并做好消毒记录备查。

（5）刀架、食品机械设备、砧板使用热水（温度≥90℃）冲洗 1min。并做好消毒记录备查。

（6）不锈钢容器使用含有效氯 500mg/L 消毒剂擦拭，作用 30min 后冲洗干净或开水浸泡，并做好消毒记录备查。

（7）刀、铲、勺等炊具使用煮沸消毒，并做好消毒记录备查。

（8）定期进行食（饮）具消毒采样并记录。

（9）每日食品保留 3d 后再按生活垃圾处理。

（10）每日工作结束后，对周围环境使用空气消毒机进行空气消毒；桌、椅、台面等物体表面及地面使用含有效氯 500mg/L 消毒剂擦拭消毒，作用 30min 后，清水擦拭。

（11）患者饮食运送工具使用前后应擦拭干净，每周消毒 1 次，特殊污染随时消毒。

（九）环境物表效果监测

感控办定期对环境物表进行微生物学检测。

一百零三、医院空气净化系统感染管理制度

（一）目的

为保证医院的空气质量安全，为医院工作人员、患者及患者家属提供一个良好的空气环境，避免经空气传播疾病的医院感染的发生，特制定《医院空气净化系统感染管理制度》。

（二）适用范围

全院。

(三)参考文件

(1) WS/T 368—2012《医院空气净化管理规范》、WS/T 511—2016《经空气传播疾病医院感染预防与控制规范》、WS/T 367—2012《医疗机构消毒技术规范》等相关法律法规。

(2) 国家、省、市等上级部门指导意见。

(3) 结合医院实际情况。

(四)定义

1. 空气净化

降低室内空气中的微生物、颗粒物等使其达到无害化的技术或方法。

2. 洁净手术部(室)

采取一定空气洁净技术,使空气菌落数和尘埃粒子数等指标达到相应洁净度等级标准的手术部(室)。

3. 自然通风

利用建筑物内外空气的密度差引起的热压或风压,促使空气流动而进行的通风换气。

4. 集中空调通风系统

为使房间或封闭空间空气温度、湿度、洁净度和气流速度等参数达到设定的要求,而对空气进行集中处理、输送、分配的所有设备、管道及附件、仪器仪表的总和。

5. 空气净化消毒装置

去除集中空调通风系统送风中的微生物、颗粒物和气态污染物的装置。

(五)管理及卫生学要求

1. 空气净化管理要求

(1) 科室应根据空气净化与消毒相关法律、法规和标准的规定,结合科室实际情况,制定相应的空气净化管理制度,并组织实施。

(2) 感控办定期对空气净化与消毒设施的使用和管理人员、医务人员进行空气净化与消毒相关法律、法规和标准等知识的培训,明确各自的职责和任务,确保空气净化设施的正常运行。科室定期对工作人员进行相关知识培训。

(3) 科室应根据科室的感染风险评估,采取适宜的空气净化措施,使其室内空气质量符合国家相应标准的要求。

(4) 科室定期对科室的空气质量进行检查,感控办定期检查和指导。

2. 空气净化卫生要求

(1) 洁净手术部(室)和其他洁净场所,新建与改建验收时、更换高效过滤器后、日常监测时,空气中的细菌菌落总数应符合 GB 50333—2013 的要求。

(2) 非洁净手术部(室)、介入导管室、器官移植病房、重症医学科、血液病病区空气中的细菌菌落总数≤4CFU/(15min·ϕ9cm 平皿)。

(3) 儿科病房、妇产科检查室、人流室、治疗室、注射室、治疗准备室、输血科、消毒供应中心、血液透析中心(室)、急诊室、化验室、各类普通病室、感染疾病科门诊及其病房空气中的细菌菌落总数≤4CFU/(5min·ϕ9cm 平皿)。

（六）空气净化方法

1. 通风

（1）自然通风：应根据季节、室外风力和气温，适时进行通风。

（2）机械通风：工作原理为通过安装通风设备，利用风机、排风扇等运转产生的动力，使空气流动。

（3）通风方式

① 机械送风与自然排风：适用于污染源分散及室内空气污染不严重的场所。机械送风口宜远离门窗。

② 自然送风与机械排风：适用于室内空气污染较重的场所。室内排风口宜远离门，宜安置于门对侧墙面上。

③ 机械送风与机械排风：适用于卫生条件要求较高的场所。根据通风的需要设定换气次数或保持室内的正压或负压。

（4）注意事项

① 应充分考虑房间的功能要求、相邻房间的卫生条件和室内外的环境因素，选择通风方式及室内的正负压。

② 应定期对机械通风设备进行清洁，遇污染及时清洁与消毒。

2. 集中空调通风系统

（1）集中空调通风系统应加强卫生管理，并符合国家有关规定。

（2）集中空调通风系统的卫生要求及检测方法应符合《公共场所集中空调通风系统卫生规范》的规定。

（3）集中空调通风系统的卫生学评价应符合《公共场所集中空调通风系统卫生学评价规范》的规定。

（4）集中空调通风系统的清洗应符合《公共场所集中空调通风系统清洗规范》的规定。

3. 空气洁净技术

（1）设计要求：洁净手术部（室）和其他洁净场所的设计应遵循 GB 50333—2013 的要求。

（2）维护与保养要求

① 空气处理机组、新风机组应定期检查，保持清洁。

② 风机组维护与保养

a. 粗效滤网宜每 2 天清洁 1 次，粗效过滤器宜 1~2 个月更换 1 次。

b. 中效过滤器宜每周检查 1 次，3 个月更换 1 次，发现问题及时更换。

c. 亚高效过滤器宜每年更换，发现污染和堵塞及时更换。

③ 循环机组维护与保养

a. 粗效滤网宜每周清洗 1 次，1~2 周更换 1 次。

b. 中效滤网每月更换 1 次。

c. 高效滤网 2 年更换 1 次。

④ 风口维护与保养

a. 末端高效过滤器宜每年检查 1 次，当阻力超过设计初阻力 160Pa 或已经使用 3 年以上时更换。

b. 洁净区域回风口过滤网每周清洗消毒 1 次，每年更换。特殊污染及时更换，并用消毒剂擦拭回风口内表面。

c. 排风口过滤网每月清洗 1 次，送风口每月擦拭 1 次。

d. 中效过滤器每年更换，发现污染和堵塞及时更换。

⑤ 其他维护与保养

a. 每日检查洁净系统机组环境及运行情况。

b. 每周检查制冷情况下冷凝水接水盘的排水管，发现脏堵应及时处理。

c. 每月检查新风口的防虫网、防雨装置及风道与新风口的衔接密封性，有损坏或异常情况及时处理。

d. 每月对洁净机组内部设备如温度传感器、灭菌灯等进行清洁消毒。

e. 每季度检查并维护表冷器/换热器翅片和循环水系统，包括清洗过滤器、盘管内腔除垢等。

f. 每年进行相关检测，当高效过滤网更换后，还应增加对过滤器滤芯及其安装边框完整性验证。

(3) 后勤部负责空气洁净系统的维护、保养并记录。使用科室制定运行手册，按要求做好回风口的检查，每日检查洁净系统运行后室内显示的各项指标的达标情况，并有记录，发现问题及时与后勤部联系。感控办对洁净系统的使用、维护保养及监测工作进行监督。

(4) 更换负压洁净手术室排风高效过滤器时，应佩戴护目镜、口罩和防护手套操作，以减少感染风险。更换下排风高效过滤器应按感染性废物处理。

4. 紫外线消毒

(1) 适用范围：适用于无人状态下室内空气的消毒。

(2) 消毒方法：紫外线灯采取悬吊式或移动式直接照射。安装时紫外线灯（30W 紫外线灯，在 1.0m 处的强度 $>70\mu W/cm^2$）应 $\geqslant 1.5W/m^3$，照射时间 $\geqslant 30min$。

(3) 注意事项

① 应保持紫外线灯表面清洁，每周用 75% 酒精棉球擦拭 1 次。发现灯管表面有灰尘、油污时，应及时擦拭。

② 紫外线灯消毒室内空气时，房间内应保持清洁干燥，减少尘埃和水雾。温度 $<20℃$ 或 $>40℃$ 时，或相对湿度 $>60\%$ 时，应适当延长照射时间。

③ 室内有人时不应使用紫外线灯照射消毒。

5. 循环风紫外线空气消毒器

(1) 适用范围：适用于有人状态下的室内空气消毒。

(2) 消毒原理：消毒器由高强度紫外线灯和过滤系统组成，可以有效杀灭进入消毒器空气中的微生物，并有效地滤除空气中的尘埃粒子。

(3) 使用方法：应遵循卫生部消毒产品卫生许可批件批准的产品使用说明，在规定的空间内正确安装使用。

(4) 注意事项

① 消毒时应关闭门窗。

② 进风口、出风口不应有物品覆盖或遮挡。

③ 用湿布清洁机器时，须先切断电源。

④ 消毒器的检修与维护应遵循产品的使用说明。

⑤ 消毒器应取得卫生部消毒产品卫生许可批件。

6. 静电吸附式空气消毒器

（1）适用范围：适用于有人状态下室内空气的净化。

（2）消毒原理：采用静电吸附和过滤材料，消除空气中的尘埃和微生物。

（3）使用方法：应遵循卫生部消毒产品卫生许可批件批准的产品使用说明，在规定的空间内正确安装使用。

（4）注意事项

① 消毒时应关闭门窗。

② 进风口、出风口不应有物品覆盖或遮挡。

③ 消毒器的循环风量（m^3/h）应大于房间体积的 8 倍以上。

④ 消毒器应取得卫生部消毒产品卫生许可批件。

⑤ 消毒器的检修与维护遵循产品的使用说明。

7. 化学消毒法

（1）超低容量喷雾法

① 适用范围：适用于无人状态下的室内空气消毒。

② 消毒原理：将消毒液雾化成 $20\mu m$ 以下的微小粒子，在空气中均匀喷雾，使之与空气中微生物颗粒充分接触，以杀灭空气中的微生物。

③ 消毒方法：采用 3% 过氧化氢、5000mg/L 过氧乙酸、500mg/L 二氧化氯等消毒液，按照 $20\sim30mL/m^3$ 的用量加入到电动超低容量喷雾器中，接通电源，即可进行喷雾消毒。消毒前关好门窗，喷雾时按先上后下、先左后右、由里向外、先表面后空间，循序渐进的顺序依次均匀喷雾。作用时间：过氧化氢、二氧化氯为 30～60min，过氧乙酸为 1h。消毒完毕，打开门窗彻底通风。

④ 注意事项

a. 喷雾时消毒人员应做好个人防护，佩戴防护手套、口罩，必要时戴防毒面罩，穿防护服。

b. 喷雾前应将室内易腐蚀的仪器设备，如监护仪、显示器等物品盖好。

（2）熏蒸法

① 适用范围：适用于无人状态下的室内空气消毒。

② 消毒原理：利用化学消毒剂具有的挥发性，在一定空间内通过加热或其他方法使其挥发达到空气消毒的目的。

③ 消毒方法：采用 0.5%～1.0%（5000～10000mg/L）过氧乙酸水溶液（$1g/m^3$）或二氧化氯（$10\sim20mg/m^3$），加热蒸发或加激活剂；或采用臭氧（$20mg/m^3$）熏蒸消毒。消毒剂用量、消毒时间、操作方法和注意事项等应遵循产品的使用说明。消毒前应关闭门窗，消毒完毕，打开门窗彻底通风。

④ 注意事项

a. 消毒时房间的温度和湿度应适宜。

b. 盛放消毒液的容器应耐腐蚀，大小适宜。

（七）不同部门空气净化方法

（1）手术部（室）可选用下列方法净化空气。

① 安装具空气净化消毒装置的集中空调通风系统。
② 空气洁净技术。
③ 循环风紫外线空气消毒器或静电吸附式空气消毒器或其他获得卫生部消毒产品卫生许可批件的空气消毒器。
④ 紫外线灯照射消毒。
⑤ 能使消毒后空气中的细菌总数≤4CFU/(15min，ϕ9cm 平皿)、获得卫生部消毒产品卫生许可批件的其他空气消毒产品。

（2）介入导管室、器官移植病房、重症医学科、血液病病区等，可选用下列方法净化空气。
① 通风。
② 安装具空气净化消毒装置的集中空调通风系统。
③ 空气洁净技术。
④ 循环风紫外线空气消毒器或静电吸附式空气消毒器或其他获得卫生部消毒产品卫生许可批件的空气消毒器。
⑤ 紫外线灯照射消毒。
⑥ 能使消毒后空气中的细菌总数≤4CFU/(15min·ϕ9cm 平皿)、获得卫生部消毒产品卫生许可批件的其他空气消毒产品。

（3）儿科病房、妇产科检查室、人流室、注射室、治疗室、治疗准备室、输血科、消毒供应中心、血液透析中心（室）、急诊室、化验室、各类普通病室、感染疾病科门诊及其病房等可选用下列方法净化空气。
① 通风。
② 集中空调通风系统。
③ 循环风紫外线空气消毒器或静电吸附式空气消毒器或其他获得卫生部消毒产品卫生许可批件的空气消毒器。
④ 紫外线灯照射消毒。
⑤ 化学消毒。
⑥ 能使消毒后空气中的细菌总数≤4CFU/(5min·ϕ9cm 平皿)、获得卫生部消毒产品卫生许可批件的其他空气消毒产品。

（八）不同情况下的空气净化方法

（1）有人情况下可选用下列方法。
① 普通病房首选自然通风；自然通风不良的，宜采取机械通风。
② 集中空调通风系统。
③ 循环风紫外线空气消毒器或静电吸附式空气消毒器或其他获得卫生部消毒产品卫生许可批件的空气消毒器。
④ 空气洁净技术。
⑤ 获得卫生部消毒产品卫生许可批件、对人体健康无损害的其他空气消毒产品。
（2）无人情况下可采用以下方法。
① 可选用上面（1）有人情况下的空气净化方法。
② 紫外线灯照射消毒。

③ 化学消毒。

④ 其他获得卫生部消毒产品卫生许可批件、适宜于超低容量喷雾消毒的消毒剂进行喷雾消毒，其使用方法、注意事项等遵循产品的使用说明。

（3）呼吸道传染病患者所处场所可选用以下方法。

① 受客观条件限制的科室可采用通风，包括自然通风和机械通风，宜采用机械排风。

② 负压隔离病房。

③ 安装具空气净化消毒装置的集中空调通风系统。

④ 使用获得卫生部消毒产品卫生许可批件的空气净化设备，其操作方法、注意事项等应遵循产品的使用说明。

（4）普通患者出院或死亡后病室可选用以下方法。

① 通风。

② 紫外线灯照射消毒。

③ 使用获得卫生部消毒产品卫生许可批件的空气净化设备，其操作方法、注意事项等应遵循产品的使用说明。

（5）呼吸道传染病患者出院或死亡后病室可选用以下方法。

① 紫外线灯照射消毒。

② 化学消毒。

③ 使用获得卫生部消毒产品卫生许可批件的空气净化设备，操作方法、注意事项等应遵循产品的使用说明。

（九）空气净化效果的监测

（1）监测部门

① 感染高风险科室如手术部（室）、介入导管室、器官移植病房、新生儿科、重症医学科、血液透析中心（室）应对科室的空气净化与消毒质量进行监测。

② 感控办应对感染高风险部门如手术部（室）、介入导管室、器官移植病房、新生儿科、重症医学科、血液透析中心（室）的空气净化与消毒质量进行监测。

（2）监测要求

① 监测频度：科室、感控办应每季度进行监测；洁净手术部（室）及其他洁净场所、新建与改建验收时以及更换高效过滤器后应进行监测；遇医院感染暴发怀疑与空气污染有关时随时进行监测，并进行相应致病微生物的检测。

② 监测方法及结果判定

a. 洁净手术部（室）及其他洁净场所，根据洁净房间总数，合理安排每次监测的房间数量，保证每个洁净房间能每年至少监测1次，其监测方法及结果的判定应符合 GB 50333—2013 的要求。

b. 未采用洁净技术净化空气的部门，其监测方法及结果的判定应符合 GB 15982—2012 的要求。

一百零四、医院中央空调通风系统感染管理制度

（一）目的

为保证医院的空气质量安全，为医院工作人员、患者及患者家属提供一个良好的空气环

境，避免经空气传播疾病的医院感染的发生，特制定《医院中央空调通风系统感染管理制度》。

（二）适用范围

全院。

（三）参考文件

（1）WS/T 368—2012《医院空气净化管理规范》、WS/T 511—2016《经空气传播疾病医院感染预防与控制规范》、WS/T 367—2012《医疗机构消毒技术规范》等相关法律法规。

（2）国家、省、市等上级部门指导意见。

（3）结合医院实际情况。

（四）管理要求

（1）相关职责

① 后勤部负责集中空调通风系统的日常维护与管理，对维护保养人员进行中央空调和通风系统的使用、维护、保养及消毒相关法规、标准等知识的培训。

② 各科室对科室内中央空调和通风系统维护保养及监测工作进行监督。

③ 使用科室检查中央空调和通风系统运行后室内显示的各项指标的达标情况，发现问题时及时与后勤部门联系。

（2）中央空调和通风系统的安装应符合《公共场所集中空调通风系统卫生规范》和相关卫生标准的要求。

（3）中央空调和通风系统的新风应直接来自室外，严禁从机房、楼道及天棚吊顶等处间接吸取新风。新风口应当远离建筑物的排风口、开放式冷却塔和其他污染源，并设置防护网和初效过滤器。

（4）中央空调和通风系统应具备应急关闭回风和新风的装置、控制空调系统分区域运行的装置、空气净化消毒装置及供风管系统清洗、消毒用的可开闭窗口。

（5）新建、改建、扩建的中央空调和通风系统行预防空气传播性疾病卫生学评价，评价合格后可投入运行。

（6）后勤部负责中央空调的卫生管理工作及相关卫生知识培训，建立健全中央空调和通风系统的卫生管理制度，并张贴在空调主机房。

（7）空调机房内应保持清洁、干燥，严禁存放无关物品。

（8）医院中央空调系统应按要求进行清洗消毒，并有记录。

① 每年清洗空气处理机组、新风机组、风机盘管、表冷器、加热（湿）器、冷凝水盘等。

② 空气过滤器的检查、清洗消毒及更换周期按照表2-11要求执行。

表2-11 空气过滤器的检查、清洗消毒及更换周期

过滤器种类	检查周期	评价指标	管理要求
新风入口过滤器	7d（多风沙地区宜更短）	网眼被堵塞＞50%	清洗并消毒
重复使用型粗效过滤器	20d	网眼被堵塞＞50%	清洗并消毒
一次性使用型粗效过滤器	≤2个月	阻力高于额定初阻力50Pa	更换
中效过滤器	≤4个月	阻力高于额定初阻力60Pa	更换

③ 出现冷凝水中检出嗜肺军团菌，送风卫生指标不符合要求，风管表面积尘量、细菌总数、真菌总数不符合要求时应对集中空调系统的相关部件进行清洗消毒处理。

④ 集中空调通风系统相关清洗消毒及效果监测按规范要求执行。

（9）集中空调通风系统卫生检测

① 以下检测项目每年至少进行1次。

a. 冷凝水嗜肺军团菌监测。

b. 送风卫生检测：包括PM10、细菌总数、真菌总数、β溶血性链球菌及嗜肺军团菌。

c. 风管内表面积尘量、细菌总数、真菌总数。

② 每2个月对空气处理设备的空气消毒装置、过滤器、换热器盘管、凝结水盘以及设备的箱体内壁表面进行生物污染物污染状况进行检测。

（10）集中空调通风系统导致或者可能导致空气传播性疾病时，应及时关闭所涉及区域的集中空调通风系统，并按疾病预防控制机构的要求对所涉及区域及其集中空调通风系统进行消毒处理。消毒处理的集中空调通风系统，检测合格后方可重新启用。

（11）后勤部应建立中央空调系统安全应急预案，应急事件发生时，按要求启动该应急预案。

一百零五、洗衣房医院感染管理制度

（一）目的

为加强医院医用织物管理，特制定《洗衣房医院感染管理制度》。

（二）适用范围

洗衣房。

（三）参考文件

（1）《医院感染管理办法》、WS/T 313—2019《医务人员手卫生规范》、WS/T 367—2012《医疗机构消毒技术规范》、WS/T 508—2016《医院医用织物洗涤消毒技术规范》等相关法律法规。

（2）国家、省、市等上级部门指导意见。

（3）结合医院实际情况。

（四）管理要求

（1）洗衣房归属后勤部管理，设有专人从事医用织物洗涤消毒管理工作。

（2）本院医用织物洗涤消毒工作委托社会化洗涤服务机构完成，后勤部负责对其资质（包括工商营业执照，并符合商务、环保等有关部门管理规定）、管理制度（含突发事件的应急预案）及医用织物运送、洗涤消毒操作流程等进行审核。

（3）后勤部负责对社会化洗涤服务机构进行风险评估，签订协议书，明确双方的职责。

（4）后勤部应与社会化洗涤服务机构建立医用织物交接与质量验收制度。

（5）设置织物周转库房，分别设有不交叉、相对独立的使用后医用织物接收区域和清洁织物储存发放区域，标识应明确。室内应通风、干燥、清洁；地面、墙面应平整；有防尘、防蝇、防鼠等设施。

（6）清洁织物存放架或柜应距地面高度20～25cm，离墙5～10cm，距天花板距

＞50cm。

(7) 使用后医用织物的暂存时间不应超过 48h；清洁织物存放时间过久，如发现有污渍、异味等感官问题应重新洗涤，有记录。

(8) 指定地点收集污物，避免在病房清点，专车专线运输。运输车辆洁污分开，每日清洗消毒。

(9) 工作环境保持卫生，每日清洁消毒。

(10) 工作人员做好个人防护，接触污物应戴口罩、帽子、手套。

(11) 感控办每季度对织物进行清洗质量监测，检测结果反馈给后勤部。

一百零六、科室无菌物品医院感染管理制度

（一）目的

为了加强临床科室无菌物品管理，特制定《科室无菌物品医院感染管理制度》。

（二）适用范围

所有使用无菌物品的科室，包括临床科室及非临床科室。

（三）参考文件

(1)《一次性使用无菌医疗器械监督管理办法（暂行）》（局令第 24 号）、《医疗器械临床使用管理办法》（2021 年 1 月 12 日国家卫生健康委令第 8 号）、《国家卫生计生委办公厅关于印发〈基层医疗机构医院感染管理基本要求〉的通知》（国卫办医发〔2013〕40 号）、《医院感染管理办法》等相关法律法规。

(2) 国家、省、市等上级部门指导意见。

(3) 结合医院实际情况。

（四）基本要求

(1) 科室应制定无菌物品管理制度，包括但并不限于无菌物品领取、储存、使用及处理等。

(2) 科室应设专人负责无菌物品管理，并建立质量监督机制。

(3) 应定期检查无菌物品的失效期，禁止出现过期物品。

(4) 接触和使用无菌物品应遵循无菌操作原则，并按《医务人员手卫生管理制度》要求执行手卫生。

(5) 发现灭菌不合格物品，或发生不良事件与使用无菌物品相关或可疑相关时，应立即停止使用、封存，并及时向医院相关管理部门报告。

(6) 复用的无菌物品按照消毒供应室信息管理系统执行。

（五）申领与接收

(1) 医院所使用的无菌物品应符合国家有关规定，证件齐全，质量和来源可追溯，应由医院统一集中采购，使用科室不得自行购入。

(2) 使用科室应根据工作量、无菌物品消耗量等建立无菌物品目录及基数。

(3) 应按需申领无菌物品，保存领用记录，做好物品的出入库管理。

(4) 应设置清洁、无污染源、区域相对独立的位置接收无菌物品。

（5）接收时应检查无菌物品的名称、数量、包装完整性、灭菌标识、灭菌日期与失效期，以及有无潮湿、霉变等，无误后及时按失效期先后顺序排列放置。

（六）储存

（1）应将无菌物品与非无菌物品分开放置，并有明显标志。

（2）设置适宜的存放环境

① 应清洁、干燥、无污染源，避免阳光直射。

② 存放区温度应低于 24℃，相对湿度低于 70%，机械通风换气 4～10 次/h。应配有温度、湿度监测设备，每天监测与记录。温度、湿度如不符合要求，应使用空调或抽湿机等设备进行调节。

③ 存放架或柜应距地面高度≥20cm，距离墙≥5cm，距天花板≥50cm。

（3）应去除运输用的一次性使用无菌物品外包装方可进入无菌物品存放区。

（4）应分类存放，数量适中，避免挤压。

（5）应按失效期先后顺序排列放置，并定期检查。

① 使用普通棉布材料包装的无菌物品如存放环境符合要求，有效期宜为 14d，否则为 7d。

② 医用一次性纸袋包装的无菌物品，有效期宜为 30d。

③ 使用一次性医用皱纹纸、一次性纸塑袋、医用无纺布或硬质密封容器包装的无菌物品，有效期宜为 180d。

④ 由医疗器械生产厂家提供的一次性使用无菌物品遵循包装上标识的有效期。

（6）应定期清洁存放架或储存柜。

（七）使用

（1）使用无菌物品应遵循无菌技术操作原则。

（2）取用无菌物品前，应执行手卫生。

（3）应按失效期先后顺序取用无菌物品。

（4）使用前应确认无菌物品处于无菌状态。检查无菌物品名称、规格、包装完好性，有无污损，是否在有效期内，查看灭菌指示胶带变色是否合格，灭菌标签信息是否完整，包内灭菌化学指示卡变色是否合格。

（5）无菌物品包装破损、受潮、误放不洁位置或掉落在地上均视为污染，不得使用。污染的一次性使用无菌物品按医疗废物分类规范处理。

（6）已开启无菌物品的有效期应遵循《病区医院感染管理制度》的要求，无菌棉球、纱布的灭菌包装一经打开，使用时间不应超过 24h；干罐储存无菌持物钳使用时间不应超过 4h。

（7）未启用但已失效的重复使用的诊疗器械、器具和物品应重新清洗消毒灭菌处理。

（8）重复使用的诊疗器械、器具和物品应遵循"一人一用一灭菌"原则，一次性使用物品应一人一用一废弃。

（八）使用后处理

（1）一次性使用无菌物品用后应按医疗废物分类规范处理。

（2）重复使用的诊疗器械、器具和物品使用后应遵循 WS 310.2—2016 的规定进行以下处理。

① 及时去除诊疗器械、器具和物品上的明显污物，根据需要做保湿处理。

② 直接置于封闭的容器中，精密器械应采用保护措施。

③ 不应在诊疗场所对污染的诊疗器械、器具和物品进行清点，应采用封闭方式，由消毒供应室集中回收处理。

（3）特殊污染物品的处理应遵循 WS/T 367—2012 的规定进行处理，被朊病毒、气性坏疽及突发原因不明的传染病病原体污染的诊疗器械、器具和物品，使用后应进行双层密闭封装并标明感染性疾病名称，由消毒供应中心单独回收处理。

第三章 应急预案

一、医院感染暴发应急处置预案

为了有效预防医院感染暴发，及时控制和消除暴发事件的危害，规范医院感染暴发报告的管理，提高医院感染暴发处置能力，最大限度地降低医院感染对患者造成的危害，保障医疗安全，根据《医院感染暴发报告及处置管理规范》、WS/T 524—2016《医院感染暴发控制指南》、《国家卫生健康委办公厅〈关于进一步加强医疗机构感染预防与控制工作〉的通知》（国卫办医函〔2019〕480号）、《突发公共卫生事件应急条例》、《突发公共卫生事件与传染病疫情监测信息报告管理办法》、《医院感染管理办法》、WS/T 367—2012《医疗机构消毒技术规范》等相关文件要求，根据医院实际，特制定本应急处置预案。

（一）适用范围

本预案适用于无感染暴发时，预防发生感染暴发；对疑似医院感染暴发和医院感染暴发时的应急处置工作；发生疑似医院感染暴发和医院感染暴发时的应急处置工作。

1. 医院感染暴发的定义

（1）医院感染暴发：指在医疗机构或其科室的患者中，短时间内发生3例及以上同种同源感染病例的现象。

（2）疑似医院感染暴发：指在医疗机构或其科室的患者中，短时间内出现3例及以上临床综合征相似、怀疑有共同感染源的感染病例；或者3例及以上怀疑有共同感染源或感染途径的感染病例现象。

（3）聚集性感染事件：短时间内出现2例临床症候群相似、怀疑有共同感染源的感染病例；或者2例怀疑有共同感染源或感染途径的感染病例现象。

2. 医院感染暴发流行疫情分级

Ⅰ级：5例及以上疑似医院感染暴发；3例及以上医院感染暴发。

Ⅱ级：5例及以上医院感染暴发；由于医院感染暴发直接导致患者死亡；由于医院感染暴发导致3人及以上人身损害后果。

Ⅲ级：10例及以上的医院感染暴发；发生特殊病原体或者新发病原体的医院感染；可

能造成重大公共影响或者严重后果的医院感染。

（二）基本原则

（1）预防为主，常备不懈。通过培训学习，提高全院职工预防和控制医院感染暴发的意识和能力，落实各项防控措施，常备不懈地做好应急准备工作。坚持医院感染聚集性事件监测、分析、预警、警戒，及时发现医院感染暴发，做到早发现、早报告、早处置、早控制。

（2）分级控制，快速有效。根据暴发事件的性质、危害程度及范围的不同，采用不同的应对方式，依法采取强制性控制措施，把危害控制在最小范围；在无暴发事件时做好聚集性感染事件的监测及预防工作。

（三）应急组织机构与职责

（1）成立医院感染暴发应急处置领导小组，组长由院长担任，统一组织，协调应急工作。办公室设在疾控部。

组长：院长。

副组长：主管医疗、护理、感控及后勤的副院长。

组员：医务部主任、护理部主任、疾控部主任、感控办主任、后勤部主任、安保部主任、采购办主任、物资办主任、药剂部主任、人力资源部主任、检验科主任、大外科主任、大内科主任。

（2）组建医院感染暴发应急处置工作组，落实预防控制、应急、医疗救治、检验、物资保障、督查工作等，各部门按以下职责分工开展医院感染暴发事件的应急处置工作。

（3）各部门职责

① 疾控部：根据国家和本地区卫生行政部门有关医院感染暴发管理的法规、标准，拟定全院医院感染暴发控制规章制度，并具体组织实施、监督和评价；负责全院各级各类人员预防、控制感染暴发相关知识与技能的培训、考核；进行医院感染暴发情况的监测，定期对聚集性感染病例、医院环境卫生学、消毒和灭菌效果进行监督、监测，及时汇总、分析监测结果，及时发现疑似感染暴发和感染暴发事件的发生；及时预警，做到早发现、早报告、早处置、早控制。

② 感控办：负责制定疑似感染暴发或感染暴发防控相关规章制度，组织相关培训考核，指导暴发环境的清洁消毒、人员防护等。

③ 医务部：在疑似感染暴发或感染暴发时，统筹协调疾控科组织相关科室、部门开展暴发事件调查与控制工作；根据需要进行医师人力调配；组织对病人的治疗和善后处理。全院工作人员必须无条件服从工作调配安排。

④ 护理部：在疑似感染暴发或感染暴发时，统筹协调疾控部组织相关科室、部门开展暴发事件调查与控制工作；根据需要进行护理人力调配；组织对环境进行消毒、隔离。全院工作人员必须无条件服从工作调配安排。

⑤ 后勤部：提供后勤保障，负责医院废弃物的收集、运送及处理工作；负责组织污水的处理。

⑥ 采购办、物资办：负责应急物资采购、储备，为感染暴发应急处理过程中提供物资保障。

⑦ 药剂部：负责本院防治感染病例的药物供应，及时为临床提供药物信息。

⑧ 检验科：负责医院感染暴发病原微生物的培养、分离鉴定、检验诊断。

⑨ 人力资源部：负责应急情况下的人力配置。

⑩ 安保部：负责应急情况下维持秩序、疏散人群等保安工作。

⑪ 临床科室管理小组：科主任和护士长负责组织对医院聚集性感染事件进行监测，及时采取有效预防控制措施，发现有疑似医院感染暴发或感染暴发趋势时，及时报告疾控部，并积极协助调查及落实防控措施。

⑫ 医务人员严格执行消毒隔离、无菌技术操作规程等医院各项规章制度，做好个人防护，掌握疑似医院感染暴发、医院感染暴发、聚集性感染事件的定义，发现疑似医院感染暴发或医院感染暴发，如实填表报告；及时查找暴发源及传播途径，控制蔓延，积极治疗病人，并协助调查，参加预防、控制传染病知识的培训，掌握自我防护知识，正确进行各项技术操作。

⑬ 其他部门：负责应急相关工作。

（四）报告程序

（1）临床医生发现医院感染病例应及时填写医院感染报告卡。

（2）当发生下列情况时，应24h内报告科室主任、护士长、疾控部。

① 医生或护士发现有2例及以上医院感染聚集性病例。

② 微生物室发现某种细菌的检出率增高，或在某个病区短期内集中检出某种细菌。

③ 疾控部或感控办对病室开展监测时发现有医院感染暴发苗头。

④ 任何科室发现原因不明感染病人。

（3）科室发现以下情形时，应当立即向疾控部报告。疾控部上报医院感染暴发应急处置领导小组核实符合下列情形，疾控部应在12h内向市卫生行政部门报告，并同时向辖区疾病预防控制机构报告。

① 5例以上疑似医院感染暴发。

② 3例以上医院感染暴发。

③ 由于医院感染暴发直接导致患者死亡。

④ 由于医院感染暴发导致3例以上人身损害后果。

（4）科室发现以下情形时，应当立即向疾控部报告，疾控部上报医院感染暴发应急处置领导小组核实符合下列情形，疾控部应在2h内向市卫生行政部门报告，并同时向辖区疾病预防控制机构报告。

① 10例及以上的医院感染暴发。

② 发生特殊病原体或者新发病原体的医院感染。

③ 可能造成重大公共影响或者严重后果的医院感染。

④ 医院发生的医院感染属于法定传染病的，应按照《中华人民共和国传染病防治法》报告和处理。

（五）处置

（1）疾控部接到科室疑似医院感染暴发或医院感染暴发报告后，立即调查核实现场基本信息，包括发病地点、发病人数、发病人群特征、起始及持续时间、可疑感染源、可疑感染病原体、可疑传播方式或途径、事件严重程度等，做好调查人员及物资准备，上报医院感染暴发应急处置领导小组，如确认医院感染暴发，按照上报程序逐层上报。

（2）医院感染暴发应急处置领导小组在接到报告后立即组织相关人员讨论。

① 结合病例的临床症状、体征及实验室检查，核实病例诊断，开展预调查，明确致病

因子类型（细菌、病毒或其他因素）。

② 确定调查范围和病例定义，开展病例搜索，进行个案调查。

③ 对病例发生的时间、地点及人群特征进行分析。

④ 综合分析临床、实验室及流行病学特征，结合类似医院感染发病的相关知识与经验，可采取分析流行病学（如病例对照研究、队列研究、现场实验研究）和分子流行病学研究方法，查找感染源及感染途径。

（3）从控制感染传播范围、降低感染造成的危害出发，医院感染暴发应急处置领导小组制定全面调查、隔离、控制及治疗措施，分别由疾控部、感控办、医务部及护理部等相关部门分头协调行动，落实到位。

（4）配合上级卫生部门及疾控中心，对感染病人周围环境等进行必要的流行病学调查。

（5）及时隔离病人，必要时隔离密切接触者及高危人员，按照消毒隔离规范进行消毒处理，积极治疗感染病人，认真做好医护人员自身防护，避免感染的继续蔓延。

（6）医院感染暴发处置期间，医院感染暴发应急处置小组每天汇总处置结果及进展情况并报医院感染管理委员会，随时对控制效果进行评价，并确保各项控制措施的有效落实；遇有本院力量或设备不能解决的问题可以请院外相关专家或部门指导，以协助控制疫情。

（7）在医院感染暴发处置期间遇到的其他问题，如设备、药剂、消毒药械等问题，相关科室要认真配合，协助解决。

（8）暴发流行控制后必须全面回顾总结整个医院感染暴发经过，总结经验教训，制定防范措施并进行整改。

（9）确诊为传染病的医院感染，按《中华人民共和国传染病防治法》的有关规定进行管理。

（六）控制及效果评价

1. 感染控制和预防措施

（1）积极救治感染患者，对其他可能的感染患者要做到早发现、早诊断、早隔离、早治疗，做好消毒隔离工作。

（2）对与感染患者密切接触的其他患者、医院工作人员、陪护、探视人员等进行医学观察，观察至该病的最长潜伏期或无新发感染病例出现为止。停止使用可疑污染的物品，或经严格消毒与灭菌处理及检测合格后方能使用。

（3）根据发生医院感染暴发的特点，切断其传播途径，其措施应遵循 WS/T 311—2023 的要求。

（4）对免疫功能低下、有严重疾病或有多种基础疾病的病人应采取保护性隔离措施，在需要的情况下可实施特异性预防保护措施，如接种疫苗、预防性用药等。医务人员也应按照相关要求做好个人防护。

2. 评价控制措施的效果

（1）1周内不继续发生新发同类感染病例，或发病率恢复到医院感染暴发前的平均水平，说明已采取的控制措施有效。

（2）若医院感染新发感染病例持续发生，应分析控制措施无效的原因，评估可能导致感染暴发的其他危险因素，并调整控制措施，如暂时关闭发生暴发的部门或区域、停止接收新入院患者；对现住院患者应采取针对防控措施。情况特别严重的，应自行采取或报其主管卫生计生行政部门后采取停止接诊的措施。

（七）总结

根据《关于印发〈医院感染暴发报告与处置管理规范〉的通知》进行总结与报告。

二、血源性职业暴露应急处置预案

为维护医务人员的职业安全，有效预防医务人员在工作中发生职业暴露感染疾病，根据《医院感染管理办法》、GBZ/T 213—2008《血源性病原体职业接触防护导则》、《卫生部关于印发〈医务人员艾滋病病毒职业暴露防护工作指导原则（试行）〉的通知》（卫医发〔2004〕108号）、《国家卫生健康委办公厅关于印发〈医疗机构内新型冠状病毒感染预防与控制技术指南（第二版）〉的通知》（国卫办医函〔2021〕169号）、WS/T 311—2023《医院隔离技术标准》等文件要求，国家、省、市等上级部门会议精神，结合医院实际，特制定本应急处置预案。

（一）适用范围

本预案适用于预防血源性职业暴露事件发生，对发生血源性职业暴露时的应急处置工作。

血源性职业暴露的定义：指医务人员从事诊疗、护理等工作过程中意外被感染者或者传染病病人的血液、体液污染了皮肤或者黏膜，或者被含有血源性病原体的血液、体液污染了的针头及其他锐器刺破皮肤，有可能被感染的情况。

（二）基本原则

（1）预防为主，常备不懈。通过培训学习，提高全院职工预防和控制血源性职业暴露的意识和能力，落实各项预防措施，常备不懈地做好应急准备工作。

（2）分级控制，快速有效。根据血源性职业暴露事件的性质、危害程度及范围的不同，采用不同的应对方式，依法采取强制性控制措施，把危害控制在最小范围；在日常工作中严格落实血源性职业暴露预防措施。

（三）应急组织机构与职责

1. 成立医院职业暴露事故应急领导小组

（1）组长由主管院长担任，统一组织，协调应急工作。办公室设在感控办。

组长：主管副院长。

副组长：感控办、疾控部主任。

组员：医务部主任、护理部主任、后勤部主任、药剂部主任、检验科主任、采购办主任、物资办主任、大外科主任、大内科主任。

（2）领导小组职责：统一组织、协调应急工作，参与对职业暴露过程是否违反相关操作规程进行鉴定。

2. 成立职业暴露后预防治疗小组

（1）组长由医务部负责人担任，负责组织、协调预防治疗工作。

组长：医务部负责人。

组员：大外科主任、大内科主任、感染性疾病科主任及暴露者所属科室主任。

（2）职业暴露后预防治疗小组职责

① 在医院职业暴露事故应急领导小组的领导下开展职业暴露后预防治疗工作。

② 根据暴露源传播特点指导暴露人员进行预防和治疗。

③ 负责指导医务人员进行职业暴露后的局部处理。
④ 负责对暴露程度、类型等情况进行评估。
⑤ 负责根据暴露类型对医务人员进行预防治疗措施的指导。对需进行预防治疗的暴露者，尤其是HIV暴露者，负责联系属地传染病医院进行专科预防治疗。
⑥ 负责参与对职业暴露过程是否违反相关操作规程进行鉴定。
⑦ 完成医院职业暴露事故应急领导小组交办的其他任务。

3. 各部门职责

（1）疾控部：根据国家和本地区卫生行政部门有关传染病管理的法规、标准，制定全院职业安全防控方案；负责全院各级各类人员职业安全防控知识培训、考核。

（2）感控办：指导暴露后处置、上报等工作；对职业暴露情况进行统计、总结、分析原因，并提出有效的预防措施；负责职业暴露后续检测跟踪、用药记录及资料建档工作，提供职业安全防护措施的指导工作。

（3）医务部：负责组织职业暴露后的风险评估及预防性用药治疗工作，负责组织医疗人员职业安全措施培训，根据需要进行医师人力调配，全院工作人员必须无条件服从工作调配安排。

（4）护理部：负责组织护理人员职业安全措施培训，根据需要进行护理人力调配，全院工作人员必须无条件服从工作调配安排。

（5）后勤部：提供后勤保障，负责医院废弃物的收集、运送及处理工作；负责组织污水的处理。

（6）采购办、物资办：负责有关预防职业暴露防护物资的采购、储备，为职业暴露应急处理过程中提供物资保障。

（7）药剂部

① 提供与乙型肝炎、丙型肝炎、梅毒及艾滋病相关的针对性预防治疗药物、乙肝疫苗和免疫球蛋白，在急诊药房存放一定基数，并保证此类药物的供应，设专人负责管理。

② 定期检查药品有无过期、变质。

③ 专管人员每月对预防用药情况进行检查，并做好发放记录，要确保一旦发生事故后，暴露者能在最短的时间内使用。

（8）检验科

① 负责HIV血液初筛检测工作，对暴露源不明的，HIV检测应在2h内出结果，如发现HIV抗体阳性结果应立即通知感控办，阳性标本应尽快送市疾病预防控制中心确认，在确认之前不得通知受害者。

② 在血源性病原体职业接触发生后24～48h内，完成对接触者和接触源的血源性病原体相关检测，并及时通知结果并在感控办的安排下进行血液追踪检测。

③ 负责对暴露后进行血液追踪检测。

（9）临床科室管理小组

① 做好本科工作人员职业安全防护管理工作，根据标准预防原则结合本科室实际工作需要，配备必要的防护用品，认真落实标准预防措施。

② 负责本科工作人员职业暴露预防知识的培训、指导和监督，正确掌握职业暴露后预防技术。

③ 指导、协助科室职业暴露人员伤口局部处理，确认暴露源。立即电话通知感控办，

及时组织进行职业暴露风险评估，以便及时预防用药。

（四）职业暴露的预防原则

（1）医务人员应认真学习并严格执行《血源性病原体职业接触防护导则》《卫生部关于印发〈医务人员艾滋病病毒职业暴露防护工作指导原则（试行）〉的通知》等相关法规及医院相关规章制度。

（2）医务人员在诊疗操作过程中，应严格执行标准预防。标准预防基于患者的血液、体液、分泌物（不包括汗液）、非完整皮肤和黏膜均可能含有感染性因子的原则。

（3）医务人员在诊疗操作过程中，应严格执行《医务人员手卫生规范》，依据手卫生原则和指征做好手卫生。

（4）医务人员接触患者及病源物质时，应当根据预期可能的暴露选用手套、隔离衣、口罩、护目镜或防护面屏等个人防护用品。

（5）医务人员在进行侵袭性诊疗、护理操作过程中，要保证充足的光线，认真执行各项安全注射措施，特别注意防止被针头、缝合针、刀片等锐器刺伤或者划伤。处理患者环境中污染的物品与医疗器械时应穿戴合适的防护用品。

（6）医务人员进行诊疗操作时，应严格遵守各项标准操作规程。

（7）医务人员手部皮肤发生破损，在进行有可能接触病人血液、体液的诊疗和护理操作时必须戴双层手套。

（8）使用后的锐器应当直接放入耐刺、防渗漏的利器盒，或者利用针头处理设备进行安全处置，以防刺伤。

（9）禁止将使用后的一次性针头重新套上针头。禁止用手直接接触使用后的针头、刀片等锐器。

（五）职业暴露后的处理措施

（1）锐器伤伤口紧急处理

① 立即从近心端向远心端将伤口周围血液挤出。

② 用流动水冲洗 2～3min。

③ 用 75％酒精或 0.5％碘伏消毒伤口，如有必要需作包扎处理。

④ 24h 内（尽早）留取基础血样备查。

（2）黏膜暴露的处理：被暴露的黏膜反复用生理盐水或清水冲洗干净。

（六）发生职业暴露后的报告

（1）医务人员职业暴露后，应立即报告科室负责人（医生报告至科主任，护士报告至护士长），科主任或护士长接报后，第一时间亲自或委托他人对暴露情况进行确认，应在1h内报告至感控办职业暴露管理专干（电话：12345678900），同时完成网报，若网报故障，可改为人工上报，需填写职业暴露个案登记表，由当事人、科室负责人或护士长签字确认后交至感控办职业暴露管理专干。填写内容包括：职业暴露发生的时间、地点及经过；暴露方式；暴露的具体部位及损伤程度；暴露源种类和含有传染病病毒的情况；处理方法及处理经过，是否实施预防性用药、首次用药时间、药物毒副作用及用药的依从性情况；定期检测及随访情况等。暴露者接受预防治疗时需根据治疗内容和进程，完成后续的填报。如发生艾滋病病毒职业暴露则填报艾滋病病毒职业暴露个案登记表，在职业暴露专干及疾控专家的指导下完成暴露者本底检查及艾滋病病毒职业暴露用人单位报表填报等相关工作。

(2) 职业暴露管理专干接到报告后，应督促和指导暴露者及其科室主管人员及时进行职业暴露后的应急处理、及时至预防治疗组进行评估和就诊，如暴露源为乙型肝炎、艾滋病、梅毒等传染病携带者或病人或暴露源不明，管理专干立即通知暴露者进行乙型肝炎、HIV、TPPA＋RPR等血液生化指标检测；管理专干做好登记表格等相关资料的保存，监督暴露人员按时随诊等工作。

(3) 职业暴露管理专干应及时报告至感控办主任，必要时及时通知医务部、护理部等相关科室。如发生艾滋病病毒职业暴露则在2h内向辖区疾控报告（电话：12345678），并在疾控主管人员的指导下，按要求完成上报艾滋病病毒职业暴露用人单位报表，配合流调等相关工作。

(4) 周末或节假日，职业暴露当事人上报总值班，同时报告科室负责人（医生报告至科主任，护士报告至护士长），科主任或护士长接报后，第一时间亲自或委托他人对暴露情况进行确认。由总值班在1h内报告至感控办职业暴露管理专干（电话：12345678900）。余下处理同上。

(5) 网报流程：登录电子病志，选择任意患者，点击进入，在病程记录左栏处选择医院感染上报卡，点击进入，点击页面左上角的职业暴露，打开界面后按照内容填写，完成后点击"添加"，即完成网报。

（七）职业暴露后评估及随访

(1) 职业暴露人员应及时至职业暴露预防治疗组接受暴露后的预防治疗。后者负责组织对职业暴露级别进行评估，暴露后预防性治疗，对职业暴露人员进行随访、心理咨询及健康教育，减轻其紧张恐慌情绪。填报职业暴露个案登记表。如发生艾滋病病毒职业暴露则填报艾滋病病毒职业暴露个案登记表。

(2) 艾滋病病毒职业暴露的评估、预防治疗及随访应根据《卫生部关于印发〈医务人员艾滋病病毒职业暴露防护工作指导原则（试行）〉的通知》等相关法规执行（表3-1、表3-2）。

表3-1 职业暴露后预防性用药的处理方案

暴露者疫苗接种	暴露源 HBsAg＋	暴露源 HBsAg－	暴露源不明或不能检测
未种	HBIG＋疫苗接种	疫苗接种	疫苗或疫苗＋HBIG
抗 HBs＋	不治疗	不治疗	不治疗
抗 HBs－	HBIG＋再接种	再接种	高危者按 HBsAg＋
不确定	测抗 HBs≥10mIU/mL 不治；小于10mIU/mL；HBIG＋疫苗加强	不治疗	测抗 HBs≥10mIU/mL 不治；小于10mIU/mL；疫苗加强

表3-2 HIV职业暴露后预防性用药的处理方案

暴露类型	暴露源轻度	暴露源重度	暴露源不明
	无症状，病毒载量低	有症状，病毒载量高	污染物来源不能检测
黏膜和损伤的皮肤污染量少，时间短	不一定使用PEP，可由职业暴露者本人对利害权衡后作出决定	基本用药	无确定的方案：如果污染物来自高危病人或有高危病人的地方，建议使用基本用药方案
黏膜和损伤的皮肤污染量多，时间长	基本用药	强化用药	
皮肤刺割伤，伤口深，见血液	强化用药	强化用药	

注：PEP指HIV/AIDS的职业暴露后预防，包括应急处理、评估、预防用药推荐方案、报告与保密。使用预防性用药需本人签字同意。预防性用药4h内实施，最迟不得超过24h。育龄妇女在预防性用药期间，应避免或终止妊娠。

(3) 梅毒职业暴露：给予当天、3个月免费 TPPA+RPR 检测 2 次，苄星青霉素 240 万单位注射，每周 1 次，每侧臀部注射 120 万单位/次，连续注射 2 周。对青霉素过敏者可选红霉素等。停药后 1 个月、3 个月进行梅毒抗体检测。

(4) 丙型肝炎病毒暴露没有推荐采用接触后预防措施。

(5) 注意保密：医院和有关知情人应为职业暴露当事人进行保密，不得向无关人员泄露当事人的情况。

（八）职业暴露发生有无违规操作的鉴定

(1) 感控办及时组织职业暴露发生有无违规操作的鉴定成员对该起职业暴露过程是否违反相关操作规程进行鉴定并记录。

(2) 鉴定成员由感控办负责人、医务部负责人、护理部负责人、大外科主任、大内科主任、暴露者科室主任及护士长组成。

（九）发生职业暴露后的费用报销规定

(1) 发生职业暴露后，为及时得到顺畅处理，发生的费用由当事人个人支付，并保留好相关票据。

(2) 待此起职业暴露处置全部完成后，当事人凭相关票据至感控办按医院有关规定进行费用报销。

(3) 经鉴定为违规操作导致职业暴露者，产生的后果由本人承担。

（十）参与职业暴露处置调查的人员应当依法保护暴露者的个人信息。

三、医务人员呼吸道职业暴露应急预案

为维护医务人员的职业安全，有效预防医务人员在工作中发生呼吸道职业暴露感染疾病，根据《医院感染管理办法》、《国家卫生健康委办公厅关于印发〈医疗机构内新型冠状病毒感染预防与控制技术指南（第二版）〉的通知》（国卫办医函〔2021〕169 号）、《医院隔离技术标准》等文件要求，国家、省、市等上级部门会议精神，结合医院实际，特制定本应急处置预案。

（一）适用范围

本预案适用于预防呼吸道职业暴露事件的发生；对发生呼吸道职业暴露时的应急处置工作。

（二）预防原则

预防是职业暴露的最佳处置方式，目前主要是物理预防措施，包括社交距离（>1m）、佩戴口罩、咳嗽礼仪、手卫生、环境清洁与消毒、通风、早期发现和隔离患者。新型冠状病毒感染尚缺乏暴露后预防措施（如预防性使用药物和血清抗体阻断发病等）。

（三）应急组织机构与职责

1. 成立医院呼吸道职业暴露事故应急领导小组

(1) 组长由主管院长担任，统一组织，协调应急工作。办公室设在感控办。

组长：主管副院长。

副组长：感控办、疾控部主任。

组员：医务部主任、护理部主任、后勤部主任、药剂部主任、检验科主任、采购办主任、物资办主任、大外科主任、大内科主任。

（2）领导小组职责：统一组织、协调应急工作，参与对职业暴露过程是否违反相关操作规程进行鉴定。

2. 成立呼吸道职业暴露后预防治疗小组

（1）组长由医务部负责人担任，负责组织、协调预防治疗工作。

组长：医务部负责人。

组员：大外科主任、大内科主任、感染性疾病科主任及暴露者所属科室主任。

（2）呼吸道职业暴露后预防治疗小组职责

① 在医院呼吸道职业暴露事故应急领导小组的领导下开展呼吸道职业暴露后预防治疗工作。

② 根据呼吸道暴露源传播特点指导暴露人员进行预防和治疗。

③ 负责指导医务人员进行职业暴露后的应急处理。

④ 负责对暴露程度等情况进行评估。

⑤ 负责根据暴露类型对医务人员进行预防治疗措施的指导。对需进行预防治疗的暴露者，负责进行专科预防治疗。

⑥ 负责参与对职业暴露过程是否违反相关操作规程进行鉴定。

⑦ 完成医院呼吸道职业暴露事故应急领导小组交办的其他任务。

3. 各部门职责

（1）疾控部：根据国家和本地区卫生行政部门有关传染病管理的法规、标准，制定全院呼吸道职业安全防控方案；负责全院各级各类人员呼吸道职业安全防控知识培训、考核。

（2）感控办：指导暴露后处置、上报等工作；对呼吸道职业暴露情况进行统计、总结，分析原因，并提出有效的预防措施；负责职业暴露后续检测跟踪、用药记录及资料建档工作，提供职业安全防护措施的指导工作。

（3）医务部：负责组织职业暴露后的风险评估及预防性用药治疗工作；负责组织医疗人员职业安全措施培训；根据需要进行医生人力调配；全院工作人员必须无条件服从工作调配安排。

（4）护理部：负责组织护理人员职业安全措施培训；根据需要进行护理人力调配；全院工作人员必须无条件服从工作调配安排。

（5）后勤部：提供后勤保障，负责医院废弃物的收集、运送及处理工作；负责组织污水的处理。

（6）采购办、物资办：负责有关预防职业暴露防护物资的采购、储备，为职业暴露应急处理过程中提供物资保障。

（7）药剂部

① 提供与呼吸道传播疾病相关的针对性预防治疗药物、疫苗等，在急诊药房存放一定基数，并保证此类药物的供应，设专人负责管理。

② 定期检查药品有无过期、变质。

③ 专管人员每月对预防用药情况进行检查，并做好发放记录，要确保一旦发生事故后，暴露者能在最短的时间内使用。

（8）检验科

① 负责呼吸道传播疾病的初筛检测工作，阳性标本应尽快送市疾病预防控制中心确认，

在确认之前不得通知受害者。

② 在呼吸道职业暴露发生后 24～48h 内，完成对接触者和接触源的病原体相关检测，并及时通知结果并在感控办的安排下进行追踪检测。

③ 负责对暴露后进行追踪检测。

(9) 临床科室管理小组

① 做好本科工作人员职业安全防护管理工作，根据标准预防原则结合本科室实际工作需要，配备必要的防护用品，认真落实标准预防措施。

② 负责本科工作人员呼吸道职业暴露预防知识的培训、指导和监督，正确掌握职业暴露后预防技术。

③ 指导、协助科室职业暴露人员暴露部位紧急处理，确认暴露源。立即电话通知感控办，及时组织进行职业暴露风险评估，以便及时预防用药。

（四）常见呼吸道暴露情形

(1) 缺乏呼吸道防护措施、呼吸道防护措施破坏（如口罩松动、口罩脱落）、使用无效呼吸道防护措施（如不符合规范要求的口罩）时与疑似或确诊经呼吸道传播疾病的病人或无症状感染者密切接触。

(2) 导致呼吸道传染性疾病的病原体污染的手接触口鼻或眼结膜等。

（五）呼吸道暴露后的处置措施

(1) 发生呼吸道职业暴露时，应即刻采取措施保护呼吸道（用规范实施手卫生后的手捂住口罩或紧急外加一层口罩等），按规定流程撤离污染区。

(2) 进入脱卸区或相对安全区域，按照规范流程求脱卸防护用品，根据情况可用清水、0.1%过氧化氢溶液、碘伏等清洁消毒口腔和/或鼻腔，佩戴医用外科口罩后离开。

(3) 尽快报告所在科室主任或护士长、医务部、感控办。

(4) 医务部、感控办接到报告后及时评估暴露风险，必要时医务部组织院内救治专家组进行暴露风险评估，评估内容包括是否需要隔离医学观察、是否预防用药、心理疏导等。若暴露源患者被确定为呼吸道传播疾病的患者则感染风险较高；暴露时所处环境中有呼吸道传播疾病的患者存在时感染风险较高，否则风险较低。

(5) 医务部（疫情防控工作领导小组办公室）及时为高风险暴露者指定隔离地点并实施单间隔离医学观察，后勤部、安保部等相关部门给予积极协助。感控办及时报告区疾控中心，并根据疾控中心指导意见妥善安排暴露者隔离观察事宜。

(6) 暴露者应佩戴医用外科口罩。

(7) 高风险暴露者按照密接人员管理，隔离医学观察 14d，观察期间禁止离开隔离区域。隔离观察期间若被诊断为新冠肺炎病例或无症状感染者，则转送至定点医院进一步处置。

(8) 暴露源患者诊断尚未明确的应尽快明确诊断。若暴露源患者排除经呼吸道传播的疾病感染，暴露者可解除隔离。

(9) 及时填写医护人员呼吸道职业暴露记录表，尤其是暴露原因，认真总结分析，预防类似事件的发生。

（六）发生呼吸道职业暴露后的报告

(1) 医务人员职业暴露后，应立即报告科室负责人（医生报告至科主任，护士报告至护士长),科主任或护士长接报后,第一时间亲自或委托他人对暴露情况进行确认,应在1h内报告至感控办职业暴露管理专干(电话:12345678900),同时完成网报,若网报故障,可改为人工上报,需填写职业暴露个案登记表,由当事人、科室负责人或护士长签字确认后交至感控办职业暴露管理专干。填写内容包括职业暴露发生的时间、地点及经过;暴露方式;暴露的具体部位及损伤程度;暴露源种类和含有传染病病毒的情况;处理方法及处理经过,是否实施预防性用药、首次用药时间、药物毒副作用及用药的依从性情况;定期检测及随访情况等。暴露者接受预防治疗时需根据治疗内容和进程,完成后续的填报。

(2)职业暴露管理专干接到报告后,应督促和指导暴露者及其科室主管人员及时进行职业暴露后的应急处理、及时至预防治疗组进行评估和就诊。管理专干做好登记表格等相关资料的保存、监督暴露人员按时随诊等工作。

(3)职业暴露管理专干应及时报告至感控办主任,必要时及时通知医务部、护理部等相关科室。

(4)周末或节假日,职业暴露当事人上报总值班,同时报告科室负责人(医生报告至科主任,护士报告至护士长),科主任或护士长接报后,第一时间亲自或委托他人对暴露情况进行确认。由总值班在1h内报告至感控办职业暴露管理专干(电话:12345678900)。余下处理同上。

(5)网报流程:登录电子病志,选择任意患者,点击进入,在病程记录左栏处选择医院感染上报卡,点击进入,点击页面左上角的职业暴露,打开界面后按照内容填写,完成后点击"添加",即完成网报。

(七)职业暴露后评估及随访

职业暴露人员应及时至职业暴露预防治疗组接受暴露后的预防治疗。后者负责组织对职业暴露级别进行评估、暴露后预防性治疗,对职业暴露人员进行随访、心理咨询及健康教育,减轻其紧张恐慌情绪。填报职业暴露个案登记表。

(八)职业暴露发生有无违规操作的鉴定

(1)感控办及时组织职业暴露发生有无违规操作的鉴定成员对该起职业暴露过程是否违反相关操作规程进行鉴定并记录。

(2)鉴定成员由感控办负责人、医务部负责人、护理部负责人、大外科主任、大内科主任、暴露者科室主任及护士长组成。

(九)发生职业暴露后的费用报销规定

(1)发生职业暴露后,为及时得到顺畅处理,发生的费用由当事人个人支付,并保留好相关票据。

(2)待此起职业暴露处置全部完成后,当事人凭相关票据至感控办按医院有关规定进行费用报销。

(3)经鉴定为违规操作导致职业暴露者,产生的后果由本人承担。

(十)参与职业暴露处置调查的人员应当依法保护暴露者的个人信息。

四、医院感染突发事件应急处置预案

为了有效预防医院感染突发事件的发生,及时控制和消除院内感染事件的危害,根据

《突发公共卫生事件应急条例》《突发公共卫生事件与传染病疫情监测信息报告管理办法》《医院感染管理规范》《消毒技术规范》等相关文件内容,国家、省、市等上级部门会议精神,结合医院实际情况,特制定本应急处置预案。

(一)适用范围

本预案适用于无医院感染流行或暴发时,预防院内感染的流行或暴发;对医院感染突发时的应急处置工作。

(二)基本原则

(1)预防为主,常备不懈。通过培训学习,提高全院职工预防和控制院内感染的意识和能力,落实各项预防措施,常备不懈地做好应急准备工作。坚持医院感染病例监测、分析、预警、警戒,及时发现院内感染的流行或暴发,做到早发现、早报告、早处置、早控制。

(2)分级控制,快速有效。根据医院感染事件的性质、危害程度及范围的不同,采用不同的应对方式,依法采取强制性控制措施,把危害控制在最小范围;在无院内感染流行或暴发事件时做好医院感染监测及预防工作。

(三)应急组织机构与职责

(1)成立医院感染突发事件应急处置领导小组,组长由院长担任,统一组织,协调应急工作。办公室设在感控办。

组长:院长。

副组长:主管医疗、护理、感控、后勤的副院长。

组员:医务部主任、护理部主任、疾控部主任、感控办主任、后勤部主任、安保部主任、药剂部主任、人力资源部主任、检验科主任、采购办主任、物资办主任、大外科主任、大内科主任。

(2)组建医院感染突发事件应急处置工作组,落实预防控制、应急、医疗救治、检验、物资保障、督查工作等,各部门按以下职责分工开展医院感染突发事件的应急处置工作。

(3)各组职责

① 疾控部:根据国家和本地区卫生行政部门有关感染流行趋势,制定全院医院感染防控规章制度,并具体组织实施、监督和评价;负责全院各级各类人员预防、控制医院感染知识与技能的培训、考核;进行医院感染病例的监测,定期对医院环境卫生学、消毒、灭菌效果进行监督、监测,及时汇总、分析监测结果,及时发现医院感染流行、暴发事件的发生;及时预警,做到早发现、早报告、早处置、早控制。

② 感控办:组织医院感染防控相关知识培训,指导个人防护、消毒隔离等防控措施的落实。

③ 医务部:在医院感染突发事件发生时,统筹协调相关科室、部门开展医院感染调查与控制工作;根据需要进行医师人力调配;组织对病人的治疗和善后处理。医院工作人员必须无条件服从工作调配安排。

④ 护理部:在医院感染突发事件发生时,统筹协调组织相关科室、部门开展医院感染调查与控制工作;根据需要进行护理人力调配;组织对环境进行消毒处理。医院工作人员必须无条件服从工作调配安排。

⑤ 后勤部:提供后勤保障,负责医院废弃物的收集、运送及处理工作;负责组织污水

的处理。

⑥ 采购办、物资办：负责应急物资采购、储备，为感染暴发应急处理过程中提供物资保障。

⑦ 药剂部：负责本院防治感染病例的药物供应，及时为临床提供药物信息。

⑧ 检验科：负责医院感染病原微生物的培养、分离鉴定、检验诊断。

⑨ 人力资源部：负责应急情况下的人力配置。

⑩ 安保部：负责应急情况下维持秩序、疏散人群等保安工作。

⑪ 临床科室管理小组：科主任和护士长负责组织对医院感染病例及感染环节进行监测，及时采取有效预防控制措施，发现有医院感染流行趋势时，及时报告感控办，并积极协助调查。

⑫ 医务人员严格执行消毒隔离、无菌技术操作规程等医院各项规章制度，做好个人防护，掌握医院感染诊断标准，发现感染病例，如实填表报告；及时查找感染源、传播途径，控制蔓延，积极治疗病人，发现有感染流行趋势时，及时报告感控办，并协助调查，参加预防、控制医院感染知识的培训，掌握自我防护知识，正确进行各项技术操作。

（四）上报及处置措施

（1）科室应在1h内上报感控办和医务部。感控办进行评价后发现存在医院感染流行趋势时，立即报告主管院长，启动应急预案。

（2）医务部经组织评估证实出现医院感染流行时，感控办应于24h内报告当地卫生行政部门，并通报相关部门。

（3）临床科室必须及时隔离治疗，查找原因，协助调查和执行控制措施，科室人员做好个人防护。

（4）感控办和疾控部必须立即进行流行病学调查处理，基本步骤如下。

① 证实流行或暴发：对怀疑患有同类感染的病例进行确诊，计算其患病率，若患病率显著高于该科室或病房历年医院感染一般发病率水平，则证实有流行或暴发。

② 查找感染源：对感染病人、接触者、可疑传染源、环境、物品、医务人员及陪护人员等进行病原学检查。

③ 查找引起感染的因素：对感染病人及周围人群进行详细的流行病学调查。

④ 制定和组织落实有效的控制措施：包括对病人做适当治疗、进行正确的消毒处理，必要时隔离病人甚至暂停接收新病人。

⑤ 分析调查资料：对病例的科室分布、人群分布和时间分布进行描述；分析流行或暴发的原因，推测可能的感染源、感染途径或感染因素，结合实验室检查结果和采取控制措施的效果综合做出判断。

⑥ 写出调查报告，总结经验，制定防范措施。

（5）主管院长接到报告，上报医院感染突发事件应急处置领导小组，领导小组协调组织开展流行病学调查与控制工作，并从人力、物力和财力方面给予保障。

五、传染病突发事件应急处置预案

为了有效预防传染病突发事件的发生，及时控制和消除传染病突发事件的危害，根据《中华人民共和国传染病防治法》、《突发公共卫生事件应急条例》、《突发公共卫生事件与传染病疫情监测信息报告管理办法》、《医院感染管理规范》、WS/T 367—2012《医疗机构消毒技术规范》等相关文件内容，结合医院实际，特制定本应急处置预案。

(一) 适用范围

本预案适用于无传染病流行或暴发时，预防传染病的流行或暴发；传染病流行或暴发时的应急处置工作；发生重大传染病疫情时的应急处置工作；新发传染病应急处置工作。

(1) 重大传染病疫情是指某种传染病在短时间内发生，波及范围广泛，出现大量病人或死亡病例，其发病率远远超过常年的发病率水平。

(2) 传染病流行是指任何与时间和地点相关的传染病发病率增加超出了通常水平，且在统计学上有显著性意义。

(3) 传染病暴发是指在同时或较短时间内，于同一病区或于某一病人群体中，出现数例或大量的同类传染病。

(4) 新发传染病是指不明病原体，具有传播性的疾病。

(二) 基本原则

(1) 预防为主，常备不懈。通过培训学习，提高医院职工预防和控制传染病流行或暴发的意识和能力，落实各项预防措施，常备不懈地做好应急准备工作。坚持传染病疫情监测、分析、预警、警戒，及时发现传染病的流行或暴发，做到早发现、早报告、早处置、早控制。

(2) 分级控制，快速有效。根据传染病流行或暴发事件的性质、危害程度及范围的不同，采用不同的应对方式，依法采取强制性控制措施，把危害控制在最小范围；在无传染病流行或暴发事件时做好疫情监测及预防工作。

(三) 应急组织机构与职责

(1) 成立医院传染病突发事件应急处置领导小组，组长由院长担任，统一组织，协调应急工作。办公室设在疾控部。

组长：院长。

副组长：主管医务、护理、疾控、后勤的副院长。

组员：医务部主任、护理部主任、疾控部主任、感控办主任、后勤部主任、安保部主任、药剂部主任、人力资源部主任、检验科主任、采购办主任、物资办主任、大外科主任、大内科主任。

(2) 组建医院传染病突发事件应急处置工作组，指挥、落实预防控制、应急、医疗救治、检验、物资保障、督查工作等，各部门按以下职责分工开展医院传染病突发事件的应急处置工作。

(3) 各组职责

① 疾控部：根据国家和本地区卫生行政部门有关传染病管理的法规、标准，制定全院传染病控制规章制度，并具体组织实施、监督和评价；负责全院各级各类人员预防、控制传染病知识与技能的培训、考核；进行医院传染病发病情况的监测，定期对医院环境卫生学、消毒、灭菌效果进行监督、监测，及时汇总、分析监测结果，及时发现传染病流行、暴发事件的发生；及时预警，做到早发现、早报告、早处置、早控制。

② 感控办：指导个人防护、消毒隔离等防控措施的落实。

③ 医务部：在传染病发生流行或暴发趋势时，统筹协调疾控部组织相关科室、部门开展传染病调查与控制工作；根据需要进行医师人力调配；组织对病人的治疗和善后处理。全院工作人员必须无条件服从工作调配安排。

④ 护理部：在传染病发生流行或暴发趋势时，统筹协调疾控部组织相关科室、部门开展传染病调查与控制工作；根据需要进行护理人力调配；组织对环境进行消毒处理。全院工作人员必须无条件服从工作调配安排。

⑤ 后勤部：提供后勤保障，负责医院废弃物的收集、运送及处理工作；负责组织污水的处理。

⑥ 采购办、物资办：负责应急物资采购、储备，为感染暴发应急处理过程中提供物资保障。

⑦ 药剂部：负责本院防治感染病例的药物供应，及时为临床提供药物信息。

⑧ 检验科：负责医院传染病病原微生物的培养、分离鉴定、检验诊断。

⑨ 人力资源部：负责应急情况下的人力配置。

⑩ 安保部：负责应急情况下维持秩序、疏散人群等保安工作。

⑪ 临床科室管理小组：科主任和护士长负责组织对医院传染病病例及传染病环节进行监测，及时采取有效预防控制措施，发现有医院传染病流行趋势时，及时报告疾控部，并积极协助调查。

⑫ 医务人员严格执行消毒隔离、无菌技术操作规程等医院各项规章制度，做好个人防护，掌握传染病诊断标准，发现传染病病例，如实填表报告；及时查找传染源、传播途径，控制蔓延，积极治疗病人，发现有传染病流行趋势时，及时报告疾控部，并协助调查，参加预防、控制传染病知识的培训，掌握自我防护知识，正确进行各项技术操作。

（四）应急响应及应急管理程序与措施

分为三级。

（1）一级响应：发生常见传染病散发的报告与控制。当出现常见传染病散发病例时，经治医师应立即上报疾控部（疾控部应在 24h 内上报上级疾控部门）。科室应做好相应病种隔离治疗，采取有效控制措施。

（2）二级响应：出现传染病流行趋势时，或周边地区有甲类传染病或乙类传染病中的非典型性肺炎、肺炭疽病例的出现。

① 出现传染病流行趋势时，或周边地区有甲类传染病或乙类传染病中的非典型性肺炎、肺炭疽病例出现时：发现科室立即上报疾控部，疾控部应立即报告主管院长，并通报相关部门，任何科室或个人不得擅自发布疫情报告。

② 主管院长接到报告，应及时组织相关部门协助疾控部开展相关传染病防治知识培训，开展流行病学调查与疫情监测工作，并从人力、物力和财力方面予以保证。

③ 经调查证实出现传染病流行或暴发时，启动三级响应。

④ 当其他地区发生传染病流行或暴发时，或周边地区有甲类传染病或乙类传染病中的非典型性肺炎、肺炭疽病例的出现：应对本院同类潜在危险因素进行调查并采取相应控制措施。

（3）三级响应：出现传染病流行或暴发时。有甲类传染病或乙类传染病中的非典型性肺炎、肺炭疽病例的出现或新发传染病出现时。

① 科室应立即上报疾控部，疾控部应在 2h 内报告当地卫生行政部门；确诊为传染病的，按《中华人民共和国传染病防治法》的有关规定进行报告。

② 临床科室必须及时隔离治疗，查找原因，协助调查和执行控制措施，科室人员做好个人防护。

③ 疾控部必须及时进行流行病学调查处理，基本步骤如下。

a. 证实流行或暴发。
b. 查找传染病源。
c. 查找引起传染病的因素。
d. 制定和组织落实有效的控制措施：包括对患者单间隔离，对患者周围环境物表进行清洁消毒，对患者进行防控宣教，工作人员防护用品使用，人员管理，必要时病区封闭暂停接收新患者。
e. 分析调查资料，分析流行或暴发的原因，推测可能的传染病源、传染病途径或传染病因素，结合实验室检查结果和采取控制措施的效果综合做出判断。
f. 写出调查报告，总结经验，制定防范措施。

六、医疗废物流失、泄漏、扩散和意外事故的应急预案

为了加强医院内医疗废弃物的管理，防止医疗废弃物意外泄漏后造成环境污染及病原菌传播，根据国家《医疗废物管理条例》《医疗机构医疗废物管理办法》等法律法规，结合医院实际情况，制定本处置预案。

（一）成立医疗废物流失、泄漏、扩散和意外事故处理小组

组长：院长。

副组长：主管后勤副院长。

组员：医务部主任、护理部主任、感控办主任、后勤部主任、安保部主任、药剂部主任、检验科主任、物资办主任、大外科主任、大内科主任。

（二）工作职责

1. 处理小组职责

（1）定期组织对医疗废物管理情况进行自查和检测，发现事故隐患及时上报，并落实整改措施。

（2）全面负责医疗废物流失、泄漏、扩散和意外事故上报、处理及后续工作。

（3）组织、协调医疗废物流失、泄漏、扩散和意外事故处理过程中各部门的配合，有效落实处理工作。

2. 各部门职责

（1）后勤部职责

① 负责医疗废物的收集、运送、储存及与医疗废物集中处置单位交接的日常管理并记录。

② 负责组织有关医疗废物管理的培训工作。

③ 负责有关医疗废物档案资料的保存及管理。

④ 负责组织医疗废物流失、泄漏、扩散和意外事故发生时的紧急处理及应急演练。

⑤ 负责医疗废物回收人员的岗前培训、个人防护及健康体检。

⑥ 负责医疗废物暂存处管理。

（2）感控办职责

① 负责医疗废物处置工作各环节的监管和指导。

② 负责协助后勤部有关医疗废物管理的培训工作。

③ 负责监督指导医疗废物流失、泄漏、扩散和意外事故发生时的紧急处理。

（3）医务部职责
① 协助主管科室对医生医疗废物的分类放置、收集进行监督、指导。
② 负责协助医疗废物流失、泄漏、扩散和意外事故发生时的紧急处理工作。
（4）护理部职责
① 协助主管科室对护理人员医疗废物的分类放置、收集进行监督、指导。
② 负责协助医疗废物流失、泄漏、扩散和意外事故发生时的紧急处理工作。
（5）医疗废物产生科室职责
① 科室责任人为科主任或医技科室的负责人。
② 各医疗废物产生科室负责医疗废物的分类、收集、包装、标识及与医疗废物运送人员的交接及登记。
（6）安保部职责：负责安全保卫和维护正常的医疗救治秩序。
（7）物资办职责：负责消毒药械、设备、防护用品及其他相关用品的协调和保障。
（8）药剂部职责：负责药品的协调和保障。
（9）检验科职责：负责应急处理过程中涉及的检验工作。

（三）医疗废物流失、泄漏、扩散和意外事故的处理程序及方法

（1）立即保护现场，确定流失、泄漏、扩散的医疗废物的类别、数量、发生时间、影响范围及严重程度；医疗废物暂存点发生医疗废物丢失时，应逐级向后勤部、医院主管领导报告，并尽可能追回丢失的医疗废物。
（2）组织有关人员尽快按照应急预案，对发生医疗废物泄漏、扩散的现场进行处理。
（3）对被医疗废物污染的区域进行处理时，应当尽可能减少对病人、医务人员、其他现场人员及环境的影响。
（4）在受污染地区设立隔离区，禁止其他车辆和行人穿过，避免污染物扩散和对行人造成伤害；采取适当的安全处置措施，对泄漏物及受污染的区域、物品进行消毒或者其他无害化处置。
（5）对感染性废物污染区域进行消毒时，消毒工作从污染最轻区域向污染最严重区域进行，对可能被污染的所有使用过的工具也应当进行消毒。
（6）清理人员在进行清理工作时须穿戴防护服、手套、口罩、靴子等防护用品，清理工作结束后，用具和防护用品均须进行消毒处理。
（7）如果在操作中，清理人员的身体（皮肤）不慎受到污染，应就近清洁，用流水冲洗受污染部位，如不慎受伤，应及时到最近的诊疗室处理。
（8）处理工作结束后，后勤部牵头组织相关科室对事件的起因进行调查，并采取有效的防范措施预防类似事件的发生。

（四）报告

（1）医院所有科室、部门均为责任报告部门，临床感控小组成员为责任报告人，所有医护人员为义务报告人。
（2）一旦发生医疗废物流失、泄漏、扩散事件，应立即保护现场并立即报告后勤部和感控办，非工作时间报告院内总值班。由后勤部、感控办分别报告主管院长，或总值班报告值班院长；由主管院长或值班院长向事故处理小组报告。
（3）医院发生医疗废物流失、泄漏、扩散时，由后勤部在48h内向卫生行政主管部门、

环境保护行政主管部门报告。因医疗废物管理不当导致 1 人以上死亡或 3 人以上健康损害，需要对致病人员提供医疗救护和现场救援的重大事故时，由后勤部在 12h 内向市卫生行政主管部门报告，并采取相应紧急处理措施。

（4）因医疗废物流失、泄漏、扩散和意外事故导致传染病传播事故，或者有证据证明传染病传播事故有可能发生时应当按照《中华人民共和国传染病防治法》及有关规定报告，并采取相应措施。

（5）报告监督：任何部门和个人都有权向感控办及总值班报告医疗废物意外事件及其隐患，也有权向医院领导举报不履行或者不按照规定履行医疗废物意外事件应急处理职责的部门和个人。

（五）善后评估

医疗废物意外事件处理工作结束后，后勤部应在应急领导小组的统一领导和指挥下，组织有关人员对事件的处理情况进行评估。评估内容主要包括事件概况、现场调查处理概况、所采取措施的效果评价、应急处理过程中存在的问题和取得的经验及改进建议。评估报告根据事件分级报告院领导和/或上级部门。

七、医院生物安全事件应急处置预案

为了及时、迅速、有序、有效地做好实验室生物安全事件预防，应对和控制应急情况，最大限度地减轻危害，降低损失，保护社会公众健康和维护社会稳定，根据《病原微生物实验室生物安全管理条例（2024 年修订版）》、WS 233—2017《病原微生物实验室生物安全通用准则》、《突发公共卫生事件应急条例》等相关文件内容，结合医院实际情况，制定本处置预案。

（一）成立领导小组

组长：院长。

副组长：主管医疗、后勤的副院长。

组员：医务部主任、护理部主任、疾控部主任、感控办主任、后勤部主任、安保部主任、科研与学科发展部主任、药剂部主任、人力资源部主任、检验科主任、采购办主任、物资办主任、大外科主任、大内科主任。

领导小组负责对事故处理的组织、指挥和协调工作；确定生物安全事件发生时间、影响范围及严重程度；尽可能减少对病人、医务人员、其他现场人员及环境的影响。

各部门职责如下。

（1）科研与学科发展部：负责生物安全实验室管理工作，根据国家和本地区卫生行政部门有关实验室生物安全管理的法规、标准，制定全院生物安全控制规章制度，并具体组织实施、监督和评价；负责督促定期验证、人员培训、安全培训和考核。

（2）疾控部：负责定期对生物安全实验室环境卫生学、消毒、灭菌效果进行监督、监测，及时汇总、分析监测结果，及时发现异常事件的发生；及时预警，做到早发现、早报告、早处置、早控制。

（3）感控办：指导个人防护、消毒隔离等防控措施落实。

（4）医务部：在发生医院生物安全事件时，统筹协调疾控部组织相关科室、部门开展事件调查与控制工作；根据需要进行医师人力调配；组织对被感染人员进行救治和善后处理。全院工作人员必须无条件服从工作调配安排。

（5）护理部：在发生医院生物安全事件时，统筹协调疾控部组织相关科室、部门开展事件调查与控制工作；根据需要进行护理人力调配；组织对被感染人员进行隔离处理，落实消毒措施。全院工作人员必须无条件服从工作调配安排。

（6）后勤部：提供后勤保障，负责医院废弃物的收集、运送及处理工作；负责组织污水的处理。

（7）采购办、物资办：负责应急物资采购、储备，为事件应急处理过程中提供物资保障。

（8）药剂部：负责被感染人员的药物供应，及时为临床提供药物信息。

（9）检验科：负责对导致感染事件的病原微生物的培养、分离鉴定、检验诊断。

（10）人力资源部：负责应急情况下的人力配置。

（11）安保部：负责应急情况下维持秩序、疏散人群等保安工作。

（12）临床科室管理小组：科主任和护士长负责组织对医院生物安全环节进行监测，及时采取有效预防控制措施，发现有感染事件发生趋势时，及时报告疾控部，并积极协助调查。

（13）工作人员严格执行生物安全相关规章制度，发现生物安全感染事件，如实填表报告；及时查找事件发生原因，控制蔓延，积极治疗被危害人员，参加生物安全知识的培训，掌握自我防护知识，正确进行各项技术操作。

（二）分级响应与应急处置

1. 事件分级

重大生物安全突发事故是指对人、动物构成严重威胁，具有高度侵袭性、传染性、转移性、致病性和破坏性的生物安全事故；一般生物安全突发事故是指对人、动物构成一定威胁，具有转移性和破坏性的生物安全事故。根据社会危害、社会影响和控制难度的不同，将实验室生物安全事件分为以下四级。

（1）特级事件：毒（菌）种或样本库、生物安全实验室受到恐怖袭击。

（2）一级事件（重大实验室生物安全事件），有下列情况之一的。

① 实验室工作人员确诊感染所从事的一类病原微生物。

② 实验室工作人员确诊感染所从事的二类病原微生物，或出现有关症状、体征，临床诊断为疑似感染所从事的二类病原微生物，并造成传播，可能进一步扩散。

③ 实验室保存的一类、二类病原微生物菌（毒）种或样本丢失。

④ 省级卫生行政部门认定的其他重大实验室生物安全事件。

（3）二级事件（较重大实验室生物安全事件），有下列情况之一的。

① 实验室工作人员确诊感染所从事的二类病原微生物，或出现与从事的二类病原微生物有关的症状、体征，临床诊断为疑似感染。

② 实验室发生一类、二类病原微生物菌（毒）种或样本泄漏，并有可能进一步扩散，造成人员感染。

③ 市级卫生行政部门认定的其他较重大实验室生物安全事件。

（4）三级事件（一般实验室生物安全事件），有下列情况之一的。

① 实验室工作人员确诊感染所从事的三类、四类病原微生物，或出现有关的症状、体征，临床诊断为疑似感染所从事的三类、四类病原微生物，并造成传播，可能进一步扩散。

② 实验室发生三类、四类病原微生物菌（毒）种或样本意外丢失，并有可能进一步向外扩散，造成人员感染。

③ 所在单位认定的其他一般实验室生物安全事件。

2. 应急处置

发生实验室生物安全事件时，应根据实际情况及专家组建议立即启动相应级别应急响应，在实验室生物安全事件领导小组的统一指挥下，迅速开展事件的控制和处理工作。

（三）事件报告

（1）实验室发生高致病性病原微生物被盗、被抢、丢失、泄漏的，或高致病性病原微生物菌（毒）种或者样本在运输、存储中被盗、被抢、丢失、泄漏的，立即采取必要的控制措施，并在2h内向医务部、疾控部及主管院领导报告。同时疾控部按属地化原则在2h内向区卫生行政部门和上级主管单位报告［菌（毒）种丢失还要向公安机关报告］；对于事件本身比较敏感或发生在敏感地区、敏感时间，或可能造成重大社会影响的实验室生物安全事件，请示院领导后可直接上报市级卫生行政部门。

执行职务的医务人员发现由于实验室感染而引起的与高致病性病原微生物相关的传染病病人、疑似传染病病人或者患有疫病、疑似患有疫病的动物，应当立即上报疾控部，疾控部应当在2h内向市卫生行政部门报告，并立即组织开展应急处理工作，采取必要的防控措施。

（2）事件信息报告包括初始报告、进程报告和结案报告。

① 初始报告：事件名称、发生地点、发生时间、发病人数、死亡人数、密切接触者人数、主要的临床症状、涉及病原体、可能原因、已采取措施、初步判定的事件级别、报告人员及通讯方式等。

② 进程报告：报告事件的发展与变化、处置进程、势态评估、控制措施等内容。同时，对初次报告内容进行补充和修正。重大实验室生物安全事件至少按日进行进程报告。

③ 结案报告：事件处置结束后，应进行结案信息报告。在领导小组确认事件终止2周内，对事件的发生和处理情况进行总结，分析其原因和影响因素，并提出今后对类似事件的防范和处置建议。

（四）应急程序与处置

（1）实验室发生高致病性病原微生物泄漏时，实验室工作人员应当立即采取控制措施，防止高致病性病原微生物扩散，并同时向医务部、疾控部报告。上述部门接到报告后，应当立即启动实验室感染应急处置响应，并组织人员对实验室生物安全状况等情况进行调查，确认发生实验室感染或者高致病病原微生物泄漏的，应当立即报告，同时采取控制措施，对有关人员进行医学观察或者隔离治疗，封闭实验室，防止扩散。

① 封闭被病原微生物污染的实验室或者可能造成病原微生物扩散的场所。

② 开展流行病学调查。

③ 对病人进行隔离治疗，对相关人员进行医学检查。

④ 对密切接触者进行医学观察。

⑤ 进行现场消毒。

⑥ 对染病或者疑似染病的动物采取隔离、捕杀等措施。

⑦ 其他需要采取的预防、控制措施。

（2）重大及较大生物安全事件（特级、一级、二级）的现场调查与处置

① 立即关闭事件发生的实验室，对周围环境进行隔离封闭，组织专业消毒人员消毒现场，核实在相应潜伏期时间段内进入实验室人员及密切接触感染者名单，配合领导小组做好感染者救治及现场调查和处置工作，提供实验布局、设施、设备、实验人员等情况，配合属地和上级部门做好应急处置工作（如消毒、隔离、调查等）。

② 事件结束（明确规定条件）：污染区域得到有效消毒，生物安全事件造成的感染者已妥善治疗、安置，并在最长的潜伏期内未出现新的病人，明确丢失病原微生物菌（毒）种或样本得到控制，经专家组评估确认后应急处置工作结束。

③ 事件信息不得私自发布。

（3）一般实验室生物安全事件（三级）的现场调查与处置

① 对被感染人员就地隔离，尽快送往定点医院，立即关闭事件发生实验室，对周围环境进行隔离、封闭，对在事件发生时间段内进入实验室人员进行医学观察，必要时进行隔离，有相关疫苗的进行预防接种，配合属地生物安全管理与生物恐怖防范工作领导小组做好感染者救治现场的调查和处置工作。

② 事件结束：被感染人员得到有效治疗，受污染区域得到有效消毒，在最长的潜伏期内未发现感染者，经专家组评估确认后应急处置工作结束。

③ 事件信息由属地卫生行政部门负责沟通及对外发布。

（4）实验室工作人员出现与实验室从事的高致病性病原微生物相关实验活动有关的感染临床症状或者体征时，实验室负责人应当向医务部及疾控部报告，同时派专人陪同及就诊，实验室工作人员应当将近期所接触的病原微生物的种类和危险程度如实告知诊治医疗机构。

（五）保障措施

1. **物资保障**

（1）不断完善全院三级生物安全实验室的建设规划和布局，推进公共卫生应急体系建设。

（2）生物安全实验室建立生物安全物资储备制度。储备物资存放在具备条件、安全的区域。

2. **经费保障**

医院为病原微生物实验室生物安全工作提供合理且充足的资金保障。

3. **人员培训和演练**

（1）人员培训

① 培训对象：生物安全实验室技术人员、实验室管理人员、实验室所在部门的负责人及主管院级领导。

② 培训内容：《实验室生物安全管理条例》、卫生应急相关应急预案及国家等上级部门指定的相关配套文件、生物安全实验室管理及技术操作规程、生物救治与防护、生物安全管理一般知识、反恐常识。

③ 培训方式：集中培训、分散培训。

（2）应急演练：定期组织生物恐怖袭击事件应急演练、生物安全实验室操作感染事件演练和卫生应急相关应急预案的演练。

（六）工作督查

医务部、疾控部应加强对病原微生物实验室生物安全的监督检查，对违法行为按有关法律法规的规定严肃处罚，构成犯罪的依法追究刑事责任。

八、医院大灾后卫生防疫应急预案

不论是洪水、台风还是地震，每次重大自然灾害发生之后，必定会发生传染病疫情，就是常说的"大灾之后必有大疫"。为了提高全院工作人员大灾之后的防疫意识，把防疫摆在同医疗救治同等的重要位置，按照国家、省、市等上级部门文件精神及管理规定，结合医院实际，制定本应急预案。

（一）目的

（1）根据传染病预防的需要，有针对性地及时开展清洁卫生与预防性消毒工作，以消除地震、洪涝等灾害对医院医护人员及患者健康的不良影响。

（2）及早对灾后人员进行传染病监测，以期做到"早发现、早上报、早隔离、早救治"，控制蔓延。

（二）范围

医院所有工作人员。

（三）原则

（1）提高认识、防疫与救治并重。灾情发生救治当先，但救治的同时应高度警惕灾后传染病暴发，医院工作人员均应把防疫纳入医疗救治中，属于责任之内。

（2）统一协调、集中指挥、逐级负责、统分兼顾。受灾现场变幻莫测，以便在短时间内尽快掌握灾情，所有医院工作人员均要积极配合灾后防疫应急领导小组统一调配。

（3）属地主导、全员参与、责任包干、全面覆盖。根据灾情现场及安置点现场情况，临时设置防疫站点，站点内实行分片包干、责任到人的分配方式，真正做到人人手里有任务、个个肩上有担子。站点负责人由安置点内主任及护士长担任。

（4）整合资源、防控并重、即时沟通、定时协商。紧紧围绕灾后饮用水卫生、食品卫生管理、垃圾粪便处理、环境卫生消杀整治、传染疾病监测分析与控制、尸体处理等要点工作，实行卫生防疫与医疗救治协同作战、整体推进，避免和力戒各自为政的无序状况，最大限度地发挥卫生防疫和医疗救治队伍效能，确保防疫医疗工作不留死角。

（四）参考文件

（1）《医院感染管理办法》、WS/T 700—2020《洪涝灾区预防性消毒技术规范》、WS/T 367—2012《医疗机构消毒技术规范》、WS/T 481—2015《地震灾区预防性消毒卫生要求》、《地震灾区过渡性安置区环境保护技术指南》、GB 15982—2012《医院消毒卫生标准》、GB 27953—2020《疫源地消毒剂通用要求》、WS/T 311—2023《医院隔离技术标准》等相关法律法规。

（2）其他国家、省、市等上级部门发布的规范、指南、指引、规定等。

（3）其他国家、省、市等上级部门会议精神及管理规定等。

（五）灾后防疫应急领导小组

组长：主管副院长。

组员：感控办和疾控部全体专职人员，各科室、各部门感控督导员。

（六）灾后防疫应急领导小组应急工作职责

由组长指挥，组长负责应急处理工作的组织管理、指挥和协调。一旦发生灾情，无须通知，所有成员应克服通讯、交通等困难第一时间赶到灾情现场。

（1）迅速对灾情进行评估，包括人员安置场所人员组成、基础设施、病媒昆虫、传染病发病及预测等。

（2）负责划分防疫站点，指定站点负责人，通常由该站点内科主任及护士长担任。

（3）根据灾情及现场传染病发生风险制定防疫消毒方案，以病原体可能污染的范围为依据确定消毒范围和对象。

（4）负责指导、监督消毒人员对工作人员及患者安置点环境物表进行清洁、消毒。

（5）负责指导、监督各个站点内人员的传染病监测。

（6）负责指导、监督灾后医疗废物处理。

（7）负责监督、指导环境物表消毒效果监测。

（8）负责培训、指导监测人员、消毒人员工作内容及流程等。

（9）负责向医院、上级部门汇报防疫情况。

（七）防疫措施

1. 预防性消毒原则

（1）消毒工作应在灾后防疫应急领导小组的指导下由各个防疫站点安排固定人员进行，尽可能选择消毒效果可靠、简便易行、对人畜安全、对环境没有严重污染的消毒方法。消毒人员要了解各种消毒剂的使用方法及注意事项，正确实施消毒措施。从事现场清污、消毒的人员应注意个人防护（消毒前应穿戴好工作衣、帽子、口罩、手套，根据现场情况选择增加隔离衣、面屏、防护服等），进行现场消毒时应阻止无关人员进入消毒区。

（2）一般情况下，外环境以清污为主，重点区域清污后再行消毒处理。清污所产生的大量垃圾应及时清运，严禁倾倒入河中。一般不必对无消毒指征的灾区外环境、交通道路、路面、交通工具、帐篷等进行喷洒消毒，防止过度消毒现象的发生。

（3）加强重点区域消毒工作，患者安置点、医疗废物暂存点、公用卫生间等与人们生活工作密切相关的场所是环境卫生工作与消毒工作的重点区域。重点场所室内环境和物体表面清污后消毒，空气以通风为主，人员密集场所室内环境和物体表面可定期消毒。

（4）保护水源，注意饮水安全，做好受灾区域饮用水消毒与水质监测工作；做好餐（饮）具、瓜果、蔬菜消毒与清洗保洁工作。

（5）及时清理动物尸体，做好无害化处理。

（6）及时清除和处理日常生活垃圾、粪便。对设置的临时厕所、垃圾堆集点，应有专人负责，做好粪便、垃圾的消毒、清运等卫生管理，必要时用卫生杀虫剂杀虫，控制苍蝇滋生。

（7）加强安置点人员腹泻和发热症状监测，如发现疫情应及时做好疫点消毒工作。防疫点消毒按照 GB 27953—2020、GB 19193—2015 相关要求进行。

（8）必要时应对患者集中安置点、集中供水等消毒重点区域开展消毒效果检测与评价。

（9）待灾后恢复常态或通过预防性消毒确定消除健康影响方可终止预防性消毒工作。

2. 具体消毒对象及消毒方法

（1）环境

① 对室内外进行彻底的环境清污，改善环境卫生。对遭受灾害的室内外环境进行彻底

的卫生处理，做到先清理、后消毒、再回迁，尽可能消除导致疫病发生的各种隐患。

② 安置点场所物体表面、墙壁、地面可采用含有效氯500mg/L的消毒剂或200mg/L的二氧化氯或1000mg/L的过氧乙酸进行喷洒、擦拭消毒，作用30min；如选用其他消毒剂，可参照GB 27952进行。临时安置点启用期间每天定期消毒2~4次。

③ 室内空气以自然通风为主，无疫情情况下，不必对室内空气进行消毒剂喷雾消毒，应保持室内空气流通。对于无法通风或通风不良的室内空气，宜采用机械通风。也可以使用空气消毒机定期消毒，消毒方法和消毒时间按照空气消毒机说明执行。

（2）饮用水

① 集中式供水，若水源水厂未被破坏，请示上级部门是否可以正常使用。

② 安置点有条件的首选净水消毒设备进行生活饮用水消毒，对临时集中供水设施、设备，应添加饮用水消毒剂。水质监测由后勤部落实。使用含氯消毒剂处理时，作用30min后，出水口余氯量不低于0.3mg/L，使用二氧化氯处理时，出水口余氯量不低于0.1mg/L。

③ 使用槽车（如消防车、绿化工程用水车、洒水车等）临时供水的，应灌装符合GB 5749—2022要求的水，槽车在每天使用前应进行清洗消毒。

④ 分散式供水，如直接从江、河、渠、溪、塘、井、涌泉等水源取用水者，可根据水源水状况，采用含氯消毒剂消毒，由后勤部负责，参阅消毒剂使用说明书，控制消毒剂用量和接触时间。被洪水污染的水井应立即停止供水，待水退后经彻底清洗消毒恢复灾前状况后方可恢复供水。

⑤ 煮沸是简单有效的消毒方式，在有燃料的地方可采用。煮沸消毒的同时可杀灭寄生虫卵，所有饮用水宜煮沸后饮用。

（3）生活用品：病区更衣柜、床头柜、卫生洁具、办公用品、病床等清污后，用含有效氯500mg/L的消毒剂冲洗、擦拭或浸泡，作用30min，或采用200mg/L的二氧化氯、1000mg/L的过氧乙酸、1000mg/L的季铵盐类消毒剂作消毒处理，消毒时间15~30min。消毒后再用清水擦拭干净。

（4）餐（饮）具：餐（饮）具清洗后首选煮沸消毒，煮沸时间应在15min以上。也可使用消毒剂进行浸泡消毒，如用含有效氯250~500mg/L的消毒剂浸泡30min，消毒剂浸泡后应以清洁水冲洗干净。公共使用的餐（饮）具每次使用前均应消毒并保洁。

（5）瓜果、蔬菜：新鲜的瓜果、蔬菜可用含有效氯100~200mg/L的消毒剂或50~100mg/L的二氧化氯作用20~30min；或500~1000mg/L的过氧乙酸或酸性氧化电位水冲洗10min；或10mg/L的臭氧水作用10min。消毒后均应再用清水冲洗干净。

（6）手和皮肤

① 工作人员进入患者安置区工作，要戴手套，工作结束后或手套破损应及时更换，脱掉手套后应进行手消毒。

② 参与灾后环境清污、动物尸体处理等工作后均应进行手消毒，可选用有效的手消毒剂或碘伏搓擦两手。

③ 因长时间洪水浸泡造成皮肤红肿、损伤者应及时就医，也可用碘伏或其他皮肤消毒剂进行涂抹消毒。

（7）尸体

① 对环境清理中清出的新鲜动物尸体应尽快深埋或火化，对已经发臭的动物尸体，可用含有效氯5000~10000mg/L的消毒剂或2000mg/L的二氧化氯消毒液喷洒尸体及周围环

境,去除臭味并消毒,然后再深埋处理或火化。被腐烂尸体污染的环境使用含有效氯2000mg/L的消毒剂喷洒消毒。

② 尸体埋葬的场所按照政府指定,不得随意乱埋。地点应选择远离水源及居民点的地方,选择人口密集区的下风向。挖土坑深 2m 以上,在坑底撒漂白粉或生石灰,把动物尸体投入坑内,再用干漂白粉按 $2\sim40g/m^2$ 撒盖于尸体上,一层尸体一层漂白粉,然后覆土掩埋压实。

③ 遇难者的尸体一般不会引起传染病流行或对公共卫生构成威胁,但对于已腐烂发臭的尸体,在裹尸袋内要适当喷洒漂白粉或其他消毒除臭剂。尸体用塑料尸袋包裹严密,不漏异味,不渗出腐败液体,及时送往火化场处理。在移运和处理过程中应遵循既要防止传播传染病又要防止污染环境的卫生原则。

④ 尸体清理后需要对其场所进行消毒处理,可选用含有效氯1000~2000mg/L的消毒液喷洒,作用30~60min。

⑤ 运送尸体的交通工具可采用含有效氯1000~2000mg/L的消毒液,或其他有效的消毒剂溶液喷洒,作用 30~60min。如遇较大量体液等污染的情况,应先采用含有效氯5000~10000mg/L的消毒剂去污染后再用前法处理。车辆、工具每次使用后消毒。

(8) 垃圾、粪便

① 一般生活垃圾无须进行消毒处理,应做好卫生管理工作,日产日清。含有腐败物品的垃圾喷洒含有效氯5000~10000mg/L的消毒液,作用60min后收集并进行无害化处理。

② 选择合适地点挖建的简易厕所,应建有围栏和顶盖,避免雨水漫溢粪便污染环境,厕所内可定时泼洒20%漂白粉乳液以除臭并消毒。当粪便量达便池容积2/3时,应及时使用漂白粉覆盖,表面厚度达2cm,再加土覆盖,另建厕所。

③ 安置点室外分散少量粪便,可按粪便量的1∶10加入漂白粉,作用24h后再清除。

(9) 运送外伤性伤员、遇难者遗体的车辆、工具:运送外伤性伤员、遇难者遗体的车辆、工具被血液、体液等污染的部位可采用含有效氯1000~2000mg/L的消毒液喷洒,作用30~60min,如遇大量血液、体液等污染的情况,应先采用含有效氯5000mg/L的消毒液去污染后再用前法处理。

3. 消毒员管理要求

(1) 消毒员必须在灾后防疫应急领导小组指导下开展消毒工作。

(2) 消毒前应穿戴好工作衣、帽子、口罩、手套,备好防护用具,进行现场观察,估计污染情况,阻止无关人员进入消毒区,并按面积或体积、物品种类、数量多少,正确选择消毒剂种类和拟采取的消毒方法,计算所需配制的消毒剂用量,并注意所用消毒剂有效成分含量,保证配制消毒剂的有效浓度。

(3) 室内消毒前,应先关闭门窗,保护好水源(盖好水杯等),取出食物、厨具等,并将不需消毒食品、餐(饮)具及衣被等物储藏好。喷雾含有刺激性或腐蚀性消毒剂时,消毒人员应戴防护口罩和防护眼镜。

(4) 消毒时应主要对被污染的门、地面、墙壁、衣柜、桌、椅等物体表面进行喷洒消毒。以表面湿润为度。室内消毒完毕后,对室外其他可能污染处,如走廊、楼梯、厕所表面、下水道口等进行消毒。对室外大环境进行消毒时,应注意让消毒液覆盖需要消毒的部位,以达到润湿为度。

(5) 消毒人员在消毒时不宜吸烟、饮水、吃食物,并劝阻其他无关人员进入工作场所。

（6）消毒人员应谨慎细心，不得损坏患者物品，凡需消毒的物品切勿遗漏。

（7）用气体熏蒸消毒时，应使房间密闭，应充分暴露需消毒的物品，物品应分散开，相互间应有空隙，以利药物扩散、接触；应控制消毒要求的温度、湿度及时间；食物及不耐腐蚀或怕沾染气味的物品应取出或盖严；用火加热时，应严防火灾。

（8）煮沸消毒时，水面应淹没消毒物品，应在水沸腾后开始记时，保持沸腾15min以上。

（9）在需要进行媒介生物（蝇、蚊）控制的地方，应先进行杀虫处理再消毒。

（10）消毒工作完毕后，应将所有的消毒工具进行清洗，然后依次脱下工作衣、帽子、口罩（或其他防护用具），将工作服外层表面卷在里面，放入消毒专用袋中以备清洗。最后，消毒员应彻底清洗双手，并用速干型手消毒剂揉搓双手，填写好工作记录表。消毒结束，消毒人员应向消毒场所内人员交待消毒有关注意事项后再撤离现场。

4. 消毒效果监测

（1）对重点患者安置场所，怀疑环境污染严重时，进行环境微生物学监测。

（2）安置点出现集体发热或腹泻等症状时，需对出现症状人群安置场所进行环境微生物学监测。

（3）必要时对消毒后的环境进行监测。

5. 人员监测

（1）设置监测员，每日监测站点内所有人员（包括患者及工作人员）发热或腹泻等临床表现。

（2）每日填写监测记录。

（3）一旦发现监测异常人员，及时上报站点负责人，由站点负责人上报疾控部，由疾控部上报灾后防疫应急领导小组，按照小组指示落实下一步管控要求，在等候管理要求期间，先将异常人员隔离诊疗。

附录A 预防性消毒工作记录（附表3-1）

附表3-1 预防性消毒工作记录

消毒剂名称		主要有效成分含量		有效期限/批号	
拟用浓度		配制容量		浓度检测方法	
消毒地点				消毒日期	
消毒对象	消毒面积/数量	消毒剂使用浓度 消毒方式		消毒方式（□喷洒□擦拭 □浸泡□投药）	作用时间

执行消毒单位：

执行消毒人员：

附录 B 灾区人员监测记录（附表 3-2）

附表 3-2 灾区人员监测记录

灾区人员症状日监测表									
站点：					站点负责人：				
序号	监测日期	异常症状人员			异常症状监测			监测人签字	
		姓名	性别	（工作人员填1,患者填2,患者陪护填3）	发热	腹泻	其他		
1	月　日								
2	月　日								
3	月　日								
4	月　日								
5	月　日								
6	月　日								
7	月　日								
8	月　日								
9	月　日								
10	月　日								
11	月　日								
12	月　日								
13	月　日								
14	月　日								
15	月　日								
16	月　日								
17	月　日								
18	月　日								
19	月　日								
20	月　日								
21	月　日								
22	月　日								
23	月　日								
24	月　日								
25	月　日								
26	月　日								
27	月　日								
28	月　日								
29	月　日								
30	月　日								
31	月　日								

注：1. 填写字迹要规范、清楚，每项都要填写完整，一定不要漏项。
2. 有症状请填写"√"，无请填写"×"，如有其他症状请填写"其他"栏。
3. 每日均要填写。每日多人出现异常症状可另加附页填写。
4. 异常症状是指非住院诊断疾病引起的，或者灾后出现的临床症状。

附录 C 灾后常见传染病预防

1. 甲型肝炎

落实肠道传染病的预防措施；接种甲肝疫苗；患者应隔离治疗，其粪便、尿、血液等污染物品要随时消毒；密切接触者在暴露后 2 周内应尽早注射免疫球蛋白；查明传播媒介（水或食物），并采取相应的措施切断传播途径。

2. 霍乱

发现患者立即报告，并隔离、治疗患者，消毒排泄物。密切接触者医学观察 5d；预防服药（如诺氟沙星）。对接触者和传染源进行流行病学调查，确定感染来自饮水（最多见的传播途径）污染和食物污染的可能性。保证安全供水，用水要经过消毒；采取防蝇措施，喷洒杀虫剂。

3. 细菌性痢疾

对疾病做到早发现、早诊断、早报告，发现病例立即报告并隔离治疗；急性期患者应立即隔离、彻底治疗；患者密切接触者或共同感染源的暴露者应检疫 7d，同时给予小檗碱、诺氟沙星等药物预防。

4. 手足口病

人群密切接触是重要的传播方式，应及早发现患者，对患者采取及时送诊、隔离休息的措施；对患者所用物品要加强消毒。预防手足口病需做到勤洗手、勤通风、喝开水、吃熟食、晒衣被。

5. 麻疹

加强巡诊和晨检，及早发现麻疹患者；对发现的患者应尽早隔离、治疗，隔离期从发病之日到出疹后 5d，密切接触者应检疫 21d，必要时可注射免疫球蛋白。麻疹暴发流行时，对周围的易感人群应急接种麻疹疫苗或免疫球蛋白。

6. 风疹

加强疾病监测，早发现、早诊断、早报告、早隔离、早治疗；对患者隔离至出疹后 14d，密切接触者检疫期为 21d，必要时隔离；对易感人群进行免疫接种；保持室内空气流通，进行空气消毒。

7. 流感

预防流感的根本措施是接种疫苗。流行时应尽可能隔离患者；进行环境消毒，加强室内通风换气；减少公众集会及集体活动；对易感人群还可给予药物预防。

8. 急性出血性结膜炎

发现病例立即报告，并隔离治疗患者；患者用过的毛巾、手帕等煮沸或用消毒剂消毒；接触患者后应用肥皂和流水洗手；加强眼科器械消毒，防止医源性传播。

9. 流行性乙型脑炎

发现病例立即报告，并隔离治疗患者，患者隔离至体温正常；搞好饲养场所的环境卫生，人畜居住地分开；采取蚊帐、驱蚊剂等防蚊、灭蚊措施；进行免疫接种。

10. 肾综合征出血热

预防和控制肾综合征出血热的根本措施是采取以灭鼠为主的综合措施，对高危人群进行疫苗接种。

九、霍乱疫情防控应急处置预案

为了做好医院霍乱疫情的预防控制工作,尽早发现疫情,及时采取有效的防控隔离措施,防止疫情蔓延,根据《中华人民共和国传染病防治法》、《突发公共卫生事件应急条例》、《霍乱防治手册》(第6版)、《中华人民共和国国境卫生检疫法》及《国内交通卫生检疫条例》等相关文件要求,国家、省、市、区等上级部门会议精神,结合医院实际情况,制定本预案。

(一)目标

完善组织协调,提高医院应对霍乱疫情快速反应能力、应急处理能力和医疗救治能力,做到"早发现、早报告、早隔离、早治疗",防止霍乱疫情,防止医院内感染,及时有效科学防治病例,发挥盾牌防线和战斗堡垒作用。

(二)应急领导组织机构及责任分工

1. 领导机构

组长:院长。

副组长:主管副院长。

组员:院办主任、护理部主任、人力资源部主任、疾控部主任、感控办主任、后勤部主任、安保部主任、检验科主任、医务部主任、信息部主任、采购办主任、物资办主任、药剂部主任。

主要职能:领导、组织、协调、部署、安排霍乱疫情相关的防控工作,做好各项准备及收治工作。

领导小组下设办公室在院办。

2. 组织分工

(1)综合协调组

组长:主管院办的副院长。

成员:院办负责人、党办负责人、质管部负责人、人力资源部负责人、信息科负责人。

主要职能:负责全院的协调、联络等工作。

(2)医疗救治组

组长:主管医疗的副院长。

成员:医务部负责人、护理部负责人、消化内科主任、急诊主任、门诊部主任、大内科主任、大外科主任、检验科负责人、影像科负责人、超声科负责人、手术室负责人、血透室负责人、重症医学科负责人、肠道门诊负责人、感染性疾病科负责人。

主要职能:负责患者的临床诊疗,如诊断与治疗方案的制定、心理支持及康复、实施治疗过程的监控、院内会诊等。

(3)感染防控组

组长:主管疾控、感控的副院长。

成员:疾控部负责人、感控办负责人、护理部主任、门诊部主任、肠道门诊负责人、感染性疾病科负责人、疾控部专干、感控办专干。

主要职能：检查督导医院感染防控工作，医护人员防控培训；及时向上级部门报告疫情情况。

（4）培训、宣传稳定组

组长：主管宣传的副院长。

成员：科研与学科发展部负责人、教务部负责人、文宣部负责人、后勤部负责人。

主要职能：负责各种培训、标识、病房布置、对外接待媒体宣传，负责稳定工作，对来访做好接待解释工作等。

（5）物资保障组

组长：主管采购、物资的副院长。

成员：采购办负责人、物资办负责人、审计部负责人、后勤部负责人、安保部负责人、项目办负责人、药剂部负责人。

主要职能：做好救护车辆、电力、救护物资的安排储备工作，相关药品的准备及各种器械的配备和维护等，保证医疗的连续性、及时性、有效性。

（6）安全保卫组

组长：主管安保副院长。

成员：安保部负责人、后勤部负责人。

主要职能：做好肠道门诊及病房的安全保卫工作，加强院内车辆的管理工作。

以上所有人员要保持通讯通畅，要求24h开机，以便随时联络沟通，保证医疗救治活动顺利进行。

（三）预案启动条件

在霍乱流行季节（5~10月），具备以下条件之一者，启动预案。

① 以省为单位每年出现的首发病例。

② 以市为单位每年出现的1例以上的暴发点时。

（四）流行范围

（1）流行范围波及2个或多个县的称为大范围暴发流行。

（2）范围仅局限于数个乡（镇）的称为局部暴发流行。

（3）范围仅局限于个别自然村的称为点状暴发流行。

（五）诊断标准

1. 确诊病例

凡有腹泻症状、粪便培养O1或O139霍乱弧菌阳性者；霍乱流行期间的疫区内，凡有霍乱典型症状，如剧烈腹泻水样便（黄水样、清水样、米泔样或血水样），伴有呕吐，迅速出现严重脱水、循环衰竭及肌肉痉挛（特别是腓肠肌和腹直肌），粪便培养霍乱弧菌阴性但无其他原因可查者；双份血清凝集效价呈4倍以上或杀弧菌抗体呈8倍以上增长时；粪便中检出O1或O139霍乱弧菌的前后各5d内，有腹泻症状者。具备上述标准之一者，即可诊断为霍乱。

2. 疑似病例

（1）与霍乱患者或带菌者有密切接触史或共同暴露史，同时伴有无痛性腹泻。

(2) 无痛性腹泻，同时霍乱毒素基因 PCR 检测阳性。

(3) 无痛性腹泻，同时霍乱弧菌快速辅助检测试验阳性。

(4) 霍乱流行期间出现无泻吐或泻吐较轻，无脱水或仅轻度脱水，但有严重中毒性循环衰竭，同时伴有霍乱毒素基因 PCR 检测阳性。

(5) 霍乱流行期间出现无泻吐或泻吐较轻，无脱水或仅轻度脱水，但有严重中毒性循环衰竭，同时伴有霍乱弧菌快速辅助检测试验阳性。

(6) 腹泻次数频繁或剧烈，粪便性状为水样便，伴有呕吐，迅速出现脱水或严重脱水、循环衰竭及肌肉痉挛等休克表现。

（六）疫情报告

(1) 肠道门诊医生在流行季节发现确诊病例或疑似病例时，应立即上报疾控部，由疾控部在 2h 内通过"公共卫生突发事件应急报告管理系统"网络上报，同时电话报告辖区疾控部门。

(2) 首诊医生、疾控部协助辖区疾控部门对有可能出现霍乱暴发流行或突发疫情进行调查、迅速查明暴发原因和传播特征并作出结论。如情况属实应在现场向院领导和市疾控中心报告。

(3) 任何人都不得瞒报、漏报、缓报霍乱疫情。

(4) 在监测期间应进行霍乱"零"病例报告。每周一报。

(5) 在发生霍乱病例或出现暴发疫情时为了及时掌握疫情发展趋势，实施"日"病例报告制度，直至疫情形势认为可以停止时止。

（七）疫点处理原则

(1) 坚持"早、小、严、实"的精神：时间要早，范围要小，措施要严，落在实处。疫点内有可能被污染的物品未经消毒不得带出。

(2) 隔离治疗传染源：病人、疑似病人和带菌者要就地隔离治疗。若转送病人，要随带盛放吐泻物的容器。对途中污染的物品、地面和运送病人之工具要随时消毒处理。

(3) 疫点消毒：认真做好随时消毒和终末消毒，特别要注意病人、疑似病人和带菌者吐泻物的消毒和处理。受污染的水源、缸水、物品、食具、衣物、病人吃剩的食物、地面、墙壁都要分别进行消毒处理。要仔细追查病人，对疑似病人和带菌者近期内可能污染过的地方和物品应进行消毒。

(4) 接触者的管理：调查与霍乱病例发病前 5d 内及病后有过饮食、生活上密切接触的人，了解健康状况，特别是每天大便的次数和性状，限制他们的活动范围，对其排泄物要进行消毒，特别要注意防止污染水源。

(5) 验便及服药：疫点所有人员，自开始处理之日起每天验便 1 次，连续 2 次。给病人家属和密切接触者预防服药，以消除带菌。

(6) 开展卫生活动：做好饮用水消毒，劝导群众不喝生水，不吃生冷变质食物，积极杀灭蝇蛆，改造环境卫生。

（八）成立专家救治组和应急医疗队

医院成立专家救治组和应急医疗队，对医院发生霍乱疫情后进行隔离治疗提供专家技术支持，对上级卫生部门下达到外院或疫区应急医疗指令提供医疗支持（应有专家救治组和应急医疗队名单及联系电话）。

（九）设立霍乱院内隔离救治病房

为应对集中病例出现，医院在感染性疾病科设立霍乱院内隔离救治病房，如有大批病例，腾空病区，如有重症抢救病例，腾空重症医学科。

十、人感染 H7N9 禽流感防控应急处置预案

为做好医院人感染 H7N9 禽流感的预防控制工作，尽早发现疫情，及时采取有效的防控隔离措施，防止疫情蔓延，根据《中华人民共和国传染病防治法》《突发公共卫生事件应急条例》《全国流感监测方案（试行）》《人感染 H7N9 禽流感医院感染预防与控制技术指南（2013 年版）》等相关文件内容，结合医院实际情况，制定本预案。

（一）目标

完善组织协调，提高医院应对 H7N9 禽流感快速反应能力、应急处理能力和医疗救治能力，做到"早发现、早报告、早隔离、早治疗"，防止人感染 H7N9 禽流感疫情，防止医院内感染，及时有效科学防治病例，发挥盾牌防线和战斗堡垒作用。

（二）应急领导组织机构及责任分工

1. 领导机构

组长：院长。

副组长：主管副院长。

组员：院办主任、护理部主任、人力资源部主任、疾控部主任、感控办主任、后勤部主任、安保部主任、检验科主任、医务部主任、信息部主任、采购办主任、物资办主任、药剂部主任。

主要职能：领导、组织、协调、部署、安排人感染 H7N9 禽流感相关的防控工作，做好各项准备及收治工作。

领导小组在院办下设办公室。

2. 组织分工

（1）综合协调组

组长：主管院办的副院长。

成员：院办负责人、党办负责人、质管部负责人、人力资源部负责人、信息科负责人。

主要职能：负责全院的协调、联络等工作。

（2）医疗救治组

组长：主管医疗的副院长。

成员：医务部负责人、护理部负责人、呼吸内科主任、急诊主任、门诊部主任、大内科主任、大外科主任、检验科负责人、影像科负责人、超声科负责人、手术室负责人、血透室负责人、重症医学科负责人、发热门诊负责人、感染性疾病科负责人。

主要职能：负责患者的临床诊疗，如诊断与治疗方案的制定、心理支持及康复、实施治

疗过程的监控、院内会诊等。

（3）感染防控组

组长：主管疾控、感控的副院长。

成员：疾控部负责人、感控办负责人、护理部主任、门诊部主任、发热门诊负责人、感染性疾病科负责人、疾控部专干、感控办专干。

主要职能：检查督导医院感染防控工作、医护人员防控培训；及时向卫生局应急办报告疫情情况。

（4）培训、宣传稳定组

组长：主管宣传的副院长。

成员：科研与学科发展部负责人、教务部负责人、文宣部负责人、后勤部负责人。

主要职能：负责各种培训、标识、病房布置、对外接待媒体宣传，负责稳定工作，对来访做好接待解释工作等。

（5）物资保障组

组长：主管采购、物资的副院长。

成员：采购办负责人、物资办负责人、审计部负责人、后勤部负责人、安保部负责人、项目办负责人、药剂部负责人。

主要职能：做好救护车辆、电力、救护物资的安排储备工作、相关药品的准备及各种器械的配备和维护等，保证医疗连续性、及时性、有效性。

（6）安全保卫组

组长：主管安保的副院长。

成员：安保部负责人、后勤部负责人。

主要职能：做好发热门诊及病房的安全保卫工作，加强院内车辆的管理工作。

以上所有人员要保持通讯通畅，要求24h开机，以便随时联络沟通，保证医疗救治活动顺利进行。

（三）应急工作预案

1. 应急工作流程

（1）发热病人预约分诊：门、急诊对发热38℃以上的病人进行有效分诊，有流行病学接触史的发热病人就诊后需到发热门诊进行排查，疑似病人及时报告、及时隔离、及时会诊、及时转诊，医护人员做好个人防护。

（2）发热病人隔离留观：对不明原因发热的患者、有人感染H7N9禽流感接触史或异地旅游历史的病人、有禽类接触史的病人、有非典型肺炎症状的病人要求进行隔离观察，隔离留观期不少于24h。

（3）疑似病人及时上报及急救处理：对明确不典型肺炎症状的患者及时上报上级主管部门，同时组织院内专家组进行综合治疗及临床急救处理。

（4）明确人感染H7N9禽流感患者的诊疗及转诊：对明确感染人感染H7N9禽流感的患者根据上级部门指示及时转院或就地隔离治疗。

2. 成立专家救治组和应急医疗队

医院成立专家救治组和应急医疗队，对医院发生人感染H7N9禽流感疫情后进行隔离治疗提供专家技术支持，对上级卫生部门下达到外院或疫区应急医疗指令提供医疗支持（应有专家救治组和应急医疗队名单及联系电话）。

3. 设立人感染 H7N9 禽流感院内隔离救治病房

为应对集中病例出现，医院在感染性疾病科设立人感染 H7N9 禽流感院内隔离救治病房，如有大批病例，腾空病区，如有重症抢救病例，腾空重症医学科。

十一、鼠疫疫情防控应急处置预案

为做好医院鼠疫疫情的预防控制工作，尽早发现疫情，及时采取有效的防控隔离措施，防止疫情蔓延，根据《中华人民共和国传染病防治法》《突发公共卫生事件应急条例》《全国鼠疫监测方案（2024年修订版）》等相关文件要求，国家、省、市、区等上级部门会议精神，结合医院实际情况，制定本预案。

（一）目标

完善组织协调，提高医院应对鼠疫疫情快速反应能力、应急处理能力和医疗救治能力，做到"早发现、早报告、早隔离、早治疗"，防止鼠疫疫情，防止医院内感染，及时有效地科学防治病例，发挥盾牌防线和战斗堡垒作用。

（二）应急领导组织机构及责任分工

1. 领导机构

组长：院长。

副组长：主管副院长。

组员：院办主任、护理部主任、人力资源部主任、疾控部主任、感控办主任、后勤部主任、安保部主任、检验科主任、医务部主任、信息部主任、采购办主任、物资办主任、药剂部主任。

主要职能：领导、组织、协调、部署、安排鼠疫疫情相关的防控工作，做好各项准备及收治工作。

领导小组在院办下设办公室。

2. 组织分工

（1）综合协调组

组长：主管院办的副院长。

成员：院办负责人、党办负责人、质管部负责人、人力资源部负责人、信息科负责人。

主要职能：负责全院的协调、联络等工作。

（2）医疗救治组

组长：主管医疗副院长。

成员：医务部负责人、护理部负责人、血液内科主任、呼吸内科主任、急诊主任、门诊部主任、大内科主任、大外科主任、检验科负责人、影像科负责人、超声科负责人、手术室负责人、血透室负责人、重症医学科负责人、发热门诊负责人、感染性疾病科负责人。

主要职能：负责患者的临床诊疗，如诊断与治疗方案的制定、心理支持及康复、实施治疗过程的监控、院内会诊等。

（3）感染防控组

组长：主管疾控、感控的副院长。

成员：疾控部负责人、感控办负责人、护理部主任、门诊部主任、肠道门诊负责人、感染性疾病科负责人、疾控部专干、感控办专干。

主要职能：检查督导医院感染防控工作、医护人员防控培训；及时向上级部门报告疫情情况。

（4）培训、宣传稳定组

组长：主管宣传的副院长。

成员：科研与学科发展部负责人、教务部负责人、文宣部负责人、后勤部负责人。

主要职能：负责各种培训、标识、病房布置、对外接待媒体宣传，负责稳定工作，对来访做好接待解释工作等。

（5）物资保障组

组长：主管采购、物资的副院长。

成员：采购办负责人、物资办负责人、审计部负责人、后勤部负责人、安保部负责人、项目办负责人、药剂部负责人。

主要职能：做好救护车辆、电力、救护物资的安排储备工作，相关药品的准备及各种器械的配备和维护等，保证医疗连续性、及时性、有效性。

（6）安全保卫组

组长：主管安保的副院长。

成员：安保部负责人、后勤部负责人。

主要职能：做好发热门诊及病房的安全保卫工作，加强院内车辆的管理工作。

以上所有人员要保持通讯通畅，要求24h开机，以便随时联络沟通，保证医疗救治活动顺利进行。

（三）疫情的确认与报告

一旦发现鼠疫疑似病例，必须立即强制隔离、切断传染源、防止交叉感染。首诊医生立即上报疾控部，由疾控部上报医疗救治组，经救治组对疫情进行确认后，疾控部在2h内进行网络上报，同时电话上报辖区疾控中心。

（四）疫情的预警、应急反应的启动与终止

1. 疫情的预警

符合下列情况之一，由后勤部提出预警。

（1）主要宿主或主要媒介数量异常升高，家鼠总密度≥6%，或黄胸鼠密度≥3%、鼠体印鼠客蚤指数≥1.0。

（2）监测中鼠疫间接血凝检出阳性动物血清，但未达到动物鼠疫流行判定标准。

（3）鼠疫染疫和可能染疫的宿主动物非法运至医院。

（4）周围地区发现动物间或人间鼠疫疫情。

2. 疫情应急反应的启动

（1）在接到发生鼠疫疫情报告后，医疗救治组要立即组织专家进行确认；并根据报告的信息、监测资料确认结果对疫情进行分析、评估。

（2）根据医疗救治组的评估意见，由医院疫情领导小组办公室提出启动相应应急预案及预警的指示。

（3）各有关职能部门在疫情领导小组的领导和指挥下，按照分工负责、科学有序、统一指挥、行动快速、协同作战的原则，履行各自的职责，快速、积极、有效、合理地参与鼠疫防控工作。

3. 疫情应急的终止

（1）一般鼠疫疫情，疫区处理已按标准要求全部完成，疫区内已达到灭鼠、灭蚤及环境卫生标准，由市级鼠疫疫情控制指挥部组织专家进行分析论证，提出终止应急反应的建议，报上级部门批准，本次应急反应结束。

（2）较重鼠疫疫情，疫区处理已按标准要求全部完成，疫区内已达到灭鼠、灭蚤及环境卫生标准，末例鼠疫病人治愈出院9d后无新病例发生，由市级鼠疫疫情控制指挥部组织专家进行分析论证，提出终止应急反应的建议，报上级部门批准，本次应急反应结束。

（3）严重和特别严重鼠疫疫情，疫区处理已按标准要求全部完成，疫区达到灭鼠、灭蚤和环境卫生标准，末例鼠疫病例治愈或死亡经终末消毒，9d后无新病例出现，由省专家委员会进行分析论证，提出终止应急反应的提议，严重鼠疫疫情经省人民政府批准；特别严重鼠疫疫情经中央政府批准，本次应急反应结束。

4. 工作重点

（1）组织、协调卫生技术力量，协助病人的接诊、隔离、治疗、转运工作，对疑似病人及时排除或确诊，对密切接触者实施医学观察和预防性治疗，防止和控制疫情的发生和蔓延。

① 鼠疫病人应就地隔离治疗，避免远距离运送。隔离前应事前转移其他人员，对环境进行消毒、灭蚤、灭鼠。

② 对肺鼠疫的病人需采取严格的隔离措施以防止空气传播，直至完成48h有效的抗生素治疗并出现临床好转为止；对腺鼠疫患者（如果无咳嗽，X射线胸透阴性），在完成48h有效治疗和临床症状好转之前，必须对其引流物和分泌物做消毒处理。

③ 治疗和护理鼠疫患者的医务工作者不应离开隔离区域。

（2）做好医院内的感染控制工作，实施消毒隔离和医务人员个人防护工作，防止出现院内交叉感染，严格处理医疗垃圾和污水，避免环境污染。

① 消毒与鼠疫病人有关的所有废弃的物品，做好高压消毒和焚毁；不能焚毁或用消毒液浸泡的有价值的物品，可用环氧乙烷熏蒸消毒。病人周围环境应经常使用消毒剂擦拭；终末消毒可使用高效消毒剂彻底消毒。

② 媒介生物控制：灭鼠灭蚤同步进行，落实控制措施。

（3）及时报告疫情，协助疾病预防控制人员完成标本采集和流行病学调查。

（4）做好鼠疫等重大疫情的宣传教育工作。

（5）疫情核实，提出疫点和疫区划定、启动或停止本预案的建议并参与组织实施。

（6）对疫情预防控制措施效果进行评估，并提出改进建议。

（7）做好医务人员的培训工作。

（五）成立专家救治组和应急医疗队

医院成立专家救治组和应急医疗队，对医院发生鼠疫疫情后进行隔离治疗提供专家技术支持，对上级卫生部门下达到外院或疫区应急医疗指令提供医疗支持（应有专家救治组和应急医疗队名单及联系电话）。

（六）设立鼠疫院内隔离救治病房

为应对集中病例出现，医院在感染性疾病科设立鼠疫院内隔离救治病房，如有大批病例，腾空病区，如有重症抢救病例，腾空重症医学科。

第四章 医院感染管理质量考核评分标准

一、普通病区医院感染管理与控制质量考核评分标准（100分）

科室：　　　　检查时间：　　年　月　　　　总分：

项目	检查标准	分值	考核细则	扣分	扣分原因
（一）制度建设 10分	1. 组织与制度建设 （1）建立职责明确的病区医院感染管理小组，病区负责人为本病区医院感染管理第一责任人，有兼职感控督导员、感控医生及感护士，宜具有中级以上职称。 （2）制定病区医院感染管理小组职责。 （3）制定/完善符合病区实际情况的病区感染管理相关制度及感染预防与控制措施及流程，并组织落实。 （4）工作人员知晓医院感染相关制度流程。 （5）建立感控督导员制度，督导员知晓职责	3分	组织不健全、职责不明确，扣0.5分。 提问医生护士各1名，不合格每人次扣1分。 提问感控督导员职责，回答不上来扣1分		
	2. 建立病区医院感染管理文档 （1）医院相关部门发布的与医院感染相关的文件。 （2）建立病区医院感染培训计划，并定期组织培训落实，有记录。 （3）定期进行本科室医院感染管理质量分析，对科室医院感染监测、防控工作的落实情况进行自查、分析，有持续质量改进措施，有记录。 （4）根据本病区主要医院感染特点，有分析，对存在问题有改进措施。 （5）科室有医院感染监测项目，有记录。 （6）科室相关人员掌握医院感染暴发、聚集性病例报告流程和处理预案。 3. 科室医院感染管理小组工作手册填写 （1）及时填写，无漏签字、代签字及漏项。 （2）有学习笔记，且内容与培训内容一致。 4. 相关人员积极参加院内组织的统一培训	7分	查看资料。 未建文档扣1分，无学习笔记扣1分。 无科室培训计划记录扣2分。 抽查2名医护人员对培训记录及相关知识知晓情况，不合格每人次酌情扣0.5~1分。 无问题分析、改进措施扣2分。 有漏签字、代签字及漏项行为扣2分。 无故不参加院内培训扣1~3分。 提问医生护士各1名对医院感染暴发、聚集性病例报告流程和处理预案知晓情况，不合格每人扣1分		

续表

项目	检查标准	分值	考核细则	扣分	扣分原因
(二)无菌原则 15分	严格执行无菌原则与操作规程。 (1)按规范使用无菌物品和无菌溶液(消毒剂)。 (2)治疗准备室、治疗室、处置室、办公室分区合理,环境整洁,设施配置齐全。 (3)无菌物品及非无菌物品分区存放,标识清楚,无菌包干燥、外观清洁、标识清楚、分类放置、无过期,无菌柜门及时关闭。 (4)治疗车上物品应摆放有序,上层放置清洁与无菌物品,下层放置使用后物品;治疗车应配备速干手消毒剂,每天进行清洁与消毒,遇污染随时进行清洁与消毒。 (5)无菌纱布、棉球、棉签等一经打开在24h内使用,在容器外注明开启时间,时间不准涂改,消毒液棉球现用现泡。 (6)无菌持物钳及容器干燥使用,每4小时更换1次,注明开启时间,时间不准涂改。 (7)药物现用现配,抽出的药液和配制好的静脉输注用无菌液体,放置时间不应超过2h;启封抽吸的各种溶剂不应超过24h。 (8)碘伏、复合碘消毒剂、季铵盐类、氯己定类、碘酊、醇类皮肤消毒剂应注明开瓶日期,连续使用最长不应超过7d;对于性能不稳定的消毒剂如含氯消毒剂,配制后使用时间不应超过24h;酒精、碘伏棉签有效期遵从说明书;注明开启时间,时间不准涂改,瓶盖严密。 (9)进入治疗准备室必须穿白大衣、戴口罩,在处置前、处理无菌物品、加药、注射等操作时必戴口罩。 (10)严格执行无菌技术操作原则和规程,进行无菌操作时衣帽整齐、戴口罩、戴无菌手套,严格手卫生。 (11)灭菌器械及物品由消毒供应中心统一进行清洗消毒灭菌。 (12)一次性物品不得重复使用,并由医疗器械采购部门统一购入,科室不得自行购入。 (13)一次性灭菌物品存放在清洁干燥的区域,已去除外包装的灭菌物品需入橱内或带盖容器中。 (14)盛放用于皮肤消毒的非一次性使用的碘伏、酒精的容器等应密闭保存,每周更换2次,同时更换灭菌容器	15分	实地查看。 第2、第3、第7、第12、第13项中有1项不合要求扣0.5~1分。 其余项1项不合格扣1分。 微生物学培养不合格1项扣1分		
(三)消毒隔离 15分	严格执行消毒隔离制度,防止交叉感染。 (1)治疗准备室、治疗室、处置室等每日定时空气、物表消毒,浓度及频次符合规定要求,记录规范。 (2)使用中的化学消毒剂应符合国家相关规定,并定期进行浓度和微生物污染监测;含氯消毒剂现用现配,超过24h不得使用,使用前测试浓度。 (3)重复使用的器械、器具和物品用后应一患一消毒或一灭菌,干燥密闭保存。 (4)床单、被套、枕套等直接接触患者的床上用品,应一人一更换;患者住院时间超过1周时,应每周更换;被污染时应及时更换。更换后的用品应及时清洗与消毒。被芯、枕芯、褥子、病床围帘、床垫等间接接触患者的床上用品,应定期清洗与消毒;被污染时及时更换、清洗与消毒。	15分	实地查看,查看记录。 第1、第3、第12、第18、第20项中有1项不合要求扣2分。 其余项1项不合要求扣1分。 将手术室衣物外穿每人次扣3分。 查看空气消毒登记本、消毒剂登记本、病区日常清洁消毒登记本、终末消毒登记本,不合格每项扣1分		

续表

项目	检查标准	分值	考核细则	扣分	扣分原因
（三）消毒隔离 15分	(5)连续使用呼吸机时,湿化液用无菌蒸馏水每日更换,其螺纹管、湿化槽等每天清洁、每周更换、消毒1~2次;一患一更换。 (6)氧气湿化瓶、吸氧管、雾化器、螺纹管一人一用一更换一消毒,同一患者长期使用的每周更换一次,湿化、雾化用无菌蒸馏水每日更换,重复用的面罩(鼻导管)、湿化瓶、雾化器等消毒后干燥放置。 (7)冰箱清洁定时除霜,无过期、污染物品,不得存放个人物品。 (8)晨/晚间护理湿式扫床,严格执行一床一套一桌一巾;病人被服清洁无污迹。 (9)患者出院或转院、死亡后按要求进行床单元终末消毒处理;不在病房走廊清点污被服,做好终末消毒记录。 (10)严格执行一人一针一管一带一洗手。 (11)拖布、抹布等清洁工具分区使用,不同患者之间和洁污区域之间应更换,擦拭地面的地巾不同病房及区域之间应更换,用后集中清洗、消毒、干燥保存。 (12)规范穿脱手术室隔离衣,出手术室更换外出服,不准将手术室衣物穿进病区。 (13)感染性织物单独用黄色医疗废物袋收集,外有"感染性织物"标识。 (14)感染性患者床头卡、病例夹、辅助检查单、手术单等处规范粘贴感染性特殊标识。 (15)有呼吸道症状(如咳嗽、鼻塞、流涕等)的患者、探视者、医务人员等应采取呼吸道卫生(咳嗽礼仪)相关感染控制措施。 (16)定期对无菌物品存储间、仪器存放间、墙面、物体表面进行清洁消毒。 (17)日常清洁消毒登记本、消毒剂登记本、空气消毒登记本等各项记录全面				
（四）手卫生和标准防护 10分	(1)工作人员了解标准防护的主要内容。 (2)工作人员掌握隔离技术及防护用品使用,规范穿脱防护用品。 (3)工作人员掌握洗手指征及洗手、外科洗手方法,执行六步(或七步)洗手法,正确率达到100%。 (4)洗手池配备洗手液、干手装置。 (5)科室各区域配速干手消毒液,方便工作人员取用;手消毒液一旦开启在有效期内使用,并注明开启时间,时间不准涂改。 (6)规范使用锐器盒,一次性锐器用后立即放入锐器盒。 (7)工作人员掌握预防锐器伤的方法及职业暴露的应急处理。 (8)规范落实安全注射措施。 (9)科室每月有手卫生正确性和依从性的自查,每床日速干手消毒液消耗量至少20mL,发现问题,及时改进,有记录	10分	实地查看,提问。 1项不合要求扣1分。 提问回答不全每项酌情扣0.5~1分。 抽查2人洗手,不合要求每人次扣1分。 手卫生依从性不达标每人次扣2分。 速干手消毒液使用量低于每床每日20mL扣2~5分		

项目	检查标准	分值	考核细则	扣分	扣分原因
(五)抗菌药物使用 15分	(1)执行《抗菌药物临床应用指导原则(2015版)》,严格掌握联合用药和预防用药的指征。 (2)经验性用药不超过3d。 (3)围手术期抗菌药物在术前0.5~1h预防使用。 (4)手术时间超过3h或超过所用药物半衰期的2倍或失血量≥1500mL,术中应给予第二剂,术后预防用药在手术结束后24h、48h、72h内停止。 (5)感染病例进行病原学检测,依药敏结果选用抗菌药;抗菌药物治疗前送检率≥50%。其中限制级抗菌药物治疗前送检率≥50%;特殊级抗菌药物治疗前送检率≥80%;发生医院感染的患者,医院感染诊断相关病原学送检率≥90%;接受2个及以上重点药物联用的住院患者,联合使用前病原学送检率应达到100%。 (6)凡是使用抗菌药的病例,病程记录内有用药依据。 (7)临床医生知晓抗菌药物分级使用原则并落实。 (8)科室掌握抗菌药物使用情况,对抗菌药物使用情况存在问题与缺陷有分析整改,有记录	15分	查看病例,提问。 1项不合要求扣1~1.5分。 对医护人员熟知内容,考核2人,不合格每人次酌情扣1~2分。 治疗用抗菌药物使用前送检率不合格扣2~6分		
(六)医院感染监测管理 10分	(1)医院内感染病例应24h内上报感控办,特殊感染(尤其是传染病院内感染)应2h内上报;短期内发生超过3例(含3例)聚集性病例应及时上报。 (2)医院内感染病例登记内容全面,科室对感染病例有原因分析及整改措施,有记录。 (3)科室医院感染发生率≤10%,漏报率≤10%(依专业特点而定),不错报,不迟报。 (4)各项院内感染防控措施落实到位,科室定期自查,对存在问题有分析、有整改、有效果追踪、有记录。 (5)空气、物体表面、医务人员手应定期进行卫生学监测,结果符合国家标准要求,监测报告单保存完整,对监测超标的项目,应及时查找原因,进行分析并采取措施,重新监测。 (6)对有呼吸机、导尿管、引流管、血管导管等诊疗措施的患者及时评估撤除指征,尽早撤除有创操作,有记录。 (7)科室有院内感染相关知识的培训、考核,有记录,科内人员知晓相关知识	10分	查看病历、记录。 1项不合要求扣2分。 感染病例每漏报1例扣2分,迟报1例扣1分,暴发病例瞒报扣2分。 对医护人员熟知内容,考核2人,不合格每人次酌情扣1~2分。记录不及时扣2分。 感染率每超1%扣0.5分。 感控措施落实不到位导致的院内感染,每病例扣2分		
(七)多重耐药管理 10分	(1)有针对多重耐药菌管理的具体方案,措施落实有效。 (2)及时发现多重耐药菌感染,处理及时。 (3)有多重耐药感染管理制度、流程、控制措施,控制有效。 (4)有登记、有隔离标识。 (5)科室有多重耐药菌相关知识的培训、考核,有记录。 (6)相关人员了解多重耐药菌的检出变化情况、感染趋势及感染暴发处理措施。 (7)重点部门了解前5位医院感染病原微生物名称、耐药率等相关知识。 (8)科室每月对多重耐药菌感染患者进行病例分析讨论,对存在问题提出改进措施,有记录	10分	无相关制度、流程、方案扣2分。 无培训、考核扣2分。 现场抽查隔离措施落实不到位扣2~5分。 记录不及时扣3分。 对医护人员熟知内容,考核2人,不合格每人次酌情扣1~2分		

续表

项目	检查标准	分值	考核细则	扣分	扣分原因
（八）医疗废物 5分	（1）分类放置，不落地，标识清楚，锐器盒使用规范，专物专用。 （2）传染性废物双层垃圾袋，并注明"传染性"字样。 （3）包装（不得超过3/4满，包装袋外面无污染）、称重、封口、标识贴（禁止漏项）、交接、存放、运送等环节规范。 （4）登记本记录规范，无漏项，每月与暂存处记录不得有误差。 （5）各垃圾桶加盖、清洁，每天消毒，有记录。 （6）生活垃圾与医疗垃圾不得混放，锐器与感染性垃圾不得混放。 （7）用后的处置盘等医疗垃圾应及时放到医疗垃圾袋内密封。 （8）所有医疗废物日产日清，其中锐器盒不得超过3/4满，并且最长存储时间不得超过48h，标明开启时间	5分	查看记录，实地查看，隔离间启用，重点查看隔离间医废。 第1、第5、第7项中有1项不合要求扣2分。 其余项1项不合要求扣0.5分。 查看医疗废物交接登记本		
（九）传染病防控管理 10分	（1）熟练掌握各种传染病的鉴别诊断及流行病学调查。 （2）掌握传染病上报流程，在规定时间内上报。 （3）落实传染病患者隔离措施，按照空气、飞沫、接触三种隔离措施落实到位。 （4）隔离间管理符合医院要求。 （5）严格标准预防，在标准预防基础上，根据岗位风险加强预防，正确选择及使用、处理防护用品，落实好手卫生。 （6）知晓预检分诊制度	10分	实地查看。 1项不合要求扣1～2分；提问相关内容，回答不合格每人次扣2分		

检查者：　　　　　　　　　　　　　　　　　　　　　　科室负责人：

注意事项：1. 科室每月按照本标准完成自查并做好记录。感控办每季度按照本标准完成督查。

2. 本标准中每一大项里面小项目累计扣分超过该大项目总分，此大项目不得分。

二、重症医学科医院感染管理与控制质量考核评分标准（100分）

科室：　　　　　检查时间：　　年　　月　　　　总分：

项目	检查标准	分值	考核细则	扣分及原因
（一）制度建设 10分	1. 组织与制度建设 （1）科室医院感染管理小组，有兼职质控人员。 （2）科室医院感染管理小组职责。 （3）科室医院感染管理相关制度。 （4）相关人员知晓率100%	2分	组织不健全，职责不明确，扣0.5分。 医护人员熟知内容，考核2人，不合格每人次扣1分	
	2. 建立科室医院感染管理文档 （1）医院相关部门发布的与医院感染相关的文件。 （2）建立科室医院感染培训计划，并落实，有记录。 （3）定期进行医院感染管理质量分析，有持续质量改进措施，有记录。 （4）科室有对医院感染制度落实情况的监督检查。 （5）有对医院感染现状进行分析，对存在问题的改进措施。 （6）科室有医院感染监测项目，有记录。 （7）科室相关人员掌握医院感染暴发报告流程和处理预案。 3. 科室医院感染管理小组工作手册填写 （1）无漏签字、代签字及漏项。 （2）有学习笔记，且内容与培训内容一致	8分	查看资料。 未建文档扣1分。 无科室培训计划记录扣2分。 抽查2名医护人员对培训记录及相关知识知晓情况，不合格每人次扣0.5分。 无问题分析、改进措施扣2分。 有漏签字、代签字及漏项行为扣2分	

续表

项目	检查标准	分值	考核细则	扣分及原因
(二)无菌技术 10分	(1)有符合科室特点的消毒、隔离制度并落实。 (2)相关人员知晓相关法律法规及消毒、隔离制度并落实。 (3)应有预防医院感染的理念,了解和掌握医院感染监测的各种知识和技能。 (4)进入重症病房工作人员应更换专用工作服、鞋,戴帽子、口罩;工作人员患感冒、腹泻等可能会造成传播的感染性疾病时,应避免接触病人。 (5)严格执行《医务人员手卫生规范》的要求。 (6)严格执行无菌技术操作原则和规程,进行无菌操作时衣帽整齐,戴口罩,戴无菌手套,操作区应有最大的无菌屏障。 (7)按规范使用无菌物品和无菌溶液(消毒剂),消毒剂的使用必须符合《消毒技术规范》的要求。 (8)处置室、办公室环境整洁;处置室分区合理、清洁整齐。 (9)进入处置室必须穿工作服、戴工作帽,在处置台前、处理无菌物品、加药、注射等操作时戴口罩。 (10)无菌物品存放符合要求:无菌物品及非无菌物品分区存放,标识清楚,一次性灭菌物品存放在清洁干燥的区域,已去除外包装的灭菌物品需入橱内或带盖容器中;无菌包干燥,外观清洁,标识清楚,分类放置,无过期,无菌柜门及时关闭。 (11)处置车上物品位置摆放正确。 (12)无菌纱布、棉球、棉签等一经打开在24h内使用,在容器外注明开启时间,时间不准涂改,消毒液棉球现用现泡。 (13)无菌持物钳及容器干燥使用,每4小时更换1次,注明开启时间,时间不准涂改。 (14)药物现用现配,注射器中的无菌药液不得超过2h;无菌药液开启24h内使用,注明开启时间,时间不准涂改。 (15)酒精、碘酒(碘伏)等消毒剂在24h内使用,注明开启时间,时间不准涂改,瓶盖严密。 (16)灭菌器械及物品由消毒供应中心统一进行清洗灭菌。 (17)使用的一次性医疗用品必须符合规范要求,不得重复使用,并由医疗器械采购部门统一购入,科室不得自行购入。 (18)定期对无菌物品存储、仪器存放间、墙面、物体表面进行清洁消毒	10分	实地查看。 第1、第6、第7、第14项中有1项不合要求扣2分。 其余项1项不合要求扣0.5分。 提问2名医护人员相关院感知识,不合格每人次扣1分	
(三)消毒隔离 10分	严格执行消毒隔离制度,防止交叉感染。 (1)病房、处置室每日空气消毒2~3次,记录规范。 (2)各消毒液浓度符合要求,按时监测,有记录;含氯消毒剂现用现配,超过24h不得使用,使用前测试浓度,浓度试纸粘贴在消毒剂记录本上。 (3)科室各区域配速干手消毒液,一旦开启在1个月内使用,并注明开启时间,不准涂改。	10分	实地查看,查看记录。 第2、第4项中有1项不合要求扣2分。 其余项每项不合要求扣1分	

续表

项目	检查标准	分值	考核细则	扣分及原因
(三)消毒隔离 10分	(4)处置室、处置车、查房车配速干手消毒剂,执行一人一针一管一洗手。 (5)查房、换药一病人一洗手(双手无可见污染时用速干手消毒剂)。 (6)连续使用呼吸机时,湿化液用无菌蒸馏水每日更换,其螺纹管、湿化槽等每周更换、消毒1~2次。 (7)呼吸机螺纹管、湿化槽、无创面罩、止血带、体温计、氧气湿化瓶、吸引瓶等用后消毒、存放符合要求。 (8)氧气湿化瓶、吸氧管一人一用,长期使用的每周更换一次,湿化用无菌蒸馏水每日更换,面罩(鼻导管)清洁。 (9)雾化器、螺纹管一人一用一消毒,用前加药液,雾化器用后水槽及雾化罐干燥放置。 (10)冰箱清洁定时除霜,无过期、污染物品,不得存放个人物品。 (11)晨/晚间护理湿式扫床,严格执行一床一套一桌一巾;病人被服清洁无污迹。 (12)按要求进行床单元终末消毒处理;不在病房走廊清点污被服。 (13)拖布、抹布等清洁工具分区使用,标记清楚,定点悬挂放置,用后消毒处理,晾干备用,容器清洁。 (14)监护区的各种设施设备、物体表面及地面,每日进行湿式擦拭方法的清洁、消毒3次,遇污染随时进行去污染和清洁消毒			
(四)三管监测 15分	**中央导管相关血流感染的预防和控制措施(8项)** (1)应严格掌握中央导管留置指征,每日评估留置导管的必要性,尽早拔除导管。 (2)操作时应严格遵守无菌技术操作规程,采取最大无菌屏障。 (3)宜使用有效含量≥2g/L氯己定-酒精(70%体积分数)溶液局部擦拭2~3遍进行皮肤消毒,作用时间遵循产品的使用说明。 (4)应根据患者病情尽可能使用腔数较少的导管。 (5)管部位不宜选择股静脉。 (6)应保持穿刺点干燥,密切观察穿刺部位有无感染征象。 (7)如无感染征象时,不宜常规更换导管;不宜定期对穿刺点涂抹送微生物检测。 (8)当怀疑中央导管相关性血流感染时,如无禁忌证应立即拔管,导管尖端送微生物检测,同时送静脉血进行微生物检测。 **导尿管相关尿路感染的预防和控制措施(9项)** (1)应严格掌握留置导尿管指征,每日评估留置导尿管的必要性,尽早拔除导尿管。 (2)操作时应严格遵守无菌技术操作规程。 (3)置管时间大于3d者,宜持续夹闭,定时开放。 (4)应保持尿液引流系统的密闭性,不应常规进行膀胱冲洗。	15分	实地查看,每项未落实扣1分,超过5项不合格,此项不得分。 提问三管防控措施,不合格每人次扣2分	

续表

项目	检查标准	分值	考核细则	扣分及原因
（四）三管监测 15分	(5)应做好导尿管的日常维护，防止滑脱，保持尿道口及会阴部清洁。 (6)应保持集尿袋低于膀胱水平，防止反流。 (7)长期留置导尿管的宜定期更换，普通导尿管7～10d更换，特殊类型导尿管按说明书更换。 (8)更换导尿管时应将集尿袋同时更换。 (9)采集尿标本做微生物检测时应在导尿管侧面以无菌操作方法针刺抽取尿液，因其他目的采集尿标本时应从集尿袋开口采集。 **呼吸机相关性肺炎的预防和控制措施（11项）** (1)应每天评估呼吸机及气管插管的必要性，尽早脱机或拔管。 (2)若无禁忌证应将患者头胸部抬高30°～45°，并应协助患者翻身拍背及震动排痰。 (3)应使用有消毒作用的口腔含漱液进行口腔护理，每6～8小时进行1次。 (4)在进行与气道相关的操作时应严格遵守无菌技术操作规程。 (5)宜选择经口气管插管。 (6)应保持气管切开部位的清洁、干燥。 (7)宜使用气囊上方带侧腔的气管插管，及时清除声门下分泌物。 (8)气囊放气或拔出气管插管前应确认气囊上方的分泌物已被清除。 (9)呼吸机管路湿化液应使用无菌水。 (10)呼吸机内外管路应做好清洁消毒。 (11)应每天评估镇静药使用的必要性，尽早停用			
（五）手卫生和标准防护 10分	(1)工作人员了解标准防护的主要内容。 (2)工作人员掌握隔离技术，合理使用各类防护用品。 (3)工作人员掌握洗手指征及洗手5个环节，执行六步（或七步）洗手法，正确率达到100%。 (4)洗手池配备洗手液、干手装置。 (5)规范使用锐器盒，一次性锐器用后立即放入锐器盒。 (6)工作人员掌握预防锐器伤的方法及职业暴露的应急处理。发生锐器伤，应立即按照"锐器伤处理程序"执行，即急救、消毒、报告登记，然后进行紧急血液测试与报告；职业暴露于HBV、HIV阳性者，急救、消毒、报告登记后，24h进行紧急血液测试，由相应专家指导进行相应的暴露后预防用药，遵循《卫生部关于印发〈医务人员艾滋病病毒职业暴露防护工作指导原则（试行）〉的通知》执行。 (7)科室定期有检查有记录	10分	实地查看，提问。 每项不合要求扣1分。 抽查2名人员洗手，不合要求每人次扣1分。 跟踪查看医护人员手卫生依从性情况，不合格每人次扣1分	
（六）抗菌药物使用 10分	(1)执行《抗菌药物临床应用指导原则（2015版）》，严格掌握联合用药和预防用药的指征。 (2)感染病例进行病原学检测，依药敏结果选用抗菌药；抗菌药物治疗前送检率≥50%。其中限制级抗菌药物治疗前送检率≥50%；特殊级抗菌药物治疗前送检率≥80%；发生医院感染的患者，医院感染诊断相关病原学送检率≥90%；接受2个以上重点药物联用的住院患者，联合使用前病原学送检率应达到100%。	10分	抽查病例3份，每项不合要求扣2分。 提问医生，指导原则掌握不全酌情扣2分。 送检率不达标扣3分。 越级使用扣5分	

续表

项目	检查标准	分值	考核细则	扣分及原因
(六)抗菌药物使用 10分	(3)凡是使用抗菌药的病例,病程记录内有用药依据。 (4)科室掌握抗菌药物使用情况,每月对用药情况进行分析,对存在问题与缺陷进行改进。 (5)临床医生知晓抗菌药物分级使用原则并落实			
(七)医院感染监测管理 10分	(1)建立医院感染病例登记簿,专人(监控医生)负责。 (2)散发医院感染病例填卡24h内报医院感染科,暴发病例及时报告,项目填写无漏项;疑有医院感染暴发流行时,及时上报,并按照《医院感染暴发控制制度》的要求进行调查处理。 (3)医院感染病例登记簿内容全面,计划详细,有总结,有分析,有持续改进。 (4)科室医院感染发生率≤10%。 (5)科室医院内感染病例无漏报、错报、迟报,漏报率≤10%。 (6)空气、物体表面、医务人员手应定期进行卫生学监测,结果符合国家标准要求,监测报告单保存完整,对监测超标的项目,应及时查找原因,进行分析并采取措施,重新监测。 (7)净化自控系统运行状态应进行每日监控并记录,发现问题及时解决。 (8)使用中的化学消毒剂应符合国家相关规定,并定期进行浓度和微生物污染监测。 (9)对有创操作的患者及时评估撤除指征,尽早撤除有创操作,有记录。 (10)科内有院内感染诊断相关培训,有记录	10分	查看记录本,每项不合要求扣0.5分。 感染病例每漏报1例扣2分,迟报1例扣1分,暴发病例瞒报扣2分。 现场抽查隔离措施落实不到位扣2分。 记录不及时扣1分	
(八)多重耐药管理 10分	(1)有针对多重耐药菌管理的具体方案,措施落实有效。 (2)及时发现多重耐药菌感染,处理及时。 (3)有多重耐药菌感染管理制度、流程、控制措施,控制有效。 (4)有登记、有隔离标识。 (5)科室有多重耐药菌相关知识的培训、考核、记录。 (6)相关人员了解多重耐药菌的检出变化情况和感染趋势。 (7)重点部门了解前5位医院感染病原微生物名称及耐药率。 (8)科室每月对多重耐药菌感染患者进行病例分析讨论,对存在问题提出改进措施,有记录	10分	每项不合要求扣1分。 无方案扣2分。 现场抽查隔离措施落实不到位扣2分。 记录不及时扣2分。 抽查2名医生对耐药菌变化趋势和前5位医院感染病原微生物名称的知晓情况,回答不合格每人次扣2分	
(九)人员管理 5分	(1)严格执行《重症医学科感染管理制度》。 (2)对新入患者必须审核患者HBV、HCV、HIV和梅毒螺旋体等感染标志物检查单,对结果阳性和/或具有传染性者,做好个人防护,保证患者安全前提下尽快转至专科医院治疗。 (3)急诊患者均按照疑似传染病患者进行相关消毒、隔离及个人防护	5分	查看记录,实地查看。 每项不合要求扣1~2分	

续表

项目	检查标准	分值	考核细则	扣分及原因
(十)医疗废物 5分	(1)分类放置,标识清楚,垃圾袋、锐器盒使用规范,专物专用。 (2)传染性废物双层垃圾袋,并注明"传染性"字样。 (3)日产日清,包装(不得超过3/4满,包装袋外面无污染)、称重、封口、标识贴(禁止漏项)、交接、存放、运送等环节规范。 (4)登记本记录规范,无漏项,不准代签字,每月与暂存处记录不得有误差。 (5)各垃圾桶加盖、清洁,每天消毒,有记录。 (6)生活垃圾与医疗垃圾不得混放。 (7)用后的处置盘等医疗垃圾应及时放到医疗垃圾袋内密封	5分	查看记录,实地查看。 第1、第5、第7项中有1项不合要求扣1分。 其余项每项不合要求扣0.5分。	
(十一)传染病防控管理 5分	(1)熟练掌握各种传染病的鉴别诊断及流行病学调查。 (2)掌握传染病上报流程,在规定时间内上报。 (3)落实传染病患者隔离措施,按照空气、飞沫、接触三种隔离措施落实到位。 (4)隔离间管理符合医院要求。 (5)严格标准预防,在标准预防基础上,根据岗位风险加强预防,正确选择及使用、处理防护用品,落实好手卫生。 (6)知晓预检分诊制度	5分	实地查看。 每项不合要求扣1~2分;提问相关内容,回答不合格每人次扣2分	

检查者: 　　　　　　　　　　　　　　　　　　　　　　　科室负责人签字:

注意事项: 1. 科室每月按照本标准完成自查并做好记录。感控办每季度按本标准完成督查。
2. 本标准中每一大项里面小项目累计扣分超过该大项目总分,此大项目不得分。

三、急诊科医院感染管理与控制质量考核评分标准(100分)

科室:　　　　　　检查时间:　　　年　　　月　　　　总分:

项目	检查标准	分值	考核细则	扣分
(一)制度建设 10分	1. 组织与制度建设 (1)科室医院感染管理小组,有兼职感控人员。 (2)科室医院感染管理小组职责。 (3)科室医院感染管理相关制度。 (4)相关人员知晓率100%	2分	组织不健全、职责不明确,扣0.5分。 医护人员熟知内容,考核2人,不合格每人次扣1分	
	2. 建立科室医院感染管理文档 (1)医院相关部门发布的与医院感染相关的文件。 (2)建立科室医院感染培训计划,并落实,有记录。 (3)定期进行医院感染管理质量分析,有持续质量改进措施,有记录。 (4)科室有对医院感染制度落实情况的监督检查。 (5)有对医院感染现状进行分析,对存在问题的改进措施。 (6)科室有医院感染监测项目,有记录。 (7)科室相关人员掌握医院感染暴发报告流程和处理预案。 3. 科室医院感染管理小组工作手册填写 (1)无漏签字、代签字及漏项。 (2)有学习笔记,且内容与培训内容一致	8分	查看资料。 未建文档扣1分。 无科室培训计划记录扣2分。 抽查2名医护人员对培训记录及相关知识知晓情况,不合格每人次扣0.5分。 无问题分析、改进措施扣2分。 有漏签字、代签字及漏项行为扣2分。	

续表

项目	检查标准	分值	考核细则	扣分
（二）预检分诊 10分	（1）建立预检分诊制度。 （2）有预检分诊台，分诊台配备速干手消毒剂、消毒用品、体温计、一次性外科口罩、医疗废物桶等用品。 （3）严格执行预检分诊，对发热患者进行预检并分诊登记。 （4）每日对预检分诊处进行物表消毒4次，有记录。 （5）工作人员掌握预检分诊流调	10分	现场查看，每项不符合要求扣1分	
（三）无菌原则 25分	严格执行无菌原则与操作规程。 （1）按规范使用无菌物品和无菌溶液（消毒剂）。 （2）处置室、治疗室、治疗准备室、诊室分区合理、清洁整齐。应设有适于隔离的房间；发现传染病病人及疑似传染病病人，到指定隔离诊室诊治，隔离诊室及时消毒。 （3）无菌物品及非无菌物品分区存放，标识清楚；无菌包干燥，外观清洁，标识清楚，分类放置，无过期，无菌柜门及时关闭。 （4）处置车上物品位置摆放正确。 （5）无菌纱布、棉球、棉签等一经打开在24h内使用，在容器外注明开启时间，消毒液棉球现用现泡。 （6）无菌持物钳及容器干燥使用，每4小时更换1次，注明开启时间。 （7）药物现配现用，注射器中的无菌药液不得超过2h；无菌药液开启24h内使用，注明开启时间。 （8）酒精、碘伏等消毒剂在24h内使用，注明开启时间，瓶盖严密；各区域配速干手消毒液，一旦开启在1个月内使用，并注明开启时间，时间不准涂改。 （9）进入治疗室、处置室、治疗准备室等区域必须穿白大衣、戴工作帽，在处置台前、处理无菌物品、加药、注射等操作时戴口罩。 （10）严格执行无菌技术操作原则和规程，进行无菌操作时衣帽整齐，戴口罩，戴无菌手套。 （11）灭菌器械及物品由消毒供应中心统一进行清洗灭菌。 （12）一次性物品不得重复使用，并由医疗器械采购部门统一购入，科室不得自行购入。 （13）一次性灭菌物品存放在清洁干燥的区域，已去除外包装的灭菌物品需入橱内或带盖容器中。 （14）灭菌/消毒物品一用一灭菌/消毒（如针灸针、取样刀片等）。 （15）急诊手术室管理参照手术室医院感染管理质量考核评分标准执行。 （16）急诊采血应戴手套，脱手套后进行手卫生	25分	实地查看。 第7、第10、第12项中有1项不合要求扣3分。 其余各项每项不合要求扣1.5~2分	
（四）消毒隔离 25分	严格执行消毒隔离制度，防止交叉感染。 （1）普通病人和传染病病人应分室就诊。 （2）物体表面每日用含有效氯500mg/L的消毒剂擦拭2次（遇可疑传染病病人或被病人血液、体液污染时含有效氯1000mg/L的消毒剂）；卫生间每日用含有效氯1000mg/L的消毒剂擦拭消毒2次。 （3）诊室、检查室等每日开窗通风或机械通风至少2次；治疗室、处置室、输液室等每日空气消毒2次，记录规范。	25分	实地查看，查看记录。 第5、第6、第8、第9、第10、第12项中有一项不合要求扣2分。 其余各项一项不合要求扣1~1.5分	

续表

项目	检查标准	分值	考核细则	扣分
（四）消毒隔离 25分	（4）各消毒液浓度符合要求，按时监测，有记录；含氯消毒剂现用现配，超过24h不得使用，使用前测试浓度，浓度试纸粘贴在消毒剂记录本上。 （5）诊室、治疗室、治疗准备室、处置室、输液室等处配速干手消毒剂，消毒剂无过期。 （6）执行一人一针一管一带，严格手卫生。 （7）止血带、体温计、螺纹管、氧气湿化瓶、吸引瓶等用后消毒、存放符合要求。 （8）氧气湿化瓶、吸氧管一人一用一消毒，长期使用每周更换一次，湿化用无菌蒸馏水每日更换，面罩（鼻导管）清洁。 （9）雾化器、螺纹管一人一用一消毒，用前加药液，雾化器用后水槽及雾化罐干燥放置。 （10）复用的器械交消毒供应中心进行清洗灭菌处置。 （11）血压计每日擦拭保持清洁（若被污染用消毒剂擦拭），袖带清洁无异味，应每周清洗1~2次（若被污染立即消毒处理）。 （12）拖布、抹布分区使用，标记清楚，定点悬挂放置，用后消毒处理，晾干备用，容器清洁。 （13）冰箱清洁定时除霜，无过期、污染物品，不得存放个人物品。 （14）诊疗床严格执行一人一床一套一桌一巾；诊室清洁无污迹。 （15）按要求进行诊疗床终末消毒处理；不在诊室走廊清点污被服。 （16）急诊手术室清洁消毒管理参照手术室医院感染管理质量考核评分标准执行			
（五）手卫生和标准防护 10分	（1）工作人员了解标准防护的主要内容。 （2）工作人员掌握隔离技术，合理使用各类防护用品。 （3）工作人员掌握洗手指征及洗手5个环节，执行六步（或七步）洗手法，正确率达到100%。 （4）洗手池配备洗手液、干手装置。 （5）规范使用锐器盒，一次性锐器用后立即放入锐器盒。 （6）工作人员掌握预防锐器伤的方法及职业暴露的应急处理，至少每半年进行1次应急演练，有图片及记录。 （7）科室每月进行手卫生依从性调查，每月进行标准防护相关检查，有记录	10分	实地查看，提问。 每项不合要求扣1分。 提问回答不全，每项酌情扣0.5~1分。 抽查2人洗手，不合要求每人次扣1分。 手卫生依从性不达标每人次扣2分	
（六）医疗废物 10分	（1）分类放置，标识清楚，垃圾袋、锐器盒使用规范，专物专用。 （2）传染性废物双层垃圾袋，并注明"传染性"字样。 （3）包装（不得超过3/4满，包装袋外面无污染）、称重、封口、标识贴（禁止漏项）、交接、存放、运送等环节规范。 （4）登记本记录规范，无漏项，每月与暂存处记录不得有误差。 （5）各垃圾桶加盖、清洁，每天消毒，有记录。 （6）生活垃圾与医疗垃圾不得混放。 （7）用后的处置盘等医疗垃圾应及时放到医疗垃圾袋内密封。 （8）所有医疗废物日产日清，其中锐器盒不得超过3/4满并且最长存储时间不得超过48h，标明开启时间	10分	查看记录，实地查看。 第1、第5、第7项中有1项不合要求扣2分。 其余项每项不合要求扣1分	

续表

项目	检查标准	分值	考核细则	扣分
(七)传染病防控 10分	(1)医护人员熟练掌握各种传染病的鉴别诊断及流行病学调查。 (2)掌握传染病上报流程,在规定时间内上报。 (3)落实传染病患者隔离措施,按照空气、飞沫、接触三种隔离措施落实到位。 (4)隔离诊室管理符合医院要求。 (5)严格标准预防,在标准预防基础上,根据岗位风险加强预防,正确选择及使用、处理防护用品,落实好手卫生。 (6)知晓预检分诊制度	10分	实地查看。 每项不合要求扣1~2分,提问医生传染病流行病学调查、隔离等相关内容,回答不合格每人次扣2分	

检查者: 科室负责人:

注意事项:1. 科室每月按照本标准完成自查并做好记录。感控办每季度按照本标准完成督查。
2. 本标准中每一大项里面小项目累计扣分超过该大项目总分,此大项不得分。

四、病理科医院感染管理与控制质量考核评分标准(100分)

科室: 检查时间: 年 月 总分:

项目	检查标准	分值	考核细则	扣分及原因
(一)制度建设 10分	1. 组织与制度建设 (1)建立职责明确的科室医院感染管理小组,科室负责人为科室医院感染管理第一责任人,有兼职感控督导员,宜具有中级以上职称。 (2)制定科室医院感染管理小组职责。 (3)制定/完善符合科室实际情况的科室感染管理相关制度及感染预防与控制措施及流程,并组织落实。 (4)工作人员知晓医感感染相关规章制度流程。 (5)建立感控督导员制度,督导员知晓职责	3分	组织不健全、职责不明确,扣0.5分。 提问工作人员,不合格每人次扣1分。 提问感控督导员职责,回答不上来扣1分	
	2. 建立科室医院感染管理文档 (1)医院相关部门发布的与医院感染相关的文件。 (2)建立科室医院感染培训计划,并定期组织培训落实,有记录。 (3)定期进行本科室医院感染管理质量分析,对科室医院感染监测、防控工作的落实情况进行自查、分析,有持续质量改进措施,有记录。 (4)科室有医院感染监测项目,有记录。 (5)科室相关人员掌握医院感染暴发、聚集性病例报告流程和处理预案。 3. 科室医院感染管理小组工作手册填写 (1)及时填写,无漏签字、代签字及漏项。 (2)有学习笔记,且内容与培训内容一致。 4. 相关人员积极参加院内组织的统一培训	7分	查看资料。 未建文档扣1分,无学习笔记扣1分。 无科室培训计划记录扣2分。 抽查2名工作人员对培训记录及相关知识知晓情况,不合格每人次酌情扣0.5~1分。 无问题分析、改进措施扣2分。 有漏签字、代签字及漏项行为扣2分。 无故不参加院内培训扣1~3分。 提问工作人员关于医院感染暴发、聚集性病例或新冠疑似病例报告流程和处理预案知晓情况,不合格每人扣1分	

项目	检查标准	分值	考核细则	扣分及原因
（二）消毒隔离 30分	严格执行消毒、隔离制度，严格落实无菌操作，防止交叉感染。 (1)室内布局合理，各区分区明确，室内湿式清扫整齐清洁，物品放置有序。 (2)每日定时空气、物表消毒，浓度及频次符合规定要求，记录规范。 (3)未固定病理标本取材应按照"P2"级实验室要求设计和操作，并设置单独的洗手池、干手装置、洗眼器等设备。 (4)工作后，检查台用含有效氯1000mg/L的消毒液擦拭消毒，传染病、肿瘤标本检查后，用含有效氯2000mg/L的消毒液擦拭检查台，有记录。 (5)病理标本接收窗口应放置酒精或含有效氯1000mg/L的消毒液，对接收的标本外包装消毒后使用清洁容器盛放，方可在科室内部传递，盛放容器一用一消毒。 (6)病理报告单若为纸质版，发放前必须进行消毒。 (7)工作人员进行取材时要戴帽子、医用外科口罩、手套，必要时增加医用防护口罩、隔离衣/防护服及防护面屏/护目镜。 (8)工作人员进入制片室时要戴帽子、医用外科口罩、手套，换鞋并严格洗手消毒，必要时增加医用防护口罩、隔离衣/防护服及防护面屏/护目镜。 (9)检查标本用过的器械用加酶清洗剂，清洗后送高压蒸汽灭菌。 (10)标本取材室、制片室等的甲醛、二甲苯有害浓度应在规定范围内，每年检测一次。 (11)工作中产生的二甲苯、甲醛、DAB液等液体必须统一采用专用仪器回收处理。严禁随意倒入下水道。有记录。 (12)含氯消毒液现用现配，超过24h不得使用，使用前测试浓度，浓度试纸粘贴在消毒剂记录本上	30分	实地查看，查看记录。 第3、第9、第10、第12项中每1项不合要求扣3分。 其余项每项不合要求扣2分	
（三）手卫生和标准防护 30分	(1)工作人员了解标准防护的主要内容。 (2)工作人员掌握隔离技术及防护用品使用，规范穿脱防护用品。 (3)工作人员掌握洗手指征及洗手、外科洗手方法，执行六步（或七步）洗手法，正确率达到100%。 (4)洗手池配备洗手液、干手装置。 (5)科室各区域配速干手消毒液，方便工作人员取用；手消毒液一旦开启则在有效期内使用，并注明开启时间，时间不准涂改。 (6)规范使用锐器盒，一次性锐器用后立即放入锐器盒。 (7)工作人员掌握预防锐器伤的方法及职业暴露的应急处理。每年科室至少开展一次职业暴露应急演练，有记录。 (8)规范落实安全注射措施。 (9)科室每月有手卫生正确性和依从性的自查，发现问题，及时改进，有记录	30分	实地查看，提问。 每项不合要求扣2分。 提问回答不全，每项酌情扣1~2分。 抽查2人洗手，不合要求每人次扣2分。 手卫生依从性不达标每人次扣4分	

续表

项目	检查标准	分值	考核细则	扣分及原因
(四)医疗废物 20分	(1)标本及用过的手套等一次性物品、污染物必须分类收集,按医疗废物处理,有登记。 (2)取材后剩余的标本超过保存期限后应作为医疗废弃物,按医疗废物处理。 (3)每半月清理暂留小标本1次,丢弃标本用黄色垃圾袋封口,按医疗废物处理。 (4)废弃的一次性使用医疗用品、废血和血液污染物必须分类收集,并进行无害化处理。 (5)医疗废物有交接登记,登记本记录规范,无漏项、不准代签字。 (6)污水处理有登记。 (7)医疗废物分类放置,不落地,不与生活垃圾混放,标识清楚,垃圾袋、锐器盒使用规范,专物专用。 (8)传染性废物双层垃圾袋,并注明"传染性"字样。 (9)日产日清,包装(不得超过3/4满,包装袋外面无污染)、称重、封口、标识贴(禁止漏项)、交接、存放、运送等环节规范。 (10)各垃圾桶加盖、清洁、每天消毒	20分	查看记录,实地查看。 第1、第2、第3、第4、第9项中有1项不合要求扣3分。 其余项每项不合要求扣2分	
(五)传染病防控管理 10分	(1)了解各种传染病的鉴别诊断及流行病学调查。 (2)掌握传染病上报流程,在规定时间内上报。 (3)严格标准预防,在标准预防基础上,根据岗位风险加强预防,正确选择及使用、处理防护用品,落实好手卫生。 (4)知晓预检分诊制度	10分	抽查2名工作人员,不合格1人次扣5分	

检查者: 　　　　　　　　　　　　　　　　　　　　　　　　科室负责人:

注意事项:1.科室每月按照本标准完成自查并做好记录。感控办每季度按照本标准完成督查。
2.本标准中每一大项里面小项目累计扣分超过该大项总分,此大项不得分。

五、发热门诊医院感染管理与控制质量考核评分标准(100分)

科室: 　　　　　检查时间: 　　年　　月　　　总分:

项目	检查标准	分值	考核细则	扣分	扣分原因
(一)制度建设 10分	1.组织与制度建设 (1)建立职责明确的科室医院感染管理小组,科室负责人为本科室医院感染管理第一责任人,有兼职感控督导员,宜具有中级以上职称。 (2)制定科室医院感染管理小组职责。 (3)制定/完善符合科室实际情况的科室感染管理相关制度及感染预防与控制措施、流程,并组织落实。 (4)工作人员知晓医院感染相关制度流程。 (5)建立感控督导员制度,督导员知晓职责	3分	组织不健全、职责不明确,扣0.5分。 提问医生护士各1名,不合格每人次扣1分。 提问感控督导员职责,回答不上来扣1分		

续表

项目	检查标准	分值	考核细则	扣分	扣分原因
(一)制度建设 10分	2.建立科室医院感染管理文档 (1)医院相关部门发布的与医院感染相关的文件。 (2)建立科室医院感染培训计划,并定期组织培训落实,有记录。 (3)定期进行本科室医院感染管理质量分析,对科室医院感染监测、防控工作的落实情况进行自查、分析,有持续质量改进措施,有记录。 (4)科室有医院感染监测项目,有记录。 (5)科室相关人员掌握医院感染暴发、聚集性病例报告流程和处理预案。 3.科室医院感染管理小组工作手册填写 (1)及时填写,无漏签字、代签字及漏项。 (2)有学习笔记,且内容与培训内容一致。 4.相关人员积极参加院内组织的统一培训	7分	查看资料。 未建文档扣1分,无学习笔记扣1分。 无科室培训计划记录扣2分。 抽查2名医护人员对培训记录及相关知识知晓情况,不合格每人次酌情扣0.5~1分。 无问题分析、改进措施扣2分。 有漏签字、代签字及漏项行为扣2分。 无故不参加院内培训扣1~3分。 提问医生护士各1名对医院感染暴发、聚集性病例报告流程和处理预案知晓情况,不合格每人扣1分		
(二)消毒隔离 20分	严格落实消毒、隔离技术规范,执行无菌原则与操作规程。 (1)清洁区、潜在污染区、污染区布局流程合理,不逆流,环境整洁。 (2)严格执行无菌技术操作原则和规程。 (3)一次性物品不得重复使用,并由医疗器械采购部门统一购入,科室不得自行购入。 (4)认真执行预检分诊制度,做好患者风险排查,高风险人群和低风险人群分室进行诊疗。 (5)无菌纱布、棉球、棉签等一经打开在24h内使用,在容器外注明开启时间,时间不准涂改,消毒液棉球现用现泡。 (6)无菌持物钳及容器干燥使用,每4小时更换1次,注明开启时间,时间不准涂改。 (7)药物现用现配,抽出的药液和配制好的静脉输注用无菌液体,放置时间不应超过2h;启封抽吸的各种溶剂不应超过24h。 (8)碘伏、复合碘消毒剂、季铵盐类、氯己定类、碘酊、醇类皮肤消毒剂应注明开瓶日期,连续使用最长不应超过7d;对于性能不稳定的消毒剂如含氯消毒剂,配制后使用时间不应超过24h;酒精、碘伏棉签有效期遵从说明书;注明开启时间,时间不准涂改,瓶盖严密。 (9)各区域空气、物表及地面定时消毒,浓度及频次符合规定要求,有记录。 (10)使用中的化学消毒剂应符合国家相关规定,并定期进行浓度和微生物污染监测;含氯消毒剂现用现配,超过24h不得使用,使用前测试浓度,浓度试纸粘贴在消毒剂记录本上。 (11)接触患者完整皮肤或黏膜的设备原则上为一次性的复用设备使用后必须一患一消毒。 (12)凡接触破损皮肤或黏膜的器械使用前必须灭菌。	20分	实地查看。 第3、第4项中有1项不合要求扣5分。 其余各项每项不合要求扣4~6分。 查看空气消毒登记本、消毒剂登记本、日常清洁消毒登记本、终末消毒登记本,不合格每项扣1分		

续表

项目	检查标准	分值	考核细则	扣分	扣分原因
(二)消毒隔离 20分	(13)拖布、抹布分区使用,标记清楚,定点悬挂放置,用后消毒处理,晾干备用,容器清洁。 (14)检查床严格执行一人一床一套一巾;诊室清洁无污迹。 (15)复用需要消毒或灭菌的器械及物品先浸泡消毒后,由消毒供应中心统一进行清洗、消毒、灭菌。 (16)一次性灭菌物品存放在清洁干燥的区域,已去除外包装的灭菌物品需入橱内或带盖容器中。 (17)盛放用于皮肤消毒的非一次性使用的碘伏、酒精的容器等应密闭保存,每周更换2次,同时更换灭菌容器。 (18)留观室一患一室,工作人员进入留观室需加穿隔离衣,进不同留观室需更换隔离衣。 (19)核酸采集和血标本采集应分室进行,一患一消毒。 (20)防护面屏、复用隔离衣、工作鞋等复用物品,使用后用含有效氯1000mg/L的消毒液浸泡0.5h,双层黄色医疗垃圾袋密闭打包标注"传染病"标识,由供应室或洗涤公司回收进行消毒灭菌处理。 (21)患者离开留观室后按要求进行床单元终末消毒处理;床单、被套、枕套等直接接触患者的床上用品,应一人一更换;不在走廊清点污被服,做好终末消毒记录。 (22)患者途经的区域及接触的物表,一患一消毒,做好记录。 (23)日常清洁消毒登记本、消毒剂登记本、空气消毒登记本等各项记录全面				
(三)手卫生和标准防护 10分	(1)工作人员了解标准防护的主要内容。 (2)工作人员掌握隔离技术及防护用品使用,规范穿脱防护用品。 (3)工作人员掌握洗手指征及洗手、外科洗手方法,执行六步(或七步)洗手法,正确率达到100%。 (4)洗手池配备洗手液、干手装置。 (5)科室各区域配速干手消毒液,方便工作人员取用;手消毒液一旦开启在有效期内使用,并注明开启时间,时间不准涂改。 (6)规范使用锐器盒,一次性锐器用后立即放入锐器盒。 (7)工作人员掌握预防锐器伤的方法及职业暴露的应急处理。 (8)规范落实安全注射措施。 (9)科室每月有手卫生正确性和依从性的自查,发现问题,及时改进,有记录	10分	实地查看,提问。 每项不合要求扣1分。 提问回答不全,每项酌情扣0.5~1分。 抽查2人洗手,不合要求每人次扣1分。 手卫生依从性不达标每人次扣2分		
(四)抗菌药物使用 15分	(1)执行《抗菌药物临床应用指导原则(2015版)》,严格掌握联合用药和预防用药的指征。 (2)感染病例进行病原学检测,依药敏结果选用抗菌药;抗菌药物治疗前送检率≥50%。其中限制级抗菌药物治疗前送检率≥50%;特殊级抗菌药物治疗前送检率≥80%;发生医院感染的患者,医院感染诊断相关病原学送检率≥90%;接受2个以上重点药物联用的住院患者,联合使用前病原学送检率应达到100%。 (3)凡是使用抗菌药的病例,病程记录内有用药依据。 (4)临床医生知晓抗菌药物分级使用原则并落实。 (5)科室掌握抗菌药物使用情况,对抗菌药物使用情况存在的问题与缺陷有分析整改,有记录	15分	查看病例,提问。 每项不合要求扣1~1.5分。 对医护人员熟知内容,考核2人,不合格每人次酌情扣1~2分。 治疗用抗菌药物使用前送检率不合格扣2~6分		

续表

项目	检查标准	分值	考核细则	扣分	扣分原因
(五)医院感染监测管理 10 分	(1)医院内感染病例应 24h 内上报感控办,特殊感染(尤其是传染病院内感染)应 2h 内上报;短期内发生超过 3 例(含 3 例)聚集性病例应及时上报。 (2)医院内感染病例登记内容全面,科室对感染病例有原因分析及整改措施,有记录。 (3)科室医院感染发生率≤10%,漏报率≤10%(依专业特点而定),不错报,不迟报。 (4)各项院内感染防控措施落实到位,科室定期自查,对存在问题有分析,有整改,有效果追踪,有记录。 (5)空气、物体表面、医务人员手应定期进行卫生学监测,结果符合国家标准要求,监测报告单保存完整,对监测超标的项目,应及时查找原因,进行分析并采取措施,重新监测。 (6)对有呼吸机、导尿管、引流管、血管导管等诊疗措施的患者及时评估撤管指征,尽早撤除有创操作,有记录。 (7)科室有院内感染相关知识的培训、考核,有记录,科内人员知晓相关知识	10 分	查看病历、记录。 每项不合要求扣 2 分。 感染病例每漏报 1 例扣 2 分;迟报 1 例扣 1 分;暴发病例瞒报 2 分。 医护人员熟知内容,考核 2 人,不合格每人次酌情扣 1~2 分。记录不及时扣 2 分。 感染率每超 1% 扣 0.5 分。 感控措施落实不到位导致的院内感染,每病例扣 2 分		
(六)多重耐药管理 10 分	(1)有针对多重耐药菌管理的具体方案,措施落实有效。 (2)及时发现多重耐药菌感染,处理及时。 (3)有多重耐药菌感染管理制度、流程、控制措施,控制有效。 (4)有登记、有隔离标识。 (5)科室有多重耐药菌相关知识的培训、考核,有记录。 (6)相关人员了解多重耐药菌的检出变化情况,感染趋势及感染暴发处理措施。 (7)重点部门了解前 5 位医院感染病原微生物名称、耐药率等相关知识。 (8)科室每月对多重耐药菌感染患者进行病例分析讨论,对存在问题提出改进措施,有记录	10 分	无相关制度、流程、方案扣 2 分。 无培训、考核扣 2 分。 现场抽查隔离措施落实不到位扣 2~5 分。 记录不及时扣 3 分。 医护人员熟知内容,考核 2 人,不合格每人次酌情扣 1~2 分		
(七)医疗废物 5 分	(1)分类放置,不落地,标识清楚,锐器盒使用规范,专物专用。 (2)清洁区、潜在污染区、污染区产生的废物均按照感染性医疗废物处理。医疗废物双层垃圾袋,运出前外喷消毒剂或加套一层垃圾袋,并注明"传染性"字样。 (3)包装(不得超过 3/4 满,包装袋外面无污染)、称重、封口、标识贴(禁止漏项)、交接、存放、运送等环节规范。 (4)登记本记录规范,无漏项、不得代签字,每月与暂存处记录不得有误差。 (5)各垃圾桶加盖、清洁,每天消毒,有记录。 (6)锐器与感染性垃圾不得混放。 (7)用后的处置盘等医疗垃圾应及时放到医疗垃圾袋内密封。 (8)所有医疗废物日产日清,其中锐器盒不得超过 3/4 满并且最长存储时间不得超过 48h,标明开启时间	5 分	查看记录,实地查看,隔离间启用,重点查看隔离间医疗废物。 第 1、第 5、第 7 项中有 1 项不合要求扣 2 分。 其余项每项不合要求扣 0.5 分。 查看医疗废物交接登记本		

第四章 医院感染管理质量考核评分标准 381

续表

项目	检查标准	分值	考核细则	扣分	扣分原因
（八）传染病防控管理 20分	（1）医护人员熟练掌握个人防护，根据诊疗风险规范穿脱防护用品。科室感控督导员时时监测所有工作人员穿脱防护用品环节，有监管记录。 （2）对患者进行流行病学调查。 （3）候诊人员无聚集闲聊情况，宣教患者做好手卫生、戴好口罩、保持1m以上安全距离。 （4）一患一消毒、一患一巾，做好记录。 （5）患者离开后进行终末消毒，记录完整。 （6）织物规范管理，一患一更换。 （7）检验室、血标本采集室消毒隔离规范落实，标本处理方法正确，有记录。 （8）CT专用，实行"一患一消毒"。 （9）工作人员，每日健康监测，有发热等身体不适尽快就诊，未排除传染病禁止在岗。非工作时间，尽量不去人多的密闭场所。 （10）科室定期组织接诊呼吸道传染病的应急演练，有记录。 （11）各区域防护物资储备充足，有效期内使用	20分	实地查看。 1项不合要求扣2分。 抽查2名工作人员，查看核酸检测情况，未按时检测，1人次扣5分。 提问医护人员防护用品使用及消毒，不合格每人次扣2分。		

检查者：　　　　　　　　　　　　　　　　　　　　　　　科室负责人：

注意事项：1. 科室每月按照本标准完成自查并做好记录。感控办每季度按照本标准完成督查。
2. 本标准中每一大项里面小项目累计扣分超过该大项目总分，此大项目不得分。

六、辅助检查科室医院感染管理与控制质量考核评分标准（100分）

科室：　　　　　　检查时间：　　　年　　月　　　　总分：

项目	检查标准	分值	考核细则	扣分	扣分原因
（一）制度建设 10分	1. 组织与制度建设 （1）建立职责明确的科室医院感染管理小组，有兼职感控督导员。 （2）制定/完善符合科室实际情况的感染管理相关制度及感染预防与控制措施及流程，并组织落实。 （3）工作人员知晓院感相关制度流程。 （4）建立感控督导员制度，督导员知晓职责	3分	组织不健全、职责不明确，扣0.5分。 提问医生护士各1名，不合格每人次扣1分。 提问感控督导员职责，回答不上来扣1分。		
	2. 建立科室医院感染管理文档 （1）医院相关部门发布的与医院感染相关的文件。 （2）制订科室医院感染培训计划，并定期组织培训落实，有记录。 （3）定期进行本科室医院感染管理质量分析，有持续质量改进措施，有记录。 （4）科室相关人员掌握医院感染暴发、职业暴露等应急流程和处理预案。 3. 科室医院感染管理小组工作手册填写 （1）及时填写，无漏签字、代签字及漏项。 （2）有学习笔记，且内容与培训内容一致。 4. 相关人员积极参加院内组织的统一培训	7分	查看资料。 未建文档扣1分，无学习笔记扣1分。 无科室培训计划记录扣2分。 抽查2名工作人员对培训记录及相关知识知晓情况，不合格每人次酌情扣0.5~1分。 无问题分析、改进措施扣2分。 有漏签字、代签字及漏项行为扣2分。 无故不参加院内培训扣1~3分。 提问工作人员各1名对医院感染暴发、职业暴露处理流程和处理预案知晓情况，不合格每人扣1分。		

续表

项目	检查标准	分值	考核细则	扣分	扣分原因
(二)消毒隔离 60分	(1)办公室、检查室环境整洁。 (2)严格执行无菌技术操作原则和规程,进行无菌操作时衣帽整齐,戴口罩、戴无菌手套。 (3)一次性物品不得重复使用,并由医疗器械采购部门统一购入,科室不得自行购入。 (4)严格执行消毒隔离制度,防止交叉感染,普通病人和传染病人分室检查。 (5)无菌纱布、棉球、棉签等一经打开在24h内使用,在容器外注明开启时间,时间不准涂改,消毒液棉球现用现泡。 (6)无菌持物钳及容器干燥使用,每4小时更换1次,注明开启时间,时间不准涂改。 (7)药物现用现配,注射器中的无菌药液不得超过2h;无菌药液开启24h内使用,注明开启时间,时间不准涂改。 (8)小包装的酒精、安尔碘有效7d,酒精、碘伏棉签有效期遵从说明书;500mL酒精等易挥发的消毒剂有效期1个月;碘酒(碘伏)等不易挥发的消毒剂有效期2个月;注明开启时间,时间不准涂改,瓶盖严密。 (9)物体表面每日用含有效氯500mg/L的消毒剂擦拭1~2次(遇可疑传染病人或被病人血液、体液污染时用含有效氯1000mg/L消毒剂)。 (10)每日空气消毒2次,记录规范。 (11)各消毒液浓度符合要求,按时监测有记录;含氯消毒剂现用现配,超过24h不得使用,使用前测试浓度。 (12)接触患者完整皮肤或黏膜的设备一患一消毒。 (13)凡接触破损皮肤或黏膜的器械使用前必须灭菌。 (14)检查设备表面每日均使用含有效氯500mg/L的消毒剂或75%酒精擦拭,有记录。 (15)拖布、抹布分区使用,标记清楚,定点悬挂放置,用后消毒处理,晾干备用,容器清洁。 (16)检查床严格执行一人一床一套一巾;诊室清洁无污迹。 (17)灭菌器械及物品由消毒供应中心统一进行清洗灭菌。 (18)一次性灭菌物品存放在清洁干燥的区域,已去除外包装的灭菌物品需入橱内或带盖容器中。 (19)盛放用于皮肤消毒的非一次性使用的碘伏、酒精的容器等应密闭保存,每周更换2次,同时更换灭菌容器	60分	实地查看。 第2、第3、第7、第12、第13项中有1项不合要求扣0.5~1分。 其余项1项不合格扣1分。 微生物学培养不合格1项扣1分		
(三)手卫生和标准防护 10分	(1)工作人员了解标准防护的主要内容。 (2)工作人员掌握隔离技术及防护用品使用,规范穿脱防护用品。 (3)工作人员掌握洗手指征及洗手、外科洗手方法,执行六步(或七步)洗手法,正确率达到100%。 (4)洗手池配备洗手液、干手装置。 (5)配速干手消毒液,方便工作人员取用;手消毒液一旦开启在有效期内使用,并注明开启时间,时间不准涂改。 (6)规范使用锐器盒,一次性锐器用后立即放入锐器盒。 (7)工作人员掌握预防锐器伤的方法及职业暴露的应急处理。 (8)规范落实安全注射措施。 (9)科室每月有手卫生正确性和依从性的自查,每床日速干手消毒液消耗量至少20mL,发现问题,及时改进,有记录	10分	实地查看,提问。 1项不合要求扣1分。 提问回答不全每项酌情扣0.5~1分。 抽查2人洗手,不合要求每人次扣1分。 手卫生依从性不达标每人次扣2分		

续表

项目	检查标准	分值	考核细则	扣分	扣分原因
（四）医疗废物 10分	（1）分类放置,不落地,标识清楚,锐器盒使用规范,专物专用。 （2）传染性废物双层垃圾袋,并注明"传染性"字样。 （3）包装（不得超过3/4满,包装袋外面无污染）、称重、封口、标识贴（禁止漏项）、交接、存放、运送等环节规范。 （4）登记本记录规范,无漏项,不准代签字,每月与暂存处记录不得有误差。 （5）各垃圾桶加盖、清洁,每天消毒,有记录。 （6）生活垃圾与医疗垃圾不得混放,锐器与感染性垃圾不得混放。 （7）用后的处置盘等医疗垃圾应及时放到医疗垃圾袋内密封。 （8）所有医疗废物日产日清,其中锐器盒不得超过3/4满并且最长存储时间不得超过48h,标明开启时间	5分	查看记录,实地查看,隔离间启用,重点查看隔离间医疗废物。 第1、第5、第7项中1项不合要求扣2分。 其余项一项不合要求扣0.5分。 查看医疗废物交接登记本		
（五）传染病防控管理 10分	（1）熟练掌握各种传染病的鉴别诊断及流行病学调查。 （2）掌握传染病上报流程,在规定时间内上报。 （3）落实传染病患者隔离措施,按照空气、飞沫、接触三种隔离措施落实到位。 （4）严格标准预防,在标准预防基础上,根据岗位风险加强预防,正确选择及使用、处理防护用品,落实好手卫生。 （5）知晓预检分诊制度。 （6）一患一室一消毒,一患一巾。 （7）传染病高发时期对患者及陪护进行防控知识宣教	10分	实地查看。 1项不合要求扣2分。 访谈2名患者,医护人员是否进行口罩、手卫生、咳嗽礼仪、不聚集等防控宣教,未开展宣教,扣3分		

检查者：　　　　　　　　　　　　　　　　　　　　科室负责人：

注意事项：1. 辅助检查科室包括超声、心电图、脑电图等辅助检查的科室。有病区的科室若有辅助检查功能门诊,按照病区感染管理质量考评分标准执行,辅助检查功能门诊参照本标准。

2. 科室每月按照本标准完成自查并做好记录。感控办每季度按照本标准完成督查。

3. 本标准中每一大项里面小项目累计扣分超过该大项目总分,此大项目不得分。

七、感染性疾病科医院感染管理与控制质量考核评分标准（100分）

科室：　　　　　　检查时间：　　　年　　月　　　总分：

项目	检查标准	分值	考核细则	扣分	扣分原因
（一）制度建设 10分	1. 组织与制度建设 （1）建立职责明确的科室医院感染管理小组,科室负责人为本科室医院感染管理第一责任人,有兼职感控督导员,宜具有中级以上职称。 （2）制定科室医院感染管理小组职责。 （3）制定/完善符合科室实际情况的科室感染管理相关制度及感染预防与控制措施、流程,并组织落实。 （4）工作人员知晓医院感染相关制度流程。 （5）建立感控督导员制度,督导员知晓职责	3分	组织不健全、职责不明确,扣0.5分。 提问医生护士各1名,不合格每人次扣1分。 提问感控督导员职责,回答不上来扣1分		

续表

项目	检查标准	分值	考核细则	扣分	扣分原因
(一)制度建设 10分	2. 建立科室医院感染管理文档 (1)医院相关部门发布的与医院感染相关的文件。 (2)制订科室医院感染培训计划,并定期组织培训落实,有记录。 (3)定期进行本科室医院感染管理质量分析,对科室医院感染监测、防控工作的落实情况进行自查、分析,有持续质量改进措施,有记录。 (4)科室有医院感染监测项目,有记录 (5)科室相关人员掌握医院感染暴发、聚集性病例报告流程和处理预案。 3. 科室医院感染管理小组工作手册填写 (1)及时填写,无漏签字、代签字及漏项。 (2)有学习笔记,且内容与培训内容一致。 4. 相关人员积极参加院内组织的统一培训	7分	查看资料。 未建文档扣1分,无学习笔记扣1分。 无科室培训计划记录扣2分。 抽查2名医护人员对培训记录及相关知识知晓情况,不合格每人次酌情扣0.5~1分。 无问题分析,改进措施扣2分。 有漏签字、代签字及漏项行为扣2分。 无故不参加院内培训扣1~3分。 提问医生护士各1名对医院感染暴发、聚集性病例报告流程和处理预案知晓情况,不合格每人扣1分		
(二)消毒隔离 20分	严格落实消毒、隔离技术规范,执行无菌原则与操作规程。 (1)呼吸道传染病患者病区必须有清洁区、潜在污染区、污染区,并且布局流程合理,不逆流,环境整洁。 (2)严格执行无菌技术操作原则和规程。 (3)一次性物品不得重复使用,并由医疗器械采购部门统一购入,科室不得自行购入。 (4)认真执行预检分诊制度,做好患者风险排查,高风险人群和低风险人群分室进行诊疗。 (5)无菌纱布、棉球、棉签等一经打开24h内使用,在容器外注明开启时间,时间不准涂改,消毒液棉球现用现泡。 (6)无菌持物钳及容器干燥使用,每4小时更换1次,注明开启时间,时间不准涂改。 (7)药物现用现配,抽出的药液和配制好的静脉输注用无菌液体,放置时间不应超过2h;启封抽吸的各种溶剂不应超过24h。 (8)碘伏、复合碘消毒剂、季铵盐类、氯己定类、碘酊、醇类皮肤消毒剂应注明开瓶日期,连续使用最长不应超过7d;对于性能不稳定的消毒剂如含氯消毒剂,配制后使用时间不应超过24h;酒精、碘伏棉签有效期按说明书;注明开启时间,时间不准涂改,瓶盖严密。 (9)各区域空气、物表及地面定时消毒,浓度及频次符合规定要求,有记录。 (10)使用中的化学消毒剂应符合国家相关规定,并定期进行浓度和微生物污染监测;含氯消毒剂现用现配,超过24h不得使用,使用前测试浓度。 (11)接触患者完整皮肤或黏膜的设备原则上为一次性,复用设备使用后必须一患一消毒。	20分	实地查看。 第3、第4项中1项不合要求扣5分。 其余各项1项不合要求扣4~6分。 查看空气消毒登记本、消毒剂登记本、日常清洁消毒登记本、终末消毒登记本,不合格每项扣1分		

续表

项目	检查标准	分值	考核细则	扣分	扣分原因
（二）消毒隔离 20分	（12）凡接触破损皮肤或黏膜的器械使用前必须灭菌。 （13）拖布、抹布分区使用,标记清楚,定点悬挂放置,用后消毒处理,晾干备用,容器清洁。 （14）检查床严格执行一人一床一套一巾；诊室清洁无污迹。 （15）复用需要消毒或灭菌的器械及物品先浸泡消毒后,由消毒供应中心统一进行清洗、消毒、灭菌。 （16）一次性灭菌物品存放在清洁干燥的区域,已去除外包装的灭菌物品需入橱内或带盖容器中。 （17）盛放用于皮肤消毒的非一次性使用的碘伏、酒精的容器等应密闭保存,每周更换2次,同时更换灭菌容器。 （18）呼吸道传染病患者禁止外出,工作人员进入病房需根据操作风险,选择防护用品,若需加穿隔离衣,不同传染病患者需更换隔离衣。 （19）传染病患者尽量选择一次性诊疗器械,复用器械做到一患一消毒/灭菌。 （20）防护面屏、复用隔离衣、工作鞋等复用物品,使用后用含有效氯1000mg/L的消毒液浸泡半小时,双层黄色医疗垃圾袋密闭打包,标注"传染病"标识,由供应室或洗涤公司回收消毒灭菌处理。 （21）患者出院、转科、转院后按要求进行床单元终末消毒处理；床单、被套、枕套等直接接触患者的床上用品,应一人一更换；不在走廊清点污被服,做好终末消毒记录。 （22）患者途经的区域及接触的物表,一患一消毒,做好记录。 （23）日常清洁消毒登记本、消毒剂登记本、空气消毒登记本等各项记录全面				
（三）手卫生和标准防护 10分	（1）工作人员了解标准防护的主要内容。 （2）工作人员掌握隔离技术及防护用品使用,规范穿脱防护用品。 （3）工作人员掌握洗手指征及洗手、外科洗手方法,执行六步（或七步）洗手法,正确率达到100%。 （4）洗手池配备洗手液、干手装置。 （5）科室各区域配速干手消毒液,方便工作人员取用；手消毒液一旦开启在有效期内使用,并注明开启时间,时间不准涂改。 （6）规范使用锐器盒,一次性锐器用后立即放入锐器盒。 （7）工作人员掌握预防锐器伤的方法及职业暴露的应急处理。 （8）规范落实安全注射措施。 （9）科室每月有手卫生正确性和依从性的自查,发现问题,及时改进,有记录	10分	实地查看,提问。 1项不合要求扣1分。 提问回答不全每项酌情扣0.5~1分。 抽查2人洗手,不合要求每人次扣1分。 手卫生依从性不达标每人次扣2分		
（四）抗菌药物使用 15分	（1）执行《抗菌药物临床应用指导原则（2015版）》,严格掌握联合用药和预防用药的指征。 （2）感染病例进行病原学检测,依药敏结果选用抗菌药；抗菌药物治疗前送检率≥50%。其中限制级抗菌药物治疗前送检率≥50%；特殊级抗菌药物治疗前送检率≥80%；发生医院感染的患者,医院感染诊断相关病原学送检率≥90%；接受2个及以上重点药物联用的住院患者,联合使用前病原学送检率应达到100%。	15分	查看病例,提问。 1项不合要求扣1~1.5分。 对医护人员熟知内容,考核2人,不合格每人次酌情扣1~2分。 治疗用抗菌药物使用前送检率不合格扣2~6分		

续表

项目	检查标准	分值	考核细则	扣分	扣分原因
(四)抗菌药物使用 15分	(3)凡是使用抗菌药的病例,病程记录内有用药依据。 (4)临床医生知晓抗菌药物分级使用原则并落实。 (5)科室掌握抗菌药物使用情况,对抗菌药物使用情况存在问题与缺陷有分析整改,有记录				
(五)医院感染监测管理 10分	(1)医院内感染病例应24h内上报感控办,特殊感染(尤其是传染病院内感染)应2h内上报;短期内发生超过3例(含3例)聚集性病例应及时上报 (2)医院内感染病例登记内容全面,科室对感染病例有原因分析及整改措施,有记录。 (3)科室医院感染发生率≤10%,漏报率≤10%(依专业特点而定),不错报,不迟报。 (4)各项院内感染防控措施落实到位,科室定期自查,对存在问题有分析,有整改,有效果追踪,有记录。 (5)空气、物体表面、医务人员手应定期进行卫生学监测,结果符合国家标准要求,监测报告单保存完整,对监测超标的项目,应及时查找原因,进行分析并采取措施,重新监测。 (6)对有呼吸机、导尿管、引流管、血管导管等诊疗措施的患者及时评估撤除指征,尽早撤除有创操作,有记录。 (7)科室有院内感染相关知识的培训、考核,有记录,科内人员知晓相关知识	10分	查看病历、记录。 1项不合要求扣2分。 感染病例每漏报1例扣2分,迟报1例扣1分,暴发病例瞒报扣2分。 对医护人员熟知内容,考核2人,不合格每人次酌情扣1~2分。记录不及时扣2分。 感染率每超1%扣0.5分。 感控措施落实不到位导致的院内感染,每病例扣2分		
(六)多重耐药管理 10分	(1)有针对多重耐药菌管理的具体方案,措施落实有效。 (2)及时发现多重耐药菌感染并处理。 (3)有多重耐药菌感染管理制度、流程、控制措施,控制有效。 (4)有登记、有隔离标识。 (5)科室有多重耐药菌相关知识的培训、考核,有记录。 (6)相关人员了解多重耐药菌的检出变化情况、感染趋势及感染暴发处理措施。 (7)重点部门了解前5位医院感染病原微生物名称、耐药率等相关知识。 (8)科室每月对多重耐药菌感染患者进行病例分析讨论,对存在问题提出改进措施,有记录	10分	无相关制度、流程、方案扣2分。 无培训,考核扣2分。 现场抽查隔离措施,落实不到位扣2~5分。 记录不及时扣3分。 对医护人员熟知内容,考核2人,不合格每人次酌情扣1~2分		
(七)医疗废物 5分	(1)分类放置,不落地,标识清楚,锐器盒使用规范,专物专用。 (2)清洁区、潜在污染区、污染区产生的废物均按照感染性医疗废物处理。医疗废物双层垃圾袋,运出前外喷消毒剂或加套一层垃圾袋,并注明"传染性"字样。 (3)包装(不得超过3/4满,包装袋外面无污染)、称重、封口、标识贴(禁止漏项)、交接、存放、运送等环节规范。 (4)登记本记录规范,无漏项、不准代签字,每月与暂存处记录不得有误差。 (5)各垃圾桶加盖、清洁,每天消毒,有记录。 (6)锐器与感染性垃圾不得混放。 (7)用后的处置盘等医疗垃圾应及时放到医疗垃圾袋内密封。 (8)所有医疗废物日产日清,其中锐器盒不得超过3/4满并且最长存储时间不得超过48h,标明开启时间	5分	查看记录,实地查看,隔离间启用,重点查看隔离间医疗废物。 第1、第5、第7项中1项不合要求扣2分。 其余项1项不合要求扣0.5分。 查看医疗废物交接登记本		

第四章 医院感染管理质量考核评分标准

续表

项目	检查标准	分值	考核细则	扣分	扣分原因
（八）传染病防控管理 20分	（1）医护人员熟练掌握个人防护，根据诊疗风险规范穿脱防护用品。科室感控督导员时时监测所有工作人员穿脱防护用品环节，有监管记录。 （2）对患者进行预检分诊，根据不同传播途径、不同感染源分别安置在不同隔离间。 （3）呼吸道传播疾病患者尽量不探视，必须探视时，宣教患者及探视人员做好手卫生、戴好口罩，保持1m以上安全距离。 （4）一患一消毒，一患一巾，做好记录。 （5）患者离开后进行终末消毒，记录完整。 （6）织物规范管理，一患一更换。 （7）传染病患者尽量不外出检查，必须外出时，告知前往科室，做好防护和消毒 （8）工作人员，每日健康监测，有发热等身体不适尽快就诊，未排除传染病的禁止上岗。非工作时间，尽量不去人多的密闭场所。 （9）科室定期组织接诊呼吸道传染病的应急演练，有记录。 （10）防护物资储备充足，有效期内使用	20分	实地查看。 1项不合要求扣2分。 抽查2名工作人员，查看核酸检测情况，未按时检测，1人扣5分。 提问医护人员防护用品使用及消毒，不合格每人次扣2分		

检查者：　　　　　　　　　　　　　　　　　　　　　　　　　科室负责人：

注意事项：1. 科室每月按照本标准完成自查并做好记录。感控办每季度按照本标准完成督查。

2. 本标准中每一大项里面小项目累计扣分超过该大项目总分，此大项目不得分。

八、检验科医院感染管理与控制质量考核评分标准（100分）

科室：　　　　　检查时间：　　年　　月　　　　总分：

项目	检查标准	分值	考核细则	扣分及原因
（一）制度建设 10分	1. 组织与制度建设 （1）科室医院感染管理小组，有兼职质控人员。 （2）科室医院感染管理小组职责。 （3）科室医院感染管理相关制度。 （4）相关人员知晓率100%	2分	组织不健全、职责不明确，扣0.5分。 对医护人员熟知内容，考核2人，不合格每人次扣1分	
	2. 建立科室医院感染管理文档 （1）医院相关部门发布的与医院感染相关的文件。 （2）制订科室医院感染培训计划，并落实，有记录。 （3）定期进行医院感染管理质量分析，有持续质量改进措施，有记录。 （4）科室有对医院感染制度落实情况的监督检查。 （5）有对医院感染现状进行分析、对存在问题的改进措施。 （6）科室有医院感染监测项目，有记录。 （7）科室相关人员掌握医院感染暴发报告流程和处理预案。 3. 科室医院感染管理小组工作手册填写 （1）无漏签字、代签字及漏项。 （2）有学习笔记，且内容与培训内容一致	8分	查看资料。 未建文档扣1分。 无科室培训计划记录扣2分。 抽查2名医护人员对培训记录及相关知识知晓情况，不合格每人次扣0.5分。 无问题分析、改进措施扣2分。 有漏签字、代签字及漏项行为扣2分	

续表

项目	检查标准	分值	考核细则	扣分及原因
(二)消毒隔离原则 10分	严格执行消毒、隔离制度,防止交叉感染。 (1)室内布局合理,各区分区明确,室内湿式清扫整齐清洁,物品放置有序。 (2)每日进行空气、物表、台面、地面的消毒,有记录。 (3)被血液、体液污染或进行特殊传染病检验后应用高效消毒剂及时进行消毒。诊疗操作处置后进行严格终末消毒,消毒符合要求,有记录。含氯消毒剂现用现配,超过24h不得使用,使用前测试浓度。 (4)无菌物品打开超过24h重新灭菌,有开启时间。 (5)空气消毒每日2次,有登记;过滤网每月清洗1次并有记录。 (6)拖布、抹布等清洁工具分区使用,用后集中清洗、消毒、干燥保存。 (7)无菌物品、消毒剂、一次性使用医疗用品的使用、储存、存放符合要求。 (8)消毒剂按《医疗机构消毒技术规范》要求使用;消毒液有配制时间、浓度、标识清楚,有具体负责人,监测、记录完整。 (9)病原微生物室的生物安全防护、病原微生物(毒)种和样本保存与使用、安全操作符合规范要求。菌种、毒种按《中华人民共和国传染病防治法》及相关规章制度进行管理。 (10)标本转运模式及流程符合生物安全需要。 (11)重复使用的器具应如玻璃滴管、玻璃棒、盛标本容器等应规范清洗消毒。 (12)检验报告单发放符合要求。 (13)感染性物质和有害物品处理符合有关制度和操作规程。	10分	实地查看。 第2、第6项不合要求的每项扣4分。 其余项1项不合要求扣3分	
(三)无菌原则 10分	严格执行无菌原则与操作规程。 (1)工作人员进入细菌室时要衣帽口罩整齐、换鞋并严格洗手消毒,必要时穿防护衣或戴护目镜。 (2)无菌物品及非无菌物品分区存放、标识清楚;无菌包干燥,外观清洁,标识清楚,分类放置,无过期,无菌柜门及时关闭。 (3)严格执行无菌技术操作原则和规程,进行无菌操作时衣帽整齐,戴口罩,戴无菌手套,严格手卫生。 (4)一次性物品不得重复使用,并由医疗器械采购部门统一购入,科室不得自行购入。 (5)一次性灭菌物品存放在清洁干燥的区域,已去除外包装的灭菌物品需入橱内或带盖容器中	10分	实地查看,查看记录。 1项不合要求扣2分	
(四)卫生学与消毒相关监测 10分	(1)按计划开展空气、物体表面和医护人员手的细菌总数监测,结果符合要求。 (2)使用中消毒剂染菌量监测;消毒剂每季度1次;结果符合标准要求。 (3)使用中的消毒液的有效浓度应符合使用要求;浓度监测应遵循产品说明书;连续使用消毒剂,每日使用前应进行有效浓度监测;使用不稳定消毒剂如含氯消毒剂时,应现配现用,并在每次配制后进行浓度监测,符合要求后方可使用。	10分	实地查看,查看记录。 1项不合要求扣1分	

续表

项目	检查标准	分值	考核细则	扣分及原因
(四)卫生学与消毒相关监测 10分	(4)紫外线灯管强度监测至少每半年1次,符合标准;使用记录规范,灯管使用时间、累计照射时间、擦拭记录、使用人签名完整。 (5)压力蒸汽灭菌器按要求进行物理、化学、生物监测;做好日常维护与灭菌效果验证。 (6)监测结果记录单保存完整。监测结果不符合要求的应及时查找原因,并改进。 (7)配合感控办做好对相关监控科室日常监测工作,相关人员掌握检测要求与规范			
(五)PCR实验室 10分	(1)实验室设置试剂储存和准备区、标本制备区、扩增和产物分析区。 (2)三区在物理空间上完全相互独立,无空气相通。 (3)若检测结果为阴性,剩余标本及核酸先装入专用密封废物转运袋中进行压力蒸汽灭菌。 (4)标本灭活及检测在生物安全二级实验室进行。 (5)采用生物安全三级实验室的个人防护。 (6)实验前、后均进行桌面、台面及地面消毒。 (7)转运至实验室的标本转运桶在生物安全柜内开启;开启后标本转运桶喷洒消毒;转运及存放标本的容器使用前后消毒。 (8)检测完毕后房间进行空气消毒。 (9)耗材废弃物放入医疗废物垃圾袋包扎后使用喷洒消毒(有效氯含量为0.2%的消毒剂或75%酒精)	10分	实地查看。 1项不合要求扣2分	
(六)手卫生和标准防护 10分	(1)工作人员了解标准防护的主要内容。 (2)工作人员掌握隔离技术,合理使用各类防护用品。 (3)工作人员掌握洗手指征及洗手5个环节,执行六步(或七步)洗手法,正确率达到100%。 (4)洗手池配备洗手液、干手装置,配备洗眼器。 (5)操作结束立即洗手或消毒双手。 (6)接触血液、体液必须戴手套,脱手套后洗手,一旦发生体表污染或锐器刺伤应及时处理。 (7)发生体表污染或锐器刺伤应及时处理。及时上报感控办。 (8)检查标本前须戴手套,检查时不得触摸检查台以外之器具。 (9)科内每年至少组织2次职业暴露的培训及演练。要有照片等记录。 (10)建立定期体检制度,有体检档案	10分	实地查看,提问。 1项不合要求扣2分。 提问回答不全,每项酌情扣0.5~1分。 抽查2人洗手,不合要求每人次扣1分。 手卫生依从性不达标每人次扣2分	
(七)细菌耐药监测与多重耐药菌监控 20分	(1)微生物实验室能满足临床对多重耐药菌检测及抗菌药物敏感性、耐药分析的需求。 (2)微生物室定期(每季度)为临床提供耐药菌趋势、预警分析报告。 (3)有微生物检测种类年度统计分析。 (4)能够按要求提供重点部门(科室)主要感染病原体名称和耐药率。 (5)参与多重耐药菌多部门协作管理工作,按要求参加会议。	20分	无相关制度、流程、方案扣2分。 无培训、考核扣2分 记录不及时扣3分。 抽查2名医生对耐药菌变化趋势和前5位医院感染病原微生物名称知晓情况,回答不出扣2~4分	

续表

项目	检查标准	分值	考核细则	扣分及原因
（七）细菌耐药监测与多重耐药菌监控 20分	（6）相关人员掌握细菌耐药和多重耐药菌监测与防控知识和流程。 （7）做好医院感染微生物的培养、分离鉴定、药敏试验及特殊病原体耐药性监测,定期总结、分析,向有关部门反馈;发生医院感染暴发或检验出特殊耐药菌株时,应及时向医院感染管理科及相关科室报告			
（八）医疗废物 10分	（1）废弃的一次性使用医疗用品、废血和血液污染物必须分类收集,并进行无害化处理。 （2）病原体的培养基、标本和菌种、毒种保存液等高危险废物,应先压力灭菌或高水平消毒后按医疗废物处理,科室有交接及消毒登记。 （3）医疗废物有交接登记,登记本记录规范,无漏项、不准代签字。 （4）污水处理有登记。 （5）分类放置,标识清楚,垃圾袋、锐器盒使用规范,专物专用。 （6）传染性废物双层垃圾袋,并注明"传染性"字样。 （7）日产日清,包装（不得超过3/4满,包装袋外面无污染）、称重、封口、标识贴（禁止漏项）、交接、存放、运送等环节规范。 （8）各垃圾桶加盖、清洁,每天消毒。 （9）生活垃圾与医疗垃圾不得混放	10分	查看记录,实地查看。 第1~8项中有1项不合要求扣1分。 第9项不合要求扣2分	
（九）传染病防控管理 10分	（1）了解各种传染病的鉴别诊断及流行病学调查。 （2）掌握传染病上报流程,在规定时间内上报。 （3）熟练掌握传染病病原体（包括抗原、抗体、核酸等）检验方法、操作流程及结果阳性标准,正确出具阳性报告,严格执行防护措施,规范处理标本。 （4）严格标准预防,在标准预防基础上,根据岗位风险采取加强预防,正确选择及使用、处理防护用品,落实好手卫生。 （5）知晓预检分诊制度。 （6）发现聚集性传染病指标及时上报送检科室及感控办	10分	提问2名工作人员对传染病上报流程及传染病检测结果标准知晓情况,不合格1人次扣2分	

检查者： 科室负责人：

注意事项：1. 科室每月按照本标准完成自查并做好记录。感控办每季度按照本标准完成督查。
2. 本标准中每一大项里面小项目累计扣分超过该大项目总分,此大项目不得分。

九、健康管理中心医院感染管理与控制质量考核评分标准（100分）

科室： 检查时间： 年 月 总分：

项目	检查标准	分值	考核细则	扣分
（一）制度建设 10分	1. 组织与制度建设 （1）科室医院感染管理小组,有兼职质控人员。 （2）科室医院感染管理小组职责。 （3）科室医院感染管理相关制度。 （4）相关人员知晓率100%	2分	组织不健全、职责不明确,扣0.5分。 医护人员熟知内容,考核2人,不合格每人次扣1分	

续表

项目	检查标准	分值	考核细则	扣分
(一)制度建设 10分	2.建立科室医院感染管理文档 (1)医院相关部门发布的与医院感染相关的文件。 (2)建立科室医院感染培训计划,科内人员有学习笔记,且内容与培训内容一致。 (3)定期进行医院感染管理质量分析,有持续质量改进措施,有记录。 (4)科室有对医院感染制度落实情况的监督检查。 (5)科室有医院感染监测项目,有记录。 (6)科室相关人员掌握医院感染暴发报告流程和处理预案	8分	查看资料。 未建文档扣1分。 无科室培训计划记录扣2分。 无学习笔记扣2分。 抽查2名医护人员对相关知识知晓情况,不合格每人次扣0.5分。 无问题分析、改进措施扣2分	
(二)无菌原则 25分	严格执行无菌原则与操作规程 (1)按规范使用无菌物品和无菌溶液(消毒剂)。 (2)处置室、检查室、诊室、采血室、功能室、办公室分区合理、清洁整齐。 (3)无菌物品及非无菌物品分区存放、标识清楚;无菌包干燥,外观清洁,标识清楚,分类放置,无过期,无菌柜门及时关闭。 (4)无菌纱布、棉球、棉签等一经打开在24h内使用,在容器外注明开启时间,消毒液棉球现用现泡。 (5)酒精、碘伏等消毒剂开启后有效期按照说明书,最长时间不能超过7d,注明开启时间,瓶盖严密;各区域配速干手消毒液,一旦开启在1个月内使用,并注明开启时间,时间不准涂改。 (6)严格执行无菌技术操作原则和规程,进行无菌操作时衣帽整齐,戴口罩、戴无菌手套。 (7)复用的灭菌器械及物品由消毒供应中心统一进行清洗灭菌。 (8)一次性物品不得重复使用,并由医疗器械采购部门统一购入,科室不得自行购入。 (9)一次性灭菌物品存放在清洁干燥的区域,已去除外包装的灭菌物品需入橱内或带盖容器中	25分	实地查看。 1项不合要求扣3分	
(三)消毒隔离 25分	严格执行消毒隔离制度,防止交叉感染 (1)物体表面每日用含有效氯500mg/L的消毒剂擦拭2次(遇可疑传染病人或被病人血液、体液污染时用含有效氯1000mg/L消毒剂),有记录。 (2)处置室、诊室、检查室等每日开窗通风或机械通风至少2次,采血室、治疗室每日空气消毒2次,记录规范。 (3)各消毒液浓度符合要求,按时监测有记录;含氯消毒剂现用现配,超过24h不得使用,使用前测试浓度。 (4)各区域配速干手消毒剂,标注开启时间,消毒剂无过期,时间无涂改。 (5)执行一人一针一管一带,严格落实手卫生。 (6)止血带、体温计用后消毒、存放符合要求。 (7)复用的器械交消毒供应中心进行清洗灭菌处理。 (8)血压计每日擦拭保持清洁(若被污染用消毒剂擦拭),袖带清洗无异味,应每周清洗1~2次(若被污染立即消毒处理)。 (9)拖布、抹布分区使用,标记清楚,定点悬挂放置,用后消毒处理,晾干备用,容器清洁。 (10)诊疗床严格执行一人一床一套一巾;诊室清洁无污迹。 (11)按要求进行诊疗床终末消毒处理	25分	实地查看,查看记录。 第1、第4、第5、第6、第7项中有1项不合要求扣3分。 其余各项1项不合要求扣1~2分	

续表

项目	检查标准	分值	考核细则	扣分
(四)手卫生和标准防护 20分	(1)工作人员了解标准防护的主要内容。 (2)工作人员掌握隔离技术,合理使用各类防护用品。 (3)工作人员掌握洗手指征及洗手5个环节,执行六步(或七步)洗手法,正确率达到100%。 (4)洗手池配备洗手液、干手装置。 (5)规范使用锐器盒,一次性锐器用后立即放入锐器盒。 (6)工作人员掌握预防锐器伤的方法及职业暴露的应急处理,至少每半年进行1次应急演练,有图片及记录。 (7)科室每月有相关检查及手卫生依从性调查,有记录	20分	实地查看,提问。 1项不合要求扣2分。 提问回答不全每项酌情扣1~2分。 抽查2人洗手,不合要求每人次扣2分。 手卫生依从性不达标每人次扣2分	
(五)医疗废物 10分	(1)分类放置,标识清楚,垃圾袋、锐器盒使用规范,专物专用。 (2)传染性废物双层垃圾袋,并注明"传染性"字样。 (3)日产日清,包装(不得超过3/4满,包装袋外面无污染)、称重、封口、标识贴(禁止漏项)、交接、存放、运送等环节规范。 (4)登记本记录规范,无漏项、不准代签字,每月与暂存处记录不得有误差。 (5)各垃圾桶加盖、清洁,每天消毒,有记录。 (6)生活垃圾与医疗垃圾不得混放。 (7)用后的处置盘等医疗垃圾应及时放到医疗垃圾袋内密封	10分	查看记录,实地查看。 第1、第5、第7项中有1项不合要求扣2分。 其余项1项不合要求扣1分	
(六)传染病防控管理 10分	(1)了解各种传染病鉴别诊断及流调。 (2)掌握传染病上报流程,在规定时间内上报。 (3)落实传染病体检者隔离措施,按照空气、飞沫、接触三种隔离措施落实到位。 (4)严格标准预防,在标准预防基础上,根据岗位风险采取加强预防的措施,正确选择及使用、处理防护用品,落实好手卫生。 (5)知晓预检分诊制度	10分	实地查看。 1项不合要求扣1~2分,提问相关内容,回答不合格每人次扣2分	

检查者:　　　　　　　　　　　　　　　　　　　　　　　科室负责人:

注意事项：1. 科室每月按照本标准完成自查并做好记录。感控办每季度按照本标准完成督查。

2. 本标准中每一大项里面小项累计扣分超过该大项目总分,此大项目不得分。

十、介入导管室医院感染管理与控制质量考核评分标准（100分）

科室:　　　　　　检查时间:　　年　　月　　　总分:

项目	检查标准	分值	考核细则	扣分及原因
(一)制度建设 10分	1. 组织与制度建设 (1)科室医院感染管理小组,有兼职质控人员。 (2)科室医院感染管理小组职责。 (3)科室医院感染管理相关制度。 (4)相关人员知晓率100%	2分	组织不健全、职责不明确,扣0.5分。 对医护人员熟知内容,考核2人,不合格每人次扣1分	

项目	检查标准	分值	考核细则	扣分及原因
(一)制度建设 10分	2.建立科室医院感染管理文档 (1)医院相关部门发布的与医院感染相关的文件。 (2)建立科室医院感染培训计划,并落实,有记录。 (3)定期进行医院感染管理质量分析,有持续质量改进措施,有记录。 (4)科室有对医院感染制度落实情况的监督检查。 (5)有对医院感染现状进行分析,对存在问题的改进措施。 (6)科室有医院感染监测项目,有记录。 (7)科室相关人员掌握医院感染暴发报告流程和处理预案。 3.科室医院感染管理小组工作手册填写 (1)无漏签字、代签字及漏项。 (2)有学习笔记,且内容与培训内容一致	8分	查看资料。 未建文档扣1分。 无科室培训计划记录扣2分。 抽查2名医护人员对培训记录及相关知识知晓情况,不合格每人次扣0.5分。 无问题分析、改进措施扣2分。 有漏签字、代签字及漏项行为扣2分	
(二)环境卫生学管理 10分	环境卫生学应达到以下标准。 (1)介入诊疗室的墙壁、地面光滑、无裂隙,排水、通风系统良好。 (2)介入诊疗室用房的墙体表面、地面和各种设施、仪器设备的表面,应当在每日开始介入诊疗前和介入诊疗结束后进行湿式擦拭方法的清洁、消毒,墙体表面的擦拭高度为2~2.5m。未经清洁、消毒的诊疗室不得连续使用,连台介入诊疗操作空气消毒必须达到时间要求。 (3)不同区域的清洁、消毒物品分开使用。用于清洁、消毒的拖布、抹布应当是不易掉纤维的织物材料。 (4)介入诊疗室应当选用环保型中、高效化学消毒剂,周期性更换消毒剂,避免长期使用一种消毒剂导致微生物的耐药性	10分	实地查看和查看资料、记录相结合。 第1、第4项有1项不合要求扣2分。 第2、第3项有1项不合要求扣3分	
(三)无菌操作及消毒隔离 30分	严格执行消毒隔离制度,防止交叉感染 (1)严格遵守无菌技术操作原则。进入介入诊疗室必须穿戴手术室专用衣、鞋、帽,外出时更换外出衣、外出鞋 (2)各区拖布、抹布等清洁工具分区使用,分池冲洗,标记清楚、规范,定点悬挂放置,用后消毒处理,晾干备用,容器清洁;不得在无菌区洗手池内洗涤器械、污物。 (3)介入诊疗室洁净。每日介入诊疗操作前用湿布擦拭桌子,台面,介入诊疗操作后用含氯消毒液擦拭污染处,地面以湿式清扫为宜;每周彻底清洁1次,无浮尘,有记录。 (4)无菌物品与非无菌物品分开放置。无菌包内器械无锈、包布清洁。无菌物品包装外有灭菌标志及灭菌日期和有效期。用棉布包装物品的有效期7d。打开包布的物品和贮槽、敷料缸等有效时间24h,无菌持物钳干式使用有效期4h。 (5)严格一次性无菌物品使用制度,严禁重复使用。 (6)擦手毛巾一用一消毒,标示已消毒字样保存。 (7)介入诊疗操作室的门在手术过程中应当关闭,尽量减少人员的出入。 (8)介入诊疗操作室每日空气消毒3次,消毒器、排风口滤网定期清洗,有记录。	30分	实地查看和查看记录。 第4、第10项中有1项不合要求扣3分。 其余项1项不合要求扣2分	

续表

项目	检查标准	分值	考核细则	扣分及原因
(三)无菌操作及消毒隔离 30分	(9)介入诊疗操作开始台上一切物品不可用于另一介入诊疗操作,已铺好的无菌台4h未用应重新灭菌。 (10)灭菌器械及物品由消毒供应中心统一进行清洗灭菌。 (11)各消毒液浓度符合要求,按时监测有记录;含氯消毒剂现用现配,超过24h不得使用,使用前测试浓度。 (12)氧气湿化瓶、吸引瓶等用后消毒、存放符合要求。 (13)氧气湿化瓶、吸氧管一人一用,湿化用无菌蒸馏水每日更换,面罩(鼻导管)清洁			
(四)手卫生和标准防护 10分	(1)工作人员了解标准防护的主要内容。 (2)工作人员掌握隔离技术,合理使用各类防护用品。 (3)工作人员掌握洗手指征及洗手5个环节,执行六步(或七步)洗手法,正确率达到100%。 (4)洗手池配备洗手液、干手装置。 (5)规范使用锐器盒,一次性锐器用后立即放入锐器盒。 (6)工作人员掌握预防锐器伤的方法及职业暴露的应急处理,至少每半年进行1次应急演练,有图片及记录。 (7)科室定期进行相关检查,有记录	10分	实地查看,提问。 1项不合要求扣2分。 提问回答不全,每项酌情扣1~2分。 抽查2人洗手,不合要求每人次扣1分。 手卫生依从性不达标每人次扣2分	
(五)人员管理 10分	(1)严格按照《介入导管室感染管理制度》执行。 (2)严格控制介入诊疗操作室人数。 (3)医务人员不能在操作者背后传递器械、用物,坠落在操作床边缘以下或者手术器械台平面以下的器械、物品应当视为污染。 (4)严格执行手卫生标准,实施外科手消毒的人员,手消毒后只能触及无菌物品和无菌区域,必须待消毒液干燥后穿手术衣、戴手套。 (5)穿好无菌手术衣的医务人员限制在无菌区域活动。 (6)患有上呼吸道感染或者其他传染病的工作人员应当限制进入介入诊疗操作室工作。 (7)操作前常规审核患者HBV、HCV、HIV和梅毒螺旋体等感染标志物检查单,对结果阳性者,做好个人防护,同时上报感控办;HIV阳性者需请示医院感染管理委员会方可决定是否行介入诊疗操作。 (8)急诊患者均按照疑似传染病患者进行相关消毒、隔离及个人防护	10分	实地查看。 第1、第3、第4、第7项中有1项不合要求扣2~2.5分。 第2、第5、第6项1项不合要求扣1~1.5分	
(六)手术器械清洗与灭菌 10分	(1)手术器械由消毒供应中心统一进行清洗、消毒、灭菌。 (2)灭菌器械每锅有化学监测卡(第5代),并达标,每月有生物学检测。 (3)特殊感染病例按照先消毒后清洗程序进行	10分	现场查看,查看记录。 1项不合要求扣3分。 3项不合要求扣4分	
(七)医疗废物 10分	(1)分类放置,标识清楚,垃圾袋、锐器盒使用规范,专物专用。 (2)传染性废物双层垃圾袋,并注明"传染性"字样。 (3)包装(不得超过3/4满,包装袋外面无污染)、称重、封口、标识贴(禁止漏项)、交接、存放、运送等环节规范。 (4)登记本记录规范,无漏项,不准代签字。 (5)每月与暂存处记录不得有误差。 (6)各垃圾桶加盖、清洁,每天消毒。 (7)生活垃圾与医疗垃圾不得混放。 (8)所有医疗废物日产日清,其中锐器盒不得超过3/4满并且最长存储时间不得超过48h,标明开启时间	10分	查看记录,实地查看。 第1~6项中有1项不合要求扣1.5分。 第7项不合要求扣2分	

续表

项目	检查标准	分值	考核细则	扣分及原因
（八）传染病防控管理 10分	（1）了解各种传染病的鉴别诊断及流行病学调查。 （2）掌握传染病上报流程，在规定时间内上报。 （3）严格标准预防，在标准预防基础上，根据岗位风险采取加强预防，正确选择及使用、处理防护用品，落实好手卫生。 （4）知晓预检分诊制度。 （5）对于急诊患者按照传染病患者管理，做好标准预防，患者离开后，进行终末消毒	10分	抽查2名工作人员，不合格1人次扣5分	

检查者：　　　　　　　　　　　　　　　　　　　　　　　　　科室负责人：

注意事项：1. 科室每月按照本标准完成自查并做好记录。感控办每季度按照本标准完成督查。

2. 本标准中每一大项里面小项累计扣分超过该大项目总分，此大项目不得分。

十一、口腔科医院感染管理与控制质量考核评分标准（100分）

科室：　　　　　　检查时间：　　年　　月　　　　总分：

项目	检查标准	分值	考核细则	扣分及原因
（一）制度建设 10分	1. 组织与制度建设 （1）科室医院感染管理小组，有兼职质控人员。 （2）科室医院感染管理小组职责。 （3）科室医院感染管理相关制度。 （4）相关人员知晓率100%	2分	组织不健全、职责不明确，扣0.5分。 对医护人员熟知内容，考核2人，不合格每人次扣1分	
	2. 建立科室医院感染管理文档 （1）医院相关部门发布的与医院感染相关的文件。 （2）建立科室医院感染培训计划，并落实，有记录。 （3）定期进行医院感染管理质量分析，有持续质量改进措施，有记录。 （4）科室有对医院感染制度落实情况的监督检查。 （5）有对医院感染现状进行分析，对存在问题的改进措施。 （6）科室有医院感染监测项目，有记录。 （7）科室相关人员掌握医院感染暴发报告流程和处理预案。 3. 科室医院感染管理小组工作手册填写 （1）无漏签字、代签字及漏项。 （2）有学习笔记，且内容与培训内容一致	8分	查看资料。 未建文档扣1分。 无科室培训计划记录扣2分。 抽查2名医护人员对培训记录及相关知识知晓情况，不合格每人次扣0.5分。 无问题分析、改进措施扣2分。 有漏签字、代签字及漏项行为扣2分	
（二）基本设施 5分	（1）口腔诊疗区域和口腔诊疗器械清洗、消毒区域应当分开，布局合理。 （2）设器械清洗室和消毒室，配备清洗池、清洗用具、超声波清洗机（推荐高频机）、酶清洗剂、防护设备（防护镜、口罩、帽子、橡胶手套、防渗围裙、袖套）。 （3）灭菌器、空气消毒设施性能良好，满足需要。化学消毒剂符合规定，浓度达标。 （4）无菌物品在无菌柜保存，其他器械放在固定位置，有明显标识，无菌柜门应及时关闭。 （5）使用中的灭菌器应每月进行生物监测	5分	实地查看。 第1~3项中有1项不合要求扣1分。 第4、第5项中有1项不合要求扣2分	

续表

项目	检查标准	分值	考核细则	扣分及原因
(三)消毒灭菌要求 20分	(1)进入病人口腔内的所有诊疗器械,必须达到"一人一用一消毒或者灭菌"的要求。 (2)诊疗器械尽量采用物理灭菌法灭菌,应配备快速压力蒸汽灭菌器。 (3)凡接触病人伤口、血液、破损黏膜的口腔器械(如手机、车针、扩大针、拔牙钳、根管器械、手术刀、牙周刮治器、洁牙器、洁牙手柄、超声洁牙机工作尖、抛光磨头、成型片夹等)等必须达到灭菌要求。 (4)接触病人完整黏膜、皮肤的口腔诊疗器械,包括口镜等口腔检查器械、各类用于辅助治疗的物理测量仪器、印模托盘、漱口杯等,使用前必须达到消毒要求;各种修复体、矫治器等进入病人口腔前要消毒;对三用枪头、光固化机等要有消毒或隔离措施。 (5)凡接触病人体液、血液的修复和正畸印模、模型等物品送技工室操作前必须消毒,可用物理或化学方法消毒。 (6)牙科综合治疗台及其配套设施应每日清洁、消毒,遇污染应及时清洁、消毒。各区域配速干手消毒液,一旦开启1个月内使用,并注明开启时间,时间不准涂改。 (7)消毒灭菌后的医疗用品必须保持干燥,封闭保存,在保存过程中一旦再污染应再次进行消毒或灭菌。 (8)使用中的纸塑包装必须有卫生行政部门批件。 (9)种植牙室必须按照手术室管理。 (10)裸露器械灭菌时必须采用第五类化学指示卡。 (11)一次性器械或耗材如介入导管、植入耗材、牙周敷料、纸捻、牙胶尖等高危险性器械,一次性使用 (12)每次治疗开始前和结束后及时踩脚闸冲管至少30s或使用防回吸牙科手机。 (13)每日对诊疗室空气、物表进行消毒,有记录。含氯消毒剂现用现配,超过24h不得使用,使用前测试浓度	20分	实地查看,查看记录。 1项不合要求扣2分	
(四)手卫生和标准防护 10分	(1)工作人员了解标准防护的主要内容。 (2)工作人员掌握隔离技术,合理使用各类防护用品。 (3)工作人员掌握洗手指征及洗手5个环节,执行六步(或七步)洗手法,正确率达到100%。 (4)洗手池配备洗手液、干手装置。 (5)规范使用锐器盒,一次性锐器用后立即放入锐器盒。 (6)工作人员掌握预防锐器伤的方法及职业暴露的应急处理;至少每半年进行1次应急演练,有图片及记录。 (7)科室定期有相关检查,有记录	10分	实地查看,提问。 1项不合要求扣2分。 提问回答不全,每项酌情扣0.5~1分。 抽查2人洗手,不合要求每人次扣2分。 手卫生依从性不达标每人次扣2分	
(五)感染病例管理 10分	(1)建立医院感染病例登记簿,由专人(感控医师)负责。 (2)散发医院感染病例填卡24h内报医院感染科,暴发病例及时报告,项目填写无漏项。 (3)医院感染病例登记内容全面,科室每月对感染病例及多重耐药菌感染病例有原因分析及整改措施,有记录。 (4)科室医院感染发生率≤10%(依专业特点而定)。 (5)科室医院内感染病例无漏报、错报、迟报。 (6)对院内感染病例有隔离措施。 (7)科室有院内感染诊断及多重耐药菌相关知识的培训、考核,有记录。 (8)合理使用抗菌药	10分	查看病历、记录。 1项不合要求扣1分。 感染病例每漏报1例扣2分,迟报1例扣1分,暴发病例瞒报扣2分。 现场抽查隔离措施落实不到位扣2分。 记录不及时扣2分。 感染率每超1%扣0.5分	

续表

项目	检查标准	分值	考核细则	扣分及原因
(六)无菌操作 15分	(1)对每位病人操作前后必须洗手或手消毒。 (2)戴手套操作时,每治疗一个病人应更换一副手套并进行洗手或手消毒。 (3)诊疗操作时必须戴口罩、帽子,可能出现病人血液、体液喷溅时,应戴护目镜。 (4)麻醉药应注明启用日期与时间,启封后使用时间不得超过24h,现用现抽,尽量使用小包装。抽出的局麻药超过2h后不得使用。 (5)无菌纱布、棉球、棉签等一经打开在24h内使用,在容器外注明开启时间,消毒液棉球现用现泡。 (6)无菌持物钳及容器干燥使用,每4小时更换1次,注明开启时间。 (7)酒精、碘伏等小包装的消毒剂有效期为7d,注明开启时间,瓶盖严密。盛放用于皮肤消毒的非一次性使用的碘酒、酒精的容器等应密闭保存,每周更换2次,同时更换灭菌容器。 (8)采用快速卡式压力蒸汽灭菌器的灭菌器械,可不封袋包装,裸露灭菌后存放于无菌容器中备用;一经打开使用,有效期不超过4h。 (9)根据消毒与灭菌的方法不同采用不同方式对口腔诊疗器械进行包装,包外有灭菌标识,注明灭菌日期、失效日期、操作人	15分	现场查看、查看记录。 1项不合要求扣1~1.5分	
(七)消毒隔离 10分	(1)口腔诊疗区域内应当保持环境整洁,每日对口腔诊疗、清洗、消毒区域进行清洁、消毒;对可能造成污染的诊疗环境表面及时进行清洁、消毒处理。 ① 治疗区的操作台:牙科综合治疗台及其配套设施应每日清洁、消毒,遇污染时随时消毒处理(如手机及三用枪座、照明灯手柄及开关、牙椅操作台拉手及牙椅升降开关处等容易被污染处应在治疗每个病人后常规消毒或用一次性保护膜覆盖)。 ② 诊疗室地面:保持清洁卫生,每日工作完毕,通常采用湿拭清扫,用清水或清洁剂拖地,每日1~2次,遇污染时随时清洁、消毒处理。 ③ 空气消毒:每日定时通风或者进行空气净化;有消毒记录。 (2)每周对诊疗环境进行1次彻底清洁消毒,用消毒液擦拭或喷洒桌面、椅子、门窗、地面等,然后进行空气消毒。 (3)X射线照相室应严格控制拍片中的交叉感染,避免X射线机头、X射线标准管受到污染,有控制交叉感染的措施。使用后的显影液、定影液等化学性污染物交由专门处置机构处理	10分	现场查看、查看记录。 第2、第3项中有1项不合要求扣3分。 第1项内不合要求每小项扣3分	
(八)医疗废物 10分	(1)分类放置,标识清楚,垃圾袋、锐器盒使用规范,专物专用。 (2)传染性废物双层垃圾袋,并注明"传染性"字样。 (3)包装(不得超过3/4满,包装袋外面无污染)、称重、封口、标识贴(禁止漏项)、交接、存放、运送等环节规范。	10分	查看记录,实地查看。 第1、第5、第7项中有1项不合要求扣2分。 其余项1项不合要求扣1分	

续表

项目	检查标准	分值	考核细则	扣分及原因
(八)医疗废物 10分	(4)登记本记录规范,无漏项、不准代签字,每月与暂存处记录不得有误差。 (5)各垃圾桶加盖、清洁,每天消毒,有记录。 (6)生活垃圾与医疗垃圾不得混放。 (7)用后的处置盘等医疗垃圾应及时放到医疗垃圾袋内密封。 (8)所有医疗废物日产日清,其中锐器盒不得超过3/4满并且最长存储时间不得超过48h,标明开启时间			
(九)传染病防控管理 10分	(1)熟练掌握各种传染病的鉴别诊断及流行病学调查。 (2)掌握传染病上报流程,在规定时间内上报。 (3)落实传染病患者隔离措施,按照空气、飞沫、接触三种隔离措施落实到位。 (4)隔离间管理符合医院要求。 (5)严格标准预防,在标准预防基础上,根据岗位风险采取加强预防的措施,正确选择及使用、处理防护用品,落实好手卫生。 (6)知晓预检分诊制度	10分	实地查看。 1项不合要求扣1~2分	

检查者: 科室负责人:

注意事项:1. 科室每月按照本标准完成自查并做好记录。感控办每季度按照本标准完成督查。
2. 本标准中每一大项里面小项目累计扣分超过该大项目总分,此大项目不得分。

十二、门诊医院感染管理与控制质量考核评分标准(100分)

科室: 检查时间: 年 月 总分:

项目	检查标准	分值	考核细则	扣分
(一)制度建设 10分	1. 组织与制度建设 (1)门诊医院感染管理小组,有兼职感控人员。 (2)门诊医院感染管理小组职责。 (3)门诊医院感染管理相关制度。 (4)相关人员知晓率100%	2分	组织不健全、职责不明确,扣0.5分。 对医护人员熟知内容,考核2人,不合格每人次扣1分	
	2. 建立科室医院感染管理文档 (1)医院相关部门发布的与医院感染相关的文件。 (2)建立门诊医院感染培训计划,并落实,有记录。 (3)定期进行医院感染管理质量分析,有持续质量改进措施,有记录。 (4)门诊有对医院感染制度落实情况的监督检查。 (5)有对医院感染现状进行分析,对存在问题的改进措施。 (6)门诊有医院感染监测项目,有记录。 (7)门诊相关人员掌握医院感染暴发报告流程和处理预案。 3. 科室医院感染管理小组工作手册填写 (1)无漏签字、代签字及漏项。 (2)有学习笔记,且内容与培训内容一致	8分	查看资料。 未建文档扣1分。 无科室培训计划记录扣2分。 抽查2名医护人员对培训记录及相关知识知晓情况,不合格每人次扣0.5分。 无问题分析、改进措施扣2分。 有漏签字、代签字及漏项行为扣2分	

续表

项目	检查标准	分值	考核细则	扣分
(二)环境管理 10分	(1)布局合理、标识醒目；洁、污分区明确。 (2)急诊、儿科门诊与普通门诊分开，自成体系，建立预检分诊制度。 (3)应设有利于隔离的房间；发现传染病人及疑似传染病人，到指定隔离诊室诊治，隔离诊室及时消毒。 (4)建立环境清洁消毒管理制度，有具体的落实措施，按要求开展清洁消毒工作，各室环境整洁，玻璃、地面、用具等清洁无尘，有记录。 (5)动态空气消毒机按规定使用，过滤网每月清洗1次并有记录。 (6)空调通风口保持清洁	10分	实地查看，1项不合格扣1分。 查看预检分诊情况	
(三)诊室、治疗室、处置室 10分	(1)布局合理、分区明确、标识清楚，环境清洁、消毒符合规定。 (2)无菌物品存放、有效期、使用符合规定；一次性物品不得重复使用，非一次性医疗用品的清洗、消毒、灭菌、存放、使用规范。无菌物品与清洁物品、一次性物品与非一次性物品应分层、分区摆放，标识清楚。 (3)无菌操作符合规定。 (4)有流动水洗手设施及干手设施。 (5)医疗区域无工作人员生活用品。 (6)治疗车与换药车上层为清洁区、下层为污染区，车上应配有速干手消毒剂。 (7)禁止在诊室内进行无菌操作，必须到治疗室，严格遵守无菌操作技术要求	10分	查看分区、标识、无菌物品及消毒液的使用及用后处理情况。 查看一次性医疗用品存放、使用情况现场查看。 1项不合要求扣1~2分	
(四)无菌原则 20分	严格执行无菌原则与操作规程。 (1)按规范使用无菌物品和无菌溶液(消毒剂)。 (2)处置室、治疗室、诊室环境整洁；处置室、治疗室、采血室分区合理、清洁整齐。 (3)无菌物品及非无菌物品分区存放、标识清楚；无菌包干燥，外观清洁，标识清楚，分类放置，无过期，无菌柜门及时关闭。 (4)处置车上物品位置摆放正确。 (5)无菌纱布、棉球、棉签等一经打开在24h内使用，在容器外注明开启时间，消毒液棉球现用现泡 (6)无菌持物钳及容器干燥使用，每4小时更换1次，注明开启时间。 (7)药物现用现配，注射器中的无菌药液不得超过2h；溶剂开启24h内使用，注明开启时间。 (8)酒精、碘伏等消毒剂在24h内使用，注明开启时间，瓶盖严密；各区域配速干手消毒液，一旦开启在1个月内使用，并注明开启时间，时间不准涂改。 (9)进入处置室、治疗室必须穿白大衣、戴工作帽，在处置台前、处理无菌物品、加药、注射等操作时戴口罩。 (10)严格执行无菌技术操作原则和规程，进行无菌操作时衣帽整齐、戴口罩、戴无菌手套。 (11)复用的灭菌器械及物品由消毒供应中心统一进行清洗灭菌。 (12)一次性物品不得重复使用，并由医疗器械采购部门统一购入，科室不得自行购入。	20分	实地查看。 第7、第10、第12项中有1项不合要求扣3分。 其余各项1项不合要求扣1.5~2分	

续表

项目	检查标准	分值	考核细则	扣分
(四)无菌原则 20分	(13)一次性灭菌物品存放在清洁干燥的区域,已去除外包装的灭菌物品需入橱内或带盖容器中。 (14)灭菌/消毒物品一用一灭菌/消毒(如针灸针、取样刀片等)。 (15)为患者采血时必须戴手套,脱手套后进行手卫生;采血垫巾一患一更换			
(五)消毒隔离 20分	严格执行消毒隔离制度,防止交叉感染。 (1)普通病人和传染病人应分室就诊。 (2)物体表面每日用含有效氯500mg/L的消毒剂擦拭2次(遇可疑传染病人或被病人血液、体液污染时用含有效氯1000mg/L的消毒剂);卫生间每日用含有效氯1000mg/L的消毒剂擦拭消毒2次。 (3)诊室、检查室等每日开窗通风或机械通风至少2次;治疗室、处置室、采血室等每日空气消毒2次,记录规范。 (4)各消毒液浓度符合要求,按时监测有记录;含氯消毒剂现用现配,超过24h不得使用,使用前测试浓度。 (5)诊室、治疗室、换药室(处置室)等处配速干手消毒剂,消毒剂无过期。 (6)执行一人一针一管一带一洗手,接诊、换药、处置一患一洗手(双手无可见污染时用速干手消毒剂)。 (7)止血带、体温计、螺纹管、氧气湿化瓶、吸引瓶等用后消毒、存放符合要求。 (8)氧气湿化瓶、吸氧管一人一用一消毒,长期使用每周更换一次,湿化用无菌蒸馏水每日更换,面罩(鼻导管)清洁。 (9)雾化器、螺纹管一人一用一消毒,用前加药液,雾化器用后水槽及雾化罐干燥放置。 (10)复用的器械交消毒供应中心进行清洗灭菌处置。 (11)血压计每日擦拭保持清洁(若被污染用消毒剂擦拭),袖带清洁无异味,应每周清洗1～2次(若被污染立即消毒处理)。 (12)一次性针灸针在有效期内使用,不得重复使用,用后入锐器盒。 (13)凡接触未破损皮肤的物品均须保持清洁。 (14)眼科在急性结膜炎流行季节应分诊室接诊,测视力挡眼板、眼压计等用后须消毒。 (15)拖布、抹布分区使用,标记清楚,定点悬挂放置,用后消毒处理,晾干备用,容器清洁。 (16)冰箱清洁定时除霜,无过期、污染物品,不得存放个人物品。 (17)诊疗床严格执行一人一床一套一桌一巾;诊室清洁无污迹。 (18)按要求进行诊疗床终末消毒处理;不在诊室走廊清点污被服。 (19)挂号、收款、药房等窗口放置速干手消毒剂,台面保持清洁,每日2次擦拭消毒,遇污染随时消毒。 (20)各检查室一患一更换铺巾,每天空气、物表消毒2次,有记录	20分	实地查看,查看消毒记录。 第5、第6、第8、第9、第10、第12项中有1项不合要求扣2分。 其余各项1项不合要求扣1～1.5分。 提问保洁员消毒液的配制	

续表

项目	检查标准	分值	考核细则	扣分
(六)手卫生和标准防护 10分	(1)工作人员了解标准防护的主要内容。 (2)工作人员掌握隔离技术,合理使用各类防护用品。 (3)工作人员掌握洗手指征及洗手5个环节,执行六步(或七步)洗手法,正确率达到100%。 (4)洗手池配备洗手液、干手装置。 (5)规范使用锐器盒,一次性锐器用后立即放入锐器盒。 (6)工作人员掌握预防锐器伤的方法及职业暴露的应急处理,至少每年进行一次应急演练,有图片及记录。 (7)门诊部定期进行相关检查,有记录	10分	实地查看,提问。 1项不合要求扣1分。 提问回答不全,每项酌情扣0.5~1分。 抽查2人洗手,不合要求每人次扣1分。 手卫生依从性不达标每人次扣2分	
(七)医疗废物 10分	(1)分类放置,标识清楚,垃圾袋、锐器盒使用规范,专物专用。 (2)传染性废物双层垃圾袋,并注明"传染性"字样。 (3)包装(不得超过3/4满,包装袋外面无污染)、称重、封口、标识贴(禁止漏项)、交接、存放、运送等环节规范。 (4)登记本记录规范,无漏项、不准代签字,每月与暂存处记录不得有误差。 (5)各垃圾桶加盖、清洁,每天消毒,有记录。 (6)生活垃圾与医疗垃圾不得混放。 (7)用后的处置盘等医疗垃圾应及时放到医疗垃圾袋内密封。 (8)所有医疗废物日产日清,其中锐器盒不得超过3/4满并且最长存储时间不得超过48h,标明开启时间	10分	查看记录,实地查看。 第1、第5、第7项中有1项不合要求扣2分。 其余项1项不合要求扣1分	
(八)传染病防控 10分	(1)门诊医生熟练掌握各种传染病的鉴别诊断及流行病学调查。 (2)掌握传染病上报流程,在规定时间内上报。 (3)落实传染病患者隔离措施,按照空气、飞沫、接触三种隔离措施落实到位。 (4)隔离诊室管理符合医院要求。 (5)严格标准预防,在标准预防基础上,根据岗位风险采取加强预防的措施,正确选择及使用、处理防护用品,落实好手卫生。 (6)知晓预检分诊制度	10分	实地查看。 1项不合要求扣1~2分。 提问医生传染病流调、隔离等相关内容,回答不合格每人次扣2分	

检查者: 科室负责人:

注意事项:1.门诊部每月按照本标准完成自查并做好记录。感控办每季度按照本标准完成督查。
2.本标准中每一大项里面小项累计扣分超过该大项目总分,此大项目不得分。

十三、手术室(含急诊手术室)医院感染管理与控制质量考核评分标准(100分)

科室: 检查时间: 年 月 总分:

项目	检查标准	分值	考核细则	扣分及原因
(一)制度建设 10分	1. 组织与制度建设 (1)科室医院感染管理小组,有兼职质控人员。 (2)科室医院感染管理小组职责。 (3)科室医院感染管理相关制度。 (4)相关人员知晓率100%	2分	组织不健全、职责不明确,扣0.5分。 对医护人员熟知内容,考核2人,不合格每人次扣1分	

续表

项目	检查标准	分值	考核细则	扣分及原因
(一)制度建设 10分	2.建立科室医院感染管理文档 (1)医院相关部门发布的与医院感染相关的文件。 (2)建立科室医院感染培训计划,并落实,有记录。 (3)定期进行医院感染管理质量分析,有持续质量改进措施,有记录。 (4)科室有对医院感染制度落实情况的监督检查。 (5)有对医院感染现状进行分析,对存在问题的改进措施。 (6)科室有医院感染监测项目,有记录。 (7)科室相关人员掌握医院感染暴发报告流程和处理预案。 3.科室医院感染管理小组工作手册填写 (1)无漏签字、代签字及漏项。 (2)有学习笔记,且内容与培训内容一致	8分	查看资料。 未建文档扣1分。 无科室培训计划记录扣2分。 抽查2名医护人员对培训记录及相关知识知晓情况,不合格每人次扣0.5分。 无问题分析,改进措施扣2分。 有漏签字、代签字及漏项行为扣2分	
(二)环境管理 10分	(1)布局合理,分区明确,标识清楚,符合功能流程合理和洁、污分开的要求。设隔离手术间,隔离手术间应靠近手术室患者入口处。 (2)天花板、墙壁、地面无裂隙,表面光滑,有良好的排水系统,地面清洁无积水。 (3)设有流动水洗手设备,水龙头开关用非手触式;手卫生用品和外科手消毒用品配备符合要求。 (4)拖布、抹布分区使用,标识明确,悬挂存放。 (5)器械间、敷料间专人管理,物品器械定点放置,排放有序。手术间清洁,玻璃明亮。手术床、无影灯等无污迹。 (6)洁净手术间应严格洁净室操作规程,定期维护和监测并记录,确保各项指标符合要求。 (7)普通手术间应配备空气消毒机并规范使用,过滤网每月清洗1次并有记录。 (8)每周进行1次彻底清洁消毒处理	10分	实地查看和查看资料、记录相结合。 第1、第4项中有1项不合要求扣2分。 第2、第3项中有1项不合要求扣3分	
(三)无菌操作及消毒隔离 20分	(1)医务人员必须严格遵守消毒隔离制度和无菌技术操作规程。 (2)进入手术室的人员严格按规定更换手术室专用工作衣、鞋、口罩、帽子。穿好无菌手术衣后只能在规定区域内活动,术中严格执行无菌技术操作规程;外出时需更换外衣和鞋。 (3)每日开始手术前和手术结束后,手术间应严格按要求进行消毒。 (4)连台手术的房间必须在环境、物表等清洁、消毒处理完成后才能进行下一患者的手术;连台手术者必须重新手消毒后,才能开始下一位病人手术。 (5)不同区域使用的清洁、消毒物品应当分开使用。 (6)严格限制手术间人员数量。 (7)手术间门在手术过程中应当关闭,尽量减少人员的出入。 (8)接送患者的平车分区域使用,在车辆转换处更换平车,分开放置,标识清楚,保持清洁,定期消毒,按要求使用。接送隔离患者的平车应专车专用,用后严格消毒。 (9)隔离患者手术通知单上应注明感染情况,严格隔离管理,术后器械及物品双消毒,标本按隔离要求处理,手术间严格终末消毒。	20分	实地查看,查看记录。 第4、第10项中有1项不合要求扣3分。 其余项有1项不合要求扣2分	

项目	检查标准	分值	考核细则	扣分及原因
(三)无菌操作及消毒隔离 20分	(10)消毒剂按《医疗机构消毒技术规范》要求使用,各消毒液浓度符合要求,按时监测有记录;含氯消毒剂现用现配,超过24h不得使用,使用前测试浓度。 (11)手术操作开始后台上一切物品不可用于另一台手术操作,已铺好的无菌台4h未用重新灭菌。 (12)灭菌器械及物品由消毒供应中心统一进行清洗灭菌。 (13)每台手术结束后落实终末消毒;手术室各区域按照规范要求进行空气、物表消毒,消毒器、排风口滤网定期清洗,有记录。 (14)一次性器械禁止复用			
(四)手卫生和标准防护 5分	(1)配备符合要求的职业安全防护用品,工作人员正确使用。 (2)工作人员掌握标准防护的主要内容及隔离技术,合理使用各类防护用品。 (3)工作人员掌握洗手指征及洗手5个环节,执行六步(或七步)洗手法,正确率达到100%。 (4)洗手池配备洗手液、干手装置。 (5)规范使用锐器盒,一次性锐器用后立即放入锐器盒。 (6)工作人员掌握预防锐器伤的方法及职业暴露的应急处理,至少每半年进行1次应急演练,有图片及记录。 (7)科室每个月有手卫生依从性调查及进行职业防护督导自查,有记录	5分	实地查看,提问。 1项不合要求扣2分。 提问回答不全,每项酌情扣1~2分。 抽查2人洗手,不合要求每人次扣1分。 手卫生依从性不达标每人次扣2分	
(五)人员管理 5分	(1)严格按照《手术室感染管理制度》执行。 (2)严格控制手术室人数。 (3)医务人员不能在操作者背后传递器械、用物,坠落在操作床边缘以下或者手术器械台平面以下的器械、物品应当视为污染。 (4)严格执行手卫生标准,实施外科手消毒的人员,手消毒后只能触及无菌物品和无菌区域,必须待消毒液干燥后穿手术衣、戴手套。 (5)穿好无菌手术衣的医务人员限制在无菌区域活动。 (6)患有上呼吸道感染或者其他传染病的工作人员应当限制进入手术室工作。 (7)操作前常规审核患者HBV、HCV、HIV和梅毒螺旋体等感染标志物检查单,对结果阳性者,做好个人防护,同时上报感控办;HIV阳性者需请示医院感染管理委员会方可决定是否行手术操作。 (8)急诊患者均按照疑似传染病患者进行相关消毒、隔离及个人防护	5分	实地查看。 第1、第3、第4、第7项中有1项不合要求扣2~2.5分。 第2、第5、第6项中有1项不合要求扣1~1.5分	
(六)无菌物品管理 10分	(1)无菌物品专柜专用,按灭菌日期依次存放,在灭菌有效期内使用。 (2)手术器具及物品必须一用一灭菌。 (3)麻醉用器具应定期清洁、消毒,接触患者的用品一用一消毒。 (4)一次性医疗用品不得重复使用	10分	现场查看无菌物品存放和使用情况。 1项不符合要求扣2分	

续表

项目	检查标准	分值	考核细则	扣分及原因
（七）使用后医疗器械和物品的处理 10分	（1）用后的医疗器械和物品应统一到供应室清洗、消毒/灭菌。 （2）特殊感染患者用过的器械和物品应与供应室单独交接，标识清楚，并记录、签字。 （3）使用后的腔镜等，按规范要求彻底清洗、消毒/灭菌。 （4）所有医疗器械在检修前应先经消毒或者灭菌处理。 （5）污染前后的器械盛器和运送工具必须严格区分，并有明显标识，不得混用；每日清洗消毒，意外污染应立即清洗消毒。 （6）外来器械使用后禁止交给厂商，必须送到供应室清洗消毒后，由供应室交给器械厂商	10分	现场查看。 1项不符合要求扣1分	
（八）环境卫生学与消毒灭菌效果监测 10分	（1）高压蒸汽灭菌锅：物理监测每锅进行，化学监测每包进行，生物监测每周进行，有阳性对照。监测结果符合要求并有相关记录。 （2）使用中的消毒剂染菌量监测：消毒剂每季度1次；化学监测：含氯消毒剂等有效浓度监测每日1次，记录监测结果并保存。 （3）空气监测每月1次，每季度要监测所有手术间，结果符合要求并有相应记录和结果分析；物体表面和医护人员手的生物监测，每季度1次，结果符合要求并有相应记录和结果分析。 （4）监测结果记录单保存完整。监测结果不符合要求的应及时查找原因，并改进	10分	现场查看，查看记录。 1项不合要求扣3分 3项不合要求扣4分	
（九）医疗废物 10分	（1）分类放置，标识清楚，垃圾袋、锐器盒使用规范，专物专用。 （2）传染性废物双层垃圾袋，并注明"传染性"字样。 （3）包装（不得超过3/4满，包装袋外面无污染）、称重、封口、标识贴（禁止漏项）、交接、存放、运送等环节规范。 （4）登记本记录规范，无漏项、不准代签字。 （5）每月与暂存处记录不得有误差。 （6）各垃圾桶加盖、清洁，每天消毒。 （7）生活垃圾与医疗垃圾不得混放。 （8）所有医疗废物日产日清，其中锐器盒不得超过3/4满并且最长存储时间不得超过48h，标明开启时间	10分	查看记录，实地查看。 第1~6项中有1项不合要求扣1.5分。 第7项不合要求扣2分	
（十）传染病防控管理 10分	（1）了解各种传染病的鉴别诊断及流行病学调查。 （2）掌握传染病上报流程，在规定时间内上报。 （3）严格标准预防，在标准预防基础上，根据岗位风险采取加强预防，正确选择及使用、处理防护用品，落实好手卫生。 （4）知晓预检分诊制度。 （5）对于急诊手术患者按照传染病患者管理，做好标准预防，患者离开后，进行终末消毒	10分	抽查2名工作人员，不合格1人次扣5分	

检查者： 科室负责人：

注意事项：1. 科室每月按照本标准完成自查并做好记录。感控办每季度按照本标准完成督查。

2. 本标准中每一大项里面小项累计扣分超过该大项目总分，此大项目不得分。

3. 急诊手术室参照本标准执行。

十四、腔镜室医院感染管理与控制质量考核评分标准（100分）

科室：　　　　　检查时间：　　年　　月　　　　总分：

项目	检查标准	分值	考核细则	扣分及原因
（一）制度建设 10分	（1）建立科室医院感染管理文档，规章制度健全：包括内镜室消毒、隔离措施、内镜清洗消毒操作规程、内镜监测制度。 （2）制订科室医院感染培训计划，并落实，有记录，新上岗人员必须参加岗位培训。 （3）有医院相关部门发布的与医院感染相关的文件。 （4）定期进行医院感染管理质量分析，持续质量改进措施，有记录。 （5）科室有对医院感染制度落实情况的监督检查。 （6）有对医院感染现状进行分析，对存在问题有改进措施。 （7）科室有医院感染监测项目，有记录。 （8）科室相关人员掌握医院感染暴发报告流程和处理预案	10分	查看资料。 未建文档扣1分。 无科室培训计划记录扣2分。 抽查2名医护人员对培训记录及相关知识知晓情况，不合格每人次扣0.5分。 无问题分析、改进措施扣2分	
（二）基本设施 20分	（1）布局合理，诊疗室与洗消室分开，独立设置，标识明确。 （2）洗消室面积应满足清洗设施放置及使用需要。 （3）内镜、活检钳等数量与接诊病人数相适应，一次性活检钳禁止复用。 （4）洗消室有通风设施，保证通风良好，定期对通风过滤网进行清洗，有记录。 （5）配有储镜柜，储镜柜内表面光滑、无缝隙、便于清洁；每周清洁、消毒1次，遇污染时应随时清洁消毒，有记录。 （6）配有专用流动水清洗槽、各种内镜专用刷、压力水枪、压力气枪、超声清洗机、干燥设备、计时器等设施设备，并保证其可以正常使用。 （7）胃镜、肠镜、支气管镜、喉镜、胆道镜等的清洗、消毒设备应当分开，且标识明确。 （8）有多酶洗液、2%碱性戊二醛、75%酒精、过氧乙酸等清洗、消毒剂，过氧乙酸、戊二醛等消毒剂有浓度试纸，无过期。 （9）防水服或防渗透围裙、口罩、帽子、防水袖套、手套等防护用品齐全	20分	实地查看。 第5、第8项中有1项不合要求扣3分。 第4、第7项中有1项不合要求扣2分。 其余项1项不合要求扣1~2分	
（三）基本原则 20分	（1）不同部位内镜的诊疗工作分室进行，胃、肠镜不能分室时，可分时间段进行。 （2）软式内镜必须达到高水平消毒。凡进入人体无菌组织、器官或者经外科切口进入人体无菌腔室的内镜及附件必须达到灭菌。 （3）凡穿破黏膜的内镜附件，如活检钳、高频电刀、细胞刷等必须达到灭菌。 （4）内镜及附件用后立即清洗、消毒，并使用计时器控制。 （5）内镜用流动纯化水清洗，消毒后的内镜应采用无菌水进行终末漂洗。 （6）每日诊疗前内镜需重新消毒、冲洗干燥后方可使用。	20分	实地查看，查看记录。 第2、第3项中有1项不合要求扣3分。 其余项有1项不合要求扣1~2分	

续表

项目	检查标准	分值	考核细则	扣分及原因
(三)基本原则 20分	(7)内镜洗消记录齐全：病人姓名、内镜编号、清洗时间、消毒时间、操作人姓名。 (8)消毒剂使用时间不得超过规定期限，每次使用前进行浓度测试，消毒剂浓度测试纸应符合国家相关规定，在有效期内。 (9)严格执行无菌技术操作原则和规程，进行无菌操作时衣帽整齐，戴口罩，戴无菌手套。 (10)每月开展腔镜处理质量考核，有记录			
(四)手卫生和标准防护 10分	(1)工作人员了解标准防护的主要内容。 (2)工作人员掌握隔离技术，应配备口罩、帽子、手套、护目镜或防护面罩、防水围裙等并保证其可以正常使用，工作人员正确使用各类防护用品。 (3)工作人员掌握洗手指征，执行六步(或七步)洗手法，正确率达到100%。 (4)洗手池采用非手触式水龙头，并配备洗手液、洗手图及干手装置。 (5)规范使用锐器盒，一次性锐器用后立即放入锐器盒。 (6)工作人员掌握预防锐器伤的方法及职业暴露的应急处理。 (7)科室定期进行相关检查，有记录	10分	实地查看，提问。 1项不合要求扣1分。 提问回答不全，每项酌情扣0.5~1分。 抽查2人洗手，不合要求每人次扣1分。 手卫生依从性不达标每人次扣2分	
(五)内镜及附件的清洗消毒 10分	(1)预处理 ① 胃肠镜使用后应当立即用湿纱布擦去外表面污物，并反复送气与送水至少10s。 ② 取下内镜并装好防水盖，送清洗消毒室。 (2)水洗 ① 将内镜放入清洗槽内，在流动水下彻底冲洗，用纱布擦洗镜身及操作部；清洗纱布一用一换。 ② 取下活检入口阀门、吸引器按钮和送气送水按钮，用清洁毛刷彻底刷洗活检孔道和导光软管的吸引器管道，刷洗时必须两头见刷头，并洗净刷头上的污物；清洗刷一用一消毒。 (3)放入全自动洗消机中清洗消毒。 (4)清洗消毒结束后，用纱布擦干内镜外表面，取下清洗时的各种专用管道和按钮，换上诊疗用的各种附件，用于下一患者的诊疗。 (5)终末处理：终末消毒后，擦干内镜外表面，吹干各管道水分，储存于专用内镜储存柜内，镜体悬挂，弯角固定钮置于自由位。 (6)内镜及附件清洗消毒记录保存至少6个月	10分	现场查看。 第3、第4、第5项中有1项不合要求扣3分。 第1、第2项内每1小项不合要求扣2分	
(六)储存 5分	(1)每日诊疗结束，用75%酒精对消毒后内镜各管道进行冲洗、干燥，储存于储镜柜。 (2)灭菌后的附件按无菌物品储存。 (3)浸泡灭菌附件当日有效，其他灭菌方法保存期限按规定	5分	现场查看、查看记录。 1项不合要求扣1分。 第2、第3项中有1项不合要求扣2分	

续表

项目	检查标准	分值	考核细则	扣分及原因
(七)每日诊疗后的消毒 5分	(1)必须用含有效氯500mg/L的消毒剂对吸引瓶、吸引管浸泡30min,刷洗干净,干燥备用。 (2)必须用含有效氯500mg/L的消毒剂对清洗槽进行刷洗。 (3)每日检测戊二醛、含氯消毒剂浓度,各消毒液浓度符合要求并记录完整。 (4)拖布、抹布等清洁工具分区使用,标记清楚,定点悬挂放置,用后消毒处理,晾干备用,容器清洁。 (5)诊疗床单清洁无污渍,要求一人一换。 (6)含氯消毒剂现用现配,超过24h不得使用,使用前测试浓度,浓度试纸粘贴在消毒剂记录本上	5分	现场查看、查看记录。 第3、第4项中有1项不合要求扣3分。 第1、第2、第5、第6项中有1项不合要求扣1分	
(八)人员管理 5分	(1)严格执行《内镜中心感染管理制度》及《内(腔)镜清洗消毒技术操作制度》。 (2)进行内(腔)镜操作前常规审核患者(门诊、急诊、住院患者)HBV、HCV、HIV和梅毒螺旋体等感染标志物检查单,对结果阳性者,做好个人防护,尽量安排最后进行操作;HIV阳性者需请示医院感染管理委员会,方可决定是否行内(腔)镜诊疗操作。 (3)急诊患者均按照疑似传染病患者进行相关消毒、隔离及个人防护	5分	现场查看、查看记录。 1项不合要求扣3分	
(九)医疗废物 5分	(1)分类放置,标识清楚,垃圾袋、锐器盒使用规范,专物专用。 (2)传染性废物双层垃圾袋,并粘贴"传染性"标识。 (3)日产日清,包装(不得超过3/4满,包装袋外面无污染)、称重、封口、标识贴(禁止漏项)、交接、存放、运送等环节规范。 (4)登记本记录规范,无漏项,不准代签字。 (5)每月与暂存处记录不得有误差。 (6)各垃圾桶加盖、清洁,每天消毒。 (7)生活垃圾与医疗垃圾不得混放	5分	查看记录,实地查看。 第1~6项中有1项不合要求扣0.5分。 第7项不合要求扣2分	
(十)传染病防控管理 10分	(1)了解各种传染病的鉴别诊断及流行病学调查。 (2)掌握传染病上报流程,在规定时间内上报。 (3)严格标准预防,在标准预防基础上,根据岗位风险采取加强预防的措施,正确选择及使用、处理防护用品,落实好手卫生。 (4)知晓预检分诊制度。 (5)有呼吸道传染病患者操作必须在隔离操作间,患者离开后进行终末消毒,有记录	10分	抽查2名工作人员,不合格1人次扣5分	

检查者: 科室负责人:

注意事项: 1.科室每月按照本标准完成自查并做好记录。感控办每季度按照本标准完成督查。
2.本标准中每一大项里面小项目累计扣分超过该大项目总分,此大项目不得分。

十五、输血科医院感染管理与控制质量考核评分标准(100分)

科室:　　　　　检查时间:　　年　月　　　　总分:

项目	检查标准	分值	考核细则	扣分及原因
(一)制度建设 10分	1. 组织与制度建设 (1)科室医院感染管理小组,有兼职质控人员。 (2)科室医院感染管理小组职责。 (3)科室医院感染管理相关制度。 (4)相关人员知晓率100%。	2分	组织不健全、职责不明确,扣0.5分。 医护人员熟知内容,考核2人,不合格每人次扣1分。	
	2. 建立科室医院感染管理文档 (1)医院相关部门发布的与医院感染相关的文件。 (2)建立科室医院感染培训计划,并落实,有记录。 (3)定期进行医院感染管理质量分析,有持续质量改进措施,有记录。 (4)科室有对医院感染制度落实情况的监督检查。 (5)有对医院感染现状进行分析,对存在问题的改进措施。 (6)科室有医院感染监测项目,有记录。 (7)科室相关人员掌握医院感染暴发报告流程和处理预案。 3. 科室医院感染管理小组工作手册填写 (1)无漏签字、代签字及漏项。 (2)有学习笔记,且内容与培训内容一致。	8分	查看资料。 未建文档扣1分。 无科室培训计划记录扣2分。 抽查2名医护人员对培训记录及相关知识知晓情况,不合格每人次扣0.5分。 无问题分析、改进措施扣2分。 有漏签字、代签字及漏项行为扣2分	
(二)无菌原则与消毒隔离 30分	(1)布局合理,应有清洁区、半清洁区和污染区,有标识;血液储存、发放处、血液成分室设在清洁区,血液检验和处置室设在污染区,办公区设在半清洁区。 (2)进入输血科的血液及试剂必须有国家卫生行政部门和国家药品监督管理部门颁发的许可证。必须严格按卫生部颁布的《医疗机构临床用血管理办法(试行)》和《临床输血技术规范》规定的程序进行管理和操作。 (3)储存、发放血液应分别在Ⅱ类环境中进行。 (4)保持环境清洁,每日湿式清洁桌面、地面,被血液污染的台面应用高效消毒剂消毒后清洁。 (5)储血冰箱应专用于储存血液及血液成分,每日清洁和消毒,防止污染,不得存放个人物品。每月对冰箱内壁进行生物学监测,不得检出致病微生物和霉菌,并有检测报告。 (6)一次性使用医疗用品严格规范管理,不得重复使用,存放时须拆除外包装后,方可移入无菌物品存放间;使用后应分类放置,无害化处置。 (7)各区域配速干手消毒液,一旦开启在1个月内使用,并注明开启时间,时间不准涂改。 (8)血液储存室、配血室每日空气消毒2次,记录规范。 (9)拖布、抹布等清洁工具分区使用,标记清楚,定点悬挂放置,用后消毒处理,晾干备用,容器清洁。 (10)储血室、储血冰箱的空气培养,储血冰箱内壁的微生物及霉菌培养,桌面及取血桶的物表等各项微生物学培养符合标准。 (11)含氯消毒剂现用现配,超过24h不得使用,使用前测试浓度。	30分	实地查看。 第2、第5、第6项中有1项不合要求扣6分。 其余项1项不合格扣4分	

续表

项目	检查标准	分值	考核细则	扣分及原因
(三)手卫生和标准防护 40分	(1)工作人员了解标准防护的主要内容。 (2)工作人员掌握隔离技术,合理使用各类防护用品。 (3)工作人员掌握洗手指征及洗手5个环节,执行六步(或七步)洗手法,正确率达到100%。 (4)洗手池配备洗手液、干手装置。 (5)规范使用锐器盒,一次性锐器用后立即放入锐器盒。 (6)工作人员掌握预防锐器伤的方法及职业暴露的应急处理,至少每半年进行1次演练,有图片及记录。 (7)科室定期有相关检查,有记录。 (8)工作人员上岗前应注射乙肝疫苗,定期检查乙型肝炎病毒抗体水平,做好个人防护,接触血液必须戴手套,脱手套后洗手。一旦发生体表污染或锐器刺伤,应及时处理,并及时上报医院感染管理科	40分	实地查看,提问。 1项不合要求扣4分。 提问回答不全,每项酌情扣1~2分。 抽查2人洗手,不合要求每人次扣2分。 手卫生依从性不达标每人次扣3分	
(四)医疗废物 10分	(1)分类放置,标识清楚,垃圾袋、锐器盒使用规范,专物专用。 (2)传染性废物双层垃圾袋,并注明"传染性"字样 (3)包装(不得超过3/4满,包装袋外面无污染)、称重、封口、标识贴(禁止漏项)、交接、存放、运送等环节规范。 (4)登记本记录规范,无漏项、不准代签字。 (5)每月与暂存处记录不得有误差。 (6)各垃圾桶加盖、清洁,每天消毒。 (7)生活垃圾与医疗垃圾不得混放。 (8)所有医疗废物日产日清,其中锐器盒不得超过3/4满并且最长存储时间不得超过48h,标明开启时间	10分	查看记录,实地查看。 第1~6项中有1项不合要求扣1分。 第7项不合要求扣2分	
(五)传染病防控管理 10分	(1)了解各种传染病的鉴别诊断及流行病学调查。 (2)掌握传染病上报流程,在规定时间内上报。 (3)严格标准预防,在标准预防基础上,根据岗位风险采取加强预防的措施,正确选择及使用、处理防护用品,落实好手卫生。 (4)知晓预检分诊制度	10分	抽查2名工作人员,不合格1人次扣5分	

检查者: 科室负责人:

注意事项:1. 科室每月按照本标准完成自查并做好记录。感控办每季度按照本标准完成督查。

2. 本标准中每一大项里面小项目累计扣分超过该大项总分,此大项不得分。

十六、消毒供应中心医院感染管理与控制质量考核评分标准(100分)

科室: 检查时间: 年 月 总分:

项目	检查标准	分值	考核细则	扣分及原因
(一)制度建设 10分	1. 组织与制度建设 (1)科室医院感染管理小组,有兼职质控人员。 (2)科室医院感染管理小组职责。 (3)科室医院感染管理相关制度。 (4)相关人员知晓率100%	2分	组织不健全、职责不明确,扣0.5分。 对医护人员熟知内容,考核2人,不合格每人次扣1分	

续表

项目	检查标准	分值	考核细则	扣分及原因
（一）制度建设 10分	2. 建立科室医院感染管理文档 (1) 医院相关部门发布的与医院感染相关的文件。 (2) 建立科室医院感染培训计划，并落实，有记录。 (3) 定期进行医院感染管理质量分析，有持续质量改进措施，有记录。 (4) 科室有对医院感染制度落实情况的监督检查。 (5) 有对医院感染现状进行分析，对存在问题的改进措施。 (6) 科室有医院感染监测项目，有记录。 (7) 科室相关人员掌握医院感染暴发报告流程和处理预案。 3. 科室医院感染管理小组工作手册填写 (1) 无漏签字、代签字及漏项。 (2) 有学习笔记，且内容与培训内容一致。 4. 消毒员需要参加市级消毒员培训并考核合格方可上岗	8分	查看资料。 未建文档扣1分。 无科室培训计划记录扣2分。 抽查2名医护人员对培训记录及相关知识知晓情况，不合格每人次扣0.5分。 无问题分析、改进措施扣2分。 有漏签字、代签字及漏项行为扣2分。 查看消毒员名单，查看培训合格证明	
（二）管理要求 10分	(1) 负责对全院重复使用的诊疗器械、器具和物品(包括外来器械)进行回收、清洗、消毒、灭菌和供应。 (2) 软式内镜、口腔诊疗器械的清洗消毒，依据《软式内镜清洗消毒技术规范》《口腔器械消毒灭菌技术操作规范》等相关标准进行处理。软式内镜如果集中由CSSD[消毒供应中心]统一清洗、消毒或灭菌处理的，CSSD应设有相对固定区域、固定设施等。 (3) 建立植入物与外来医疗器械专岗负责制，人员应相对固定。植入物与外来医疗器械使用前应由CSSD遵照WS 310.2和WS 310.3的规定清洗、消毒、灭菌与监测；使用后应经CSSD清洗消毒方可交还。CSSD应与器械供应商签订协议，器械供应商应提供植入物与外来医疗器械的说明书(内容应包括清洗、消毒、包装、灭菌方法与参数)；首次接收的择期手术器械最晚应于术前日(48h)前送达CSSD，常规接收的择期手术应提前4h将器械送达CSSD，急诊手术应及时送达。 (4) 设备科负责CSSD购置设备的技术参数审核，负责CSSD设备的维护和定期检验，负责对CSSD所使用的各类数字仪表如压力表、温度表、安全阀门等进行校验，压力蒸汽灭菌器有计量部门的定期检测记录，并建立设备档案。 (5) 应保证CSSD的水、电、压缩空气及蒸汽的质量，定期进行房屋、设备、管道的维护和检修，有记录；定期监测记录蒸汽质量，并符合压力蒸汽灭菌器供水质量指标和蒸汽冷凝物质量指标要求，有记录；CSSD用水应有冷热自来水、软水、经纯化的水，自来水水质应符合GB 5749—2022的规定，终末漂洗用水电导率≤15μs/cm(25℃)。 (6) 严格遵守无菌技术操作原则。外出时，更换外出衣、外出鞋。 (7) 去污区、检查包装灭菌区、无菌物品存放区定时空气消毒，定时擦拭，无尘、无潮，有记录。 (8) 物表、地面每日清洁、消毒；地面以湿式清扫为宜；每周彻底清洁1次，无浮尘，有记录；拖布、抹布分区使用，标志清楚、规范，分池冲洗，定位悬挂放置。含氯消毒液现用现配，不能超过24h，使用前测试浓度，保存浓度试纸，有记录。	10分	实地查看。 1项不合要求扣1分	

续表

项目	检查标准	分值	考核细则	扣分及原因
(二)管理要求 10分	(9)空气、物体表面、医务人员手、消毒液每季度进行微生物学监测,各项监测在正常范围内。 (10)每月对手术器械处理质量进行考核,有考核记录。 (11)高水平消毒的腔镜或器械,消毒剂使用前需要测试浓度,浓度试纸粘贴在消毒记录本上。 (12)物品下收下送,回收工具每次使用后应清洗、消毒、干燥、备用。下送车与回收车洁污分开,标识明确,不能混用,运送车辆要求盖好盖子,物品不外露,每日进行清洁、消毒,有记录。 (13)信息系统基本功能,包括管理功能和质量追溯功能完善。复用无菌物品处理各环节的关键参数,包括回收、清洗、消毒、检查包装、灭菌、储存发放、使用等信息记录完整;操作人、操作流程、操作时间、操作内容等信息完整。手术器械包可根据追溯系统从发放追溯到使用后返回CSSD的全过程。追溯信息至少能保留3年			
(三)建筑设施要求 10分	(1)医院新、扩、改建的CSSD建筑面积与医院规模、性质相适应,应参考医院总床位数、日均手术量、重复使用器械的工作量及周转率等因素,设计合理。 (2)选址宜接近手术室或与手术室之间有物品直接传递专用通道。周围环境清洁、无污染源,区域相对独立,内部通风、采光良好。 (3)建筑布局应分为辅助区域和工作区域。辅助区域包括工作人员更衣室、值班室、办公室、卫生间等;工作区域设去污区,检查、包装及灭菌区,无菌物品存放区。CSSD设有安全通道、灭火装置、防火疏散标记。 (4)去污区,检查、包装及灭菌区,无菌物品存放区之间应设实际屏障。 (5)工作区域设置应做到物品由污到洁,不交叉、不逆流;空气流向由洁到污。采用机械通风的,去污区保持相对负压,检查、包装及灭菌区保持相对正压。 (6)去污区与检查、包装及灭菌区之间应设物品传递通道;去污区与检查、包装及灭菌区设人员出入缓冲间,缓冲间应设洗手设施,采用非手触式水龙头开关。 (7)检查、包装及灭菌区的专用洁具间应采用封闭式设计,并满足洁具处理要求。 (8)无菌物品存放区不应设洗手池。 (9)工作区的天花板、墙壁应无缝隙,不落尘;地面与墙面踢脚及所有阴角应为弧形设计;电源插座应为防水安全型;地面应防滑、易清洗、耐腐蚀;地漏采用防返溢式。 (10)污水应集中至医院污水处理系统。 (11)工作区域温度、相对湿度、机械通风和换气次数、照明,符合WS 310.1—2016的要求。 (12)工作区域中化学物质浓度应符合GBZ 2.1的要求。低温灭菌设备(如环氧乙烷灭菌器、过氧化氢低温等离子灭菌器、低温甲醛灭菌器等),需设独立灭菌间,建立独立的排风系统。低温物品灭菌间定期监测有害气体或安装有害气体浓度超标报警器等	10分	现场查看,查看记录,1项不合格扣1分	

续表

项目	检查标准	分值	考核细则	扣分及原因
(四)设置配置 5分	(1)应根据CSSD规模、任务和工作量,合理配置清洗消毒灭菌设备及配套设备设施,设备设施应符合国家相关规定。 (2)各工作区域的设备、工具和物品分开管理,在相应的区域内使用固定设施、工具及设备进行处理。 (3)去污区配置污物回收器具、分类台、手工清洗池、各种管腔清洗刷、压力水枪、压力气枪、超声清洗机、干燥设备、水处理设备、洗眼装置、特殊污染处理设施及相应清洗用品;机械清洗消毒设备;空气消毒器。 (4)检查包装及灭菌区配置检查台、包装台、器械柜、敷料柜、包装材料切割机、医用热封机、清洁物品装载设备、带光源放大镜、压力气枪、绝缘检测仪及压力蒸汽灭菌器、低温灭菌器、待灭菌物品装载车。 (5)无菌物品存放区配置无菌物品卸载车、无菌物品存放架、无菌物品运送工具及相应灭菌监测设备	5分	现场查看,1项不合格扣1分	
(五)耗材管理 5分	(1)有专人负责设备设施及耗材管理,有定期审核及清点记录。 (2)根据工作岗位的不同需要,应配备相应的个人防护用品,包括圆帽、口罩、隔离衣或防水围裙、手套、专用鞋、护目镜、面罩等。 (3)医用清洗剂、消毒剂、润滑剂、保湿剂应符合国家相关标准和规定。应根据器械的材质、污染物质种类,选择适宜的清洗剂,其使用遵循厂家产品说明书。医用润滑剂应为水溶性(动力系统除外)。不应影响灭菌介质的穿透性和器械的机械性能。 (4)各种包装材料应符合GB/T 19633的标准,具备相应第三方检测报告、厂方说明书。纺织品包装材料应为非漂白织物;包布除四边外不应有缝线,不应缝补;初次使用前应高温洗涤,脱脂去浆,去色。开放式储槽不应用作无菌物品的最终灭菌包装材料。 (5)检查、包装及灭菌区接收经洗衣房清洗消毒处理的医用织物前应进行检查,确保其符合相关质量要求。 (6)消毒灭菌监测材料:各类化学监测指示物、生物监测指示物、管腔类监测物、温度压力检测等产品和设施均应有检测报告和说明书,在有效期内使用	5分	现场查看,1项不合格扣1分	
(六)去污区 7分	1. 回收与分类(3.5分) (1)制定回收与分类工作流程。 (2)使用者应确保可重复使用的医疗物品在使用后与弃用的物品进行分开放置,废弃的一次性物品(包括针头、刀片等)应妥善丢弃。 (3)使用者应及时去除诊疗器械、器具上的明显污物,根据需要做保湿处理。 (4)可重复使用的污染器械应使用具有保护性的专用回收容器盛放,容器应耐穿刺、防漏。 (5)精密器械、锐器、易破损器械应采用保护措施由专用工具运送,符合操作规程要求。 (6)特殊污染的物品回收时应双层封闭包装,有感染疾病名称特殊标记。	7分	现场查看。 1项不合格扣1分。 提问回收人员外来器械管理要求,回答不正确每人次扣1分	

续表

项目	检查标准	分值	考核细则	扣分及原因
(六)去污区 7分	(7)回收人员严格遵守消毒隔离原则,回收可重复使用医疗器械和物品的过程中,污染物品盛放盒应保持密闭,污染物品运输车应关闭车门。污染物品的运输应避开高流量人群区域和公共区域。 (8)污染物品分类清点在去污区进行。接收人员认真清点各科器械数量和种类,发现规格不符或损坏,应及时与科室联系并告知,做出相应的处理。按科室做好器械数量的记录。 (9)CSSD应根据手术通知单接收外来医疗器械及植入物。依据器械供应商提供的器械清单,双方共同清点核查、确认、签名,并记录保存。器械供应商送达的外来医疗器械、植入物及盛装容器应清洁。处理外来器械及植入物时应遵守器械供应商提供的灭菌方法和参数,首次灭菌应进行物理、化学、生物监测效果确认及湿包检查。使用后的外来医疗器械应由CSSD清洗消毒后方可交器械供应商。 (10)根据器械物品材质、结构、精密及污染程度等进行合理分类放置。 (11)回收工具及容器清洗消毒,干燥放置。 2. 清洗、消毒与干燥(3.5分) (1)制定清洗、消毒与干燥工作流程。 (2)遵循先清洗后消毒的清洗原则,清洗步骤符合WS 310.2—2016的相关要求。 (3)依据厂家说明书,将器械拆卸至最小单位,以充分暴露器械各面,利于清洗。 (4)依据厂家说明书及物品的材质合理选择清洗方法、清洗剂(浓度、温度)、清洗程序。 (5)采用机械清洗时应规范装筐。锐器、精密的器械有辅助固定装置和专用的清洗篮筐。 (6)手工清洗操作应在水面下进行,防止产生气溶胶。 (7)采用超声清洗时,应依据厂家说明书及医疗器械的材质等变换超声清洗的频率。 (8)应使用医疗器械专用清洗工具(如适宜型号的清洗刷等)进行清洗,清洗工具应符合WS 310的要求。清洗刷或清洗工具应至少每日进行清洗。 (9)朊病毒、气性坏疽及突发原因不明的传染病病原体污染的物品应按规范进行处理并有记录。 (10)清洗后的器械应依据厂家说明书合理选择消毒方法,一般首选机械湿热消毒[湿热消毒应采用经纯化水,电导率≤15μs/cm(25℃)],也可采用75%酒精、酸性氧化电位水或其他消毒剂等,符合相关标准要求。 (11)根据器械的材质和厂家说明书选择适宜的干燥方法(温度、时间)。首选干燥设备进行干燥处理,不应使用自然干燥方法进行干燥。无干燥设备的及不耐热器械、器具和物品可使用消毒的低纤维絮擦布进行干燥处理;穿刺针、手术吸引头等管腔类器械,应使用压力气枪或用浓度≥95%酒精进行干燥处理			

项目	检查标准	分值	考核细则	扣分及原因
（七）检查、包装及灭菌区 8分	1. 检查及保养（3分） （1）制定检查及保养工作流程。 （2）确保器械在检查包装前处于清洁干燥状态。检查人评估器械表面及腔体清洁度应结合目测与其他的检测方法（ATP），清洗质量不合格的，应重新处理。 （3）在带光源的放大镜下检查器械是否有缺损或损坏，检查是否有锈迹、点状腐蚀、摩擦腐蚀、起卷边、裂痕、断裂、电镀表层脱落。进行器械切刃锋利度检测、带电源器械进行绝缘性能检测等，移动部件自由移动、不粘连等，需要修理的器械应剔出并进行修理、替换。 （4）应使用医用水溶性润滑剂进行器械保养，润滑方法正确。 2. 包装（2分） （1）制定包装工作流程。包装全流程包括装配、包装、封包、注明标识等步骤，器械与敷料分室包装。 （2）包装材料使用前应检查其清洁度及有无破损、异物等。依据厂家说明书和器械性质选择不同的包装材料。提供对外服务的远距离运输包装应采用符合要求的纺织品或硬质容器盒等耐破损的包装材料。 （3）包装前应依据器械装配的技术规程或图示，核对器械的种类、规格和数量无误。 （4）对由多部分组成的器械应进行拆分，确保所有部位易于灭菌因子的穿透。 （5）剪刀和血管钳等轴节类器械不应完全锁扣，有盖的器皿应开盖，摆放的器皿间应用吸湿布、纱布或医用吸水纸隔开，包内容器开口一致；管腔类物品应盘绕放置，保持管腔通畅，移除管腔器械的管芯/插塞（如导管、针、套管）；精密器械、锐器等应采取保护措施。 （6）组合手术器械应摆放在带盖篮筐或有孔的托盘中进行配套包装，托盘内放置无落絮的吸湿性材料。采用闭合式包装方法，应由2层包装材料分2次包装，并符合包装操作规程。 （7）闭合式包装应使用专用胶带，胶带长度应与灭菌包体积、重量相适宜，松紧适度。封包应严密，保持闭合完好性。硬质容器应设置安全闭锁装置，无菌屏障完整性破坏时应可识别。 （8）纸塑袋、纸袋等密封包装前，其密封宽度应≥6mm，包内器械距包装袋封口处应≥2.5cm；标签只能贴于塑料面。 （9）预真空灭菌包重量：器械包重量不超过7kg，敷料包重量不超过5kg，预真空压力蒸汽灭菌器不宜超过30cm×30cm×50cm；下排气压力蒸汽灭菌器不宜超过30cm×30cm×25cm。 （10）医用热封机在每日使用前应检查参数的准确性和闭合完好性。 （11）包内包外应规范放置灭菌化学指示物。 （12）灭菌物品包装的标识应注明物品名称、包装者等内容。标识应具有追溯性并含有灭菌器编号、灭菌批次、灭菌日期和失效日期等信息。	8分	现场查看。 1项不合格扣分。 抽查清洗后器械，目测是否合格，不合格扣2分。 查看工作流程	

项目	检查标准	分值	考核细则	扣分及原因
（七）检查、包装及灭菌区 8分	3. 待灭菌物品的装载、灭菌、灭菌物品的卸载(3分) (1)灭菌器操作方法遵循生产厂家的使用说明,并根据本单位使用的灭菌器种类,制定相应的操作规程、维修手册及应急预案处理指引。 (2)根据厂家说明书和器械的材质、用户的需求等合理选择灭菌方式,灭菌符合相关要求。 (3)每天在设备运行前进行安全检查,有记录,灭菌参数、程序选择正确。压力蒸汽灭菌应遵循说明书对灭菌器进行预热。 (4)大型预真空压力灭菌器应在每日开始灭菌运行前空载进行B-D测试,测试合格,灭菌器方可使用;测试失败,应及时查找原因进行改进,测试合格后,灭菌器方可使用;小型预真空压力蒸汽灭菌器应依据厂家说明书进行验证。 (5)规范装载,灭菌包之间应留有空隙。高温灭菌时,宜将同类材质的器械、器具和物品,置于同一批次进行灭菌;材质不相同时,纺织类物品应放置于上层、竖放,金属器械类放置于下层,手术器械包、硬质容器应平放;盘、碗类应斜放,容器开口方向应一致;底部无孔的器皿应倒放或侧放;纸袋、纸塑包装的应侧放。管腔器械不应使用下排气压力蒸汽灭菌。 (6)灭菌器运行过程中和灭菌结束时,灭菌员应观察灭菌器运行状况及相关参数。 (7)规范卸载,正确打开灭菌器舱门后,移动装载车至人流量少的区域,不靠近空调或者冷空气通风口。目测装载车上的物品无明显的液体痕迹,无水滴,灭菌物品在装载车上冷却最少30min后,方可触摸和移动。 (8)低温灭菌器械、物品应清洗干净,并干燥。应选择合适的低温灭菌方式			
（八）无菌物品区 5分	(1)接触无菌物品前应洗手或手消毒。 (2)灭菌后物品应分类、分架存放在无菌物品存放区,一次性使用无菌物品应去除外包装后进入无菌物品存放区。 (3)物品应规范存放(存放架应距地面高度≥20cm、距离墙≥5cm、距天花板≥50cm),温湿度有监控并符合要求。各类包装在有效期内(棉布包装经压力蒸汽灭菌的物品有效期为7d,一次性纸包装30d,纸塑、皱纹纸、医用无纺布180d)。 (4)物品标识清楚,应固定位置,按物品有效期前后顺序摆放,在有效期内存放。 (5)消毒后的物品应干燥、包装后专架存放。 (6)无菌物品发放时应遵循先进先出的原则。 (7)发放时应确认无菌物品的有效性和包装完好性。 (8)植入物应每批次进行生物监测,在生物监测合格后,方可发放;紧急情况灭菌植入物时,使用含第5类化学指示物的生物PCD进行监测,化学指示物合格可提前发放。生物监测的结果应及时通报使用部门,提供对外服务的生物监测合格后发放。	5分	现场查看,1项不合格扣1分	

续表

项目	检查标准	分值	考核细则	扣分及原因
(八)无菌物品区 5分	(9)专人负责管理,发放时应记录无菌物品发放的日期、名称、数量、物品领用科室、灭菌日期等。 (10)运送无菌物品的器具使用后,应及时清洁处理,干燥存放。 (11)从无菌物品存放区发出的物品禁止退回存放区			
(九)清洗消毒及灭菌效果监测 10分	1. 监测要求 (1)应专人负责质量监测工作。 (2)应定期对医用清洗剂、消毒剂、清洗用水、医用润滑剂、包装材料等进行质量检查,检查结果应符合相关要求。 (3)应进行监测材料卫生安全评价报告及效期等的检查,检查结果应符合要求。自制测试标准包应符合 WS/T 367—2012 的有关要求。 (4)应遵循设备生产厂家的说明书或指导手册对清洗消毒器、封口机、灭菌器定期进行预防性维护保养和检查,并有记录。 (5)设备应进行日常清洁和保养,并记录。 (6)应配合医院落实设备的检测与验证工作:清洗消毒器应遵循生产厂家的使用说明或指导手册进行验证;每年对压力蒸汽灭菌器的压力表和安全阀进行检测校验;干热灭菌器应每年用多点温度检测仪对灭菌器各层内、中、外各点的温度进行物理监测;低温灭菌器遵循生产厂家的使用说明或指导手册进行验证。 2. 清洗质量监测 (1)定期抽查:每月随机抽查 3~5 个待灭菌包内全部物品的清洗质量,检查内容同日常监测,并记录监测结果。 (2)每批次监测清洗消毒器的物理参数及运转情况,并有记录。 (3)清洗消毒器新安装、更新、大修、更换清洗剂、改变消毒参数或装载方法等时,应遵循生产厂家的使用说明或指导手册进行检测,清洗消毒质量检测合格后方可使用。 3. 消毒及包装质量监测 (1)湿热消毒应监测、记录每次消毒的温度与时间或 A0 值。监测结果应符合 WS 310.2—2016 的标准。 (2)厂家应每年检测清洗消毒器的温度、时间等主要参数,结果应符合生产厂家的使用说明。 (3)化学消毒,应根据消毒剂的种类特点,每次使用前监测消毒剂的浓度、消毒时间和消毒时的温度,并记录,结果应符合该消毒剂的规定。 (4)消毒效果监测:消毒后直接使用物品,如呼吸机管道等应每季度进行监测,监测方法及监测结果符合 GB 15982—2012 的要求。 (5)包装监测:每日随机抽查 3~5 个待灭菌包内器械的摆放方式、精密器械保护、封包的严密性及包装方式。 4. 灭菌质量监测 (1)物理监测不合格的灭菌物品不得发放并应分析原因,直到监测结果符合要求。	10分	实地查看,提问。 1项不合要求扣1分。 提问回答不全,每项酌情扣 0.5~1 分	

续表

项目	检查标准	分值	考核细则	扣分及原因
（九）清洗消毒及灭菌效果监测 10分	（2）包外化学监测不合格的灭菌物品不得发放，并应进分析原因进行改进，直到监测结果符合要求。 （3）生物监测不合格时,应尽快召回上次生物监测合格以来所有尚未使用的灭菌物品,重新处理;并应分析不合格的原因,改进后,生物监测连续3次合格后方可使用。 （4）植入物的灭菌应每批次进行生物监测,生物监测合格后发放。 （5）灭菌外来医疗器械、植入物、硬质容器、超大超重包,应遵循厂家提供的灭菌参数。 （6）灭菌时应连续监测并记录灭菌时的关键参数;灭菌器每年应由厂家进行时间、温度、压力检测。 （7）压力蒸汽灭菌包包外应使用化学指示物,高度危险性物品包内应放置包内化学指示物,置于最难灭菌的部位。如果透过包装材料可直接观察包内化学指示物的颜色变化则不必放置包外化学指示物。 ① 采用快速压力蒸汽灭菌程序时,应直接将一片包内化学指示物置于待灭菌物品旁边进行化学监测; ② 环氧乙烷灭菌、过氧化氢等离子灭菌、低温甲醛蒸汽灭菌:每包内最难灭菌位置及包外放置相应的化学指示物。 （8）生物监测:压力蒸汽灭菌、低温甲醛蒸汽灭菌、干热灭菌每周1次;环氧乙烷灭菌每批次1次;过氧化氢等离子灭菌每日1次。 ① 采用新的包装材料和方法进行灭菌时应进行生物监测。 ② 采用快速压力蒸汽灭菌程序灭菌监测时,应将一支生物指示物,置于空载的灭菌器内,经一个灭菌周期后取出,规定条件下培养,观察结果。 （9）灭菌器新安装、移位和大修后的监测 ① 干热灭菌应进行连续3次物理监测、化学监测和生物监测,监测合格后,灭菌器方可使用。 ② 低温灭菌器新安装、移位、大修、灭菌失败、包装材料或被灭菌物品改变,应进行连续3次物理监测、化学监测和生物监测。 新安装小型压力蒸汽灭菌器,按照使用的程序分别进行物理监测、化学监测,生物监测应满载连续监测3次,合格后灭菌器方可使用。 预真空(包括脉动真空)压力蒸汽灭菌器应进行物理监测、化学监测,生物监测空载连续监测3次,B-D测试重复3次,连续监测合格后,灭菌器方可使用。 5.质量控制与追溯 （1）应留存清洗消毒器和灭菌器运行参数打印资料或记录。应记录灭菌器每次运行情况,包括灭菌日期、灭菌器编号、批次号、装载的主要物品、灭菌程序号、主要运行参数、操作员签名或代号,以及灭菌质量的监测结果等,并存档。 （2）应对清洗、消毒、灭菌质量的日常监测和定期监测进行记录。			

续表

项目	检查标准	分值	考核细则	扣分及原因
(九)清洗消毒及灭菌效果监测 10分	(3)记录应具有可追溯性,清洗、消毒监测资料和记录的保存期≥6个月,灭菌质量监测资料和记录的保留期≥3年。如采用信息系统,手术器械包的标识使用后应随器械回到CSSD进行追溯记录。 (4)建立持续质量改进制度及措施,发现问题及时处理。 (5)应定期对监测资料进行总结分析,做到持续质量改进。 (6)CSSD应制订年度质量控制工作计划,并定时对工作质量进行分析与总结			
(十)手卫生和标准防护 10分	(1)工作人员了解标准防护的主要内容。 (2)配备相应的个人防护用品,包括圆帽、口罩、隔离衣或防水围裙、手套、专用鞋、护目镜、面罩等。去污区应配置洗眼装置。 (3)工作人员掌握隔离技术,合理使用各类防护用品。 (4)工作人员掌握洗手指征及洗手5个环节,执行六步(或七步)洗手法,正确率达到100%。 (5)洗手设施采用非手触式水龙头开关,各区域配速干手消毒液,一旦开启在1个月内使用,并注明开启时间,时间不准涂改;洗手池配备洗手液、干手装置。 (6)工作人员掌握预防锐器伤的方法及职业暴露的应急处理,至少每年进行1次演练,有图片及记录。 (7)科室每个月有手卫生依从性调查及标准防护自查,有记录	10分	实地查看,提问。 1项不合要求扣1分。 提问回答不全,每项酌情扣0.5~1分。 抽查2人洗手,不合要求每人次扣1分。 手卫生依从性不达标每人次扣2分	
(十一)医疗废物 10分	(1)分类放置,不落地,标识清楚,锐器盒使用规范,专物专用。 (2)传染性废物双层垃圾袋,并注明"传染性"字样。 (3)包装(不得超过3/4满,包装袋外面无污染)、称重、封口、标识贴(禁止漏项)、交接、存放、运送等环节规范。 (4)登记本记录规范,无漏项、不代签字,每月与暂存处记录不得有误差。 (5)各垃圾桶加盖、清洁,每天消毒,有记录。 (6)生活垃圾与医疗垃圾不得混放,锐器与感染性垃圾不得混放。 (7)用后的处置盘等医疗垃圾应及时放到医疗垃圾袋内密封。 (8)所有医疗废物日产日清,其中锐器盒不得超过3/4满并且最长存储时间不得超过48h,标明开启时间	10分	查看记录,实地查看。 第1、第5、第7项中有1项不合要求扣2分。 其余项1项不合要求扣0.5分。 查看医疗废物交接登记本	
(十二)传染病防控管理 10分	(1)掌握各种传染病患者使用后器械的处理流程。 (2)特殊传染病疫情期间,复用器械按照最新要求执行。 (3)严格标准预防,在标准预防基础上,根据岗位风险采取加强预防的措施,正确选择及使用、处理防用品,落实好手卫生 (4)知晓预检分诊制度	10分	抽查2名工作人员,不合格1人次扣5分	

检查者: 科室负责人:

注意事项:1.科室每月按照本标准完成自查并做好记录。感控办每季度按照本标准完成督查。

2.本标准中每一大项里面小项目累计扣分超过该大项总分,此大项不得分。

十七、血液净化室医院感染管理与控制质量考核评分标准（100分）

科室：　　　　检查时间：　　年　月　　　　总分：

项目	检查标准	分值	考核细则	扣分及原因
（一）制度建设 10分	1. 组织与制度建设 (1)科室医院感染管理小组，有兼职质控人员。 (2)科室医院感染管理小组职责。 (3)科室医院感染管理相关制度。 (4)相关人员知晓率100%。	2分	组织不健全、职责不明确，扣0.5分。 对医护人员熟知内容，考核2人，不合格每人次扣1分	
	2. 建立科室医院感染管理文档 (1)医院相关部门发布的与医院感染相关的文件。 (2)制订科室医院感染培训计划，并落实，有记录。 (3)定期进行医院感染管理质量分析，有持续质量改进措施，有记录。 (4)科室有对医院感染制度落实情况的监督检查。 (5)有对医院感染现状进行分析，对存在问题的改进措施。 (6)科室有医院感染监测项目，有记录。 (7)科室相关人员掌握医院感染暴发报告流程和处理预案。 3. 科室医院感染管理小组工作手册填写 (1)无漏签字、代签字及漏项。 (2)有学习笔记，且内容与培训内容一致	8分	查看资料。 未建文档扣1分。 无科室培训计划记录扣2分。 抽查2名医护人员对培训记录及相关知识知晓情况，不合格每人次扣0.5分。 无问题分析、改进措施扣2分。 有漏签字、代签字及漏项行为扣2分	
（二）无菌原则 25分	严格执行无菌原则与操作规程。 (1)按规范使用无菌物品和无菌溶液（消毒剂）。 (2)治疗准备室、透析室、办公室环境整洁；治疗准备室分区合理、清洁整齐。 (3)无菌物品及非无菌物品分区存放、标识清楚；无菌包干燥，外观清洁，标识清楚，分类放置，无过期。 (4)处置车上物品位置摆放正确。 (5)科室各区域配速干手消毒液，一旦开启在1个月内使用，并注明开启时间，时间不准涂改。 (6)无菌纱布、棉球、棉签一经打开在24h内使用，在容器外注明开启时间，消毒液棉球现用现泡。 (7)无菌持物钳及容器干燥使用，每4小时更换1次，注明开启时间，时间不准涂改。 (8)肝素、促红细胞生成素等药物应在治疗准备室现用现配，一患一药。注射器中的无菌药液不得超过2h；溶剂开启24h内使用，注明开启时间，时间不准涂改；离开治疗准备室的药物禁止返回治疗准备室。 (9)酒精、碘伏等消毒剂按照说明书使用，最长时间不能超过7d，注明开启时间，时间不准涂改，瓶盖严密。 (10)医务人员进入血液透析室应当穿工作服、戴工作帽、口罩，换工作鞋，进入治疗准备室在处置台前及处理无菌物品、加药、注射等操作时戴口罩。 (11)严格执行无菌技术操作原则和规程，进行无菌操作时衣帽整齐、戴口罩、戴无菌手套。 (12)复用的灭菌器械及物品由消毒供应中心统一进行清洗灭菌。	25分	实地查看。 1项不合要求扣2分	

项目	检查标准	分值	考核细则	扣分及原因
(二)无菌原则 25分	(13)一次性物品不得重复使用,并由医疗器械采购部门统一购入,科室不得自行购入。 (14)一次性灭菌物品存放在清洁干燥的区域,已去除外包装的灭菌物品需入橱内或带盖容器中。 (15)血液透析器严禁复用			
(三)消毒隔离 20分	严格执行消毒隔离制度,防止交叉感染。 (1)布局合理,病人血液净化间(区)、治疗室、水处理室、储存室、办公室、更衣室、待诊室等分开设置。 (2)治疗室、治疗准备室等每日空气消毒3次,记录规范。 (3)清洁区的地面、台面和物体表面应当每日下班后湿式打扫一遍。 (4)无菌物品及非无菌物品分区存放、标识清楚;无菌包干燥,外观清洁,标识清楚,分类放置,无过期。 (5)处置车上物品位置摆放正确。 (6)科室各区域配速干手消毒液,一旦开启在1个月内使用,并注明开启时间,时间不准涂改。 (7)无菌纱布、棉球、棉签等一经打开24h内使用,在容器外注明开启时间,时间不准涂改,消毒液棉球现用现泡。 (8)无菌持物钳及容器干燥使用,每4小时更换1次,注明开启时间,时间不准涂改。 (9)严格执行一人一针一管一洗手。 (10)止血带、体温计、氧气湿化瓶、吸引瓶等用后消毒、存放符合要求。 (11)根据设备的要求定期对水处理系统进行冲洗、消毒并登记。发现问题应当及时处理并做好记录,保证水处理系统正常运转,水质符合质量要求。 (12)透析机每台机器有编号,每日使用前后消毒,有记录。 (13)透析管路预冲后必须4h内使用,否则要重新预冲,隔日使用需要重新消毒。 (14)晨/晚间护理湿式扫床,严格执行一床一套一桌一巾,病人被服清洁无污迹。 (15)按要求进行床单元终末消毒处理;不在透析室、走廊清点污被服。 (16)拖布、抹布分区使用,标记清楚,定点放置,用后消毒处理,晾干备用,容器清洁。 (17)急诊病人专机透析,有记录。 (18)含氯消毒剂现用现配,不得超过24h使用,使用前测试浓度	20分	实地查看,查看记录。 第11~13项中有1项不合要求扣2分。 其余项1项不合要求扣1~1.5分	
(四)手卫生和标准防护 10分	(1)工作人员了解标准防护的主要内容。 (2)工作人员掌握隔离技术,合理使用各类防护用品。 (3)工作人员掌握洗手指征及洗手5个环节,执行六步(或七步)洗手法,正确率达到100%。 (4)洗手池配备洗手液、干手装置。 (5)规范使用锐器盒,一次性锐器用后立即放入锐器盒。 (6)工作人员掌握预防锐器伤的方法及职业暴露的应急处理。 (7)科室每月有相关检查及手卫生依从性调查,有记录	10分	实地查看,提问。 1项不合要求扣1分。 提问回答不全,每项酌情扣0.5~1分。 抽查2人洗手,不合要求每人次扣1分。 手卫生依从性不达标每人次扣2分	

续表

项目	检查标准	分值	考核细则	扣分及原因
(五)人员要求 5分	(1)严格按照《血液净化室感染管理制度》执行。 (2)工作人员定期体检,操作时必须注意消毒、隔离,加强个人防护。 (3)对于第一次开始透析的新入患者或由其他中心转入的患者必须在治疗前进行HBV、HCV、HIV和梅毒螺旋体等感染标志物检查,对长期透析的病人常规进行血液净化前肝功能、肝炎病原学、HIV等感染标志物检查,每半年复查1次,保留原始记录并登记	5分	查看记录,每项1~2分	
(六)感染病例管理 10分	(1)建立医院感染病例登记簿,由专人(感控医师)负责。 (2)住院病人医院感染病例填卡24h内报医院感染科,暴发病例及时报告,出院时填表随病历送病案室,无漏项。 (3)对透析中出现发热反应的病人,及时进行血培养,查找感染源,采取控制措施。 (4)医护人员掌握透析病人感染暴发处置措施。 (5)出现院内感染病例无漏报、错报、迟报	10分	查看病历、记录。 第1、第2项中1项不合要求扣1分。 第3、第5项不合要求扣3分 对医护人员熟知相关内容,考核2人,不合格每人次扣1分	
(七)医疗废物 10分	(1)分类放置,标识清楚,垃圾袋、锐器盒使用规范,专物专用。 (2)传染性废物双层垃圾袋,并注明"传染性"字样。 (3)包装(不得超过3/4满,包装袋外面无污染)、称重、封口、标识贴(禁止漏项)、交接、存放、运送等环节规范。 (4)登记本记录规范,无漏项、不得代签字。 (5)每月与暂存处记录不得有误差。 (6)各垃圾桶加盖、清洁,每天消毒。 (7)生活垃圾与医疗垃圾不得混放。 (8)所有医疗废物日产日清,其中锐器盒不得超过3/4满并且最长存储时间不得超过48h,标明开启时间	10分	查看记录,实地查看。 第1~6项中有1项不合要求扣1分 7项不合要求扣2分	
(八)传染病防控管理 10分	(1)熟练掌握各种传染病的鉴别诊断及流行病学调查。 (2)掌握传染病上报流程,在规定时间内上报。 (3)落实传染病患者隔离措施,按照空气、飞沫、接触三种隔离措施落实到位。 (4)隔离透析室管理符合防控要求。 (5)严格标准预防,在标准预防基础上,根据岗位风险采取加强预防的措施,正确选择及使用、处理防护用品,落实好手卫生 (6)知晓预检分诊制度	10分	实地查看。 1项不合要求扣1~2分。 提问相关内容,回答不合格每人次扣2分	

检查者: 科室负责人:

注意事项:1. 科室每月按照本标准完成自查并做好记录。感控办每季度按照本标准完成督查。

2. 本标准中每一大项里面小项目累计扣分超过该大项总分,此大项目不得分。

十八、中医科（含中医康复科）医院感染管理与控制质量考核评分标准（100分）

科室：　　　　　检查时间：　　　年　　月　　　总分：

项目	检查标准	分值	考核细则	扣分	扣分原因
（一）制度建设 10分	1. 组织与制度建设 （1）建立职责明确的科室医院感染管理小组，科室负责人为本科室医院感染管理第一责任人，有兼职感控督导员、感控医生及感控护士，宜具有中级以上职称。 （2）制定科室医院感染管理小组职责。 （3）制定/完善符合科室实际情况的科室感染管理相关制度及感染预防与控制措施及流程，并组织落实。 （4）工作人员知晓医院感染相关制度流程。 （5）建立感控督导员制度，督导员知晓职责	3分	组织不健全、职责不明确，扣0.5分。 提问医生护士各1名，不合格每人次扣1分。 提问感控督导员职责，回答不上来扣1分		
	2. 建立科室医院感染管理文档 （1）医院相关部门发布的与医院感染相关的文件。 （2）建立科室医院感染培训计划，并定期组织培训落实，有记录。 （3）定期进行本科室医院感染管理质量分析，对科室医院感染监测、防控工作的落实情况进行自查、分析，有持续质量改进措施，有记录。 （4）根据本科室主要医院感染特点，有分析，对存在问题有改进措施。 （5）科室有医院感染监测项目，有记录。 （6）科室相关人员掌握医院感染暴发、聚集性病例报告流程和处理预案。 3. 科室医院感染管理小组工作手册填写 （1）及时填写，无漏签字、代签字及漏项。 （2）有学习笔记，且内容与培训内容一致。 4. 相关人员积极参加院内组织的统一培训	7分	查看资料。 未建文档扣1分，无学习笔记扣1分。 无科室培训计划记录扣2分。 抽查2名医护人员对培训记录及相关知识知晓情况，不合格每人次酌情扣0.5～1分。 无问题分析、改进措施扣2分。 有漏签字、代签字及漏项为扣2分。 无故不参加院内培训扣1～3分。 提问医生护士各1名，对医院感染暴发、聚集性病例报告流程和处理预案知晓情况，不合格每人扣1分		
（二）无菌原则 15分	执行《中医医疗技术相关性感染预防与控制指南（试行）》（2017）。 严格执行无菌原则与操作规程。 （1）按规范使用无菌物品和无菌溶液（消毒剂）。 （2）治疗准备室、治疗室、处置室、办公室分区合理、环境整洁、设施配置齐全。 （3）无菌物品及非无菌物品分区存放、标识清楚；无菌包干燥，外观清洁，标识清楚，分类放置，无过期，无菌柜门及时关闭。 （4）治疗车上物品应摆放有序，上层放置清洁与无菌物品，下层放置使用后物品；治疗车应配备速干手消毒剂，每天进行清洁与消毒，遇污染随时进行清洁与消毒。 （5）无菌纱布、棉球、棉签等一经打开在24h内使用，在容器外注明开启时间，时间不准涂改，消毒液棉球现用现泡。 （6）无菌持物钳及容器干燥使用，每4小时更换1次，注明开启时间，时间不准涂改。	15分	实地查看。 第2、第3、第7、第12、第13项中有1项不合要求扣0.5～1分。 其余项1项不合格扣1分。 微生物学培养不合格1项扣1分。		

项目	检查标准	分值	考核细则	扣分	扣分原因
(二)无菌原则 15分	(7)药物现用现配,抽出的药液和配制好的静脉输注用无菌液体,放置时间不应超过2h;启封抽吸的各种溶剂不应超过24h。 (8)碘伏、复合碘消毒剂、季铵盐类、氯己定类、碘酊、醇类皮肤消毒剂应注明开瓶日期,连续使用最长不应超过7d;对于性能不稳定的消毒剂如含氯消毒剂,配制后使用时间不应超过24h;酒精、碘伏棉签有效期遵从说明书;注明开启时间,时间不准涂改,瓶盖严密。 (9)进入治疗准备室必须穿白大衣、戴口罩,在处置台前及处理无菌物品、加药、注射等操作时必须戴口罩。 (10)严格执行无菌技术操作原则和规程,进行无菌操作时衣帽整齐,戴口罩,戴无菌手套,严格手卫生。 (11)灭菌器械及物品由消毒供应中心统一进行清洗消毒灭菌。 (12)一次性物品不得重复使用,并由医疗器械采购部门统一购入,科室不得自行购入。 (13)一次性灭菌物品存放在清洁干燥的区域,已去除外包装的灭菌物品需入橱内或带盖容器中。 (14)盛放用于皮肤消毒的非一次性使用的碘酒、酒精的容器等应密闭保存,每周更换2次,同时更换灭菌容器。 (15)微创治疗必须在微创治疗室,灌肠治疗在灌肠治疗室进行,不得与治疗室共用				
(三)消毒隔离 15分	执行《中医医疗技术相关性感染预防与控制指南(试行)》(2017)。 严格执行消毒隔离制度,防止交叉感染。 (1)治疗准备室、治疗室、处置室等每日定时空气、物表消毒,浓度及频次符合规定要求,记录规范。 (2)使用中的化学消毒剂应符合国家相关规定,并定期进行浓度和微生物污染监测;含氯消毒剂现用现配,超过24h不得使用,使用前测试浓度。 (3)重复使用的器械、器具和物品用后应一患一消毒或一灭菌,干燥密闭保存。 (4)床单、被套、枕套等直接接触患者的床上用品,应一人一更换;患者住院时间超过1周时,应每周更换;被污染时应及时更换。更换后的用品应及时清洗与消毒。被芯、枕芯、褥子、病床隔帘、床垫等间接接触患者的床上用品,应定期清洗与消毒;被污染时应及时更换、清洗与消毒。 (5)连续使用呼吸机时,湿化液用无菌蒸馏水每日更换,其螺纹管、湿化槽等每天清洁,每周更换、消毒1~2次,一患一更换。 (6)氧气湿化瓶、吸氧管、雾化器、螺纹管一人一用一更换一消毒,同一患者长期使用每周更换一次,湿化、雾化用无菌蒸馏水每日更换,重复用的面罩(鼻导管)、湿化瓶、雾化器等消毒后干燥放置。 (7)冰箱清洁定时除霜,无过期、污染物品,不得存放个人物品。 (8)晨/晚间护理湿式扫床,严格执行一床一套一桌一巾;病人被服清洁无污迹。	15分	实地查看,查看记录。 第1、第3、第12、第18、第20项1项不合要求扣2分。 其余项1项不合要求扣1分 将手术室衣物外穿每人次扣3分。 查看空气消毒登记本、消毒剂登记本、病区日常清洁消毒登记本、终末消毒登记本,不合格每项扣1分		

续表

项目	检查标准	分值	考核细则	扣分	扣分原因
(三)消毒隔离 15分	(9)患者出院或转院、死亡后按要求进行床单元终末消毒处理;不在病房走廊清点污被服,做好终末消毒记录。 (10)严格执行一人一针一管一带一洗手。 (11)拖布、抹布等清洁工具分区使用,不同患者之间和洁污区域之间应更换,擦拭地面的地巾不同病房及区域之间应更换,用后集中清洗、消毒、干燥保存。 (12)规范穿脱手术室隔离衣,出手术室更换外出服,不准将手术室衣物穿进病区。 (13)感染性织物单独黄色医疗废物袋收集,外有"感染性织物"标识。 (14)感染性患者床头卡、病例夹、辅助检查单、手术单等处规范粘贴感染性特殊标识。 (15)有呼吸道症状(如咳嗽、鼻塞、流涕等)的患者、探视者、医务人员等应采取呼吸道卫生(咳嗽礼仪)相关感染控制措施。 (16)定期对无菌物品存储间、仪器存放间、墙面、物体表面进行清洁消毒。 (17)日常清洁消毒记录本、消毒剂登记本、空气消毒登记本等各项记录全面。 (18)针灸、拔罐、刮痧、敷熨熏浴、微创等相关用具,使用后处理严格按照《中医医疗技术相关性感染预防与控制指南(试行)》(2017)要求执行,一次性物品禁止复用				
(四)手卫生和标准防护 10分	(1)工作人员了解标准防护的主要内容。 (2)工作人员掌握隔离技术及防护用品使用,规范穿脱防护用品。 (3)工作人员掌握洗手指征及洗手、外科洗手方法,执行六步(或七步)洗手法,正确率达到100%。 (4)洗手池配备洗手液、干手装置。 (5)科室各区域配速干手消毒液,方便工作人员取用;手消毒液一旦开启在有效期内使用,并注明开启时间,时间不准涂改。 (6)规范使用锐器盒,一次性锐器用后立即放入锐器盒。 (7)工作人员掌握预防锐器伤的方法及职业暴露的应急处理。 (8)规范落实安全注射措施。 (9)科室每月有手卫生正确性和依从性的自查,每床日速干手消毒液消耗量至少20mL,发现问题,及时改进,有记录	10分	实地查看,提问。 1项不合要求扣1分。 提问回答不全,每项酌情扣0.5~1分。 抽查2人洗手,不合要求每人次扣1分。 手卫生依从性不达标每人次扣2分。 速干手消毒液使用量低于每床每日20mL扣2~5分		
(五)抗菌药物使用 15分	(1)执行《抗菌药物临床应用指导原则(2015版)》,严格掌握联合用药和预防用药的指征。 (2)经验性用药不超过3d。 (3)围手术期抗菌药物预防使用在术前0.5~1h。 (4)手术时间超过3h或超过所用药物半衰期的2倍或失血量大于1500mL,术中应给予第二剂,术后预防用药在手术结束后24h、48h、72h内停止。 (5)感染病例进行病原学检测,依药敏结果选用抗菌药;抗菌药物治疗前送检率≥50%。其中限制级抗菌药物治疗前送检率≥50%;特殊级抗菌药物治疗前送检率≥80%;发生医院感染的患者,医院感染诊断相关病原学送检率≥90%;接受2个或2个以上重点药物联用的住院患者,联合使用前病原学送检应达到100%。	15分	查看病例,提问。 1项不合要求扣1~1.5分。 对医护人员熟知内容,考核2人,不合格每人次酌情扣1~2分。 治疗用抗菌药物使用前送检率不合格扣2~6分		

续表

项目	检查标准	分值	考核细则	扣分	扣分原因
(五)抗菌药物使用 15分	(6)凡是使用抗菌药的病例,病程记录内有用药依据。 (7)临床医生知晓抗菌药物分级使用原则并落实。 (8)科室掌握抗菌药物使用情况,对抗菌药物使用情况存在问题与缺陷有分析整改,有记录				
(六)医院感染监测管理 10分	(1)医院内感染病例应24h内上报感控办,特殊感染(尤其是传染病院内感染)应2h内上报;短期内发生超过3例(含3例)聚集性病例应及时上报。 (2)医院内感染病例登记内容全面,科室对感染病例有原因分析及整改措施,有记录。 (3)科室医院感染发生率≤10%,漏报率≤10%(依专业特点而定),不错报,不迟报。 (4)各项院内感染防控措施落实到位,科室定期自查,对存在问题有分析,有整改,有效果追踪,有记录。 (5)空气、物体表面、医务人员手应定期进行卫生学监测,结果符合国家标准要求,监测报告单保存完整,对监测超标的项目,应及时查找原因,进行分析并采取措施,重新监测。 (6)对有呼吸机、导尿管、引流管、血管导管等诊疗措施的患者及时评估撤除指征,尽早撤除有创操作,有记录。 (7)科室有院内感染相关知识的培训、考核,有记录,科内人员知晓相关知识	10分	查看病历、记录。 1项不合要求扣2分。 感染病例有漏报1例扣2分,迟报1例扣1分,暴发病例瞒报扣2分。 对医护人员熟知内容,考核2人,不合格每人次酌情扣1~2分。记录不及时扣2分。 感染率每超1%扣0.5分。 感控措施落实不到位导致的院内感染,每病例扣2分		
(七)多重耐药菌管理 10分	(1)有针对多重耐药菌管理的具体方案,措施落实有效。 (2)及时发现多重耐药菌感染,处理及时。 (3)有多重耐药菌感染管理制度、流程、控制措施,控制有效。 (4)有登记、有隔离标识。 (5)科室有多重耐药菌相关知识的培训、考核。 (6)相关人员了解多重耐药菌的检出变化情况、感染趋势及感染暴发处理措施。 (7)重点部门了解前5位医院感染病原微生物名称、耐药率等相关知识。 (8)科室每月对多重耐药菌感染患者进行病例分析讨论,对存在问题提出改进措施,有记录	10分	无相关制度、流程、方案扣2分。 无培训、考核扣2分。 现场抽查隔离措施,落实不到位扣2~5分。 记录不及时扣3分。 对医护人员熟知内容,考核2人,不合格每人次酌情扣1~2分		
(八)医疗废物 5分	(1)分类放置,不落地,标识清楚,锐器盒使用规范,专物专用。 (2)传染性废物双层垃圾袋,并注明"传染性"字样。 (3)包装(不得超过3/4满,包装袋外面无污染)、称重、封口、标识贴(禁止漏项)、交接、存放、运送等环节规范。 (4)登记本记录规范,无漏项、不准代签字,每月与暂存处记录不得有误差。 (5)各垃圾桶加盖、清洁,每天消毒,有记录。 (6)生活垃圾与医疗垃圾不得混放,锐器与感染性垃圾不得混放。 (7)用后的处置盘等医疗垃圾应及时放到医疗垃圾袋内密封。 (8)所有医疗废物日产日清,其中锐器盒不得超过3/4满并且最长存储时间不得超过48h,标明开启时间	5分	查看记录,实地查看,隔离间启用,重点查看隔离间医废。 第1、5、7项中有1项不合要求扣2分。 其余项1项不合要求扣0.5分。 查看医疗废物交接登记本		

续表

项目	检查标准	分值	考核细则	扣分	扣分原因
（九）传染病防控管理 10分	（1）熟练掌握各种传染病的鉴别诊断及流行病学调查。 （2）掌握传染病上报流程，在规定时间内上报。 （3）落实传染病患者隔离措施，按照空气、飞沫、接触三种隔离措施落实到位。 （4）隔离间管理符合医院要求。 （5）严格标准预防，在标准预防基础上，根据岗位风险采取加强预防的措施，正确选择及使用、处理防护用品，落实好手卫生。 （6）知晓预检分诊制度	10分	实地查看。 1项不合要求扣1~2分。 提问相关内容，回答不合格每人次扣2分		

检查者： 科室负责人：

注意事项：1. 科室每月按照本标准完成自查并做好记录。感控办每季度按照本标准完成督查。
2. 本标准中每一大项里面小项目累计扣分超过该大项目总分，此大项不得分。

十九、医疗废物暂存处医院感染管理与控制质量考核评分标准（100分）

科室： 检查时间： 年 月 总分：

项目	检查标准	分值	考核细则	扣分及原因
（一）管理 20分	（1）医疗废物与生活废物存放地应分开，有防雨淋的装置，地基高度应确保设施内不受雨洪冲击或浸泡。 （2）与医疗区、食品加工区和人员活动密集区隔开，方便医疗废物的装卸、装卸人员及运送车辆的出入。 （3）应有严密的封闭措施，设专人管理，避免非工作人员进出，以及防鼠、防蚊蝇、防蟑螂、防盗以及预防儿童接触等安全措施。 （4）医疗废物暂存处管理纳入医院管理，必须落实到专人负责。 （5）暂存处地面和1.0m高的墙裙须进行防渗处理，地面有良好的排水性能，易于清洁和消毒，产生的废水应采用管道直接排入医疗卫生机构内的医疗废水消毒、处理系统，禁止将产生的废水直接排入外环境	20分	查看资料。 1项不合要求扣4分	
（二）人员要求 10分	（1）严格按照《医疗废物暂存点感染管理制度》执行。 （2）医疗废物运送员任职前必须进行上岗培训，内容包括医疗废物的分类及危害、消毒知识、医疗废物撒漏等相关应急预案等，有记录。 （3）医疗废物运送员每年至少进行1次培训，有培训记录。 （4）医疗废物运送员每年定期体检	10分	实地查看。 1项不合要求扣2~3分	
（三）日常监测 60分	（1）医疗废物暂存处每天应在废物清运之后使用含有效氯1000~2000mg/L的消毒剂喷洒墙壁或拖地消毒，每天1次，冲洗液应排入医院的医疗废水消毒、处理系统，每日有消毒记录。 （2）每日做好院内医疗废物、院外医疗废物交接登记，接收量与登记量要相符，记录全面、翔实。 （3）暂存处医疗废物必须日产日清，确实不能做到日产日清，且当时最高气温高于25℃时，应将医疗废物低温暂时贮存，暂时贮存温度应低于20℃，时间最长不超过48h。	60分	实地查看，查看记录。 第1、第2、第3、第8项中有1项不合要求扣6~8分。 其余项1项不合要求扣5分	

项目	检查标准	分值	考核细则	扣分及原因
（三）日常监测 60分	（4）暂存处医疗废物包装合格,包装应无破损,包装表面无污渍,无生活废物混放。 （5）暂存处周边环境整洁,各种标识齐全、清楚。 （6）医疗废物转运人员不得中途私自打开包装袋取出医疗废物。 （7）医疗废物运送车辆必须在车辆前部和后部、车厢两侧设置专用警示标识。 （8）医疗废物运送车辆每次运送完毕,应对车厢内壁进行消毒,喷洒消毒液后密封至少30min,医疗废物运送车辆至少2d清洗1次,清洗污水应收集至污水消毒处理设施,有记录。 （9）医疗废物运送人员在运送过程中须穿戴防护手套、口罩、工作服、靴等防护用品。 （10）医疗废物运送人员体检:2次/年。 （11）每次运送或处置操作完毕后工作人员立即进行手清洗和消毒,并洗澡。手消毒用快速手消毒剂揉搓1~3min。 （12）含氯消毒剂现用现配,超过24h不得使用,使用前测试浓度			
（四）传染病防控管理 10分	（1）了解各种传染病传播方式。 （2）落实传染病患者隔离措施,前往有传染病患者的病区回收医废时按照空气、飞沫、接触三种隔离措施落实到位。 （3）对传染性医废安置专用存储箱,有标识。 （4）严格标准预防,在标准预防基础上,根据岗位风险采取加强预防的措施,正确选择及使用、处理防护用品,落实好手卫生。 （5）知晓预检分诊制度	10分	实地查看。 1项不合要求扣1~2分。 提问相关内容,回答不合格每人次扣2分	

检查者： 科室负责人：
注意事项：1. 后勤部每月按照本标准完成自查并做好记录。感控办每季度按照本标准完成督查。
2. 本标准中每一大项里面小项目累计扣分超过该大项总分,此大项不得分。

二十、影像科医院感染管理与控制质量考核评分标准（100分）

科室： 检查时间： 年 月 总分：

项目	检查标准	分值	考核细则	扣分及原因
（一）制度建设 10分	1. 组织与制度建设 （1）建立职责明确的科室医院感染管理小组,有兼职感控督导员。 （2）制定/完善符合科室实际情况的感染管理相关制度及感染预防与控制措施及流程,并组织落实。 （3）工作人员知晓医院感染相关制度流程。 （4）建立感控督导员制度,督导员知晓职责	3分	组织不健全、职责不明确,扣0.5分。 提问医生护士各1名,不合格每人次扣1分。 提问感控督导员职责,回答不上来扣1分	

续表

项目	检查标准	分值	考核细则	扣分及原因
（一）制度建设 10分	2.建立科室医院感染管理文档 （1）医院相关部门发布的与医院感染相关的文件。 （2）建立科室医院感染培训计划，并定期组织培训落实，有记录。 （3）定期进行本科室医院感染管理质量分析，有持续质量改进措施，有记录。 （4）科室相关人员掌握医院感染暴发、职业暴露等应急流程和处理预案。 3.科室医院感染管理小组工作手册填写 （1）及时填写，无漏签字、代签字及漏项。 （2）有学习笔记，且内容与培训内容一致。 4.相关人员积极参加院内组织的统一培训	7分	查看资料。 未建文档扣1分，无学习笔记扣1分。 无科室培训计划记录扣2分。 抽查2名工作人员对培训记录及相关知识知晓情况，不合格每人次酌情扣0.5~1分。 无问题分析、改进措施扣2分。 有漏签字、代签字及漏项行为扣2分。 无故不参加院内培训扣1~3分。 提问工作人员各1名对医院感染暴发、职业暴露处理流程和处理预案知晓情况，不合格每人扣1分	
（二）管理 10分	（1）各室布局合理，洁污区划分明确，标识明显。在机房门口醒目处挂电离辐射标志牌，并经常检查。 （2）科室人员具备相应资质和职业资格。 （3）定期对放射设备、场所进行监测，并对超过标准的设备或场所及时处理，有记录。 （4）放射防护器材与个人防护用品充足，可满足工作需要。 （5）科室每季度进行1次安全自查，并对存在问题进行分析整改，有记录。 （6）连锁装置是否正常	10分	查看资料。 1项不合要求扣4分	
（三）人员培训 20分	（1）新上岗人员必须进行放射防护器材及个人防护用品使用方法培训，有记录。 （2）每月组织科室人员进行放射安全防护培训，有计划，有学习笔记。 （3）定期组织放射安全事件应急演练，有记录。 （4）科室人员对放射防护相关制度、预案及流程知晓率100%	20分	实地查看。 1项不合要求扣4分。 对工作人员熟知内容，考核2人，不合格每人次扣2分	
（四）放射防护 10分	（1）影像操作间门口有明显的放射线标识。工作人员严格执行放射防护制度，遵守操作规程。 （2）操作时有受检者的防护措施，对受检者敏感器官和组织进行屏蔽防护。操作开机前应为患者穿戴好防护用品，如铅帽、铅围裙、铅眼镜、铅手套等。患者使用后悬挂放置。 （3）影像检查前主动告知患者辐射对健康的影响，指导受检者进行防护。操作时保证操作间铅房门必须关闭。 （4）工作时严格按规定佩戴个人防护用品，严禁随意打开或不用。 （5）禁止滥用放射线，对儿童、孕妇、婴儿尽量避免使用。 （6）发生辐射事故时应严格执行辐射事故应急处理措施。 （7）无放射安全不良事件	10分	实地查看。 1项不合要求扣4分。 对工作人员熟知内容，考核2人，不合格每人次扣2分	

续表

项目	检查标准	分值	考核细则	扣分及原因
（五）消毒隔离 20分	（1）每日对操作间进行空气物表消毒2次，有记录。含氯消毒剂现用现配，超过24h不得使用，使用前测试浓度。 （2）检查床保证一人一单一换。 （3）科室各区域配速干手消液，一旦开启在1个月内使用，并注明开启时间，时间不准涂改。 （4）拖布、抹布等清洁工具分区使用，标记清楚，定点悬挂放置，用后消毒处理，晾干备用，容器清洁。 （5）若对传染性疾病患者进行检查后，室内物表及空气按照消毒规范进行消毒处理。 （6）为患者进行增强影像检查时，造影剂输注必须在治疗室进行留置药物等操作，严格无菌操作，落实手卫生	20分	实地查看，查看记录。 第1、第2、第3、第5项中有1项不合要求扣5分。 其余项1项不合要求扣2～4分	
（六）手卫生和标准防护 10分	（1）工作人员了解标准防护的主要内容。 （2）工作人员掌握隔离技术及防护用品使用，规范穿脱防护用品。 （3）工作人员掌握洗手指征及洗手、外科洗手方法，执行六步（或七步）洗手法，正确率达到100%。 （4）洗手池配备洗手液、干手装置。 （5）各区域配速干手消毒液，方便工作人员取用；手消毒液一旦开启在有效期内使用，并注明开启时间，时间不准涂改。 （6）规范使用锐器盒，一次性锐器用后立即放入锐器盒。 （7）工作人员掌握预防锐器伤的方法及职业暴露的应急处理。 （8）规范落实安全注射措施。 （9）科室每月有手卫生正确性和依从性的自查，每床日速干手消毒液消耗量至少20mL，发现问题，及时改进，有记录	10分	实地查看，提问 1项不合要求扣1分。 提问回答不全，每项酌情扣0.5～1分。 抽查2人洗手，不合要求每人次扣1分。 手卫生依从性不达标每人次扣2分。 速干手消毒液使用量低于每床每日20mL扣2～5分	
（七）医疗废物 10分	（1）分类放置，标识清楚，垃圾袋、锐器盒使用规范，专物专用。 （2）传染性废物双层垃圾袋，并注明"传染性"字样。 （3）包装（不得超过3/4满，包装袋外面无污染）、称重、封口、标识贴（禁止漏项）、交接、存放、运送等环节规范。 （4）登记本记录规范，无漏项，不准代签字，每月与暂存处记录不得有误差。 （5）各垃圾桶加盖、清洁，每天消毒，有记录。 （6）生活垃圾与医疗垃圾不得混放。 （7）用后的处置盘等医疗垃圾应及时放到医疗垃圾袋内密封。 （8）所有医疗废物日产日清，其中锐器盒不得超过3/4满并且最长存储时间不得超过48h，标明开启时间	10分	查看记录，实地查看。 第1、第5、第7项中有1项不要求扣2分。 其余项1项不合要求扣0.5分	

续表

项目	检查标准	分值	考核细则	扣分及原因
(八)传染病防控管理 10分	(1)了解各种传染病的鉴别诊断及流行病学调查。 (2)掌握传染病上报流程,在规定时间内上报。 (3)落实传染病患者检查时的隔离措施,按照空气、飞沫、接触三种隔离措施落实到位。 (4)传染病患者离开后终末消毒。 (5)严格标准预防,在标准预防基础上,根据岗位风险采取加强预防的措施,正确选择及使用、处理防护用品,落实好手卫生。 (6)知晓预检分诊制度。 (7)传染病高发期对于急诊患者,按照传染病患者做好防护及消毒	10分	实地查看。 1项不合要求扣1~2分。 提问相关内容,回答不合格每人次扣2分。 查看影像科登记,有传染病漏报,漏报1个病例此项不得分	

检查者:　　　　　　　　　　　　　　　　　　　　　　　　科室负责人:

注意事项:1. 科室每月按照本标准完成自查并做好记录。感控办每季度按照本标准完成督查。

2. 本标准中每一大项里面小项目累计扣分超过该大项目总分,此大项目不得分。

二十一、新生儿科医院感染管理与控制质量考核评分标准(100分)

科室:　　　　　检查时间:　　年　　月　　　　总分:

项目	检查标准	分值	考核细则	扣分及原因
(一)制度建设 10分	1. 组织与制度建设 (1)科室医院感染管理小组,有兼职质控人员。 (2)科室医院感染管理小组职责。 (3)科室医院感染管理相关制度。 (4)相关人员知晓率100%	2分	组织不健全、职责不明确,扣0.5分。 医护人员熟知内容,考核2人,不合格每人次扣1分	
	2. 建立科室医院感染管理文档 (1)医院相关部门发布的与医院感染相关的文件。 (2)建立科室医院感染培训计划,并落实,有记录。 (3)定期进行医院感染管理质量分析,有持续质量改进措施,有记录。 (4)科室有对医院感染制度落实情况的监督检查。 (5)有对医院感染现状进行分析,对存在问题的改进措施。 (6)科室有医院感染监测项目,有记录。 (7)科室相关人员掌握医院感染暴发报告流程和处理预案。 3. 科室医院感染管理小组工作手册填写 (1)无漏签字、代签字及漏项。 (2)有学习笔记,且内容与培训内容一致	8分	查看资料。 未建文档扣1分。 无科室培训计划记录扣2分。 抽查2名医护人员对培训记录及相关知识知晓情况,不合格每人次扣0.5分。 无问题分析、改进措施扣2分。 有漏签字、代签字及漏项行为扣2分	
(二)无菌技术 10分	(1)有符合科室特点的消毒、隔离制度并落实。 (2)相关人员知晓相关法律法规及消毒、隔离制度并落实。 (3)应有预防医院感染的理念,了解和掌握医院感染监测的各种知识和技能。 (4)医务人员在诊疗与护理操作时应当按照"先早产儿后足月儿、先非感染性患儿后感染性患儿"的原则进行。进入新生儿室、配奶间的工作人员应更换专用工作服、鞋、戴帽子、口罩;工作人员患感冒、腹泻等可能会造成传播的感染性疾病时,应避免接触病人。	10分	实地查看。 第1、第6、第7、第14项中有1项不合要求扣2分。 其余项1项不合要求扣0.5分。 提问2名医护人员相关医院感染知识,不合格每人次扣1分	

续表

项目	检查标准	分值	考核细则	扣分及原因
(二)无菌技术 10分	(5)严格执行《医务人员手卫生规范》的要求。 (6)严格执行无菌技术操作原则和规程,进行无菌操作时衣帽整齐,戴口罩、戴无菌手套,操作区应有最大的无菌屏障。 (7)按规范使用无菌物品和无菌溶液(消毒剂),消毒剂的使用必须符合《消毒技术规范》的要求。 (8)处置室、办公室环境整洁;处置室分区合理、清洁整齐。 (9)进入处置室必须穿工作服、戴工作帽,在处置台前及处理无菌物品、加药、注射等操作时戴口罩。 (10)无菌物品存放符合要求:无菌物品及非无菌物品分区存放,标识清楚,一次性灭菌物品存放在清洁干燥的区域,已去除外包装的灭菌物品需入橱内或带盖容器中;无菌包干燥,外观清洁,标识清楚,分类放置,无过期,无菌柜门及时关闭。 (11)处置车上物品位置摆放正确。 (12)无菌纱布、棉球、棉签等一经打开在24h内使用,在容器外注明开启时间,时间不准涂改,消毒液棉球现用现泡。 (13)无菌持物钳及容器干燥使用,每4小时更换1次,注明开启时间,时间不准涂改。 (14)药物现用现配,注射器中的无菌药液不得超过2h;无菌药液开启24h内使用,注明开启时间,时间不准涂改。 (15)酒精、碘伏等消毒剂在24h内使用,注明开启时间,时间不准涂改,瓶盖严密。 (16)灭菌器械及物品由消毒供应中心统一进行清洗灭菌。 (17)使用的一次性医疗用品必须符合规范要求,不得重复使用,并由医疗器械采购部门统一购入,科室不得自行购入。 (18)定期对无菌物品存储间、仪器存放间、墙面、物体表面进行清洁消毒。保持其良好性能			
(三)消毒隔离 10分	严格执行消毒隔离制度,防止交叉感染。 (1)病房、处置室每日空气消毒2~3次,记录规范。 (2)各消毒液浓度符合要求,按时监测有记录;含氯消毒剂现用现配,超过24h不得使用,使用前测试浓度。 (3)科室各区域配速干手消毒液,一旦开启在1个月内使用,并注明开启时间,不准涂改。 (4)处置室、处置车、查房车配速干手消毒剂,执行一人一针一管一洗手。 (5)查房、换药等接触新生儿时应一新生儿一洗手(双手无可见污染时用速干手消毒剂)。 (6)连续使用呼吸机时,湿化液用无菌蒸馏水每日更换,其螺纹管、湿化槽等每周更换、消毒1~2次。 (7)呼吸机螺纹管、湿化槽、无创面罩、止血带、体温计、氧气湿化瓶、吸引瓶等用后消毒、存放符合要求。 (8)氧气湿化瓶、吸氧管一人一用,长期使用每周更换1次,湿化用无菌蒸馏水每日更换,面罩(鼻导管)清洁。 (9)雾化器、螺纹管一人一用一消毒,用前加药液,雾化器用后水槽及雾化罐干燥放置。	10分	实地查看,查看记录。 第2、第4项中有1项不合要求扣2分。 其余项1项不合要求扣1分	

续表

项目	检查标准	分值	考核细则	扣分及原因
(三)消毒隔离 10分	(10)冰箱清洁定时除霜,无过期、污染物品,不得存放个人物品。 (11)蓝光箱和暖箱应当每日清洁并更换湿化液,一人用后一消毒。同一患儿长期连续使用暖箱和蓝光箱时,应当每周消毒1次,用后终末消毒。 (12)接触患儿皮肤、黏膜的器械、器具及物品应当一人一用一消毒,如雾化吸入器、面罩、氧气管、体温计、吸痰管、浴巾、浴垫等。 (13)患儿使用后的奶嘴用清水清洗干净,高温或微波消毒;奶瓶由配奶室统一回收清洗、高温或高压消毒;盛放奶瓶的容器每日必须清洁消毒;保存奶制品的冰箱要定期清洁与消毒。 (14)新生儿使用的被服、衣物等应当保持清洁,每日至少更换一次,污染后及时更换。患儿出院后床单元要进行终末消毒。 (15)晨/晚间护理湿式扫床,严格执行一床一套一桌一巾;病人被服清洁无污迹。 (16)按要求进行床单元终末消毒处理;不在病房走廊清点污被服。 (17)拖布、抹布等清洁工具分区使用,标记清楚,定点悬挂放置,用后消毒处理,晾干备用,容器清洁。 (18)新生儿监护区的各种设施设备、物体表面及地面,每日进行湿式擦拭方法的清洁、消毒3次,遇污染随时进行去污染和清洁消毒			
(四)配奶间管理 5分	(1)新生儿配奶间应当由专门人员管理,并保持清洁、干净,定期消毒。 (2)按无菌操作要求进行母乳收集和储存。配奶工作应当由经过培训的工作人员负责,并严格手卫生,认真执行配奶流程、奶瓶奶嘴清洗消毒流程等。 (3)配奶应当现配现用,剩余奶液不得再用	5分	实地查看,1项未落实。扣1分	
(五)沐浴间管理 5分	(1)新生儿沐浴间应当保持清洁,定期消毒,适时开窗通风,保持空气清新。 (2)工作人员应当严格手卫生,并按照新生儿沐浴流程,采用淋浴方式对新生儿进行沐浴;沐浴物品专人专用。 (3)新生儿沐浴前后应当分别放置在不同的区域	5分	实地查看,1项未落实。扣1分	
(六)手卫生和标准防护 10分	(1)工作人员了解标准防护的主要内容。 (2)工作人员掌握隔离技术,合理使用各类防护用品。 (3)工作人员掌握洗手指征及洗手5个环节,执行六步(或七步)洗手法,正确率达到100%。 (4)洗手池配备洗手液、干手装置。 (5)规范使用锐器盒,一次性锐器用后立即放入锐器盒。 (6)工作人员掌握预防锐器伤的方法及职业暴露的应急处理。发生锐器伤,应立即按照"锐器伤处理程序"执行,即急救、消毒、报告登记。然后进行紧急血液测试与报告;职业暴露于HBV、HIV阳性者,急救、消毒、报告登记后,24h进行紧急血液测试,由相应专家指导进行相应的暴露后预防用药,遵循《卫生部关于印发〈医务人员艾滋病病毒职业暴露防护工作指导原则(试行)〉的通知》执行。 (7)科室定期有检查有记录	10分	实地查看,提问。 1项不合要求扣1分。 抽查2名人员洗手,不合要求每人次扣1分。 跟踪查看医护人员手卫生依从性情况,不合格每人次扣1分	

续表

项目	检查标准	分值	考核细则	扣分及原因
(七)抗菌药物使用 10分	(1)执行《抗菌药物临床应用指导原则(2015版)》,严格掌握联合用药和预防用药的指征。 (2)感染病例进行病原学检测,依药敏结果选用抗菌药;抗菌药物治疗前送检率≥50%。其中限制级抗菌药物治疗前送检率≥50%;特殊级抗菌药物治疗前送检率≥80%;发生医院感染的患者,医院感染诊断相关病原学送检率≥90%;接受2个及以上重点药物联用的住院患者,联合使用前病原学送检率应达到100%。 (3)凡是使用抗菌药的病例,病程记录内有用药依据。 (4)科室掌握抗菌药物使用情况,每月对用药情况进行分析,对存在问题与缺陷进行改进。 (5)临床医生知晓抗菌药物分级使用原则并落实	10分	抽查病例3份,1项不合要求扣2分。 提问医生,指导原则掌握不全酌情扣2分。 送检率不达标3分。 抗菌药物越级使用扣5分	
(八)医院感染监测管理 10分	(1)建立医院感染病例登记簿,专人(监控医师)负责。 (2)散发医院感染病例填卡24h内报医院感染科,暴发病例及时报告,项目填写无漏项。疑有医院感染暴发流行时,及时上报,并按照《医院感染暴发控制制度》的要求进行调查处理。 (3)医院感染病例登记簿内容全面,计划详细,有总结,有分析,有持续改进。 (4)科室医院感染发生率≤10%。 (5)科室医院内感染病例无漏报、错报、迟报,漏报率≤10%。 (6)空气、物体表面、医务人员手应定期进行卫生学监测,结果符合国家标准要求,监测报告单保存完整,对监测超标的项目,应及时查找原因,进行分析并采取措施,重新监测。 (7)净化自控系统运行状态应进行每日监控并记录,发现问题及时解决。 (8)使用中的化学消毒剂应符合国家相关规定,并定期进行浓度和微生物污染监测。 (9)对有创操作的患儿及时评估撤除指征,尽早撤除有创操作,有记录。 (10)科内有院内感染诊断相关培训,有记录	10分	查看记录本,1项不合要求扣0.5分。 感染病例每漏报1例扣2分,迟报1例扣1分,暴发病例瞒报扣2分。 现场抽查隔离措施落实不到位扣2分。 记录不及时扣1分	
(九)多重耐药管理 10分	(1)有针对多重耐药菌管理的具体方案,措施落实有效。 (2)及时发现多重耐药菌感染,处理及时。 (3)有多重耐药菌感染管理制度、流程、控制措施,控制有效。 (4)有登记、有隔离标识。 (5)科室有多重耐药菌相关知识的培训、考核、记录。 (6)相关人员了解多重耐药菌的检出变化情况和感染趋势。 (7)重点部门了解前5位医院感染病原微生物名称及耐药率。 (8)科室每月对多重耐药菌感染患儿进行病例分析讨论,对存在问题提出改进措施,有记录	10分	1项不合要求扣1分。 无方案扣2分。 现场抽查隔离措施落实不到位扣2分。 记录不及时扣2分。 抽查2名医生耐药变化趋势和前5位医院感染病原微生物名称,回答不合格每人次扣2分	
(十)医疗废物 10分	(1)分类放置,标识清楚,垃圾袋、锐器盒使用规范,专物专用。 (2)传染性废物双层垃圾袋,并注明"传染性"字样。 (3)包装(不得超过3/4满,包装袋外面无污染)、称重、封口、标识贴(禁止漏项)、交接、存放、运送等环节规范。	10分	查看记录,实地查看。 第1、第5、第7项中有1项不合要求扣1分。 其余项1项不合要求扣0.5分	

续表

项目	检查标准	分值	考核细则	扣分及原因
（十）医疗废物 10分	（4）登记本记录规范，无漏项、不准代签字，每月与暂存处记录不得有误差。 （5）各垃圾桶加盖、清洁、每天消毒，有记录。 （6）生活垃圾与医疗垃圾不得混放。 （7）用后的处置盘等医疗垃圾应及时放到医疗垃圾袋内密封。 （8）所有医疗废物日产日清，其中锐器盒不得超过3/4满并且最长存储时间不得超过48h，标明开启时间			
（十一）传染病防控管理 10分	（1）熟练掌握各种传染病的鉴别诊断及流行病学调查。 （2）掌握传染病上报流程，在规定时间内上报。 （3）落实传染病患儿隔离措施，按照空气、飞沫、接触三种隔离措施落实到位。 （4）隔离间管理符合医院要求。 （5）严格标准预防，在标准预防基础上，根据岗位风险采取加强预防的措施，正确选择及使用、处理防护用品，落实好手卫生。 （6）知晓预检分诊制度	10分	实地查看。 1项不合要求扣1~2分。 提问相关内容，回答不合格每人次扣2分	

检查者： 科室负责人签字：

注意事项：1. 科室每月按照本标准完成自查并做好记录。感控办每季度按照本标准完成督查。
2. 本标准中每一大项里面小项目累计扣分超过该大项总分，此大项不得分。

二十二、产房医院感染管理与控制质量考核标准（100分）

科室： 检查时间： 年 月 总分：

项目	检查标准	分值	考核细则	扣分及原因
（一）制度建设 10分	1. 组织与制度建设 （1）科室医院感染管理小组，有兼职质控人员。 （2）科室医院感染管理小组职责。 （3）科室医院感染管理相关制度。 （4）相关人员知晓率100%	2分	组织不健全、职责不明确，扣0.5分。 对医护人员熟知内容，考核2人，不合格每人次扣1分	
	2. 建立科室医院感染管理文档 （1）医院相关部门发布的与医院感染相关的文件。 （2）建立科室医院感染培训计划，并落实，有记录。 （3）定期进行医院感染管理质量分析，有持续质量改进措施，有记录。 （4）科室有对医院感染制度落实情况的监督检查。 （5）有对医院感染现状进行分析，对存在问题的改进措施。 （6）科室有医院感染监测项目，有记录。 （7）科室相关人员掌握医院感染病例及医院感染暴发报告流程和处理预案。 3. 科室医院感染管理小组工作手册填写 （1）无漏签字、代签字及漏项。 （2）有学习笔记，且内容与培训内容一致	8分	查看资料。 未建文档扣1分。 无科室培训计划记录扣2分。 抽查2名医护人员对培训记录及相关知识知晓情况，不合格每人次扣0.5分。 无问题分析、改进措施扣2分。 有漏签字、代签字及漏项行为扣2分	

续表

项目	检查标准	分值	考核细则	扣分及原因
(二)无菌技术 20分	(1)有符合科室特点的消毒、隔离制度并落实。 (2)相关人员知晓相关法律法规及消毒、隔离制度并落实。 (3)应有预防医院感染的理念，了解和掌握医院感染监测的各种知识和技能。 (4)进入产房工作人员应更换专用工作服、鞋、戴帽子、口罩；工作人员或陪产人员患有呼吸道感染、腹泻等感染性疾病时，应避免接触孕产妇和新生儿。 (5)严格执行《医务人员手卫生规范》的要求，阴道检查应洗手或执行卫生手消毒，戴无菌手套，摘手套后进行手卫生。 (6)严格执行无菌技术操作原则和规程，进行人工破膜及宫腔填塞、接产、手取胎盘、产后刮宫等宫腔操作前应严格执行外科手消毒，穿无菌手术衣，戴无菌手套，摘手套后进行手卫生。宜使用防渗透无菌手术衣，手术衣不能防渗透的宜在外科手消毒前穿防渗透围裙。无菌手术衣和防渗透围裙一人一用一换。 (7)按规范使用无菌物品和无菌溶液(消毒剂)，消毒剂的使用必须符合《消毒技术规范》的要求。 (8)待产室、分娩室和办公室环境整洁；工作区和辅助区域分区合理，清洁整齐。 (9)进入产房必须穿工作服、戴工作帽，在处理无菌物品、加药、注射等操作时戴口罩。 (10)无菌物品存放符合要求：无菌物品及非无菌物品分区存放，标识清楚，一次性灭菌物品存放在清洁干燥的区域，已去除外包装的灭菌物品需入橱内或带盖容器中；无菌包干燥，外观清洁，标识清楚，分类放置，无过期，无菌柜门及时关闭。 (11)治疗车上物品位置摆放正确。 (12)无菌纱布、棉球、棉签等一经打开在24h内使用，在容器外注明开启时间，时间不准涂改，消毒液棉球现用现泡。 (13)无菌持物钳及容器干燥使用，每4小时更换1次，注明开启时间，时间不准涂改。 (14)药物现用现配，注射器中的无菌药液不得超过2h；无菌药液开启24h内使用，注明开启时间，时间不准涂改。 (15)倾倒使用的酒精、碘伏等消毒剂在24h使用，注明开启时间，时间不准涂改，瓶盖严密。 (16)灭菌器械及物品由消毒供应中心统一进行清洗灭菌。 (17)使用的一次性医疗用品必须符合规范要求，不得重复使用，并由医疗器械采购部门统一购入，科室不得自行购入。 (18)定期对无菌物品存储间、仪器存放间、墙面、物体表面进行清洁消毒	20分	实地查看。 1项不合要求扣2分。 提问2名医护人员相关医院感染知识，不合格每人次扣1分	

项目	检查标准	分值	考核细则	扣分及原因
(三)消毒隔离 20分	(1)病房、处置室每日空气消毒2~3次,记录规范。 (2)各消毒液浓度符合要求,按时监测有记录;含氯消毒剂现用现配,超过24h不得使用,使用前测试浓度。 (3)科室各区域配速干手消毒液,一旦开启在90d内或按产品说明书使用,并注明开启时间,不准涂改。 (4)产房、分娩室、新生儿称重处、治疗车等配速干手消毒剂,执行一人一针一管一带一洗手。 (5)查房、换药、接触新生儿一病人一洗手(双手无可见污染时用速干手消毒剂)。 (6)孕产妇、新生儿的个人生活用品应个人专用,重复使用的治疗和护理用品应一人一用一消毒/灭菌。 (7)产床一人一用一清洁消毒,直接接触母婴的用品(瑜伽球等)均应一人一用一清洁消毒。隔挡定期清洁消毒,遇可见污染时及时清洁消毒。 (8)氧气湿化瓶、吸氧管一人一用,长期使用每周更换1次,湿化用无菌蒸馏水每日更换,面罩(鼻导管)清洁。 (9)新生儿使用的被服、衣物等应清洁,污染后及时更换。断脐用器械应专用。 (10)接触新生儿皮肤、黏膜的器械、器具或物品应一人一用一清洁消毒或一人一用一清洁消毒与灭菌。用于新生儿的吸耳球、吸痰管、气管插管导管等应为一次性使用产品。 (11)婴儿辐射保暖台、吸引器、吸引瓶及吸引管等可重复使用的设备,每次使用后均应清洁后消毒或灭菌。 (12)拖布、抹布等清洁工具分区使用,标记清楚,定点悬挂放置,用后消毒处理,晾干备用,容器清洁。 (13)孕产妇离开房间后,应对房间进行终末消毒	20分	实地查看,查看记录。 1项不合要求扣2分	
(四)手卫生和标准防护 10分	(1)工作人员了解标准防护的主要内容。 (2)工作人员掌握隔离技术,合理使用各类防护用品。 (3)工作人员掌握洗手指征及洗手5个环节,执行六步(或七步)洗手法,正确率达到100%。 (4)洗手池配备洗手液、干手装置。 (5)规范使用锐器盒,一次性锐器用后立即放入锐器盒。 (6)配备足够的个人防护用品,方便工作人员拿取。 (7)在标准预防的基础上,根据孕产妇感染性疾病的特点和操作风险进行规范防护。一旦发生职业暴露,立即按规定处理、上报。 (8)科室定期有检查有记录	10分	实地查看,提问。 1项不合要求扣1分。 抽查2名人员洗手,不合要求每人次扣1分。 跟踪查看医护人员手卫生依从性情况,不合格每人次扣1分	
(五)医院感染监测管理 15分	(1)建立医院感染病例登记簿,专人(监控医师)负责。 (2)散发医院感染病例填卡24h内报医院感染科,暴发病例及时报告,项目填写无漏项。疑有医院感染暴发流行时,及时上报,并按照《医院感染暴发控制制度》的要求进行调查处理。 (3)医院感染病例登记簿内容全面,计划详细,有总结,有分析,有持续改进。 (4)科室医院感染发生率≤10%。 (5)科室医院内感染病例无漏报、错报、迟报,漏报率≤10%。	10分	查看记录本,1项不合要求扣0.5分。 感染病例每漏报1例扣2分,迟报1例扣1分,暴发病例瞒报扣2分。 现场抽查隔离措施落实不到位扣2分。 记录不及时扣1分	

续表

项目	检查标准	分值	考核细则	扣分及原因
（五）医院感染监测管理 15分	（6）空气、物体表面、医务人员手应每季度进行卫生学监测，结果符合国家标准要求，当怀疑医院感染暴发、产房新建或改建以及环境的消毒方法改变时，应随时进行监测。监测报告单保存完整，对监测超标的项目，应及时查找原因，进行分析并采取措施，重新监测。 （7）净化自控系统运行状态应每日监控并记录，发现问题及时解决。 （8）使用中的化学消毒剂应符合国家相关规定，并定期进行浓度和微生物污染监测。 （9）对有创操作的患者及时评估撤除指征，尽早撤除有创操作，有记录。 （10）科内有院内感染诊断相关培训，有记录			
（六）传染病及多重耐药菌感染管理 15分	（1）对来院疑似或确诊的传染性疾病以及多重耐药菌感染或定植的孕产妇，应根据其传播途径，在标准预防的基础上，做好隔离待产和隔离分娩。 （2）有登记、隔离标识明显清晰。 （3）用于隔离待产的房间，应配置医用外科口罩、医用防护口罩、清洁手套、无菌手套、隔离衣等。 （4）用于隔离分娩的房间，应配置医用外科口罩、医用防护口罩、无菌手套、隔离衣、一次性防水围裙、护目镜/防护面屏、防水鞋套、防护服等。 （5）用于隔离房间内的设备设施应专用。 （6）孕产妇离开房间后，应对房间进行终末消毒。 （7）疑似或确诊多重耐药菌感染的产妇母乳喂养前应严格进行手卫生和相应的隔离措施。产房工作人员应告知新生儿接收单位。 （8）落实传染病患者隔离措施，按照空气、飞沫、接触三种隔离措施落实到位。 （9）隔离间管理符合医院要求。 （10）严格标准预防，在标准预防基础上，根据岗位风险采取加强预防的措施，正确选择及使用、处理防护用品，落实好手卫生	15分	1项不合要求扣1分。 现场抽查隔离措施落实不到位扣2分。 记录不及时扣2分。 抽查2名工作人员对耐药菌防控措施的知晓情况，回答不合格每人次扣2分	
（七）人员管理 5分	（1）严格执行《产房感染管理制度》。 （2）对新入孕产妇开展传染病症状监测和传染病（艾滋病、梅毒、乙型肝炎等）的筛查，对筛查出来的孕产妇采取感染防控措施。 （3）急诊产妇均按照疑似传染病患者进行相关消毒、隔离及个人防护	5分	查看记录，实地查看。 1项不合要求扣1~2分	
（八）医疗废物 5分	（1）分类放置，标识清楚，垃圾袋、锐器盒使用规范，专物专用。 （2）16周胎龄以下或重量不足500g的胚胎组织等按病理性医疗废物管理。 （3）产妇分娩后胎盘归产妇所有。确诊、疑似传染病产妇或携带传染病病原体产妇的胎盘应按照病理性废物管理。 （4）传染性废物双层垃圾袋，并注明"传染性"字样。 （5）包装（不得超过3/4满，包装袋外面无污染）、称重、封口、标识贴（禁止漏项）、交接、存放、运送等环节规范。	5分	查看记录，实地查看。 第1~4项中有1项不合要求扣1分。 其余项1项不合要求扣0.5分。 扣满为止	

续表

项目	检查标准	分值	考核细则	扣分及原因
(八)医疗废物 5分	(6)登记本记录规范,无漏项、不准代签字,每月与暂存处记录不得有误差。 (7)用后的处置盘等医疗垃圾应及时放到医疗垃圾袋内密封 (8)所有医疗废物日产日清,其中锐器盒不得超过3/4满并且最长存储时间不得超过48h,标明开启时间			

检查者:　　　　　　　　　　　　　　　　　　　　　科室负责人签字:

注意事项:1. 科室每月按照本标准完成自查并做好记录。感控办每季度按照本标准完成督查。

2. 本标准中每一大项里面小项目累计扣分超过该大项总分,此大项不得分。

二十三、导管相关血流感染医院感染管理与控制质量考核标准(100分)

科室:　　　　姓名:　　　　岗位:　　　　成绩:

考核项目	内容及要求	分值	检查方法	检查情况及扣分
(一)感染管理 20分	(1)建立导管相关血流感染防控标准操作规程	4分	看制度、操作规范、流程及其可行性	
	(2)有预防导管相关血流感染培训;置管人员经过专业培训	4分	看培训记录,提问2名医护人员相关知识	
	(3)置管操作执行外科手消毒,接触置管部位前后应做手卫生	4分	提问2名医护人员手卫生原则、指征,考核洗手操作	
	(4)开展导管相关血流感染目标性监测	4分	查阅资料	
	(5)对置管患者有相应健康教育	4分	问病人对相关知识的熟知情况	
(二)置管操作 50分	(1)置管人员戴帽子、口罩,手卫生后戴无菌手套,穿无菌手术衣	10分	模拟操作:演示外科手消毒	
	(2)置管使用的器械、用品和敷料必须达到灭菌水平。置管部位应当铺大无菌单(巾),尽可能全身覆盖	10分	查一次性器具的效期及证件,看置管包包装、无菌单大小,以及复用器械的清洗质量、有效期等	
	(3)穿刺点皮肤消毒方法正确:范围20cm以上,先用酒精清洁脱脂,待干后,再用碘伏消毒3遍,待干	10分	看消毒液、消毒方法、消毒范围,待干后操作	
	(4)置管穿刺点首选锁骨下静脉,严格执行无菌技术操作规程	20分	看置管病人锁骨下静脉、颈内静脉、股静脉各占比例	
(三)置管后处理 30分	(1)穿刺点敷料包扎良好,无污染及渗出。无菌纱布敷料常规每日更换1次,无菌透明敷料每3天更换1次,若纱布/敷料出现潮湿、渗血、松动、卷曲、破损或可见污染时应当立即更换	5分	看病人敷料情况、更换时间	
	(2)导管连接端口清洁,输液接头每周更换1次;如有血迹等污染时,应当即更换。注药前消毒方法正确	5分	查看连接端口,看护士模拟注药前的消毒操作	
	(3)输液管路更换符合要求,冲管用液配制及使用正确	5分	查输血、脂肪乳输液管的更换,封管液的有效期	
	(4)中心静脉导管维护操作方法规范	5分	看现场或模拟操作	

续表

考核项目	内容及要求	分值	检查方法	检查情况及扣分
（三）置管后处理 30分	（5）掌握紧急状态下置管或怀疑发生导管相关感染时的处理；紧急状态下的置管，若不能保证有效的无菌原则，应在48h内尽快拔除导管，更换穿刺部位后重新进行置管	5分	提问处理方法；血标本和导管标本留取培养的方法及结果判读	
	（6）医护人员掌握导管留置指征；每天对保留导管的必要性进行评估，不需要时应尽早拔除导管	5分	提问导管留置指征；查看留置5d以上的导管评估记录及评估是否合理	

考核人员签字：　　　　　　　　　　　　　　　　　考核时间：

注意事项：1. 有导管侵入性操作的科室每月按照本标准完成自查并做好记录。感控办每季度按照本标准完成督查。
2. 本标准中每一大项里面小项目累计扣分超过该大项目总分，此大项目不得分。

二十四、导尿管相关尿路感染医院感染管理与控制质量考核标准（100分）

科室：　　　　　姓名：　　　　　岗位：　　　　　成绩：

考核项目	内容及要求	分值	检查方法	检查情况及扣分
感染管理 20分	（1）开展导尿管相关尿路感染的目标性监测	5分	查监测记录、感染分析原因、整改措施及效果	
	（2）制定并落实防控导尿管相关尿路感染的措施和操作规程	5分	查看措施及操作规程	
	（3）对医务人员进行导尿管相关尿路感染预防的培训和教育，医务人员熟练掌握操作规程	10分	有培训记录，提问3人对相关知识的掌握情况	
感染防控措施 80分	（1）掌握留置导尿管的指征。每日评估留置导尿管的必要性，根据病情及评估结果尽早拔除导尿管	10分	查看留置导尿管患者的适应证，留置5d以上患者每日评估记录	
	（2）留置导尿用物符合要求，无菌导尿包在有效期内	5分	查导尿包、导尿管的效期、包装	
	（3）严格执行手卫生及无菌技术操作规程，导尿管型号选择合适，采用密闭式引流装置	5分	看患者留置导尿管的型号和材质	
	（4）告知患者或家属留置导尿管的目的和置管后的注意事项。置管时间>3d者，宜持续夹闭、定时开放	5分	问患者或家属留置导尿管注意事项，看清空尿袋时，出口是否触碰地面	
	（5）妥善固定导尿管，保持集尿袋低于膀胱水平，防止尿液反流。非常规进行膀胱冲洗或灌注，预防尿路感染	10分	查看导尿管通畅、无打折，集尿袋低于膀胱水平，无接触地面，患者活动或搬运时夹闭引流管	
	（6）保持尿液引流装置密闭，不频繁更换导尿管，普通尿袋更换2次/周	10分	问导尿管更换指征、尿袋更换时间和方法	
	（7）保持尿道口清洁，留置导尿管期间，每日清洁或冲洗尿道口	5分	提问小量尿标本与大量尿标本留取方法	
	（8）采集尿标本做微生物检测时应以无菌操作方法穿次抽取尿液	10分	查看病人	

续表

考核项目	内容及要求	分值	检查方法	检查情况及扣分
感染防控措施 80分	（9）患者出现尿路感染时，及时更换导尿管，同时更换集尿袋，并留取尿液进行微生物病原学监测	10分	看感染病例的处理程序记录及细菌培养	
	（10）维护导尿管时，严格执行手卫生	10分	看现场或提问	

考核人员签字：　　　　　　　　　　　　　　　　　　　　　考核时间：

注意事项：1. 有留置导尿管操作的科室每月按照本标准完成自查并做好记录。感控办每季度按照本标准完成督查。
2. 本标准中每一大项里面小项目累计扣分超过该大项目总分，此大项目不得分。

二十五、呼吸机相关性肺炎医院感染管理与控制质量考核标准（100分）

科室：　　　　　姓名：　　　　　岗位：　　　　　成绩：

考核项目	内容及要求	分值	检查方法	检查情况及扣分
感染管理 5分	（1）开展呼吸机相关性肺炎的目标性监测	2分	查阅监测记录	
	（2）制定并落实呼吸机相关性肺炎的感染防控操作规程	1分	查看操作规程	
	（3）对医务人员进行呼吸机相关性肺炎的培训和教育，医务人员熟练掌握具体的感染防控措施	2分	有培训记录，提问3人对相关知识的掌握情况	
呼吸机管路管理 20分	（1）严格执行无菌操作，有痰渍、血液、分泌物污染时应随时更换呼吸机管路	5分	（1）查看呼吸机管路；（2）提问呼吸机管路的护理措施	
	（2）管道的积水杯处于呼吸机回路的最低位，防止冷凝水逆流入患者气道。及时倾倒冷凝水于污物池，并立即洗手	5分		
	（3）每日擦拭消毒呼吸机表面、支架2次，每周清洗呼吸机滤网1次	5分		
	（4）呼吸机湿化罐用灭菌水，更换1~2次/周，温度宜控制在50℃左右	5分		
气管导管护理 20分	（1）行气管插管或切开时严格无菌操作	2分	（1）查看气管导管；（2）提问相关的护理措施及感染防控措施	
	（2）宜选择经口气管插管，深度为（22±2）cm，宜使用气囊上方带侧腔的气管插管，及时清除声门下分泌物	1分		
	（3）每班交接班检查气管插管导管的深度及胸廓两侧呼吸运动是否对称	1分		
	（4）每班监测气囊压力，维持气囊压力在20~30cmH$_2$O	1分		
	（5）保持气管切开部位清洁干燥，保持气管及固定器清洁	3分		
	（6）每日评估有无撤机或拔管指征，减少插管天数	2分		
	（7）气囊放气或拔出气管插管前应确认气囊上方的分泌物已被清除	5分		
	（8）加强气道湿化，使痰液易于咳出	5分		

续表

考核项目	内容及要求	分值	检查方法	检查情况及扣分
吸痰护理 15分	(1)吸痰时严格无菌操作,吸痰前后必须做手卫生	3分	(1)看吸痰操作; (2)提问2名护理人员相关知识	
	(2)吸痰管管径不超过气管导管内径1/2。使用一次性吸痰管,每次更换,最好使用声门下吸引技术或密闭式吸痰。吸痰动作轻柔,每次吸痰不超过15s。吸痰前后给予3min纯氧吸入	10分		
	(3)掌握适宜的吸痰时机,减少不必要的吸痰	2分		
基础护理 30分	(1)若无禁忌证,应将患者头胸部抬高30°~45°	5分	(1)查看现场; (2)提问2名医护人员相关知识	
	(2)每2小时翻身叩背1次或震动排痰,并指导患者正确咳嗽	5分		
	(3)加强口腔护理,每4~6小时进行1次	5分		
	(4)气管切开护理,每日3次	5分		
	(5)加强营养,增强抵抗力,可给予肠内营养	5分		
	(6)使用镇静药的患者,每日进行唤醒,每日评估镇静药使用的必要性,尽早停药	5分		
病房管理 5分	(1)病房环境整洁,定期通风换气,每日消毒2次,有记录	2分	(1)现场查看病房环境; (2)提问具体的执行情况	
	(2)床单元用含氯消毒液擦拭消毒2次/d,有明显污染随时清洁消毒。每次吸痰后立即实施环境清洁与消毒	2分		
	(3)限制探视人数,必须探视时,应戴口罩防护,并洗手	1分		
手卫生 5分	(1)手卫生设施符合要求,速干手消毒剂的配备方便工作人员使用	1分	(1)查看手卫生设施、个人防护用品的配置情况; (2)提问手卫生相关知识	
	(2)医务人员掌握正确的洗手方法	1分		
	(3)掌握手卫生指征,手卫生依从性良好	1分		
	(4)防护用品配置齐全。手套的选择和使用规范,不同患者之间应更换手套,脱手套后要洗手	2分		

考核人员签字: 考核时间:

注意事项:1. 有呼吸机操作的科室每月按照本标准完成自查并做好记录。感控办每季度按照本标准完成督查。

2. 本标准中每一大项里面小项目累计扣分超过该大项总分,此大项目不得分。

二十六、手术部位感染医院感染管理与控制质量考核标准(100分)

科室: 姓名: 岗位: 成绩:

考核项目	内容及要求	分值	检查方法	检查情况及扣分
(一)感染管理 20分	(1)手术部位感染预防与控制纳入医院感染监测重点	4分	院感办考核内容记录,每季度不少于1次	
	(2)制定外科手术部位感染预防与控制相关制度和工作规范	4分	查看相关制度和操作规程,内容切实可行	

续表

考核项目	内容及要求		分值	检查方法	检查情况及扣分
(一)感染管理 20分	(3)开展手术部位目标性监测		4分	目标监测有计划,资料收集完整,有感染发生率趋势	
	(4)有手术部位感染防控培训,医务人员熟练掌握相关操作规程		4分	有培训记录,提问2人对相关知识的掌握情况	
	(5)评估患者发生手术部位感染的危险因素,有预防措施		4分	看手术病例、术前评估记录	
(二)感染预防 75分	手术前	(1)术前皮肤准备方法符合要求	10分	查看备皮用具,询问病人备皮方法及时间	
		(2)围术期抗菌药使用符合《抗菌药物临床应用指导原则》	5分	看病例,与麻醉单核对手术开始时间	
		(3)外科手消毒设施符合要求,消毒方法正确,定期监测	10分	看洗手设施及用物配备,看2人外科手消毒方法	
	手术中	(1)手术室内环境清洁,控制参观人数。(2)术中及时关门,保持室内温度在22~25℃	5分	看现场,术中门及时关闭;人员着装、参观人员符合要求	
		(3)使用的手术器械、器具及物品等达到灭菌水平。(4)术中可开启循环风空气消毒机消毒空气	5分	无菌物品规范存放,信息齐全,查一次性用品及消毒药院感办审核。动态消毒机使用方法正确	
		(5)术中注意保暖,避免低体温发生,用37℃冲洗液	5分	看手术室保温设施及落实情况	
		(6)术中严格执行各项无菌操作规程,精细操作。(7)接台手术之间按照要求对手术室进行消毒	10分	查看打包、穿手术衣、戴手套,台上物品放置、传递,手套破损更换等无菌操作	
	手术后	(1)换药时严格无菌操作,更换敷料前后应认真执行手卫生	10分	抽查医师换药操作及手卫生	
		(2)术后保持引流通畅,根据病情尽早拔除引流管	5分	查看病人引流管留置状况,问病人及陪护人员引流管注意事项	
		(3)怀疑手术部位感染,及时送检标本,并进行诊断、治疗和监测	10分	抽查1例感染病例,看标本送检、科室感染小组讨论记录,提问相关知识	
(三)环境监测 5分	环境卫生及消毒效果监测方法正确,符合要求,结果报告规范,超标有分析、复查		5分	查监测结果,看报告格式,提问采样方法	

考核人员签字: 考核时间:

注意事项:1. 手术科室每月按照本标准完成自查并做好记录。感控办每季度按照本标准完成督查。

2. 本标准中每一大项里面小项目累计扣分超过该大项总分,此大项目不得分。

二十七、手卫生质量考核评分标准（100分）

科室：　　　　姓名：　　　　岗位：　　　　成绩：

考核项目	内容及要求		分值	检查方法	检查情况及扣分
（一）科室管理 20分	（1）手卫生设施符合要求：非手触式水龙头，功能良好，能正常使用，水池清洁		5分	查看现场	
	（2）开启的速干手消毒剂和洗手液在有效期内使用		5分		
	（3）干手设施能满足正常需要，推荐使用干手纸巾，使用小毛巾应避免二次污染		5分		
	（4）配备的速干手消毒剂能方便取用，如治疗车、换药车、治疗盘等		5分		
（二）洗手方法 45分	（1）流动水淋湿双手，取洗手液适量		5分	（1）认真揉搓双手至少15s，清洗双手所有皮肤，揉搓无顺序要求。（2）不洗手腕不扣分。（3）少洗几步，则扣除相应的分值。（4）揉搓不足15s扣10分	
	（2）开始揉搓双手，至少15s	内：掌心相对，手指并拢，相互揉搓	5分		
		外：手心对手背沿指缝揉搓，交换进行	5分		
		夹：掌心相对，手指交叉，沿指缝相互揉搓	5分		
		弓：弯曲手指，使手关节在另一掌心旋转揉搓，交换进行	5分		
		大：右手握住左手大拇指旋转揉搓，交换进行	5分		
		立：将5指指尖并拢放在另一手掌心旋转揉搓，交换进行	5分		
		腕：必要时揉搓手腕			
	（3）流动水下彻底冲净双手泡沫		5分		
	（4）擦干双手，干手物品无二次污染		5分		
（三）卫生手消毒 15分	（1）卫生手消毒的原则掌握正确		5分	原则不正确不得分	
	（2）取速干手消毒液2~5mL，充分涂抹双手表面		10分	涂抹有遗漏不得分	
（四）理论考核 15分	（1）手卫生定义。（2）手卫生原则。（3）手卫生指征		15分	口头提问，每题5分	
（五）评价 5分	操作规范、熟练		5分	操作不熟练不得分	

考核人员签字：　　　　　　　　　　　　　　　　　　考核时间：

注意事项：1. 科室每月按照本标准完成自查并做好记录。感控办每季度按照本标准完成督查。

2. 本标准中每一大项里面小项目累计扣分超过该大项目总分，此大项目不得分。

二十八、外科手消毒免刷手消毒方法操作规程及评分标准（100分）

科室：　　　　姓名：　　　　岗位：　　　　成绩：

项目	考核内容	分值	扣分标准	得分
（一）准备 20分	（1）着装符合手术室要求，摘除首饰（戒指、手表、手镯、耳环、项链等）。挽袖过肘上15cm	4分	1项不符合要求扣1分	
	（2）指甲长度不应超过指尖，不应佩戴人工指甲或涂指甲油	4分	1项不符合要求扣1分	

续表

项目	考核内容	分值	扣分标准	得分
（一）准备 20分	（3）检查外科手消毒用物（指甲剪、洗手液、消毒液、干手用品）是否齐全及有效期	4分	1项不符合要求扣1分	
	（4）外科手消毒用物呈备用状态	4分	1项不符合要求扣1分	
	（5）地面无湿滑	4分	1项不符合要求扣1分	
（二）洗手方法 30分	（1）淋湿双手、前臂和上臂下1/3，取适量的洗手液均匀涂抹上述部位，按六步洗手法认真揉搓双手、前臂和上臂下1/3。揉搓双手时，应注意清洁指甲下的污垢和手部皮肤皱褶处	10分	清洗面积不到位扣1分；揉搓方式不对扣2分	
	（2）沿同一方向用流动水冲洗双手、前臂和上臂下1/3，保持指尖向上，手臂不要在水中来回移动	10分	冲洗方式不对扣2分	
	（3）使用干手用品擦干双手、前臂和上臂下1/3，注意不可再向手部回擦，拿干手用品的手不要触碰已擦过皮肤的一面，也不要擦拭未经刷洗过的皮肤	10分	未擦干、接触到未清洗区域扣2分	
（三）免冲洗手消毒方法 40分	（1）取适量的手消毒剂在左手掌心，将右手指尖浸泡在手消毒剂中	10分	浸泡时间不到5s扣3分	
	（2）将手消毒剂涂抹在右手、前臂至上臂下1/3，确保通过环形运动环绕前臂至上臂下1/3，将手消毒剂完全覆盖皮肤区域，持续揉搓10~15s	10分	揉搓部位不到位扣1分	
	（3）取适量的手消毒剂在右手掌心，步骤同上	10分	消毒顺序不到位扣1分	
	（4）取适量的手消毒剂均匀涂抹至整个手掌、手背和手指，按照六部洗手法揉搓双手至手腕部，至双手及手臂干燥	10分	涂抹消毒液不到位扣2分	
（四）整体评估 10分	操作熟练、动作优美	5分	操作不熟练、动作不优美扣1分	
	手法正确、用物整理整齐	5分	手法不正确，用物整理凌乱扣1分	

考核者： 考核时间： 年 月 日

注意事项：1. 外科科室（包括手术室、人流室、介入导管室、种植牙手术室等）每月按照本标准完成上台的工作人员（包括外科医生、台上护士、麻醉师等）的自查并做好记录。感控办每季度按照本标准完成督查。

2. 本标准中每一大项里面小项目累计扣分超过该大项总分，此大项目不得分。

二十九、医院防护用品穿脱（防护服）考核评分标准（100分）

科室： 姓名： 岗位： 成绩：

项目	操作程序	分值	扣分原因
（一）操作前准备 10分	（1）个人准备：剪指甲（1分），严禁佩戴手表、首饰。（1分） （2）物品准备：速干手消毒液、医用防护口罩、护目镜、一次性工作帽、防护服、一次性乳胶手套、鞋套，检查防护用品有无破损。（2分） （3）环境要求：防护服只限在规定区域内穿脱。（3分）	10分	

续表

项目	操作程序	分值	扣分原因
（二）六步洗手法手消毒 10分	（1）取适量的手消毒剂于掌心，均匀涂抹双手，认真揉搓双手，每步至少5次，揉搓至手部干燥，具体揉搓步骤见(2)~(7)（步骤不分先后）。（4分） （2）掌心相对，手指并拢，相互揉搓。（1分） （3）手心对手背沿指缝相互揉搓，两手交换进行。（1分） （4）掌心相对，手指交叉，使指缝相互揉搓。（1分） （5）弯曲手指，使手关节在另一手掌心旋转揉搓，两手交换进行。（1分） （6）右手握住左手大拇指旋转揉搓，两手交换进行。（1分） （7）将5指指尖并拢放在另一手掌心旋转揉搓，两手交换进行。（1分）	10分	
（三）穿防护用品流程 35分	1. 戴医用防护口罩的方法与顺序 （1）一手托住防护口罩，有鼻夹的一面背向外。（3分） （2）将防护口罩罩住鼻、口及下巴，鼻夹部位向上紧贴面部。（3分） （3）用另一只手将下方系带拉过头顶，放在颈后双耳下。（3分） （4）再将上方系带拉至头顶中部。（3分） （5）将双手指尖放在金属鼻夹上，从中间位置开始，用手指向内按鼻夹，并分别向两侧移动和按压，根据鼻梁的形状塑造鼻夹。（3分）（一票否决项） （6）进行密合性检查。将双手完全盖住防护口罩，快速呼气，若鼻夹附近有漏气应调整鼻夹，若漏气位于四周，应调整到不漏气为止。（5分）（一票否决项）	20分	
	2. 戴一次性帽子的方法 帽子遮住所有头发和耳朵，无外漏。（2分）	2分	
	3. 穿防护服的方法与顺序 （1）检查防护服质量。（1分） （2）拉开拉链，应先穿下衣，再穿上衣，然后戴好帽子，最后拉上拉锁，锁死，贴密封条，防护服帽子太大时可用皮筋扎起。（4分）（一票否决项）（注意在此过程中防护服不拖地、进行锁扣实验、封条贴严）	5分	
	4. 戴外层手套的方法 （1）在佩戴前做简易充气检查，查看是否漏气。（1分） （2）手套上段包裹住防护服袖口。（1分）	2分	
	5. 护目镜或防护面罩的佩戴方法 （1）佩戴前检查有无破损、佩戴装置有无松懈（2分） （2）双手戴上护目镜或防护面罩（1分） （3）调节舒适度，覆盖住防护服帽子及医用防护口罩。（1分）	4分	
	6. 穿一次性长靴套。（1分）（注意先抬脚尖，再抬脚跟）	1分	
	7. 检查防护用品是否穿戴完整：下蹲并活动以检查穿戴的舒适度。（1分）	1分	
（四）脱防护用品流程 35分	1. 手卫生：七步洗手法正确（口述步骤及时间，此步骤指戴手套进行）（2分）	2分	
	2. 解开靴套系带。（若为非连脚防护服）（1分）（靴套无系带此步骤可忽略）	1分	
	3. 脱外层手套的方法与顺序 （1）手卫生。（1分） （2）用戴着手套的手捏住另一只手套污染面的边缘将手套脱下。（1分）（原则：污染面碰污染面，清洁面碰清洁面） （3）戴着手套的手握住脱下的手套，用脱下手套的手捏住另一只手套清洁面（内面）的边缘，将手套脱下。（1分） （4）用手捏住手套的里面丢至医疗废物容器内，手消毒。（1分）	4分	

续表

项目	操作程序	分值	扣分原因
（四）脱防护用品流程 35分	4.摘护目镜或防护面罩的方法 (1)手卫生。(2分) (2)不要接触护目镜或防护面罩外面,因为外面可能已污染。(2分)(一票否决项) (3)双手捏住靠近头部或耳朵的两边摘掉。(2分)(注意向侧后方摘,避免碰触防护服) (4)一次性护目镜或防护面罩用毕后丢入医疗废物容器内;可重复使用的护目镜或防护面罩用毕后应消毒备用。(2分)	8分	
	5.脱防护服的方法与顺序 (1)手卫生。(1分) (2)解开密封条,脱连体式防护服时,先将拉链拉到底。(2分) (3)再向上提拉帽子,与内层帽子分离,双手拉住前侧肩膀位置将防护服肩部及帽子脱下,手消毒。(2分) (4)双手放在背部,一手脱下对侧衣袖至1/2处,同理脱下另一侧衣袖;将防护服内侧面向外,由上向下边脱边卷至踝部(注意手只能碰防护服的内层),连同靴套一起脱下(脚不要抬起)。(3分)(一票否决项) (5)污染面向里,直至全部脱下后放入医疗废物容器内。(2分)	10分	
	6.摘一次性帽子的方法 (1)手卫生。(1分) (2)身体稍向后倾,一手抓住帽子顶端,从侧后方脱下,注意不要污染刷手服。(1分)	2分	
	7.摘医用防护口罩的方法与顺序 (1)手卫生。(1分) (2)双腿分开略弯曲,下巴往前伸。(2分) (3)先拉下方的系带,再拉上方的系带,不要接触口罩前面(污染面)。(3分)(一票否决项) (4)用手仅捏住口罩的系带丢至医疗废物容器内。(2分)(注意口罩脱掉后屏住气,快速更换新口罩)	8分	
（五）整体评价（10分）	(1)操作熟练(1分),仪表整洁(1分),在规定的区域内穿脱(2分),操作流程正确、顺序有条理、不慌乱(2分),能严格执行消毒隔离原则,脱时也未被污染。(2分) (2)脱防护用品时,侧身或背对着医疗垃圾桶,用脚跟踩垃圾桶,开关垃圾桶盖过程中不要正面对着垃圾桶,动作要轻。(2分)	10分	

考试时间：　　　　　　　　　　　　　　　　　　　　　考官签字：

注：一票否决项不合格,则该项整体不得分。

三十、医院防护用品穿脱（隔离衣）考核评分标准（100分）

科室：　　　　姓名：　　　　岗位：　　　　成绩：

项目	具体内容及评分细则	分值	扣分原因
（一）操作前准备 5分	(1)个人准备:剪指甲,着装整齐,脱去手表饰物等,取出听诊器。(1分) (2)物品准备:速干手消毒液,根据需要选择口罩、一次性工作帽、隔离衣。(2分) (3)环境要求:评估需隔离的环境条件,根据患者病情和需隔离的类别设定环境。(2分)	5分	

续表

项目	具体内容及评分细则	分值	扣分原因
(二)六步洗手法手消毒 10分	(1)取适量手消毒剂于掌心,均匀涂抹双手,认真揉搓双手,每步至少5次,揉搓至手部干燥,具体揉搓步骤见(2)~(7)(步骤不分先后)。(4分) (2)洗手掌:掌心相对,手指并拢,相互揉搓。(1分) (3)洗背侧指缝:手心对手背沿指缝相互揉搓,双手交换进行。(1分) (4)洗掌侧指缝:掌心相对,双手交叉,沿指缝相互揉搓。(1分) (5)洗指背:弯曲各手指关节,半握拳把指背放在另一手掌心旋转揉搓,双手交换进行。(1分) (6)洗拇指:一手握另一手拇指旋转揉搓,双手交换进行。(1分) (7)洗指尖:弯曲各手指关节,把指尖合拢在另一手掌心旋转揉搓,双手交换进行。(1分)	10分	
(三)穿隔离衣 40分	(1)戴口罩、帽子,卷袖过肘(根据需要着隔离裤、鞋)。(2分)(未先戴口罩此项不得分) (2)检查隔离衣有无破损等。(3分) (3)选取大小合适的隔离衣,手持衣领取下隔离衣,清洁面朝穿衣者。(5分) (4)将衣领两端向外折齐,对齐肩缝,露出袖子内口。(5分) (5)右手持衣领,左手伸入上抖,右手将衣领向上拉,使左手露出。(5分) (6)换左手持衣领,右手伸入袖内,举双手将袖抖上,注意勿触及面部。(5分) (7)两手持衣领,由领子中央顺着边缘向后系好颈带。(5分) (8)将隔离衣一边(沿腋中线腰下5cm)处渐向前拉,见到边缘捏住,同法捏住另一侧边缘,双手在背后将衣边对齐(清洁面相对)。(5分) (9)向一侧折叠,一手按住折叠处,另一手将腰带拉至背后折叠处,将腰带在背后交叉,回到前面将带子系好。(5分)	40分	
(四)脱隔离衣 40分	(1)手卫生。(2分)(一票否决项) (2)解开腰带,在前面打一个活结。(3分) (3)在肘上10cm处向上拉起衣袖,充分暴露双手。(5分) (4)手卫生。(5分) (5)解开颈后带子。(5分) (6)右手伸入左手袖内,拉下袖子过手。(5分) (7)用遮盖着的左手握住右手隔离衣袖子的外面,拉下右侧袖子。(5分) (8)双手转换逐渐从袖管中退出,脱下隔离衣。(3分) (9)左手握住衣领,右手将隔离衣两边对齐,污染面向外悬挂于污染区;如果悬挂于污染区外,则污染面向内。(2分) (10)手卫生。(5分)(一票否决项)	40分	
(五)整体评价 5分	动作熟练(1分),仪表整洁(1分),操作流程正确、顺序有条理、不慌乱(1分),能严格执行消毒隔离原则,脱时未被污染。(2分)	5分	

考试时间:　　　　　　　　　　　　　　　　　　　　　　　　　考官签字:

注:一票否决项不合格,则该项整体不得分。

第五章 医院感染操作规程（配视频）

一、空气的消毒效果监测操作规程（沉降法）（扫码看视频）

1. 准备

（1）物品准备：普通琼脂培养皿、记号笔、采样计划表、密封袋或密封转运箱、免洗速干手消毒液。

（2）采样人员准备：帽子、外科口罩、清洁工作服（或与待测洁净区域相应的工作服）。

（3）环境的准备

① 非洁净环境：在房间消毒或按规定通风换气后，应关闭门、窗，在无人走动的情况下，静止10min后采样。

② 洁净环境：房间开启洁净系统，洁净到规定时间后采样。

Ⅰ级（百级）洁净手术室和需要无菌操作的特殊用房：10min。

Ⅱ级（千级）洁净手术室：20min。

Ⅲ级（万级）洁净手术室：20min。

Ⅳ级（三十万级）洁净手术室：30min。

培养皿：采样前室温放置30min。

（4）布点个数

① Ⅰ类环境：根据被测区域洁净度级别进行布点，每区放置最小培养皿数如下。

a. Ⅰ级（百级）（22个）：手术区13个，周边区8个，现场对照1个（图5-1）。

手术床、送风口下方区域按东、西、南、北、中摆放5个培养皿，外推60cm按每边2个点位摆放8个培养皿，周边区按每边2个点位摆放8个培养皿，1个现场对照皿。

b. Ⅱ级（千级）（11个）：手术区4个，周边区6个，现场对照1个（图5-2）。

手术床区域按东、西、南、北摆放4个培养皿，周边区按每长边2个点位、短边1个点位摆放6个培养皿，1个现场对照皿。

c. Ⅲ级（万级）（10个）：手术区3个，周边区6个，现场对照1个（图5-3）。

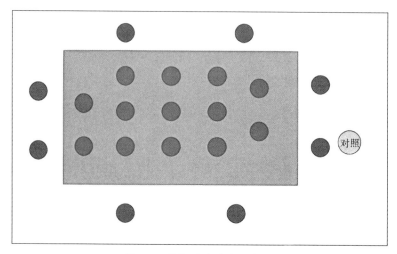

图 5-1　Ⅰ级洁净手术室布点

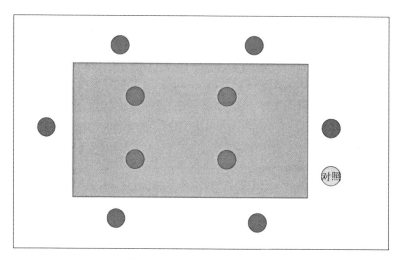

图 5-2　Ⅱ级洁净手术室布点

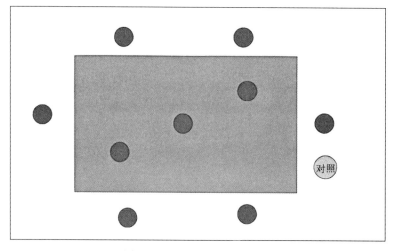

图 5-3　Ⅲ级洁净手术室布点

手术床区域按对角线摆放 3 个培养皿，周边区按每长边 2 个点位、短边 1 个点摆放 6 个培养皿，1 个现场对照皿。

d. Ⅳ级（三十万级）及分散布置送风口的洁净室：不分手术区和周边区，测点数＝$\sqrt{\text{面积平米数}}$，当送风口分散布置时，应按全室统一布点检测，测点可均匀分布，但不应布置在送风口正下方，1 个现场对照皿。

② Ⅱ、Ⅲ、Ⅳ类环境。采样房间面积＞$30m^2$ 需设四角及中央 5 点，5 个（图 5-4）。采样房间面积≤$30m^2$ 设对角线内、中、外三点 3 个（图 5-5）。

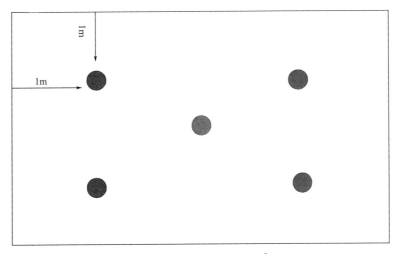

图 5-4　非洁净房间面积＞$30m^2$ 布点

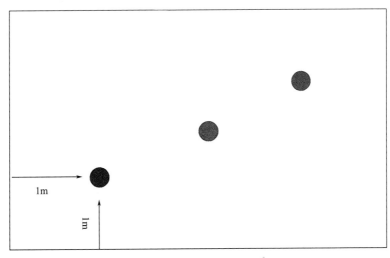

图 5-5　非洁净房间面积≤$30m^2$ 布点

2. 采样方法

采样人员手卫生，将直径为 90mm 的普通营养琼脂平皿由内向外放置到各采样点。布点距墙壁不小于 1m、距地面 0.8～1.5m，若有固定设备、仪器（如手术床等），可放置在设备上。

采样时打开培养皿盖，平移至培养皿边缘，扣放于平皿旁（注意：避免手、头等部位越过培养皿上方），退出房间后，粘贴"监测采样，请勿入内"的标识。暴露规定时间后（Ⅰ类环境暴露 30min，Ⅱ类环境暴露 15min，Ⅲ类和Ⅳ类环境暴露 5min），从外（门口）向内依次将培养皿盖子盖好，翻转培养皿存放，用记号笔填写科室、采样区域、时间、编号，也可打印标签粘贴，用密封袋密闭包装送检验科。

3. 注意事项

（1）布皿和收皿时必须遵守无菌操作的要求，手臂和头部不可越过打开的培养皿上方，不可污染采样环境和培养皿，如有污染立即更换培养皿或再次采样。

（2）布皿时按照由内向外的顺序，避开送风口正下方，行走及放置动作要轻，尽量减少对流动空气的影响；收皿时按照由外向内的顺序。

（3）布皿后退出采样房间，关闭房门，门外放置"监测采样，请勿入内"的标识。

（4）避免运输污染。

（5）当送风口集中布置时，应对手术区和周边区分别检测；当送风口分散布置时，全室统一检测。

（6）洁净环境每次采样送培养时，均应额外有 1 个空白对照皿，并且空白对照皿与现场对照皿培养均应为阴性。

（7）细菌浓度检测方法，应有 2 次空白对照。第 1 次是对用于检测的培养皿做对比试验，每批 1 个对照皿。第 2 次是在检测时，应每室 1 个对照皿，对操作过程做对照试验，即将培养皿打开平移至培养皿边缘后立即封盖。2 次对照结果都必须为阴性。

（8）手术区与周边区分别计算，菌落数的平均值均四舍五入进位到小数点后 1 位。结果判定时，当某个皿菌落数太大受到质疑时，应重测，当结果仍很大以两次均值为准；如果结果很小，可再重测或分析判定。

4. 监测范围

（1）Ⅰ类环境：洁净手术部（室）、其他洁净场所。

（2）Ⅱ类环境：非洁净手术部（室）、产房、导管室、血液病病区及烧伤病区等保护隔离病区；重症监护病区；新生儿室等。

（3）Ⅲ类环境：母婴同室，消毒供应中心检查包装灭菌区和无菌物品存放区，血液透析中心（室）；其他普通住院病区等。

（4）Ⅳ类环境：普通门（急）诊及其检查治疗室；感染性疾病科门诊和病区。

5. 监测频度

（1）洁净手术室及其他洁净场所，每季度进行监测，手术室应根据洁净房间总数，合理安排每次监测的房间数量，保证每个洁净房间能每年至少监测 1 次，新建与改建验收时以及更换高效过滤器后应进行监测。

（2）普通手术室、重症医学科、烧伤外科、血液透析室、新生儿科、感染性疾病科、产房、介入导管室、检验科、输血科、内镜室、消毒供应中心等重点科室每季度进行监测。

（3）其他科室可根据实际情况合理安排监测频次，全年至少覆盖所有科室区域 1 次。

当怀疑医院感染暴发与空气污染有关时，及时进行监测，并进行相应致病性微生物的检测。

6. 结果判定

（1）Ⅰ类环境

① 百级手术区≤0.2CFU/（30min·φ9cm 平皿）；周边区≤0.4CFU/（30min·φ9cm

平皿）。

② 千级手术区≤0.75CFU/(30min·ϕ9cm 平皿)，周边区≤1.5CFU/(30min·ϕ9cm 平皿)。

③ 万级手术区≤2CFU/(30min·ϕ9cm 平皿)，周边区≤4CFU/(30min·ϕ9cm 平皿)。

④ 三十万级手术区、周边区≤6CFU/(30min·ϕ9cm 平皿)。

⑤ 其他洁净场所≤4CFU/(30min·ϕ9cm 平皿)。

(2) Ⅱ类环境≤4CFU/(15min·ϕ9cm 平皿)。

(3) Ⅲ类和Ⅳ类环境≤4CFU/(5min·ϕ9cm 平皿)。

二、手的消毒效果监测操作规程（涂抹法）（扫码看视频）

1. 准备

① 物品准备：酒精灯、无菌采样棉签（棉拭子）、棉签缸、装有 10mL 采样液的试管（无菌洗脱液/消毒剂中和剂）、记号笔、无菌剪刀、试管架、采样计划表、标本袋、免洗速干手消毒液。

② 采样人员准备：一次性帽子、一次性外科口罩、清洁工作服。

③ 手的准备：被采样者进行卫生手消毒或外科手消毒后采样。

2. 采样方法

采样人员手卫生，点燃酒精炉，打开试管，打开前需灼烧试管口，被检者双手五指并拢，掌心向上，用采样棉签（棉拭子）1 支浸蘸采样液，在一手曲面从指根到指端往返涂擦 2 遍，一手涂擦面积约为 $30cm^2$，涂擦过程中同时转动棉签（棉拭子），同法采集另一手。将棉签（棉拭子）放入试管中，剪去（或折断）手接触部分，再次烧灼试管口，拧紧试管盖，贴好标签或在试管上做好标识，将试管放入标本袋中送检。

3. 注意事项

① 严格注意无菌操作，采样前手卫生，戴帽子、口罩。

② 常规采样前，被检者手卫生后进行采样。

③ 用棉签蘸取洗脱液时，注意手不要触碰试管边沿，可适当倾斜试管。

④ 采样时避免跨越采样区域，避免采样过程中污染。

⑤ 用充分浸湿的棉签，在双手的指曲面从指根到指端往返涂擦 2 遍，涂擦过程中要转动棉签。

⑥ 去掉手接触的棉签部分。

4. 监测范围

主要包括医生、护士、实习学生、进修人员、保洁员等所有科室工作人员。

5. 监测频度

(1) 手术室、重症医学科、烧伤外科、血液透析室、新生儿科、感染性疾病科、产房、介入导管室、检验科、输血科、内镜室、消毒供应中心等重点科室每季度进行手卫生消毒效果监测。

(2) 其他科室可根据实际情况合理安排监测频次，全年至少覆盖所有人员 1 次。

(3) 当怀疑医院感染暴发与工作人员手卫生有关时，及时进行监测，并进行相应致病性微生物的检测。

6. 结果判定

① 卫生手消毒：监测的细菌菌落总数应≤10CFU/cm²。

② 外科手消毒：监测的细菌菌落总数应≤5CFU/cm²。

三、物体表面的消毒效果监测操作规程（涂抹法）（扫码看视频）

1. 准备

（1）物品准备：酒精灯、无菌采样棉签（棉拭子）、棉签缸、装有10mL采样液的试管（无菌洗脱液/消毒剂中和剂）、记号笔、无菌剪刀、试管架、无菌规格板、采样计划表、标本袋、免洗速干手消毒液。

（2）采样人员准备：一次性帽子、一次性外科口罩、清洁工作服。

（3）物表准备：待采样物表经过消毒后采样。

2. 采样方法

（1）被采表面面积≥100cm²：取100cm²。

采样人员手卫生，打开5cm×5cm灭菌规格板，将灭菌规格板放在被检物体表面，点燃酒精炉，打开试管，打开前需灼烧试管口，用采样棉签（棉拭子）1支浸蘸采样液，在规格板内横竖往返各涂抹5次，并随之转动棉签（棉拭子），连续采样4个规格板面积，将棉签（棉拭子）放入试管中，剪去（或折断）手接触部分，再次烧灼试管口，拧紧试管盖，贴好标签或在试管上做好标识，将试管放入标本袋中送检。

（2）被采表面面积<100cm²：取全部表面。

门把手等小型物体则采用采样棉签（棉拭子）直接涂抹物体表面采样（图5-6）。

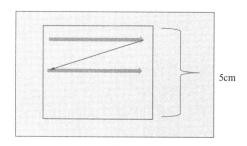

图5-6 横竖往返各5次

3. 注意事项

（1）根据物品表面是否规则选用规格板或直接涂擦的方法进行采样。

（2）严格注意无菌操作，采样前采样者洗手，戴帽子、口罩。

（3）用棉签蘸取含相应中和剂的无菌洗脱液时，注意不要将手指伸入试管中（可适当倾斜试管）。

（4）避免采样时跨越采样区域，避免采样过程中污染。

（5）采样棉签充分浸湿，在规格板内横竖往返涂擦各5次，一支棉签连续采样4个。采样过程中要转动棉签。去掉手接触的棉签部分。

（6）采样后立即送检，送检时间<4h；若样品存于0~4℃，送检时间不得超过24h。

4. 监测范围

主要包括医务人员、患者高频接触的物体表面，如床护栏、床上用品、床旁桌、血压计、静脉注射泵、呼叫器按钮、尿收集袋、楼梯扶手、电源开关、水龙头、门把手、计算机键盘和鼠标、治疗准备室桌面、仪器设备按钮等，还包括消毒供应中心消毒后和科室自己消毒后的可复用高度、中度、低度危险医疗用品，清洁消毒死角等。

5. 监测频度

（1）Ⅰ、Ⅱ类环境科室每季度进行监测。

（2）高风险区域科室每季度进行监测。

（3）其他科室可根据实际情况合理安排监测频次，全年至少覆盖所有区域。

（4）遇医院感染暴发怀疑与物表污染有关时随时进行监测，并进行相应致病微生物的检测。

6. 结果判定

（1）Ⅰ、Ⅱ类环境科室：物体表面细菌菌落总数≤$5CFU/cm^2$。

（2）Ⅲ、Ⅳ类环境科室：物体表面细菌菌落总数≤$10CFU/cm^2$。

（3）高度危险性医疗器材：无菌生长。

（4）中度危险性医疗器材：菌落总数≤20CFU/件（CFU/g 或 $CFU/100cm^2$），不得检出致病性微生物。

（5）低度危险性医疗器材：菌落总数≤200CFU/件（CFU/g 或 $CFU/100cm^2$），不得检出致病性微生物。

四、软式内镜的消毒效果监测操作规程（滤膜法）（扫码看视频）

1. 准备

（1）物品准备：50mL 无菌注射器、10mL 的无菌洗脱液/消毒剂中和剂 5 支、内镜微生物检测系统（器）、一次性内镜检测取样器、软式内镜 1 条、酒精灯、试管架、标本条码、记号笔、采样计划表、标本袋、免洗速干手消毒液。

（2）采样人员准备：一次性帽子、一次性外科口罩、清洁工作服、手卫生。

（3）内镜准备：软式内镜经过清洗消毒后立即采样。

2. 采样方法

检查无菌物品外观和有效期。打开内镜微生物检测系统的电源开关，打开内镜检测采样器，取出采样器，将接头与杯体置于取样泵固定架上，把软管拉直，装入蠕动泵泵头。点燃酒精灯，将无菌洗脱液（或消毒剂中和剂）管的管口在酒精灯下灼烧，并逐一打开，用 50mL 无菌注射器抽吸洗脱液至 50mL（也可以使用一次性包装 50mL 洗脱液），配合者将干燥后的内镜前端与取样器接头连接，自内镜活检口注入 50mL 洗脱液，同时启动取样泵。待洗脱液完全注入杯体时，关闭取样泵，关闭软管夹，关闭空气过滤器，打开软管与杯体的连接。贴上条码标识，装入标本袋，标本袋外填写采样时间和样本名称。整理用物，将取样器密闭送到微生物检测室。

3. 注意事项

（1）采样过程严格落实无菌操作原则，采样过程如遇污染，立即停止采样，重新操作。

（2）采样前采样者及配合者戴帽子、外科口罩，手卫生，配合者戴清洁手套。

（3）采样过程中采样者的手不能触碰内镜前端和活检口内壁。

（4）采样后立即送检，送检时间＜4h；若样品清洁保存于 0～4℃，送检时间不得超过 24h。

(5）采样用物使用后按感染性废物处理。

4．监测范围

消毒内镜：常见的包括胃镜、肠镜、支气管镜、纤维喉镜等。

5．监测频度

（1）消毒内镜应每季度进行生物学监测。

（2）监测采样采取轮换抽检的方式，每次按25%的比例抽检。

（3）内镜数量少于5条的，每季度全部监测；内镜多于5条的，每次监测数量不低于5条。

（4）遇医院感染暴发怀疑与内镜有关时随时进行监测，并进行相应致病微生物的检测。

6．结果判定

消毒合格标准：菌落总数≤20CFU/件。

五、外科免冲洗手消毒操作规程（扫码看视频）

1．目的

外科手术前医护人员用流动水和洗手液揉搓冲洗双手、前臂至上臂下1/3，再用手消毒剂清除或者杀灭手部、前臂至上臂下1/3暂居菌，减少常居菌。

2．医护人员准备

着装符合手术要求，洗手前应修剪指甲，指甲长度不超过指尖，去除饰品。

3．外科洗手

（1）在流动水下淋湿双手。

（2）取适量洗手液，均匀涂抹至整个手掌、手背、手指和指缝。

（3）认真揉搓双手至少15s，注意清洗双手所有皮肤，包括指背、指尖和指缝，具体揉搓步骤为（步骤不分先后）：掌心相对，手指并拢，相互揉搓；手心对手背沿指缝相互揉搓，两手交换进行；掌心相对，手指交叉，指缝相互揉搓；弯曲手指关节在掌心旋转揉搓，交换进行；右手握住左手拇指旋转揉搓，交换进行；将5指指尖并拢放在另一手掌心旋转揉搓，两手交换进行。（内、外、夹、弓、大、立、腕。）

（4）取适量的洗手液，继续向上清洗双侧前臂和上臂下1/3，认真揉搓，交换进行。

（5）用流动水冲洗双手、前臂和上臂下1/3。注意从手指到肘部，沿一个方向用流动水冲洗手和手臂，不要在水中来回移动手臂，保持双手位于胸前并高于肘部，使水由手部流向肘部。

（6）拿取干手纸，从手至肘上擦干，不可再向手部回擦，同法擦干另一支手及手臂。

4．外科免冲洗手消毒

（1）取适量手消毒剂放置在左手掌中。

（2）将右手指尖浸泡在消毒剂中（≥5s）。

（3）将手消毒剂抹在右手、前臂直至上臂下1/3，确保通过环形运动环绕前臂至上臂下1/3，将手消毒剂完全覆盖皮肤区域，持续揉搓10~15s，直至消毒剂干燥。

（4）取适量的手消毒剂放置在右手掌上，在左手重复上述过程。

（5）取适量的手消毒剂放置在手掌上。

（6）揉搓双手直至手腕，揉搓方法按照上述外科洗手步骤进行，揉搓至手部干燥。

5. 监测标准

外科手消毒：监测的细菌菌落总数应≤5CFU/cm²。

6. 注意事项

（1）选择外科冲洗手消毒方法，干手用品应使用灭菌的布巾或灭菌的干手纸。

（2）洗手之前应先摘除手部饰物，修剪指甲，保持指甲和指甲周围组织的清洁，不得戴假指甲、装饰指甲，指甲长度不超过指尖。

（3）手消毒时间、范围应足够。

（4）不同患者手术之间、手套破损或手被污染时，应重新进行外科手消毒。

（5）在外科手消毒过程中应保持双手位于胸前并高于肘部，使水由手部流向肘部。

（6）洗手与消毒时可使用海绵、其他揉搓用品或双手相互揉搓。

（7）术后摘除手套后，应用洗手液清洁双手。

（8）用后的清洁指甲用品、揉搓用品如海绵、手刷等，放到指定的容器中；揉搓用品、清洁指甲用品应一人一用一消毒或者一次性使用。

六、感染性医疗废物收集操作规程（扫码看视频）

1. 准备

（1）物品准备：黄色医疗废物专用包装袋、扎带、标签贴、签字笔、抹布、速干手消毒剂。

（2）人员准备：穿戴好工作服、手套、口罩。确保防护用品完整无破损、穿戴正确。

2. 感染性医疗废物收集流程

（1）将分类收集好的感染性废物放入黄色医疗废物专用包装袋内，不超过包装袋容量的3/4。

（2）轻轻挤压包装袋内空气，收紧袋口后使用扎带拉紧，确保封口严密。

（3）摘掉手套进行手卫生。

（4）填写医疗废物标签，贴于医疗废物袋近封口处，标签内应注明其产生科室、日期、类别等信息。

（5）将打包好的医疗废物袋放置在固定回收区域。

（6）医疗废物回收人员回收时应做好交接，双签字。

（7）待医疗废物袋回收走后，消毒人员戴手套，对医疗废物存放处或存放容器使用含有效氯500mg/L的消毒剂清洁消毒。

（8）消毒后，消毒人员摘除手套，做好手卫生。

3. 注意事项

（1）包装物或者容器有渗漏或外表面被污染时，应当对被污染处进行消毒处理或者增加一层包装。

（2）科室包装后的医疗废物不能立即运走时，不得堆放在洗漱间、卫生间、走廊、楼梯口等公共场所。

（3）需要用双层黄色废物袋的分层打包。

① 特殊感染（朊病毒、气性坏疽及不明原因感染）患者产生的医疗废物。

② 有溢出可能的感染性废物。

③ 隔离传染病患者的医疗废物和生活垃圾。

（4）特殊传染性医疗废物按照相关要求执行。

七、医疗机构环境物表清洁消毒操作规程（扫码看视频）

1. 准备

（1）物品准备：含氯消毒片、84消毒剂、浓度测试卡、有刻度的量杯、配液桶、搅拌棒、抹布、地巾、速干手消毒剂、消毒记录本。

（2）人员准备：穿戴好工作服、口罩、帽子。

2. 5L容量的消毒液配制方法

（1）以片剂配制含有效氯500mg/L的消毒液为例

① 准备可以容纳5L水的配液桶，使用有刻度的量杯装满5L自来水（为方便日常操作，可以在配液桶外使用刻度线标出5L的刻度线）。

② 放入5片含氯消毒片，使用搅拌棒轻轻搅拌，促进消毒片与水充分溶解。

（2）以水剂配制含有效氯500mg/L的消毒液为例

① 准备可以容纳5L水的配液桶（为方便日常操作，可以在配液桶外使用刻度线标出5L的刻度线）。

② 使用带刻度的量杯在配液桶内倒入84消毒剂50mL，再使用量杯倒入4950mL的自来水（配液桶外使用刻度线标出5L的刻度线的，可以直接倒入自来水至刻度线），使用搅拌棒轻轻搅拌，促进消毒剂与水充分溶解。

3. 常见浓度消毒液配制方法

（1）含氯消毒片（以每片含有效氯500mg，配制5L消毒液为例）

① 500mg/L：加水至5L，放入5片消毒片。

② 1000mg/L：加水至5L，放入10片消毒片。

③ 2000mg/L：加水至5L，放入20片消毒片。

（2）84消毒液配制（$C_1V_1=C_2V_2$）（以原液含有效氯浓度4.5%～5.5%，配制5L消毒液为例）

① 500mg/L：84消毒液50mL，加水4950mL。

② 1000mg/L：84消毒液100mL，加水4900mL。

③ 2000mg/L：84消毒液200mL，加水4800mL。

待消毒片/剂充分溶解后，用测试纸测试有效浓度，30s内在自然光下与标准色块对比，读出对应颜色有效浓度值，超过1min，颜色显示失效。确保消毒液配制浓度有效，标明配制时间，使用时限不超过24h。

4. 环境物表清洁消毒

（1）环境与物体表面清洁消毒的基本原则：一般情况下先清洁，再消毒；当受到患者血液、体液等污染时，先去除污染物，再清洁与消毒。

消毒前应先对环境表面（物表或地面）进行清洁，去除灰尘、污垢等。

（2）物品表面消毒

① 用浸有消毒液的抹布对物品表面进行擦拭消毒，分区域使用抹布（一个床单位一抹布）（床单位包括设备带，床头柜外表面，床旁椅，餐板、输液架、床头、床栏、床尾等）；对一些高频接触区域，要重点擦拭，如开关、把手等。

② 清洁擦拭顺序：由上到下、由内到外、由轻度污染到重度污染；以"S"形顺序擦

拭，避免重复往返擦拭。待消毒剂作用物体表面 30min 后，清水擦拭。

③ 擦拭结束将抹布统一进行消毒液浸泡后，清洗干净，晾干备用。注意：消毒作用 30min 后，应以清水对消毒后的物表进行擦拭。

④ 消毒完毕，脱手套，手卫生。

⑤ 做好消毒记录。

（3）地面消毒

① 用浸有消毒液的地巾对地面进行擦拭消毒，分区域使用地巾（一室一巾），由内到外、由轻度污染到重度污染；以"S"形顺序擦拭，避免重复往返擦拭（注意：公共区域消毒，每 30m² 更换 1 次地巾）。

② 擦拭结束后将地巾统一进行消毒液浸泡后，清洗干净，晾干备用（注意：消毒作用 30min 后，应以清水对消毒后的地面进行擦拭）。

③ 消毒完毕，脱手套，手卫生。

④ 做好消毒记录。

（4）被患者体液、血液、排泄物、分泌物等污染的环境表面消毒

① 对于被小量血液或体液（通常<10mL）等污染的物体表面：可先用吸湿材料如布类、纸类、棉球等将其清除，如污渍已干涸，可使用含有效氯 500mg/L 消毒液的抹布、消毒湿巾或 75% 酒精棉球擦去，然后使用含有效氯 500mg/L 消毒液的抹布或消毒湿巾擦拭污染表面，作用 30min。

② 对于被血液、体液（通常>10mL）等污染的物体表面：采用含有效氯 2000～5000mg/L 消毒液的抹布或消毒干巾覆盖在污染物上，用覆盖物吸附清除污染物，放入黄色医疗废物桶中。后采用含有效氯 2000mg/L 消毒液的抹布或消毒湿巾以污染表面为中心，由外向内擦拭物体表面，作用 30min（注意：若是地面，应在污物周围放置消毒警示牌，消毒后移除警示牌，消毒结束）。

5. 注意事项

（1）消毒液现用现配，配制使用前必须进行浓度测试。

（2）冬季温度低的情况下配制消毒液，应增加搅拌时间以便消毒剂/片与水充分溶解。

（3）消毒后规范处理消毒用具，有条件的机构可以使用消毒湿巾进行日常物表的消毒。

规范性引用文件

2002 年
《中华人民共和国职业病防治法》（2002 年版）
2003 年
《医疗卫生机构医疗废物管理办法》（中华人民共和国卫生部令第 41 号）
2004 年
《卫生部关于印发〈医务人员艾滋病病毒职业暴露防护工作指导原则（试行）〉的通知》（2004 年）
《卫生部关于二级以上综合医院感染性疾病科建设的通知》（2004 年 9 月 3 日）
《卫生部办公厅关于印发《二级以上综合医院感染性疾病科工作制度和工作人员职责》和《感染性疾病病人就诊流程》的通知》（2004 年 10 月 19 日）
《卫生部办公厅关于印发《急性呼吸道发热病人就诊规定》的通知》（2004 年 12 月 29 日）
2005 年
《医疗机构传染病预检分诊管理办法》（中华人民共和国卫生部令第 41 号）
《医疗机构水污染物排放标准》（GB 18466—2005）
《放射性同位素与射线装置安全和防护条例》（2005 年）
2006 年
《医院感染管理办法》（中华人民共和国卫生部令第 48 号）
《医疗机构临床实验室管理办法》（2006 年版）
《可感染人类的高致病性病原微生物菌（毒）种或样本运输管理规定》（2006 年 2 月 1 日）
《突发公共卫生事件与传染病疫情监测信息报告管理办法》（2006 年 8 月 22 日修订）
2007 年
《中华人民共和国突发事件应对法》（2007 年版）
2008 年
《血源性病原体职业接触防护导则》（GBZ/T 213—2008）
《医疗废物专用包装袋、容器和警示标志标准》（HJ 421—2008）
2009 年
《医院感染暴发报告及应急处置管理规范》（卫医政发〔2009〕73 号）

《卫生部关于印发〈医院手术部（室）管理规范（试行）〉的通知》（卫医政发〔2009〕90号）

《血源性病原体职业接触防护导则》国家职业卫生标准（卫通〔2009〕4号）

《新生儿病室建设与管理指南（试行）》（卫医政发〔2009〕123号）

2010年

关于加强非结核分枝杆菌医院感染防控工作的通知（卫办医政发〔2010〕88号）

《卫生部办公厅关于印发〈外科手术部位感染预防与控制技术指南（试行）〉等三个技术文件的通知》（卫办医政发〔2010〕187号）

《医疗机构临床基因扩增检验实验室工作导则》（2010年）

2011年

《多重耐药菌医院感染预防与控制技术指南（试行）》（卫办医政发〔2011〕5号）

《医疗废物管理条例》（2011年修订版）

《生物安全实验室建筑技术规范》（GB 50346—2011）

《突发公共卫生事件应急条例》（2011年1月8日修订）

2012年

《医院消毒卫生标准》（GB 15982—2012）

《医疗机构消毒技术规范》（WS/T 367—2012）

《医院空气净化管理规范》（WS/T 368—2012）

《公共场所集中空调通风系统卫生学评价规范》（WS/T 395—2012）

《公共场所集中空调通风系统清洗消毒规范》（WS/T 396—2012）

《抗菌药物临床应用管理办法》（2012年）

《食品安全事故流行病学调查技术指南》（2012版）

《危险废物收集 贮存 运输 技术规范》（HJ 2025—2012）

2013年

《国家卫生计生委办公厅关于印发〈基层医疗机构医院感染管理基本要求〉的通知》（国卫办医发〔2013〕40号）

《全国抗菌药物临床应用专项整治活动方案》（2013年）

《医院污水处理工程技术规范》（HJ 2029—2013）

《口腔种植技术管理规范》（2013年）

《医院洁净手术部建筑技术规范》（GB 50333—2013）

《关于进一步规范人口死亡医学证明和信息登记管理工作的通知》（国卫规划发〔2013〕57号）

《结核病防治管理办法》（2013年3月24日）

《中华人民共和国传染病防治法》（2013年）

2014年

消毒产品卫生安全评价规定（国卫监督发〔2014〕36号）

《生物安全柜使用和管理规范》（SN/T 3901—2014）

《综合医院建筑设计标准》（GB 51039—2014）

《传染病医院建筑设计规范》（GB 50849—2014）

《人口死亡信息登记管理规范（试行）》（国卫办规划发〔2014〕68号）

《关于使用新版〈死亡医学证明书〉和进一步规范死亡信息登记管理工作的通知》大卫发〔2014〕169号

《医疗机构新生儿安全管理制度（试行）》（国卫办医发〔2014〕21号）

2015年

《抗菌药物临床应用指导原则》（国卫办医发〔2015〕43号）

《血液透析及相关治疗用水》（YY 0572—2015）

《血液透析和相关治疗用水处理设备常规控制要求》（YY/T 1269—2015）

《关于印发辽宁省人口死亡信息登记实施细则的通知》（辽卫办发〔2015〕109号）

《传染病信息报告管理规范》（2015年版）

《疫源地消毒总则》（GB 19193—2015）

2016年

《医院感染暴发控制指南》（WS/T 524—2016）

《医院消毒供应中心　第1部分：管理规范》（WS 310.1—2016）

《医院消毒供应中心　第2部分：清洗消毒剂灭菌技术操作规范》（WS 310.2—2016）

《医院消毒供应中心　第3部分：清洗消毒及灭菌效果监测标准》（WS 310.3—2016）

《口腔器械消毒灭菌技术操作规范》（WS 506—2016）

《软式内镜清洗消毒技术规范》（WS 507—2016）

《医院医用织物洗涤消毒技术规范》（WS/T 508—2016）

《重症监护病房医院感染预防与控制规范》（WS/T 509—2016）

《病区医院感染管理规范》（WS/T 510—2016）

《经空气传播疾病医院感染预防与控制规范》（WS/T 511—2016）

《医疗机构环境表面清洁与消毒管理规范》（WS/T 512—2016）

《医疗机构内通用医疗服务场所的命名》（WS/T 527—2016）

《医院感染管理专业人员培训指南》（WS/T 525—2016）

《我国眼科手术管理、感染控制、消毒灭菌指南》（2016年）

《国家卫生计生委关于印发医学检验实验室基本标准和管理规范（试行）的通知》（2016年7月20日）

《传染病防治卫生监督工作规范》（2016年7月22日修订）

《医院中央空调系统运行管理》（WS 488—2016）

2017年

《临床微生物标本规范化采集和送检中国专家共识》（2017年1月）

《关于在医疗机构推进生活垃圾分类管理的通知》（国卫办医发2017-30）

《中医医疗技术相关性感染预防与控制指南》（试行）2017

《病原微生物实验室生物安全通用准则》（WS 233—2017）

《医院感染管理信息系统基本功能规范》（WS/T 547—2017）

《医院感染病例判定：通用原则》（2017年）

《危重孕产妇和新生儿救治中心建设与管理指南》（国家卫生计生委办公厅，2017年12月8日）

2018 年
《消毒产品卫生安全评价技术要求》(WS 628—2018)
《医疗机构门急诊医院感染管理规范》(WS/T 591—2018)
《医院感染预防与控制评价规范》(WS/T 592—2018)
《病原微生物实验室生物安全管理条例》(2024 年修订版)
《医院感染诊断标准》(2018 年)
《含氯消毒剂卫生要求》(GB/T 36758—2018)
《医疗消毒供应中心管理规范(试行)》(2018 年 5 月 17 日)
2019 年
《医疗机构感染预防与控制基本制度(试行)》(国卫办医函〔2019〕480 号)
《医务人员手卫生规范》(WS/T 313—2019)
《医院洁净手术部运行维护与管理规范》(T/CAME 2—2019)
《医疗机构血液透析室管理规范》(2019 年修订版)
《眼面部防护 应急喷淋和洗眼设备 第 1 部分:技术要求》(GB/T 38144.1—2019)
《眼面部防护 应急喷淋和洗眼设备 第 2 部分:使用指南》(GB/T 38144.2—2019)
《一次性使用医用防护鞋套》(YY/T 1633—2019)
《艾滋病防治条例》(2019 年 3 月 2 日修订)
《呼吸机安全管理》(WS/T 655—2019)
2020 年
《静脉血液标本采集指南》(WS/T 661—2020)
《医疗机构血液透析室基本标准》(2020 年修订版)
《重症医学科建设与管理指南》(2020 版)
《一次性使用灭菌橡胶外科手套》(GB/T 7543—2020)
《一次性医用防护隔离衣》(T/CSBME 017—2020)
《一次性使用麻醉面罩》(T/CSBME 019—2020)
《紫外线消毒器卫生要求》(GB 28235—2020)
《中华人民共和国生物安全法》(2020 年版)
《医疗器械监督管理条例》(2020 年 12 月 21 日修订)
《内镜消毒效果评价方法》(GB/T 38497—2020)
2021 年
《血管导管相关感染预防与控制指南》(国卫办医函〔2021〕136 号)
《血液净化标准操作规程(2021 版)》(国卫办医函〔2021〕552 号)
《医疗废物分类目录》(国卫医函〔2021〕238 号)
《医疗机构感染监测基本数据集》(WS 670—2021)
《关于印发"提高住院患者抗菌药物治疗前病原学送检率"专项行动指导意见的函》(国卫医研函〔2021〕198 号
《发热门诊设置管理规范》(2021 年)
《新冠肺炎定点救治医院设置管理规范》(2021 年)
《静脉用药调配中心建设与管理指南(试行)》(2021 年)
《皮肤消毒剂通用要求》(GB 27951—2021)

《消毒器械灭菌效果评价方法》（GB/T 15981—2021）

2022 年

《建筑用医用门通用技术要求》（GB/T 41659—2022）

《医院建筑室内装修工程设计标准》（T/CAME 54—2022）

《现场消毒评价标准》（WS/T 797—2022）

《杀菌用紫外辐射源　第 1 部分：低气压汞蒸气放电灯》（GB/T 19258.1—2022）

2023 年

《医院隔离技术标准》（WS/T 311—2023）

《医院感染监测标准》（WS/T 312—2023）

《口腔综合治疗台水路清洗消毒技术规范》（T/WSJD 40—2023）

《关于进一步推进"提高住院患者抗菌药物治疗前病原学送检率"专项行动的函》（〔2023〕126 号）

《碳青霉烯类耐药肠杆菌预防与控制标准》（WS/T 826—2023）

《医用外科口罩》（YY 0469—2023）

《医用防护口罩》（GB 19083—2023）

《医用一次性防护服》（GB 19082—2023）

《传染病疫情风险评估管理办法（试行）》（2023 年 8 月 29 日）

《内镜清洗工作站》（YY/T 0992—2023）

《公共场所集中空调通风系统清洗消毒规范》（WS/T 10005—2023）（代替 WS/T 396—2012）

《公共场所集中空调通风系统卫生规范》（WS 10013—2023）（代替 WS 394—2012）

《猴痘防控方案》（2023 年 7 月 26 日）

《新生儿病房建设与设备配置标准》（T/NAHIEM 87—2023）

《产房医院感染预防与控制标准》（WS/T 823—2023）

《杀菌用紫外辐射源　第 2 部分：冷阴极低气压汞蒸气放电灯》（GB/T 19258.2—2023）

2024 年

《全国鼠疫监测方案》（2024 年修订版）

《关于印发"夯实围术期感染防控，保障手术质量安全"专项行动实施方案的函》（国卫医研函〔2024〕75 号）

《医疗器械监督管理条例》（2024 修订版）

《临床化学检验血液标本的采集与处理》（WS/T 225—2024）

《国家卫生健康委办公厅关于印发急诊医学等 6 个专业医疗质量控制指标的通知》（2024 年版）